精准医学出版工程·精确麻醉系列

丛书主审　罗爱伦　曾因明　**总主编**　于布为

神经外科精确麻醉

主编　王英伟　王国林

PRECISION ANESTHESIA FOR NEUROSURGERY

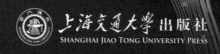

上海交通大学出版社
SHANGHAI JIAO TONG UNIVERSITY PRESS

内容提要

本书共9章，系统论述了中枢神经系统的理论基础和神经外科术中监测的精确管理，详细介绍了常见成人和小儿神经外科手术的精确麻醉要点以及神经外科手术围术期并发症的精确处理，同时阐述了神经外科精确麻醉的指南与规范、热点和前沿等内容。同时，书中还辅以神经外科麻醉的思维导图，集中呈现了神经外科精确麻醉的临床科研成果和临床思维形成过程，可供从事麻醉科工作的临床医生、护士和相关科研人员参考。

图书在版编目（CIP）数据

神经外科精确麻醉 / 王英伟，王国林主编. -- 上海：
上海交通大学出版社, 2025.1 -- ISBN 978-7-313-32038
-4

Ⅰ. R651

中国国家版本馆CIP数据核字第2024A4384Y号

神经外科精确麻醉
SHENJING WAIKE JINGQUE MAZUI

主　　编：	王英伟　王国林		
出版发行：	上海交通大学出版社	地　　址：	上海市番禺路 951 号
邮政编码：	200030	电　　话：	021-64071208
印　　制：	上海万卷印刷股份有限公司	经　　销：	全国新华书店
开　　本：	787mm×1092mm　1/16	印　　张：	28.5
字　　数：	673 千字		
版　　次：	2025 年 1 月第 1 版	印　　次：	2025 年 1 月第 1 次印刷
书　　号：	ISBN 978-7-313-32038-4		
定　　价：	198.00 元		

"精准医学出版工程——精确麻醉系列"
编委会

本书编委会

主　编　**王英伟**　复旦大学附属华山医院
　　　　王国林　天津医科大学总医院

编　委　（按姓氏笔画排序）
　　　　王立萍　哈尔滨医科大学附属肿瘤医院
　　　　王中玉　郑州大学第一附属医院
　　　　王贝贝　复旦大学附属华山医院
　　　　王业琳　复旦大学附属华山医院
　　　　王志华　宁夏医科大学总医院
　　　　王春艳　天津医科大学总医院
　　　　王瑞伟　山东第一医科大学附属省立医院
　　　　申　乐　中国医学科学院北京协和医院
　　　　刘存明　南京医科大学第一附属医院
　　　　刘　浩　广州医科大学附属第二医院
　　　　刘清海　首都医科大学宣武医院
　　　　刘新贺　广州何贤纪念医院
　　　　安　奕　首都医科大学宣武医院
　　　　许　楠　中国医学科学院北京协和医院
　　　　李　岩　空军军医大学第一附属医院
　　　　杨建军　郑州大学第一附属医院
　　　　余　琼　复旦大学附属华山医院
　　　　张孟元　山东第一医科大学附属省立医院

张麟临　天津医科大学总医院

陈　思　中国医学科学院北京协和医院

林柳蓉　福建医科大学附属第一医院

林献忠　福建医科大学附属第一医院

周正雨　复旦大学附属华山医院

赵　磊　首都医科大学宣武医院

倪新莉　宁夏医科大学总医院

高　梅　南京医科大学第一附属医院

黄焕森　广州医科大学附属第二医院

黄锦文　甘肃省人民医院

黄靖豪　福建医科大学附属第一医院

龚婵娟　南京医科大学第一附属医院

阎文军　甘肃省人民医院

葛　莉　甘肃省人民医院

谢克亮　天津医科大学总医院

路志红　空军军医大学第一附属医院

魏涧琦　广东祈福医院

魏　恺　复旦大学附属华山医院

总　序

　　无论中西方，医学发展的早期都基于朴素的自然主义哲学思想。在远古时期，人类的生存主要依赖于狩猎活动。由于生产力低下，那时人类还无法制造高效率的生产工具和武器，只能依赖人海战术去围猎动物，因此受伤乃至死亡都是不可避免的，这就促使人们探索如何去救治这些伤者。人们发现，指压身体某个部位会产生酸麻胀感，以及镇痛作用，因而萌发了经络学说的基础。而在采集野生植物以果腹的同时，人类又对其药用价值有了体会，产生了中医药学的基础。在几乎同一时期，中国出现了扁鹊而古希腊出现了希波克拉底，这显然不是偶然。后来，火的发现以及冶炼技术的发展，使医疗器械的发展迈上了快车道。我在希腊博物馆里看到的据称是希波克拉底用过的手术器械，已与现代手术器械几无二致。这些都说明，在医学发展的早期，东西方走的几乎都是相同的路。

　　然而，在随后的历史岁月中，中医逐渐趋于以针灸、汤药、外敷为主要治疗手段，更加强调调理机体内部各脏腑间的功能平衡以及维持与外界的平衡关系。而西方医学的发展之路，则更加偏重于基于理论指导的所谓科学化的发展之路，如对人体解剖结构的研究，魏尔肖细胞病理学概念的提出，培根科学方法论的建立，基于解剖学的外科手术技术的发展，以及现代医院组织形式的确立及在全世界范围的推广。这些都使得西医这种所谓现代医学，在近代逐渐发展成为医学的主流。而在中华人民共和国成立后，有感于西医人才匮乏和广大农村地区缺医少药的现实，毛泽东特别强调要努力发掘中医药这座宝库，大力培养中医人才，把医疗卫生工作的重点放到农村去。这一系列的指示，使得中医药的发展得到了保证。尽管如此，相较于西医系统而言，中医中药学的发展仍然滞后，特别是在麻醉学领域更是如此。以上对中医和西医这两个大类系统进行了简单的比较。

其实，从医学发展的趋势来看，无论西医还是中医，目前大体上仍然都处于经验医学为主的阶段，处于由经验医学向精准医学转化的进程中。精准医学，就我的理解而言，是一个相对于经验医学的概念；其需要被准确地定义，仍有待发展和完善。仔细回忆，"精准"这个词，在20年前，中国大陆是不太常用的。那时常用的词是什么呢？是精确。随着两岸交流的日益增多，一些来自中国台湾的惯用词开始在大陆流行，精准就是其中之一。特别是在美国前总统奥巴马提出发展"precise medicine"后，大陆的医学专家就将其译为精准医学。相对于以患者的症状体征和主诉为主要诊断依据的经验医学，精准医学更加强调客观证据的获取，这样的进步与循证医学的兴起不无关系。其实，精准医学也有不足的一面，很多问题有待进一步厘清。比如，我们经常需要抽取患者一定量的血液来做检查，将化验结果当作患者当前的状态，殊不知这个化验结果，不过是患者抽血时的状态而已。再比如，我们给患者口服用药，每日口服三次的药物，本应间隔8小时，却分别在白天的早、中、晚用药，这样真的合理吗？但大家很难改变现状。毕竟在半夜叫醒患者服药，对于患者和值班护士都是折磨。千里之行，始于足下，我们应当从最细微之处做起。

长久以来，麻醉界一直以心率、血压是否平稳，或者再加上苏醒是否迅速等，作为评判麻醉好坏的标准。这就导致在麻醉诱导后，使用小剂量血管收缩药来维持血压成为一种普遍的做法。近年来，以美国为代表的所谓干派麻醉，更是要求麻醉诱导后的整个手术期间都不允许输入较大量的液体，以避免体内液体超负荷，影响术后恢复；随着循证医学的强势崛起，以及国内规范化培训的全面铺开，这种理论和做法成为每一个接受培训的年轻医生都必须掌握的权威。但从结果来看，很多规培毕业生在临床麻醉的实践中"险象环生"，科室不得不对他们进行再培训，甚至强制他们短期脱岗接受再培训。因而，欧美主流麻醉理论在临床科学性方面是有待商榷的。

关于精确麻醉，1999年，我首次提出了"理想麻醉状态"这一中国麻醉的独创理论。理想麻醉状态，是对麻醉过程中所有可监测到的人体指标，都规定它们的正常值范围；在麻醉和手术过程中，只要将这些指标都控制在正常值范围内，就能杜绝患者发生意外的可能性。"理想麻醉状态"理论和欧美主流麻醉理论的最大区别，就在于前者是以人体各脏器的良好灌注为目标，而并非仅以血压这一相对表象的指标为判断标准。在1999年到2009年，我担任中华医学会麻醉学分会第十届委员会主任委员的十年间，就"理想麻醉状态"这一理论进行了全国巡讲，并举办了几十期的县级医院麻醉科主任培训班。约有数千人参加了这些培训，使得中国麻醉的整体安全水平得到迅速改善。在2018年国家卫生健康委新闻发布会上，国家卫生主管部门领导就中国何以能在短短十几年的时间里，将医疗可及性和医疗质量指数排名从110位快速提升到48位做了回答，其中就特别提到麻醉学科的进步所做的贡献。这是卫生主管部门领导对我们努力的高度肯定。在新冠病毒流行期间，应用这一理论指导新冠肺炎危重症患者的救治，也取得了良好的成绩。以上是精确麻醉在临床实际应用方面的贡献。

　　"精确麻醉系列"是"精准医学出版工程"丛书的一个组成部分。本系列目前已有13个分册，其内容涵盖了产科、儿科、骨科、胸外科、神经外科、整形外科、老年患者、肿瘤患者、手术室外及门诊手术的精确麻醉，以及中西医结合的精确麻醉、疼痛精确管理、精确麻醉护理、精确麻醉中的超声技术等。各分册的主编均为国内各相关麻醉领域的知名专家，均有扎实的理论基础和丰富的临床实践经验，从而保证了本系列具有很高的专业参考价值。本系列可作为临床专科医生工作中的参考书，规培医生和专培医生的自学参考书，对于已经获得高级职称的专业人员，也有望弥补经验方面的某些不足。总体而言，这是一套非常有意义、值得推荐的参考书籍。

　　精确麻醉今后将走向何方？以我个人之愚见，大概率有两个目标。其一是以人工智能为基础的自动化麻醉，这一突破，可能就在不远的将来。其二则是以遗传药理学为基础、完全个体化的、基于患者自身对药物不同敏感性所做出的给药剂量演算以及反馈控制计算机的给药系统，真正实现全自动的精确麻醉管理。只有完成了这两个目标，我们才真正意义上实现了完整的精确麻醉。

于布为

2024年6月20日

草于沪上寓所

前　言

　　神经外科起源于19世纪末的欧洲，至20世纪20年代才逐渐成为一门独立的学科。20世纪90年代被称为"大脑的十年"，神经外科的迅猛发展得益于神经外科麻醉亚专科的强大支撑。现代神经外科麻醉学涵盖了神经外科手术的术前评估和处理、术中麻醉管理与监测、术后疼痛治疗等诸多方面。这对麻醉医师们提出了很高的要求，即：在保证患者安全的基础上尽可能地实现精确麻醉。相对于传统意义上的经验麻醉，现代的神经外科精确麻醉通过麻醉深度精确监测、靶控输注给药技术、围术期目标导向容量调控、术后多模式镇痛方案和术后认知功能障碍防治等，大幅度减少了围术期并发症，从而改善了患者的预后。为了跟踪国内外神经外科精确麻醉的发展动态，与各位同道分享新技术、新方法及新理念，我们组织了国内相关领域的专家编写《神经外科精确麻醉》一书，以期为实践精确麻醉的麻醉医护人员提供更多的帮助。

　　本书是精确麻醉系列丛书之一，着重介绍了神经外科麻醉的基础知识和临床技术要点。全书共分为九个章节，开篇介绍了神经外科麻醉的发展史并明确了神经外科精确麻醉的任务；随后详细介绍了中枢神经系统的解剖和生理、术中监测、成人及小儿各类神经外科手术的麻醉管理、术后常见并发症的防治等。此外，我们整理了本麻醉亚专科的相关指南和规范，并对相关领域的热点和前沿进行了探讨。

　　本书在编写过程中得到了国内诸多麻醉学界专家、前辈的指导和帮助。同时，本书紧跟相关领域的热点，汇聚了国内外相关研究成果，希望能为各医院麻醉科室制定规范、统一的管理标准提供思路和参考。然而，各地区医疗条件参差不齐，将研究成果转化到实际临床工作、将精确麻醉贯彻到底仍道阻且长。因此，我们应该因地制宜，结合本科室条件灵活运用。此外，我们也应该不懈努力，继续在基础和临床方面深入研究，并注重加强麻醉与神经外科学、神经生理学的合作，不断提升学术水平，为造福患者贡献力量。

最后，感谢所有参与本书编写的编委，正是他们的辛勤付出，不断地提出问题和解决问题，方使得此书能够早日出版！

王英伟　王国林

目 录

第一章
神经外科手术的精确麻醉概论

第一节　神经外科麻醉的发展简史

　　神经外科麻醉（neurosurgical anesthesia）是麻醉学的重要专业分支，与神经外科、医学影像科、重症医学科、急诊科、疼痛医学、基础医学等学科的边缘交叉也越来越多。神经外科麻醉主要包括3个方面：颅脑肿瘤手术麻醉、脑血管病手术麻醉和创伤性颅脑损伤/颅脑创伤（traumatic brain injury，TBI）手术麻醉。了解医学发展历史不仅对当今医疗现状及未来发展有指导意义，还对目前医患关系等社会问题的认识有促进作用。

　　神经外科麻醉的发展史也是一部社会发展史，与经济、宗教、战争紧密相连，更与医学、科学技术及神经外科的发展密不可分。神经外科的起源与发展史按照时间顺序可分为史前、古埃及、古希腊、中世纪、近代及现代6个阶段。公元前5000年，南美洲部落为寻求与神灵沟通的途径，在活人头上开凿去骨，这有可能是最早的神经外科手术行为。公元前2600年，古埃及的 Imhotep（伊姆霍特普）为了更好地保存木乃伊而采取经鼻取脑的方式，此为现代经鼻蝶手术的雏形。古希腊时期的解剖学为神经外科奠定了基础。公元500—1500年，宗教冲突及战争造成了大量的颅脑外伤，使神经外科开始成为一门独立的学科。1861年，Brocca 发现大脑的运动语言区，人们对大脑的认识开始从单一的形态学向功能学转变。1878年，MacEwen 实施了第1例插管麻醉下的脑膜瘤切除术，标志现代神经外科的开始。发明脑血管成像技术的葡萄牙学者 Moritz，凭借手术治疗精神分裂症患者的方法获得了1949年的诺贝尔生理学或医学奖。1968年，瑞士学者 Yassagir 首先开展显微镜下神经外科手术操作。1952年，赵以成教授于天津市立总医院创建了我国首个包括神经外科和神经内科在内的脑系科，并于1953年举办我国"第一届脑系外科进修班"。20世纪80年代，由王忠诚院士领导的天坛医院神经外科逐渐成为中国神经外科的代表和翘楚，也成为全国神经外科医师培养的圣地。经过60年的发展，中国神经外科从无到有，由弱到强，在几代神经外科人的努力下，取得了举世瞩目的成绩。

（一）神经外科麻醉的开端和发展：19 世纪末期—20 世纪中期

神经外科的历史最早可追溯到 1886 年，英国的 Victor Horsley 被任命为外科医生，专职于神经外科手术。后来，Percy Sargent 等医生加入他的团队，在 20 世纪早期的时候，他们已经可以完成大型神经外科手术。那时的英国，大型手术的麻醉，都由有行医资格的医疗人员执行。他们通常还得兼职做全科医生，因为麻醉只够维持基本生计，即使能和最好的外科医生配合，收入也很低。

从神经外科麻醉角度来看，有个人不得不提，他就是 Zebulon Mennell。如果要推选神经外科麻醉的鼻祖，那么非他莫属。他曾在伦敦的圣托马斯医院从事麻醉工作，1911 年调至皇家国立医院。他第一次向世人证明，麻醉医师在开颅手术的成败中，起到至关重要的作用。他也最早观察到，外科医生刺激脑干会引起心率变化，以及过度麻醉抑制会引起呼吸衰竭。他尝试了开颅手术的各种麻醉方法，权衡后大力推荐乙醚吸入的方式，并通过一种直径很细的橡胶塑料管排出乙醚，可避免呼出的气体被重复吸入。

在神经外科麻醉发展的历史上，有一位重要的先驱——Harvey Williams Cushing。他是美国的一名神经外科医生，在推动神经外科麻醉独立成亚专科的过程中起到了重要作用。彼时，美国几乎所有的麻醉都是由技师，多是护士施行的，直接受外科医生的指挥。她们的主要工作是维持患者情况稳定，随时向外科医生汇报不良状况，并按照外科医生的指示用药，以辅助手术的顺利进行。

1918 年，第一次世界大战结束，神经外科麻醉有了长足的发展。一批英国外科医生到访美国，学习 Cushing 的做法，也建立了专门的神经外科病房，如爱丁堡的 Norman Dott 医生、伦敦医院的 Cairns 医生、曼彻斯特的 Jefferson 医生。随后的几年里，英国逐渐出现了专职的神经外科麻醉医生。1935 年，伦敦医院的 Gillespie 医生毕业于牛津大学，他的毕业论文就是麻醉方向，中文译为《N_2O 吸入麻醉——神经外科麻醉的氧气-乙醚麻醉法》，这可能是麻醉学领域第一篇正式的大型论文，可惜并没有印成书籍保留于世。曼彻斯特的 Jefferson 医生科室的麻醉工作，主要是由 Henry Brennan 完成，1943 年 Alexander R. Hunter 也加入了该科室。

北美地区的神经外科麻醉则发展得慢些。直到第二次世界大战时期，专职麻醉人员都很少，更别提神经外科麻醉这一分支，而且那时美国的麻醉人员属于技师。直到 1947 年，Charles R. Stephen 作为麻醉医生加入 Penfield 神经外科团队。同一时期，梅奥诊所有了神经外科麻醉医生；波士顿、马萨诸塞州及加拿大多伦多等地，也相继出现了专门从事神经外科麻醉工作的医生。那时，他们有一个规模很大的学会，把从事神经外科相关工作的人聚集在一起，其中就包括神经外科麻醉医师。

欧洲大陆神经外科麻醉的发展也大致如此，主要有 Torsten Gordh 和 Emeric Gordon 等人。Guy Vorlurch 医生是法国神经外科麻醉的先驱。

开颅手术的麻醉曾经充满不确定性。关于到底什么才是开颅手术最佳的麻醉方法，神经外科及麻醉医生都毫无头绪。爱丁堡的 Norman Dott 医生在 1923—1933 年间，尝试了各种不同形式的麻醉方法，最后得出结论：奴佛卡因（即普鲁卡因）局部麻醉是最佳麻醉方式。但是，这种局麻的药效持续不足 1 小时，而手术通常长达数小时。使用阿佛丁（有效成分为三溴乙醇）能使患者镇静，但不能消除疼痛刺激下的体动。术前给予吗啡可以镇痛，但吗啡会升高颅内压，同时抑制应激反应，且会增加呼吸衰竭的风险。

Mennell 早期发明的乙醚注气法逐渐退出了历史舞台，取而代之的是 Magill 的重复吸入法，其在英国得到了广泛的应用，伦敦一些医院的神经外科应用此法长达十年之久。但问题是，该方法会引起患者呼气性腹壁肌肉运动，使中心静脉压（central venous pressure，CVP）和颅内压升高。此外，将一氧化二氮（N_2O，俗称笑气）、氧气（O_2）和乙醚混合使用存在爆炸风险，而这一隐患一直被忽视。当时的人们认为，只要用湿毛巾围住患者头部，手术操作引起的火星几乎不可能到达麻醉气体区域，不需要特别担忧。事实上，并没有术中爆炸导致患者死亡的案例被报道。

同一时期，Magill 法在美国和加拿大并不常用。北美地区的神经外科医生认为，盐酸普鲁卡因浸润的局部麻醉是最佳选择；如果作用时间不够，就采用乙醚开放式麻醉，即将乙醚液体滴在面罩里，扣住患者口鼻直到乙醚挥发。该麻醉方式很是费力，效果却并不理想，因为麻醉医师需要持续托住患者的下颌，很容易污染神经外科手术的无菌区。

Magill 法因为气道问题也逐渐被淘汰。之后，医生们使用 Magill 法中的导管给患者持续通二氧化碳（CO_2），直到患者因过度通气而缺氧，在这种病理状态下，经鼻盲探气管插管相对容易。然而，正如现在大家所知道的，高碳酸血症会导致颅内压急剧升高，脑组织在这个过程中被急剧压缩，对患者很不利。再后来，医生们先用乙醚麻醉患者，再进行喉镜直视下的气管插管，该方法操作时间长，通常需要 20 min 甚至更长时间；用氯仿代替乙醚，可以缩短插管时间，但是氯仿也有不小的风险。这种气管内插管的方式，可使气道得到控制，代价就是需要的麻醉深度更深。因为气管内的导管会刺激患者剧烈咳嗽，而咳嗽是神经外科手术最忌讳的事情，它会使脑组织从开颅部位膨出，切口边缘的脑组织受到挤压而导致损伤。

20 世纪 40 年代，三氯乙烯应用于临床，使得麻醉风险有所降低，但是持续使用还是会导致患者意识混乱，使其痛苦不堪，尤其是通过 Boyle 仪的氯仿罐给药时，但那是当时唯一一种挥发罐。三氯乙烯有一个优点，为非易燃易爆品，毒性相对小，术后的痛苦也相对小。随着氟烷的问世，吸入麻醉药乃至神经外科麻醉的历史才被改写。1956 年底，氟烷正式应用于临床，它使用简便，麻醉效果好，尤其是配合标准的挥发罐使用时，直接淘汰了三氯乙烯。

早期常用的麻醉方法，是由挥发装置提供 N_2O 和 O_2，通过 Magill 法的导管给药，效果很难令人满意。手术暴露脑组织时，颅内压会升至很高。A. R. Hunter 发现了可行的麻醉方式，即椎管内给予足量的苯巴比妥，通常是环己烯巴比妥或硫贲妥钠，可以使患者镇静，且不会引起严重的气道问题。在他从事神经外科麻醉的一年里，致力于发展、改进这一方法，获得令人满意的结果：绝大部分患者可以保持侧卧，而手术条件也明显改善。但是，不使用气管插管，仰卧位的患者难以维持气道的开放。他也曾尝试各种方法将舌头向前牵引，但都不尽如人意。即便如此，这种椎管内给药的方法，使得手术可以不再依赖气管插管，颅内压也不会急剧升高。尽管没有进行直接的验证，但 Hunter 和他团队的神经外科医生都察觉到了患者颅内压的下降。1948 年，Kety 和 Schmidt 证实苯巴比妥可以减少脑血流水平。

当琥珀胆碱可用于气管插管时，Hunter 还在探索别的方法：经气管给予 2% 丁卡因或 4% 利诺卡因进行表面麻醉。这种方法会导致气道压升高，Hunter 以为是同期的 Megill 管太窄，而没考虑到是气管导管管径的问题。如果患者不合并脑组织受压或延髓潜在病变，术前可给予阿片类药物，术中也可以追加，使呼吸频率维持在 12 ~ 16 次 / 分；此外，可追加硫喷妥钠，4 h 的手术大约需使用 3 g 硫喷妥钠。这种麻醉方式最大的问题是，气管内表面麻醉的作用时间不够维持整台手术，患者偶然会发生呛咳。然而，在 Hunter 探索过的所有麻醉方式中，外科医生们最认可此方法，他们甚至觉得该法优于后来出现的很多麻醉方法。

（二）神经外科麻醉的特点及发展：20 世纪 50 年代—20 世纪末

1952 年，控制性降压成为神经外科手术的必要环节，尤其是动脉瘤手术。Hunter 总是担心血压降得过低，无法保证充足的脑部供氧。由于观察呼吸的变化可以提示脑缺氧，因此他又开始使用 Magill 法，通过呼吸囊，可以直观地观察到患者的呼吸节律及频率。事实上，Hunter 确实通过呼吸变化发现了血压过低的情况，但如果重新使用 N_2O 联合三氯乙烯，颅内压升高又无法避免；半封闭回路的麻醉方式会导致颅内压升高，最主要的原因是它引起了腹壁肌肉的收缩。这一现象也被 Kaul 及其同事观察到，他们认为这是 N_2O 本身的作用引起的，与给药方式无关。其后，Hunter 发现了一种方法可以解决腹肌收缩的问题。他最初是注意到小儿患者使用 T 形管给药时不会出现腹肌收缩，成人使用大号 T 形管时也不会；这种方法在一定程度上有效，但并不能完全消除。后来，他尝试了各种药物，包括吩噻嗪类药物等，同样也有些收获。他发现吩噻嗪类药物中最有效的是哌卡嗪，但不幸的是，这种药物后来被证实会引起粒细胞缺乏，厂家很快就停产了。但是，Hunter 及其团队未曾想到可以用肌肉松弛药（简称肌松药）来消除腹壁肌肉收缩，可能是因为 Hunter 太过依赖通过呼吸情况来判定是否存在延髓低灌注，根本没考虑用肌松药阻断患者的自主呼吸。直到澳大利亚布鲁斯班的 Furness 医生提出神经外科手术中可应用箭毒类肌松药控制呼吸，这种方法才成为现在神经外科麻醉的标准技术。

然而，肌松药阻断呼吸也不是一劳永逸的方法，不能完全解决神经外科手术中颅内压升高的问题。医生们用含氟烷的混合麻醉药做了一个小型试验，于患者侧脑室置管，通入氟烷麻醉气体后，发现颅内压还是明显升高。因此，这种方法现在几乎不再使用。但后来有研究表明，患者术前先过度通气，再给予 0.5% 的极低浓度氟烷，并不会增加颅内压。其中，McDowall 及其同事的研究最为重要，他们发现没有颅内病变的患者接受手术时（如椎间盘手术），氟烷麻醉后的颅内压升高只是暂时的，停药后 30 ~ 40 min 即可恢复正常。而本来颅压就高的患者，接受氟烷麻醉，或者 N_2O-O_2 再联合任何一种吸入麻醉药，都会导致颅内压极度升高，不可避免地使脑细胞极度受压而受损。Kety 和 Schmedt 则是在开颅手术中，持续给予 N_2O 和 O_2，间断追加（或滴定）硫喷妥钠或美索比妥，后者近年来应用较多，但很难确定哪种药物对控制颅内压更好。应用硫喷妥钠偶尔会出现患者术后 1 ~ 2 h 无法完全清醒的状况；应用美索比妥则苏醒较快，但有诱发癫痫样发作的风险。

低温疗法大约从 20 世纪 50 年代开始应用，那时在神经外科手术，特别是动脉瘤的开颅手术中很热门。但是对照研究结果提示，低温疗法并不能改善患者结局。蛛网膜下腔出血患者的预后主要取决于出血后多久进行手术；半昏迷或者伴有神经功能缺损的患者，不在低体温下手术，结局一般不好；而神经功能受损不大的患者，无论采用什么手术方式，结局通常尚可。尽管没有多少证据，但应用低温疗法的患者中卒中后发生脑水肿的比较少。有一点比较肯定，低温疗法刚兴起的时候，非常多的神经外科中心采用半闭合回路，给予 N_2O、O_2 联合三氯乙烯进行麻醉（也有可能是 N_2O 复合氟烷）。早期低温疗法的诱发，是给予大量的氯丙嗪和哌替啶，此时其实不怎么需要其他吸入麻醉药物辅助 N_2O。低温疗法能在很大程度上改善开颅手术的条件，最主要的原因不是其降低了体温，而是因为该疗法中仅使用 N_2O，避免了使用升高颅内压的吸入麻醉药物。

1957 年，天津医学院附属医院（现天津医科大学总医院）的王源昶教授创造了胸外心脏按压术，并应用于妊娠合并急性阑尾炎患者，行单次硬膜外麻醉致心脏停搏复苏成功，这一成果较 Kouwenhoven 的报道早 3 年。1962 年初，南京军区总医院（现东部战区总医院）的李德馨教授吸取了既往脑复苏失败的教训，结合低温的生理影响和脑水肿的防治经验，应用头部选择性重点降温与脱水综合疗法于心搏骤停超过 10 min 的患者，使其脑复苏获得成功。在随后的 2 年中，李德馨教授即取得 8 例成功经验，在国际上首先以临床事实说明，在一定条件下，传统认为脑缺血 4~5 min 的"安全时限"是可以突破的。在 1991—1995 年原中国人民解放军总后勤部卫生部"八五"规划中，李德馨教授担任重点课题"脑复苏机理研究"的负责人。他和多位研究生共同努力，阐明了头部重点低温对遭受缺血损伤的脑部具有及早恢复细胞活性和避免大部分脑细胞死亡（目前认为属于"延迟性死亡"或"凋亡"）的效应。李德馨教授在国内率先应用 20% 甘露醇溶液防治脑水肿和利尿，还开展了低温麻醉术，采取了控制降压的举措，为我国神经外科麻醉学专业的进一步发展奠定了基础。

（三）神经外科麻醉的发展：21 世纪以来

随着显微神经外科技术，包括计算机体层成像、磁共振成像、正电子发射计算机体层成像等影像技术的应用，以及放射外科技术、介入技术和内镜技术的引入，神经外科覆盖疾病的范围越来越大，治疗精度越来越高。随着现代分子研究技术的兴起，神经外科逐渐步入一个崭新的发展天地。神经外科手术已经从传统的解剖学模式转变为现在的解剖-功能学模式，在尽可能切除病灶的同时最大限度地保护脑功能，大大提高了手术质量。神经外科学的发展与神经影像学、神经麻醉学、神经生理学、神经生物学等相关学科的发展密不可分。

近十年来，神经外科麻醉水平有了长足的进展。在先进的临床技能和贯穿整个围术期的全方位监护下，大量过去被认为是疑难、危重症的患者得到了及时的手术治疗；麻醉期间对生命功能的监测与调控，以及血液保护、手术后镇痛等策略不断普及，也在无形中推动了神经外科学的发展。麻醉学的新药物、新方法、新技术、新理念有效保障了围术期血流动力学、颅内压和脑灌注压的稳定，保证了脑氧供和氧耗的平衡，保持了颅内顺应性和血-脑屏障的功能完好，将手术麻醉的并发症及神经功能损伤减少到很低水平，提高了手术治疗效果。虽然神经外科、麻醉科医师等都在尽全力改善患者预后，但临床中依旧存在着许多亟待解决的问题。致力于神经外科麻醉临床、科研和教学的人员越来越多，美洲、欧洲、亚洲相继成立了神经外科麻醉和重症治疗学会（Society of Neurosurgical Anesthesia and Critical Care），一些国家也建立了神经外科麻醉专业组织。中华医学会麻醉学分会神经外科麻醉专业组于 2007 年获批成立。这些专业组织在促进学术交流、培养专业人才、制定麻醉规范和流程等方面起到了积极的作用。这些成就的取得，与学科带头人密不可分。美国的 James E. Cottrell 教授是杰出的代表，他致力于神经外科麻醉的研究数十年，现为美洲神经外科麻醉和重症治疗学会主席，2003 年曾担任美国麻醉医师学会（American Society of Anesthesiologists，ASA）主席。他领导创刊了《神经外科麻醉学杂志》（*Journal of Neurosurgical Anesthesiology*）并担任主编，发表了两百多篇研究论文、一百多篇评述和综述，出版了《麻醉与神经外科》（*Anesthesia and Neurosurgery*）等专著。Cottrell 教授多次来中国讲学，接收了多名中国留学生在美国从事医学研究和专业培训，为促进中美神经外科麻醉的学术交流做出了重要贡献。

第二节　神经外科麻醉的展望

为了让患者的预后达到最优，迄今仍有很多临床问题困扰着麻醉医师们。新近的一些研究工作，包括基因组学、神经保护策略、颅内压管理、新技术等领域的研究，或许能为问题的解决提供一个契机，对神经外科手术患者的临床治疗具有指导作用。

基因组学是一个非常复杂的领域，包括单核苷酸多态性（single nucleotide polymorphisms, SNPs）、转录信使核糖核酸（mRNA）研究、小干扰RNA（siRNA）表观遗传学和拷贝数变异等方面。基因组变异的研究进展，使未来基因序列的常规检测成为可能，患者的基因组将成为其病史和体格检查的一部分。对于麻醉医师，这些信息可用于麻醉方案的个体化和效果的优化，如通过特定脑区充血或神经兴奋，判断患者对麻醉药物的耐受程度，选择合适的剂量，预测对缺血和其他脑损伤的敏感度，使泛用的临床治疗与个人的基因组特征相适应。例如，通过质子磁共振波谱进行代谢组学分析后，研究者发现七氟烷相较于丙泊酚可引起儿童脑内较高的乳酸和葡萄糖水平，而研究表明乳酸和葡萄糖水平与躁动和谵妄症状有关。更进一步地，这些信息可帮助麻醉医师在手术室中进一步加深对疾病，以及与麻醉药物反应有关的基因型、基因组调节机制或表现型的认知。

神经保护是神经外科麻醉和神经重症监护领域中一直备受关注的内容，也是未来研究的核心。目前，循证医学的证据支持将低温疗法用于全脑缺血后的患者。静脉给予低温液体可以快速、安全、可控地诱导低体温；表面降温和血管内降温设备是目前较新的设备。在将来，这些设备将根据医师的设定，规定目标的中心温度，并通过软件确保温度的维持。温度诱导治疗目前面临的难题是寒战，因为寒战可引起全身反应，妨碍机体达到目标低体温值。更充分地认识这一过程，有助于研发可靠、安全的药物，以防止寒战。而对于脊髓损伤的应急处理，维持脊髓血流非常重要。近年来，Mesquita等研发了一种近红外光谱（near-infrared spectroscopy, NIRS）设备，可置入类似硬膜外导管的装置中，持续、实时地获取血流信息，将对脊髓损伤或脊髓缺血患者的管理产生重要影响。此外，神经影响因子治疗，包括细胞因子阻断、营养因子分泌细胞移植、病毒基因转染和干细胞移植在内的多种治疗方法，亦正处于研究当中。

传统的颅内高压管理是以解决表象问题为主的。也就是说，如若颅内压升高，则通过治疗措施使其下降。如果情况允许，医生们会采取措施探究颅内高压的病因（如脑积水或颅内占位）。然而，血管因素（包括全身性高血压、脑静脉高压和充血）造成的颅内高压却并未引起足够关注。Grande等发现，全身性高血压会加剧静压性脑水肿，引起静脉流出道梗阻，并形成正反馈循环，进一步加剧静压性水肿。Piechnik等提出了一种数学模型，表明该问题尽管由全身性高血压引起，却是脑静脉高压介导了恶性循环。Hayreh和Nemoto为这一理论提供了实验室的证据支持。另一个被忽视的因素是静压性水肿产生时的正常血压性充血。研究表明，动静脉畸形切除术和颈动脉内膜切除术（carotid endarterectomy，CEA）的术中充血与正常灌注压突破综合征有关。通过对多名肝衰竭、肝性脑病患者病程中不同时间点的观察发现，充血较脑水肿和颅内高压更早发生。如果能够通过恰当方式监测脑静脉压/容量和脑血流，控制这些生理变量就可以成为颅内高压常规治疗中的一部分。

长期以来，神经监测一直是研究的重点，也是临床麻醉关注的重要因素，未来也将如此。持续局部血流和代谢率监测一直是神经监测领域的"圣杯"，相关的研究最终需要应用于临床实践。目前极具吸引力的无创方法倾向于以 NIRS 为基础，合并其他有创手段或许会更有所助益。很多生理学参数可通过数字输出来进行测量，用于反馈体内环路的情况，这些参数包括神经肌肉阻滞、麻醉深度、面部肌电图和血压。目前已有一些技术正在验证这一概念的可行性。麻醉实施中，需要进行恰当的镇静、镇痛、制动和交感神经反射控制，因此麻醉医师在考虑麻醉管理的主要目标时，药效管理远比药量管理更为重要。进一步说，若在神经外科手术麻醉中应用该方法，与脑相关的数据如脑组织氧分压、组织乳酸或葡萄糖、脑血流等，也应该被考虑进反馈环路。此外，造成和监测遗忘也是一个很有吸引力的想法，尽管目前关于遗忘监测的研究仍然甚少。

上述内容总结而言，即为闭环麻醉的概念。麦基尔大学的研究人员提出了一种名为"McSleepy"的新系统，其既是药理机器人，也是麻醉信息管理系统。自动闭环系统控制着全身麻醉（general anesthesia，GA）（本书后文简称"全麻"）的三个变量：镇静、镇痛和神经肌肉阻滞。将双频指数作为控制镇静深度的变量，疼痛评分作为镇痛变量，肌音描记作为肌松变量。计算机通过这些数据可确定药物剂量（包括丙泊酚、瑞芬太尼、罗库溴铵），通过三个输注泵分别给药。该系统可用于控制全麻诱导、维持和苏醒过程，也可以提醒麻醉医生各项操作的时机，例如面罩通气、气管插管及患者唤醒。一些安全指标也被录入软件。例如，若脑电双频指数（electroencephalogram bispectral index，BIS）不降低至 60 以下，系统不会给予罗库溴铵，给药量的最大值和最小值也可以进行设定。此外，McSleepy 可以通过任意一台计算机、平板电脑或智能手机远程控制。声音控制和液体治疗等其他模块正在开发当中，比较新设备与传统人工控制麻醉的大型临床试验也在开展中。该组人员还在研究一种机器人气管插管设备，叫作 Kepler 插管系统。

此外，人们正在评估磁共振成像（magnetic resonance imaging，MRI）在神经外科手术中的应用价值。研究 MRI 最初的动力是帮助医生切除更复杂的肿瘤，并且在术中再次进行立体定位，因为脑的解剖结构可能在术中发生改变。一项新近发展的应用是 MRI 引导下激光肿瘤消融。这一应用带来了很多挑战，如可能延长手术时间，或面临术中将麻醉患者从手术室转运至核磁室的问题。尽管如此，这一技术的引入，可以为神经外科手术医生和麻醉医师都提供有价值的信息，如高能磷酸盐、乳酸、N-乙酰磷酸及相关化学成分等生化信息。通过 MRI 方法，在术中获得局部脑血流量和代谢率的信息也同样成为可能。

第三节　神经外科精确麻醉的任务

　　精确麻醉是指采用科学的方法，建立客观、真实、符合实践的检查、监测、诊断、治疗技术，以及指导、评价、预测、培训等理论和方法，通过规范、标准、模型、公式、量表、指南共识，多学科合作、人工智能等系统科学的范式开展麻醉学工作，履行救死、扶伤、治病的麻醉学科基本职责，实现麻醉医学向麻醉科学的转变和提升。所谓精确麻醉，是相对于传统意义上的经验麻醉而言的，即通过对患者脑电信号进行麻醉镇静深度监测，使用靶控输注（target controlled infusion，TCI）等精确给药技术进行目标导向的容量调控、稳定的血流动力学维护等明确监测控制指标的麻醉，加上良好的术后多模式镇痛、术后恶心呕吐和术后认知功能障碍（postoperative cognitive dysfunction，POCD）的防治，从而减少术中及术后并发症，提高麻醉质量，最终降低麻醉相关并发症和死亡率。

　　长期以来，我国没有统一的神经外科手术麻醉管理规范和标准，这是神外麻醉高风险长期存在的重要原因。精确麻醉的实质是全身麻醉规范化管理。按照精确麻醉的要点，以明确的监测控制指标管理全身麻醉，能够使各医院麻醉科室形成规范、统一的麻醉管理标准，改变目前科室临床麻醉管理混乱的局面，提高麻醉安全性。本书编者以神经外科手术的精确麻醉为主题，组织了国内相关领域的多位专家，针对神经外科手术麻醉监测、术中唤醒麻醉、围手术期液体管理、颅脑创伤麻醉、颅脑肿瘤麻醉、脑血管疾病手术麻醉、功能神经外科麻醉，以及小儿神经外科手术麻醉等内容进行详尽的阐述，希望可以为临床实践精确麻醉提供帮助。

　　在此，衷心期望在今后的工作中，尤其是在以神经外科为特色的医学中心，麻醉学与神经外科学、神经生理学的合作更加紧密，医疗、科研、教学齐头并进，不断共同提升学科水平，为推动神经外科学及精确麻醉学的发展贡献力量！

（张麟临　王国林）

参考文献

［1］　RUPREHT J, LIEBURG M J, LEE J A, et al. Anaesthesia: Essays on its history［M］. Berlin: Springer, 1985.

［2］　菅敏钰，姜泽，杨宛凝，等. 2020年神经外科麻醉进展［J］. 国际麻醉学与复苏杂志，2021，42(5): 537-543.

［3］　王翔. 世界神经外科发展史［J］. 中华医史杂志，2017，47(3): 160-164.

［4］　韩如泉. 神经外科麻醉：现状与展望［J］. 中国现代神经疾病杂志，2010，10(4): 400-401.

［5］　COTTRELL J E, PATEL P. Cottrell and Patel's neuroanesthesia［M］. 6th ed. Amsterdam: Elsevier, 2016.

第二章
中枢神经系统解剖、生理学与麻醉

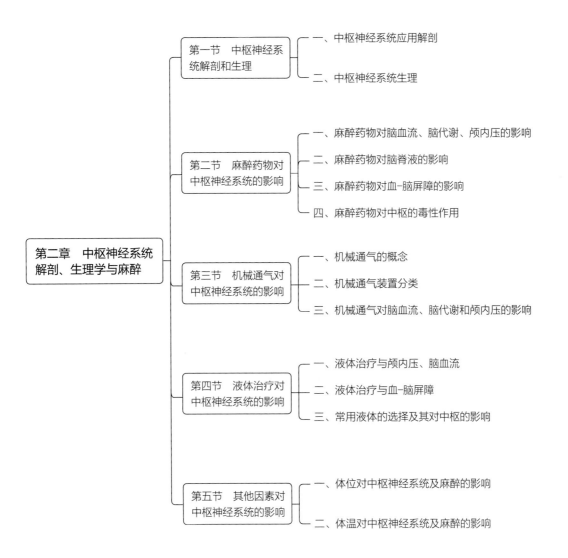

第二章 中枢神经系统解剖、生理学与麻醉

- 第一节 中枢神经系统解剖和生理
  - 一、中枢神经系统应用解剖
  - 二、中枢神经系统生理

- 第二节 麻醉药物对中枢神经系统的影响
  - 一、麻醉药物对脑血流、脑代谢、颅内压的影响
  - 二、麻醉药物对脑脊液的影响
  - 三、麻醉药物对血-脑屏障的影响
  - 四、麻醉药物对中枢的毒性作用

- 第三节 机械通气对中枢神经系统的影响
  - 一、机械通气的概念
  - 二、机械通气装置分类
  - 三、机械通气对脑血流、脑代谢和颅内压的影响

- 第四节 液体治疗对中枢神经系统的影响
  - 一、液体治疗与颅内压、脑血流
  - 二、液体治疗与血-脑屏障
  - 三、常用液体的选择及其对中枢的影响

- 第五节 其他因素对中枢神经系统的影响
  - 一、体位对中枢神经系统及麻醉的影响
  - 二、体温对中枢神经系统及麻醉的影响

第一节　中枢神经系统解剖和生理

一、中枢神经系统应用解剖

（一）脑解剖

脑位于颅腔内，是中枢神经系统的主要组成部分，负责管理和调节人体所有的系统，使人体各器官的活动能取得相互协调与统一。当人体外部刺激和内在的各种刺激传递到大脑后，大脑会进行综合分析，并作出反应，使之与内、外环境相适应。脑的解剖学结构与功能极为复杂，在解剖学上可分为端脑、间脑、中脑、后脑和延髓五部分，其中，后脑由小脑和脑桥组成，中脑、脑桥与延髓组成脑干。

（二）脑血管解剖

脑动脉有成对的颈内动脉和椎动脉，互相衔接成动脉循环；静脉系多不与同名动脉伴行，所收集的静脉血先进入静脉窦再汇入颈内静脉，且各级静脉都没有瓣膜。脑血流供应来自两个动脉系统：颈内动脉系统和椎基底动脉系统（**图 2-1**）。

（1）脑前循环：每侧颈总动脉分叉为颈外动脉和颈内动脉，后者在颈部没有分支，垂直上升至颅底，穿颞骨岩部经颈动脉管通过破裂孔入颅内，穿硬脑膜经海绵窦，依次分出眼动脉、后交通动脉、脉络膜前动脉，在视交叉两旁分为大脑前动脉和大脑中动脉两个终支。颈内动脉系统供应额叶、颞叶、顶叶和基底节等大脑半球前 3/5 部分的血流，故又称前循环。

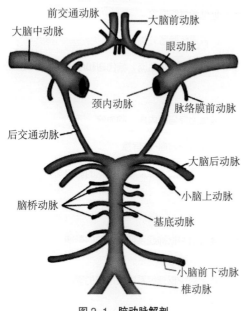

图 2-1　脑动脉解剖

（2）脑后循环：椎动脉由锁骨下动脉发出，通过上部 6 个颈椎横突孔，经枕骨大孔入颅后，两侧椎动脉立即发出分支组成脊髓前动脉。两侧椎动脉逐渐向中线靠近，合成一条基底动脉，两侧发出多支旁中央支，分叉成为左右大脑后动脉。大脑后动脉围绕大脑脚和小脑幕切迹水平的中脑，两侧大脑后动脉向上呈环状，并发出多支丘脑穿通支、丘脑膝状体穿通支和脉络膜后、内动脉。椎基底动脉系统主要供应脑后部的 2/5，包括脑干、小脑、大脑半球后部以及部分间脑，故又称后循环。

（3）脑基底动脉环（Willis 环）：虽然颈内动脉系统与椎基底动脉系统是两个独立的供血系统，但彼此还存在广泛的侧支循环，其中最重要的就是脑基底动脉环。两侧大脑前动脉由前交通动脉互相连接；两侧颈内动脉和大脑后动脉各由一后交通动脉连接起来，共同组成脑基底动脉环。在正常情况下，组成环的各动脉内血流方向一定，相互并不混合，只是在某动脉近端血流受阻，环内各动脉间出现压力差时，脑基底动脉环才发挥其侧支循环作用。

（三）自主神经主要的调节系统

（1）锥体外系：主要由大脑皮质运动前区（6区）、纹状体（尾状核、壳核、苍白球）、丘脑腹前核、红核、黑质、丘脑底核、四叠体、前庭核和网状核等，以及其间的短联络纤维构成。通过对前角细胞的调控，协同锥体束维持肌肉运动、肌张力、协同动作，保持躯体姿势。锥体外系病变会引起肌张力改变，以及不自主动作、震颤等症状。

（2）网状结构和网状激活系统：网状结构主要位于脑干，含有大小不同的密集或分散排列的细胞，其纤维交织成网。网状结构由下行部分、中间部分和上行部分组成。其中上行部分包括网状丘脑束、顶盖丘脑束和由脊髓上升的感觉束侧支，受刺激时可以引起大脑皮质的兴奋，故称上行网状激活系统，受损后将产生意识障碍或昏迷。

（3）边缘系统：边缘系统由扣带回、海马、杏仁核、下丘脑和丘脑前核等结构组成。边缘系统的纤维联系广泛，有皮质间、皮质下及内侧环路、外侧环路。

（4）心血管运动与血压的中枢调节：在第四脑室底下部有心跳加速、心跳抑制和血管收缩中枢。副交感纤维起自迷走神经背核，由迷走神经背核发出的副交感纤维与交感神经纤维（心上、心中、心下神经）共同组成心丛，支配心脏和大血管的活动。

（5）呼吸的中枢调节：呼吸控制系统由位于脑桥上 1/3 平面两侧网状结构内侧呼吸调整中枢和位于延髓内两侧的呼气中枢与吸气中枢组成。吸气中枢位于延髓网状结构的背外侧部，呼气中枢位于腹外侧部。

（6）体温的中枢调节：体温调节中枢位于下丘脑内。下丘脑前部的视前区内有一组神经元，对体温高低的影响很敏感，被称为视前区温度敏感中枢。如体温增高，则传出冲动增多，体温低则传出冲动减少。传出的神经冲动达到丘脑下部的温度调控中枢，此中枢包括散热和产热中枢（**图 2-2**）。散热中枢受刺激时，皮肤血管扩张、出汗、降低肌张力等，使体温下降。产热中枢受

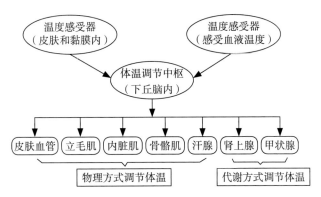

图 2-2　体温中枢调节机制模式图

刺激时，皮肤血管收缩减少散热，甲状腺素分泌增加，提高代谢，使身体产热增加。寒战、立毛肌收缩、出汗减少，也有阻止体温下降的作用。当下丘脑受损害时，常引起中枢性高热。

（四）脑室、脑脊液和脑脊液循环

脑室系统由脑内一系列相互连通的空腔和管道组成，其内部容纳脑脊液（cerebrospinal fluid, CSF）。脑脊液主要由位于侧脑室和第三、第四脑室的脉络丛分泌产生。脑脊液从侧脑室流向第三脑室，通过大脑水管进入第四脑室，最终，脑脊液通过第四脑室的三个孔流入环绕脑的蛛网膜下腔（图2-3）。

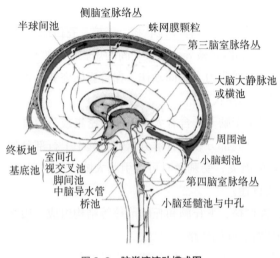

图2-3 脑脊液流动模式图

正常情况下，脑脊液是无色透明的等渗液体。脑脊液主要是由脑室内脉络丛分泌产生，两侧脑室脉络丛最丰富，产生的脑脊液量最多。在正常情况下，正常成人侧卧位腰椎穿刺测量脑脊液压力一般为0.69～1.96 kPa（70～200 mmH$_2$O），颅腔与椎骨腔内脑脊液量为140～180 mL。

二、中枢神经系统生理

（一）脑血流量

一般用单位时间内单位重量脑组织的血液灌注量来表示。脑组织血流量非常丰富，正常情况下，脑组织重量约1400 g，占体重的2%，但脑血流量（cerebral blood flow, CBF）却占心输出量（cardiac output, CO）的12%～15%，相当于每100 g脑组织50～70 mL/min。高血流量灌注是脑组织的一个显著特征。CBF与以下因素有关。

（1）脑灌注压（cerebral perfusion pressure, CPP）和脑血管阻力（cerebral vascular resistance, CVR）：CPP与平均动脉压（mean arterial pressure, MAP）和颅内压（intracranial pressure, ICP）密切相关，CPP=MAP-ICP。正常生理状态下ICP基本保持恒定，对CBF影响不大。在无器质性病变时，当MAP波动于50～150 mmHg时，脑血流量可由于脑血管的自动收缩与舒张而保持恒定，这称为脑血管的自动调节机制。脑缺血、创伤、低氧、高碳酸血症、水肿和吸入麻醉药可使自动调节作用减弱或消失，使病变区的血流依赖于MAP（图2-4）。

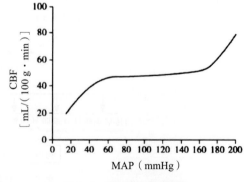

图2-4 脑血流的自动调节

（2）颅内压：当各种原因引起颅内压升高时，通过 Cushing 反射（Cushing reflex）引起血压升高、心跳加速，以维持足够的 CBF。但当 ICP 进一步升高时，CBF 随 ICP 的升高而下降，出现缺血缺氧性脑病。

（3）动脉血二氧化碳分压（arterial partial pressure of carbon dioxide，$PaCO_2$）：$PaCO_2$ 在 25～80 mmHg 范围内变动时，CBF 随 $PaCO_2$ 增加而线性增加。$PaCO_2$ 每增减 1 mmHg，可引起每 100 g 脑组织的 CBF 增减约 2 mL/min。当 $PaCO_2$ 降至 20 mmHg 以下时，即有可能发生脑缺血。

（4）动脉血氧分压（arterial partial pressure of oxygen，PaO_2）：低氧血症（$PaO_2 < 60$ mmHg）时，CBF 迅速增加并达到最大值，同时引起 ICP 明显升高。而 PaO_2 在 60～300 mmHg 之间变化时，PaO_2 增大对 CBF 影响轻微，仅可引起 CBF 和 ICP 轻度增加。

（5）血黏度：血细胞比容（hematocrit，HCT）在 35%～45% 之间时，其改变对 CBF 的影响很小，超过这一范围，会引起 CBF 的明显变化。在局部脑缺血时，通过血液稀释使血细胞比容为 30%～34%，此时血管阻力较小，CBF 增加有利于改善氧供。

（6）血管活性药物：临床常用的降低血压的药物如硝普钠、硝酸甘油及钙通道阻滞剂，因其可舒张脑血管，所以尽管血压下降，但 CBF 仍可维持正常。

（二）脑代谢

脑氧耗占全身氧耗的 20%。60% 的脑氧耗用于产生 ATP 以维持神经电活动。脑代谢率（cerebral metabolic rate，CMR）常用脑氧代谢率（cerebral metabolic rate of oxygen，$CMRO_2$）表示，成年人平均为 3～3.8 mL/（100 g·min）。大脑皮质灰质耗氧量最大，基本上与大脑皮质电活动所耗氧量平行。由于相对高氧耗和低氧储备，阻断脑灌注 10 s 可使脑组织氧分压（pressure of brain tissue oxygen，$PbtO_2$）迅速降低 30 mmHg；在大多数情况下，脑血流停止 3～8 min 则 ATP 将被耗尽，细胞产生不可逆的损伤。海马和小脑对缺氧损伤最敏感。

神经细胞的主要能量来源为葡萄糖。脑葡萄糖消耗大约为 5 mg/（100 g·min），其中 90% 为有氧代谢。因此，脑氧代谢与脑葡萄糖代谢呈平行相关。但当葡萄糖缺乏，酮体（乙酰乙酸和 β-羟丁酸）也成为主要的能量底物时，这种平行关系则不复存在。尽管脑内可以有部分无氧代谢，产生乳酸，但正常脑功能的维持仍然主要依靠葡萄糖的有氧代谢。急性持续的低血糖对脑的损害不亚于缺氧。而高血糖可加重酸中毒和细胞损伤，从而加重局部或全脑的缺氧性损伤。

（三）颅内压

颅内压（ICP）指颅内脑脊液的压力。正常人平卧时脑室内压力为 70～200 mmH₂O（相当于 5～15 mmHg）。成人的颅腔是由颅骨构成的刚性腔隙，没有任何伸缩性。正常情况下，脑组织、脑血流和脑脊液的体积与颅腔相适应，保持 ICP 相对稳定。颅内任何成分的体积发生变动，均可能影响 ICP。当颅内容积变动的范围在 5% 以内时，可以通过三者之间的相互代偿而不引起 ICP 发生显著变化，但当颅内容积的变化超过 5% 或存在代偿功能障碍（如脑脊液循环不畅）时，可以引起 ICP 的剧烈变化。

（四）血-脑屏障

血-脑屏障（blood-brain barrier, BBB）包括3层结构：脑毛细血管内皮细胞、基膜和胶质细胞足突。脑血管内皮细胞是组成BBB的基本骨架，它构成一个连续封闭的网，是大分子物质转运的主要障碍；基膜主要由Ⅳ型胶原和纤维蛋白构成，能防止由于静水压和渗透压改变引起的血管变形；星形胶质细胞的足突组成一层坚韧的胶质膜，覆盖在毛细血管周围，增加了BBB的机械屏障作用。BBB与外周微血管内皮细胞之间至少存在以下区别：① 细胞之间的连接非常紧密，并且具有很高的跨细胞电阻，抑制了分子经细胞间的透过；② 胞饮过程相对缓慢而少量，因为细胞内缺乏介导这一过程的囊泡；③ 细胞上一些特殊的转运载体和酶的大量表达，能让一些特殊的物质透过BBB。以上特性决定了BBB具有选择性和透过性，即BBB是一种动态的可渗透性屏障，它对于非必需的或有害的循环成分来说是一道屏障，而对于中枢神经系统必需的重要物质来说则是通道。

第二节 麻醉药物对中枢神经系统的影响

一、麻醉药物对脑血流、脑代谢、颅内压的影响

麻醉药物对脑生理的很多方面产生剂量相关的、可逆的改变，包括脑血流量（CBF）、脑代谢率（CMR）、颅内压（ICP）等。通过改变麻醉用药可以影响患者的 CBF、CMR 和 ICP 等，进而提高手术的安全性，改善患者的预后。

（一）静脉麻醉药

除氯胺酮外，绝大多数的静脉麻醉药可以降低 CBF、CMR 和 ICP。同时，静脉麻醉药对血管平滑肌的直接作用如血管收缩、血管扩张等，也会对脑生理产生影响，而对于大脑的自我调节机制和 CO_2 反应性则无明显影响。

（1）丙泊酚：丙泊酚能够降低 CMR、CBF 和 ICP。在人体研究中发现，丙泊酚可以降低 CMR，从而引起 CBF、脑血容量（cerebral blood volume，CBV）和 ICP 的下降。按 2 mg/kg 静脉注射，可使 CBF、CMR 和 ICP 降低，CVR 增加；随着剂量增加，可明显降低动脉血压（arterial blood pressure，ABP）。因此，应注意避免严重影响脑灌注压（CPP）。丙泊酚不会影响 CBF-CO_2 应答反应。

（2）巴比妥类药物：巴比妥类药物可降低 CMR 和 CBF，其主要不良影响为降低平均动脉压（MAP），从而影响 CPP。它可以收缩脑血管，降低 CBF，还可以有效降低升高的 ICP，并控制癫痫样活动。但是，巴比妥类药物对 CMR 和 CBF 的抑制作用具有耐受性，首次用药后 2 h，再静脉注射同等剂量，对 CMR 和 CBF 的抑制作用仅为首次用药的一半。

（3）依托咪酯：依托咪酯能够明显收缩脑血管，使得 CBF 和 CMR 呈剂量相关性降低。有研究发现，成人给予 0.2 mg/kg 的依托咪酯可以使得 CBF 和 CMR 分别下降 34% 和 45%。严重脑外伤患者如果仍保持脑电图（electroencephalogram，EEG）活动，依托咪酯可降低 ICP，如果 EEG 受抑制，则对 ICP 无影响。同时，依托咪酯可以降低颅内肿瘤和脑外伤患者的 ICP，但不会引起 CPP 的下降。

（4）苯二氮䓬类药物：苯二氮䓬类药物可抑制人类和动物的 CBF 和 CMR。脑外伤患者给予地西泮 15 mg 即可致 CBF 和脑氧代谢率（$CMRO_2$）下降 25%。临床上 0.15 mg/kg 咪达唑仑可以使患者的 CBF 降低 33%，并轻度提高 CBF 对 $PaCO_2$ 改变的敏感性。只要控制 $PaCO_2$ 不过度升高，苯二氮䓬类药物就可以安全地用于 ICP 升高的患者。

（5）氯胺酮：在所有的静脉麻醉药中，氯胺酮是唯一可以引起 CBF 和 CMR 升高的药物。传统观点认为氯胺酮可以升高 ICP，因此在神经外科麻醉中应尽量避免应用。但 Bar-Joseph 等人发现，在机械通气的颅内高压患者中，静脉注射氯胺酮 1～1.5 mg/kg 可有效降低 ICP，并预

防意外的 ICP 升高。

（二）吸入麻醉药

吸入麻醉药异氟烷、七氟烷和地氟烷均具有直接扩张脑血管的作用，使 CBF 增加。其脑血管扩张作用按由强到弱的次序依次为：异氟烷＞地氟烷＞七氟烷。CBF 的改变会影响 ICP，对颅内顺应性下降的患者，CBF 增加使 ICP 升高。吸入麻醉药使 $CMRO_2$ 下降。

（1）一氧化二氮（N_2O）：俗称笑气。N_2O 可增加 CBF、ICP 及 $CMRO_2$，同时应用静脉麻醉药（巴比妥类、丙泊酚、苯二氮䓬类及麻醉性镇痛药）可明显地抑制 N_2O 所引起的 CBF 和 $CMRO_2$ 增加。但是挥发性麻醉药与 N_2O 联合应用则显然不同。低剂量挥发性麻醉药虽能减少 CBF 和 $CMRO_2$，但加用 N_2O 时可使 CBF 和 $CMRO_2$ 均增加，当用较高剂量挥发性麻醉药时，这种 N_2O 介导的血管扩张作用更强。

（2）异氟烷：异氟烷麻醉也使 ICP 增高，其机制与 CBF 和 CBV 增加有关，但可被过度通气或巴比妥类药物所预防或部分控制。异氟烷麻醉时脑脊液生成速度不加快。异氟烷引起 ICP 增高主要取决于 3 个因素：基础 ICP 水平，脑组织中线移位程度，以及 $PaCO_2$ 水平。

（3）七氟烷和地氟烷：七氟烷具有与剂量相关的脑血管扩张作用，但与等效剂量的氟烷、异氟烷和地氟烷相比，作用轻微。动物实验表明，七氟烷可引起与剂量相关的 ICP 升高，$CMRO_2$ 降低，而 CBF 无明显改变。吸入麻醉药对 CBF、$CMRO_2$ 及 ICP 的影响是剂量依赖性的。因此对术前 ICP 正常的患者，可考虑应用异氟烷或七氟烷，但要尽量将其浓度控制在 1 个最低肺泡有效浓度（minimal alveolar concentration，MAC）以下。对于术前已发生脑水肿或颅内顺应性下降的患者，应禁用任何吸入麻醉药。

地氟烷具有较强的剂量相关性扩张脑血管的作用，可以增加 CBF、升高 ICP。地氟烷可以维持血管对 CO_2 的敏感性。地氟烷引起脑血管扩张，可能导致敏感患者 ICP 升高，如能维持适当的麻醉深度和适当的过度换气，还可用于颅内顺应性降低的患者。

（三）麻醉性镇痛药

麻醉性镇痛药对 CBF 和 ICP 的影响报道不一，这种差异与患者合并使用的其他麻醉药品和研究对象有关。

（1）吗啡：单独注射吗啡对人全脑 CBF 无影响，而 $CMRO_2$ 下降 41%，大剂量吗啡可能对 CBF 和 $CMRO_2$ 有轻度至中度的抑制作用。给予健康志愿者吗啡 2 mg/kg 和 70% N_2O 吸入，MAP 在 $60 \sim 120$ mmHg 时，脑血流的自身调节机制未受影响。但须注意其引起的组胺释放作用，组胺会使脑血管扩张，从而引起 CBF 增加。

（2）芬太尼：阿片类药物对 CBF 和 ICP 的作用受年龄、通气、测量前和测量中的麻醉方法、全身血流动力学和原发病等因素的影响。MAP 降低时 ICP 增加，其机制可能是因为脑自动调节功能保留而脑血管扩张。随着脑损害加重，自动调节常常发生紊乱或消失，此时尽管 MAP 降低，脑血管却不再扩张，所以 ICP 常常保持不变。

（3）舒芬太尼：舒芬太尼降低 CPP 并可能增加 ICP，但其增加 ICP 的作用轻微，引起 ICP

增加的可能原因是 MAP 突然下降引起的自身调节。因此在关注其对 MAP 影响的前提下，舒芬太尼不应该被视为颅内病变患者的禁忌。

（4）瑞芬太尼：小剂量瑞芬太尼使 CBF 轻度升高。瑞芬太尼与其他麻醉药合用时，CBF 变化轻微。

总之，临床用量的大多数麻醉性镇痛药对 CBF 具有轻度至中度的抑制作用。在大剂量麻醉性镇痛药诱发肌肉强直时，CBF 可明显增加。如果保持 $PaCO_2$ 和 PaO_2 在正常范围内并且预防肌肉僵直，麻醉性镇痛药对 ICP 影响很小，甚至可忽略不计。

（四）肌肉松弛药

肌肉松弛药（简称肌松药）不透过血-脑屏障，对脑血管无直接作用。但在神经外科患者中应用肌松药，对脑血管可产生明显的间接作用，表现为 CVR 和静脉回流阻力降低，从而使 ICP 下降。应用肌松药时如果血压升高，则颅内高压患者的 ICP 可进一步升高。

（1）琥珀胆碱：琥珀胆碱可使肌纤维成束收缩引起 ICP 增加。应用琥珀胆碱后脑电图显示唤醒反应，可能系肌梭的传入兴奋所致。因此，临床应根据病情适当选用。

（2）泮库溴铵：泮库溴铵常诱发血压升高，不利于高血压患者，特别是在脑血管自动调节障碍的情况下，可引起 ICP 升高。

（3）维库溴铵：维库溴铵几乎不引起组胺释放，也不影响血压，不引起 ICP 升高。

（4）阿曲库铵：关于阿曲库铵对 ICP 影响的研究较少，临床上认为其对 ICP 无显著作用。阿曲库铵的代谢产物 N-甲四氢罂粟碱具有兴奋脑功能的作用，但并不明显影响 CBF 和 $CMRO_2$。顺式阿曲库铵是阿曲库铵同分异构体，具有 Hofmann 降解特性，同时具有对心血管影响小的优点。

（5）哌库溴铵：哌库溴铵是一种长效非去极化肌松药，在 ICP 正常的颅内肿瘤患者中，哌库溴铵对 ICP 和 CPP 均无显著影响。

（6）罗库溴铵：罗库溴铵无或仅有轻微的组胺释放作用，除非诱导时大剂量快速注射，否则这种组胺释放作用无临床意义。

综上所述，如果给神经外科手术患者应用琥珀胆碱，建议首先应用小剂量的非去极化肌松药。在大多数临床情况下非去极化肌松药对 CBF 和 ICP 的影响十分轻微。

（五）局部麻醉药

利多卡因具有膜稳定作用，能阻断 Na^+ 通道、限制 Na^+-K^+ 交换，从而降低膜离子泵负担和 $CMRO_2$。在动物实验中，利多卡因引起剂量相关的 $CMRO_2$ 下降。利多卡因对中枢神经系统的作用取决于其血药浓度，低浓度发挥镇静作用，高浓度引起抽搐。静脉应用利多卡因 1.5 mg/kg 可有效预防气管插管和开颅术切皮所致 ICP 升高，也可预防气管内吸痰诱发 ICP 升高。

（六）血管活性药物

（1）硝普钠：硝普钠是一个强效、直接作用的脑血管扩张药，扩张动脉和静脉的效能大致相同，能引起 CBF 和 ICP 增加。对于有 ICP 升高的危险患者，过度通气、利尿药物和巴比妥类药治疗有助于预防硝普钠引起的 ICP 增加。

（2）硝酸甘油：硝酸甘油对静脉容量血管具有显著扩张作用，并且其对静脉扩张作用明显强于动脉。硝酸甘油可导致 ICP 升高，归因于容量血管扩张所致的 CBF 增加。硝酸甘油诱发 ICP 升高的作用比硝普钠强，并且在青壮年患者中其降压作用不确切，所以不适用于神经外科患者的控制性降压处理。

（3）作用于肾上腺素受体的药物：①单胺类血管活性药。其具有神经传递功能，可改变 CVR 和脑代谢而间接影响 CBF。临床剂量的血管活性药物不透过血-脑屏障，但因引起血压升高，CBF 也增加。肾上腺素大剂量静脉注射时，CBF 和 CMRO$_2$ 增加，小剂量则无影响；去甲肾上腺素和间羟胺为缓和的脑血管收缩药，不显著影响 CBF，但由于脑血管自动调节反应使 CBF 反而增加，而对 CMRO$_2$ 无影响，故可用于纠正严重低血压时的低灌注状态；血管紧张素和苯肾上腺素对正常人 CBF 和 CMRO$_2$ 无影响；甲苯丁胺增加 CMRO$_2$，对 CBF 影响小；大剂量麻黄碱增加 CBF 和 CMRO$_2$，小剂量则无影响；异丙肾上腺素和酚妥拉明扩张脑血管，增加 CBF；组胺和乙酰胆碱增加 CBF；5-羟色胺降低 CBF；多巴胺对 CBF 的作用不肯定，用于纠正低血压时 CBF 增加；罂粟碱直接降低 CVR，当罂粟碱导致血压下降时，CBF 也减少。若血压不下降而 CVR 降低时，可引起颅内窃血综合征。② β 肾上腺素受体阻滞剂。普萘洛尔可轻微降低 CBF，并降低脑血管对 CO$_2$ 的反应性；拉贝洛尔是一种 α 和 β 肾上腺素受体联合阻滞剂，其对 β 肾上腺素受体的阻滞作用大于 α 肾上腺素受体，在动静脉畸形（arterial venous malformation，AVM）和动脉瘤手术后，患者应用拉贝洛尔可改善 CPP 和降低 ICP；艾司洛尔是一种超短效 β 肾上腺素受体阻滞剂，对 CBF 和 ICP 无明显影响，但可减弱患者手术后因交感神经过度兴奋所致的 CBF 增加。

（4）钙通道阻滞药：钙通道阻滞药阻滞钙离子内流，舒张脑血管平滑肌。钙通道阻滞药对动脉的扩张作用明显，对静脉的扩张作用则较弱。研究发现，钙通道阻滞药对缺血、缺氧动物模型的脑组织具有保护作用，并可防治颅脑手术后动脉痉挛。研究发现，钙通道阻滞剂可一过性升高 ICP，但是不影响 CBF。

二、麻醉药物对脑脊液的影响

（一）麻醉药对脑脊液压力的影响

1. 吸入性麻醉剂对脑脊液压力的影响

一方面，吸入性麻醉剂具有脑血管扩张作用，通过增加 CBF 而增加 ICP；存在自主呼吸的患者因吸入性麻醉剂的呼吸抑制作用，血碳酸水平增高，颅内压有所增加。另一方面，吸入性麻醉剂可通过全身性的血管扩张作用和直接的心肌抑制作用来降低血压，从而降低 CPP 及 ICP。吸入性麻醉剂的剂量过高时，脑血流自主调节功能丧失。以 1 MAC 七氟烷和 50% N$_2$O 与 O$_2$ 的混合气体麻醉大鼠，大鼠 ICP 在麻醉开始即刻显著增高，维持吸入麻醉剂在高水平，于麻醉开始后 140 min 再次增高；第二次 ICP 增高被认为是 CSF 重吸收阻力增加引起 CSF 积聚所致。临床研究显示，对于正常血碳酸水平、未接受刺激的患者，0.5 MAC 和 1 MAC 的七氟烷、地氟烷和异氟烷均可显著增加其腰椎的 CSF 压力。

2. 静脉麻醉药对脑脊液压力的影响

静脉麻醉药氯胺酮因可显著增加 ICP 而不适用于神经外科麻醉及颅脑损伤患者的麻醉。硫喷妥钠和依托咪酯可使 CSF 压力降低，并可降低 ICP。有研究发现，单次静脉注射丙泊酚 2.5 mg/kg 后 4 min 内 CSF 压力降低，尤其是前 2 min 压力降低最为明显，但不会影响脑血流灌注，这是因为丙泊酚具有短暂的脑血管收缩作用。

α_2 肾上腺素受体激动剂右美托咪定也有降低 CSF 压力的作用。苯二氮䓬类药物咪达唑仑对 CSF 压力的影响尚存争议，但咪达唑仑不能抑制氯胺酮引起的 CSF 压力增高。苯二氮䓬类拮抗剂氟马西尼能够增加咪达唑仑治疗后动物和人的 CSF 压力。

在不同研究中，同一种阿片类药物对 CSF 压力的影响也存在争议。阿片类镇痛药可降低 MAP，继而通过脑血流自主调节激活血管扩张通路引起 CSF 压力增高。此外，对于保留自主呼吸的患者，大剂量阿片类药物引起肌僵作用，进而引发的组胺释放、脑血管扩张、脑氧耗增加及 CO_2 积聚也成为应用阿片类药物后 CSF 压力一过性增加的原因。

去极化肌松药琥珀酰胆碱可引起 CSF 压力的一过性增高，与琥珀酰胆碱诱发的肌束震颤以及 MAP 和呼气末 CO_2 的增高有关。非去极化肌松药罗库溴铵和维库溴铵对 CSF 的压力无影响，而泮库溴铵和哌库溴铵可轻微降低 CSF 压力。

（二）麻醉药对脑脊液成分的影响

近些年有研究尝试分析某些麻醉药对 CSF 成分的影响。有临床研究显示，恩氟烷麻醉不会引起 CSF 内电解质、葡萄糖、蛋白质及渗透性等的改变。挥发性麻醉剂可使 CSF 内乳酸水平增高，而静脉麻醉药则没有这种作用。

β-淀粉样蛋白（amyloid β-protein，Aβ）和 tau 蛋白是阿尔茨海默病（Alzheimer disease，AD）的生物标志物。Aβ 可诱发半胱天冬酶的激活和细胞凋亡，损伤神经可塑性和记忆功能。tau 蛋白的异常聚集和沉积在阿尔茨海默病的神经发病机制中发挥关键作用，是神经元纤维缠结的主要蛋白质成分，阿尔茨海默病患者 CSF 中 tau 蛋白表达水平增高。有研究发现，异氟烷与手术后 24 h CSF 内 Aβ 40 水平的升高有关；而地氟烷与手术后 2 h CSF 中 Aβ 40 水平的降低有关，异氟烷和地氟烷均不改变 CSF 中 tau 蛋白的水平。吸入七氟烷 2 年后的患者 CSF 中，Aβ 42 表达水平降低，总 tau 蛋白和磷酸化 tau 蛋白水平增高，这些都会加速患者阿尔茨海默病的进程。这些发现对临床麻醉的实施具有指导意义，但目前仍需要进一步的研究来确定包括丙泊酚在内的不同麻醉药物对认知功能的影响。

（三）麻醉药对脑脊液动力学的影响

CSF 形成速率（rate of CSF formation，Vf）和 CSF 重吸收阻力（resistance to reabsorption of CSF，Ra）是两个重要的 CSF 动力学参数，它们可以影响 CSF 的容量，而各种麻醉药物则通过改变 Vf 和（或）Ra 对 CSF 循环产生影响。通过大鼠实验测定七氟烷对 CSF 形成和重吸收的影响，发现给予七氟烷 30 min 后，Vf 显著降低，而 CSF 重吸收速率（rate of CSF reabsorption，Rf）显著增加。动物和人体实验显示，恩氟烷和异氟烷麻醉时，Vf 均没有明显变化，而 Rf 则随着 CSF 压力的增加而增加；恩氟烷麻醉时 Rf 增加，而异氟烷麻醉时 Ra 减小。按照剂量梯度分别给予猫科动物模型硫喷妥钠、咪达唑仑、依托咪酯等静脉麻醉药，发现随着药物剂量增加，Vf 均降低。低剂量的硫喷妥钠、低剂量或高剂量的咪达唑仑均可引起 Ra 升高，而依托咪酯在高剂量时可降低 Ra。在大鼠实验中，丙泊酚对 Vf 和 Ra 均无改变作用。局麻药利多卡因也有降低 Vf 的作用，但是对 Ra 没有影响。麻醉药改变 Vf 的机制可能与药物引起代谢率降低及脉络丛血流减少有关。

药物引起的 Ra 改变具有重要意义，因为 Ra 是影响 CSF 容量随着脑血流量和脑组织容量的改变而变化的关键因素。当脑血流量或脑组织容量增加时，CSF 容量将被压缩以代偿容积的变化，在这种情况下，Ra 增加不利于颅内顺应性的改变，因此更应选择可以降低 Ra 的药物。

三、麻醉药物对血－脑屏障的影响

血-脑屏障是一种高度组织化的内皮屏障，能保持脑组织内环境的基本稳定。麻醉药物主要通过扩张脑血管，使 CPP 位于自动调节障碍的上限，破坏血-脑屏障通透性。一些具有明显脑血管扩张作用的药物，如氟烷、N_2O 和氯胺酮，可以通过升高脑内血压破坏血-脑屏障。然而，这些效应是由于药物作用于血-脑屏障本身还是由于麻醉时伴随的血流动力学紊乱尚不清楚，麻醉药物对血-脑屏障的潜在调节作用也有待明确。

四、麻醉药物对中枢的毒性作用

近年来的研究证明，常用的吸入麻醉药具有不同程度的神经毒性作用，主要表现为对学习和记忆等认知功能的影响。在动物实验方面，目前研究表明几乎所有临床应用的麻醉药和镇痛药均能引起发育中未成熟脑的广泛神经退行性病变，而麻醉对成年个体术后认知功能障碍（POCD）影响的研究结果不尽相同，且这种影响是年龄相关的。

（一）麻醉药对幼年脑的神经毒性

全麻手术可能引起儿童认知损伤，在语言和记忆方面尤为明显。通过特殊心理测试发现，麻醉暴露与认知、记忆、听力理解和语言测试成绩较差相关，学习成绩也是研究的常用指标之一。研究发现，童年较早时期接受麻醉而目前各方面健康的儿童考试成绩低于平均分的概率（12%～14%）显著高于总体（约 5%），而一些研究则提出相反结论，认为排除混杂因素后，该差异并不显著，甚至并不存在。但总体而言，多数回顾性研究证据支持 2～3 岁前行全身麻醉的儿童更易出现认知和行为障碍，且麻醉次数、暴露时长和暴露剂量与认知功能障碍发生的风险直接相关。

（二）麻醉药对成年脑的毒性作用

麻醉对成年个体 POCD 影响的研究结果也不尽相同，而这种影响是年龄相关的，且与吸入麻醉药的浓度和时间有关。Culley 等发现，1.2% 异氟烷 +30% N_2O+70% O_2 麻醉大鼠 2 h，导致大鼠的学习和记忆下降。Butterfield 等发现单次或者重复吸入异氟烷，大鼠的学习和记忆能力没有变化。Crosby 等发现 1.2% 异氟烷 +30% N_2O+70% O_2 麻醉大鼠 2 h，导致其对于新知识的学习和记忆能力增强。目前有关吸入麻静药对于成年脑组织的作用无法得出确定性的结论，但可以肯定的是，成年脑组织对于吸入麻醉药造成潜在损伤的耐受能力明显高于老年和幼年个体。

（三）麻醉药对老年脑的毒性作用

动物实验表明，全麻药能引起老年大鼠学习、记忆等认知功能损伤，与临床研究老年人全麻术后认知功能障碍恢复的时间相一致。POCD 是指麻醉和手术后出现的学习和记忆能力下降、注意力不能集中等认知功能改变，严重者还会出现人格改变和社会行为能力下降，还有一部分患者甚至发展为不可逆的认知障碍。研究表明，老年是 POCD 发生的独立危险因素，而麻醉对老年个体的影响结果仍不一致。Cully 等的研究表明，给 18 个月老年大鼠吸入 1.2% 异氟烷/70% N_2O 2 h，老年大鼠的空间学习记忆能力较正常对照组受损，这种损伤持续的时间达 3 周之久。Stratmann 等证明异氟烷对 13 月龄大鼠的学习和记忆能力没有影响。Rasmussen 等证明局部麻醉与全身麻醉后 POCD 的发病率没有明显差别。

总之，吸入麻醉药诱导神经毒性目前还是一个具有高度争议的话题。尽管人体上的临床研究证据缺乏，但是大量的细胞实验和动物实验表明吸入麻醉药能诱导细胞凋亡。但是，并不能说明吸入麻醉药后引起的认知功能障碍就是麻醉药诱导细胞凋亡的结果。发育中未成熟的脑，老年脑和阿尔茨海默病患者的脑部可能对麻醉介导的毒性更敏感。

第三节　机械通气对中枢神经系统的影响

一、机械通气的概念

机械通气是利用机械装置来代替、控制或改变自主呼吸运动的一种通气方式。其是在呼吸机的辅助下，以维持气道通畅、改善通气和氧合、防止机体缺氧和 CO_2 蓄积。

二、机械通气装置分类

（一）定容型（容量转换型）

定容型通气装置能提供预定的潮气量，受气道阻力及肺顺应性影响小，通气量稳定，适用于气道阻力大、经常变动或无自主呼吸的危重患者。

（二）定压型（压力转转型）

定压型通气装置输送气体到肺内，当压力达到预定数值后，气流即终止。其潮气量受气道阻力及肺顺应性影响较大，但结构简单、同步性能好，适用于有一定自主呼吸、病情较轻的患者。

（三）定时型（时间转换型）

定时型通气装置能按预定吸气时间送气入肺。通气量一般较稳定，兼具定容和定压的一些特点。

（四）高频通气装置

高频通气装置提供的通气模式，呼吸频率是正常呼吸频率2倍以上而潮气量小于解剖无效腔，用于不适于建立人工气道的外科手术及呼吸窘迫综合征等的治疗。

（五）简易球囊式呼吸装置

简易球囊式呼吸装置结构简单，携带方便，价格低廉。由于全系手工操作，其工作参数不易掌握，常用于急诊、野战条件下的急救。

三、机械通气对脑血流、脑代谢和颅内压的影响

（一）$PaCO_2$

脑血流量（CBF）直接随着 $PaCO_2$ 变化而改变，$PaCO_2$ 在生理范围内变化时对 CBF 的影

响最显著。在正常生理范围内，$PaCO_2$ 改变 1 mmHg，CBF 相应改变 1~2 mL/（100g·min）。当 $PaCO_2$ 低于 25 mmHg 时，这种反应会减轻。在正常情况下，CBF 对 $PaCO_2$ 变化的敏感性（$\Delta CBF/\Delta PaCO_2$）与 CBF 的静息水平呈正相关。当静息 CBF 增加时，低碳酸血症引起的 CBF 减少的幅度更大（可能发生在使用挥发性麻醉剂期间）。相反，当静息的 CBF 降低时，低碳酸血症诱导的 CBF 减少的幅度略有下降。

在轻度和重度低血压时，MAP 在脑循环 CO_2 反应中的作用进一步增强。对于前者，高碳酸血症介导的 CBF 显著减少，而低碳酸血症诱导的血管收缩只受到轻微的影响。当严重低血压时，却没有观察到对 $PaCO_2$ 变化导致的脑血管反应。$PaCO_2$ 水平也会调节大脑的自调节反应：高碳酸血症时，大脑对高血压的自调节反应减弱；相比之下，在低碳酸血症的诱导下，CBF 会在更宽的 MAP 范围内自动调节。

$PaCO_2$ 引起的 CBF 变化依赖于脑细胞外液 pH 值的改变。一氧化氮（NO）虽然并非引起 CO_2 血管扩张反应的唯一介质，但也发挥着重要作用，特别是神经元产生的 NO。前列腺素也部分介导了对高碳酸血症的血管舒张反应。CO_2 可以自由通过脑血管内皮细胞，所以 $PaCO_2$ 改变时细胞外液的 pH 值和 CBF 可迅速发生改变。CBF 对 $PaCO_2$ 的变化反应迅速而短暂。尽管动脉血 pH 值升高，但由于碳酸氢盐的代谢，脑脊液 pH 值会逐渐恢复到正常水平，并在 6~8 h 内，CBF 恢复正常。因此，长期通气过度或通气不足的患者需特别关注，过快地将 $PaCO_2$ 值恢复正常时，原有低碳酸血症的患者会导致明显的脑脊液酸中毒，CBF 增加，同时与颅内顺应性关系密切的 ICP 也升高；原有高碳酸血症的患者会出现碱中毒，理论上有脑缺血的危险。

脑动脉血管对动脉血 CO_2 敏感：当通气过度引起 $PaCO_2$ 低于正常水平时，可引起脑动脉血管痉挛，使 CBF 减少；当 $PaCO_2$ 低于 20 mmHg 时，CBF 可减少 60%。因此，短时的过度通气使 $PaCO_2$ 低于正常水平，有助于暂时性地改善脑水肿、降低颅内压，可作为颅高压患者的临时性应急治疗措施。当然，长时间过度通气，脑血流持续降低，可加重脑组织缺血、缺氧，加重脑损伤。

当机械通气不足时，$PaCO_2$ 升高，结果可引起脑血管扩张、CBF 增加，也可引起或加重脑水肿，使颅内压增高。

（二）PaO_2

PaO_2 在 60~300 mmHg 的范围内变化对 CBF 影响不大。当 PaO_2 低于 60 mmHg 时，氧合血红蛋白的饱和度迅速降低。用脉搏血氧法测定的氧合血红蛋白饱和度与 CBF 之间的关系呈反线性。低 PaO_2（低氧）或降低血红蛋白浓度（贫血、血液稀释）都会导致动脉氧含量的减少，从而减少脑氧的输送。血液稀释和低氧均可导致脑血管扩张和血流量增加，并且与低氧相比，血液稀释可以更有效地增加 CBF，从而能更好地维持脑氧输送。去氧血红蛋白在低氧诱导的脑血流增加中起着关键作用，其可以释放 NO 及其代谢物和 ATP；低氧时 ATP 依赖的 K^+ 通道开放，引起血管平滑肌超极化，导致血管扩张。

低氧时脑血管扩张的机制可能与外周或轴索化学感受器的神经源性作用和局部体液因素有关。神经源性 NO 也部分参与脑对低氧的充血反应。延髓头端腹外侧（rostral ventrolateral medulla, RVM）是大脑内的氧感受器。低氧刺激 RVM，引起 CBF 增加，但 CMR 不增加；RVM 损害则抑制低氧时的 CBF 反应。低氧引起的血管扩张反应与高碳酸血症及酸中毒引起的反应具有协同作用。高 PaO_2 时，CBF 轻度下降。在 1 个大气压下吸纯氧时，CBF 下降约 12%。

（三）颈内静脉回流

机械通气引起胸腔内压升高，特别是应用呼气末正压（positive end-expiratory pressure, PEEP）通气时，胸腔压力增加更为明显，可导致颈内静脉回流障碍，亦增加颅内压。其他相关因素包括气管导管扭折或不畅、张力性气胸、呛咳、不耐受气管导管或肺部气体排除不畅（如支气管痉挛）等。因此，脑血管意外的患者及颅脑手术后的患者接受机械通气治疗时，应特别注意通气量和 PEEP 的调节。

（四）通气方式与颅内压

在间歇正压通气的吸气期，气道正压可经胸腔传至脑静脉系统，使吸气期脑静脉充血，因而使颅内压呈现与呼吸同步的压力波动，即吸气时颅内压曲线上升、呼气时下降。动物实验发现，PEEP 通气时，压力可经胸腔传递至脑静脉，使颅内压增高。随着 PEEP 增大，心输出量（Co）、CBF 和动脉血压逐渐下降，而 CVP 及 ICP 逐渐增高。在脑外伤患者的研究中发现，患者头抬高 30° 时，10 cmH₂O 的 PEEP 仅使 ICP 升高 1.3 mmHg，并且无一人因使用 PEEP 通气而出现神经系统损害征象。基础颅内压为 20 mmHg 的患者应用 PEEP 通气后，平均 ICP 并不增高，因而认为脑外伤患者，即使存在颅内高压，10 cmH₂O PEEP 通气也是安全的。

对于高频通气（high frequency ventilation, HFV），动物实验发现，应用 HFV 不引起颅内压增高。高频通气与间歇正压通气显著不同的一点是气道压小于后者，因而在正常或高颅内压时，高频通气均可减少或消除与呼吸机同步的颅内压波动。HFV 的这一特点可能对脑显微外科操作较有利。

第四节 液体治疗对中枢神经系统的影响

一、液体治疗与颅内压、脑血流

颅脑是一个闭合腔,颅内各组织的容量几乎恒定,所以任何原因引起的容量增多将引起颅内压(ICP)增加。脑组织的水分占65%、固体成分占25%、脑脊液占7%、毛细血管血液占3%。颅内所有动脉、静脉、毛细血管和静脉窦的血容量约占颅内容量的10%,微小的容量改变就可以引起比较明显的ICP变化。仅占体重的2%的脑组织,其血流量却占心输出量的15%~20%。

正常的脑功能与脑代谢依赖于适宜的脑血流灌注。脑血流量(CBF)受脑灌注压(CPP)、呼吸气体张力(尤其是$PaCO_2$)、脑血管的自身调节、脑代谢及神经调节等因素影响。脑的耗氧量大,约占全身耗氧量的20%,并且几乎完全依赖于有氧代谢。脑血流灌注降低、葡萄糖无氧代谢产物堆积或严重低氧血症均可引起脑组织功能损伤。在大多数情况下,脑血流停止3~8 min后ATP将耗尽,细胞产生不可逆性损伤。因此,维持合适的CBF显得尤为重要。脑脊液可看作是中枢神经系统的组织液,与大脑的血液循环和脑代谢密切相关。成人脑脊液总量为120~150 mL,大部分在脑室系统,小部分在蛛网膜下腔,通过吸收和生成保持平衡状态,约12 h完成一次更新。

脑功能和代谢依赖于持续有效的CPP。保持CBF相对恒定对维持正常脑功能和脑代谢非常重要。脑血流具有自身调节功能,即CPP波动在50~150 mmHg范围内,CBF始终保持恒定;超出上述范围,CBF会出现线性增加或减少,而其无论增加还是减少都会导致脑功能的障碍。CPP是MAP和ICP之差,所以,维持适当的MAP,避免出现过高的ICP,对于CPP和脑氧代谢率($CMRO_2$)非常重要。正常人体的脑血管阻力(CVR)为1.6 mmHg/(100g·min),当CBF和ICP不变时,CVR和MAP成正比。高血压患者的CVR较正常人高88%,脑动脉硬化患者的CVR随疾病加重逐步增高;如果血流口径和灌注压保持不变,则CBF与血液黏滞性成反比,所以高凝状态的患者容易出现弥漫性脑供血不足。在一定范围内,ICP的波动能引起CPP变化,但CBF可以不发生改变,这种自动调节过程称为Cushing反射。ICP渐进增高时CBF减少,主要取决于MAP与ICP的关系,而不是ICP本身。ICP升高后,CBF随CPP下降而减少,当CPP低于50 mmHg时,脑血流的自动调节将会出现障碍。另外,CBF还受颅内外环境中O_2、CO_2、血液和脑脊液酸碱度、离子等各种化学因素的影响。脑实质毛细血管由中枢肾上腺素能和胆碱能神经支配,这些神经具有维持血管张力和调节毛细血管通透性的功能。

体循环血容量增高可以引起血压升高,促使脑水肿形成,使血-脑屏障(BBB)受损区域的ICP增高。单纯限制水分的摄入对脑体积的影响不大,但脱水和低血容量均可使体循环血压和CBF明显降低。颅脑疾病患者大多存在血管自身调节机制障碍,血容量降低时,即使血压在代偿范围内，CBF 已经开始下降。

二、液体治疗与血－脑屏障

正常情况下，血浆和脑间质液的渗透压与脑脊液的渗透压是相等的。在外周组织中，毛细血管内皮细胞并不构成紧密连接，并且其细胞膜孔径可能比 BBB 的孔径大数个数量级，电解质可自由通过毛细血管壁进入细胞外间隙，因此水在血管内、外之间的运动取决于血浆中大分子物质的浓度（胶体渗透压）。而在中枢神经系统中，因为 BBB 的存在，电解质（Na^+ 和 K^+）不能自由通过，所产生的渗透压力成为维持血管内容量的力，因此在 BBB 功能和通透性完好时，输入大量等渗晶体液使血浆蛋白稀释性降低后，外周组织可出现水肿，而脑组织的水含量和 ICP 并不增加。而无论 BBB 功能和通透性是否完好，低渗液体均会导致水转移到大脑，而高渗液体导致大脑脱水，因为 BBB 是水分可渗透的。

过去认为神经外科手术患者大量应用等渗晶体液后血浆胶体渗透压（colloid osmotic pressure, COP）会降低，可促使水通过 BBB 产生脑水肿。最近的研究表明，血浆 COP 对水通过 BBB 运动的影响实际上非常微弱。当血浆 COP 降低时，只要血浆和细胞外液间的渗透梯度维持正常，就不存在加重脑水肿的风险。但是也有一些研究者持相反意见，认为即便存在正常的渗透梯度，血浆 COP 降低亦可导致脑水肿。临床实践证明，对于 BBB 完好的患者来讲，目前尚无法确认在减少脑水含量和控制 ICP 方面胶体液比晶体液更好。在神经外科手术时，胶体溶液并无特殊的优点，血浆 COP 降低并不加重脑水肿。

然而，当 BBB 受到破坏时，其失去了控制电解质、水和其他溶质内稳态的能力，血管内的液体和溶质（如蛋白质等）流入脑实质的血管外间隙，一旦血浆成分通过 BBB 造成脑水肿，可以引起迅速而广泛的扩张。此时无论是高渗液体还是高张液体，均无法减轻受伤部位的脑水肿，而高渗液体对 BBB 仍完好且远离受损区域的脑组织来讲，仍可能是有益的。

有研究显示，在颅脑损伤动物模型中，与晶体液相比，胶体液的应用并未使脑水肿的程度有任何减轻，ICP 也未见明显变化；在颅脑创伤患者使用白蛋白和等渗盐水的对比实验中，反而出现了使用白蛋白的患者病死率增加的现象，但其原因尚不明确。而其他一些研究的结果则相反：研究表明，应用胶体液（低分子右旋糖酐）可使脑缺血区域的脑水肿程度减轻，并进一步推测，在中度脑缺血损伤的动物模型中，BBB 可能对离子选择性通透，而对高分子量的物质（例如右旋糖酐和蛋白质）仍保持不通透。因而，对于缺血性或创伤性损伤的脑组织，输入胶体液究竟有益还是有害，主要与脑组织损伤的程度、范围以及测定脑水含量的时间有关。而在颅脑损伤的患者中应用高渗盐，与应用等渗晶体液相比，前者具有降低 ICP 和减少神经损伤的作用。尽管如此，一项关于低血容量性休克合并颅脑损伤液体治疗的多中心研究被叫停，原因是在试验过程中，并没有发现使用高渗盐对患者有益。至今尚无研究证实 BBB 受损患者输入大量等渗晶体液（伴随继发的血浆 COP 降低）不会加重脑水肿，急性脑外伤患者在补充容量过程中应尽力避免血浆 COP 降低。

三、常用液体的选择及其对中枢的影响

（一）晶体溶液

晶体溶液扩容效果不如胶体溶液。一般而言，仅丢失水分选择低渗晶体溶液，同时丢失水分和电解质或合并电解质缺少则选择等渗溶液，5% 葡萄糖溶液适合纯水分丢失或限制补盐患者的液体维持。

生理盐水（physiological saline）最适用于低氯性代谢性碱中毒和稀释浓缩红细胞后输注人体。生理盐水（308 mOsm/L）与血浆（295 mOsm/L）相比为轻度高渗溶液，大量使用会导致高氯性代谢性酸中毒。在心脏外科手术和危重患者重症监护中，生理盐水与平衡晶体溶液相比，几乎不会出现急性肾损伤、病死率升高、住院时间延长等问题。尽管如此，临床上为了避免高氯性代谢性酸中毒，有时会选择使用乳酸林格溶液。

麻醉期间采用的等渗性溶液，以乳酸林格液（lactated Ringer's solution，RL）最为常用。乳酸林格液是一种低渗溶液（273 mOsm/L），大量使用可能会降低血清渗透压并产生脑水肿。研究发现，与生理盐水相比，平衡盐溶液降低了出现高氯血症的概率。此外，与高渗盐水（hypertonic saline，HTS）相比，乳酸林格液能够降低血清钠和渗透压。因此，在需要大量补液的情况下，可以交替使用乳酸林格液和生理盐水。

（二）胶体溶液

胶体溶液产生的渗透压使溶液主要保留在血管内。目前适用于患者血管容量严重不足（如失血性休克）的补充治疗，麻醉期间增加血容量的液体治疗，严重低蛋白血症或大量蛋白流失（如烧伤）的补充治疗。许多胶体溶液是将大分子物质溶解于生理盐水所得，因此也会导致高氯血症。

白蛋白是临床上常用的、合理的选择，但仍有争议。例如，有研究认为在严重外伤性脑损伤的患者中，接受白蛋白治疗的患者病死率增加。其次，4% 白蛋白溶液是低渗的（274 mOsm/L），可能会加重水肿。然而，白蛋白在蛛网膜下腔出血中存在可能的有益效果。ALIAS 三期临床试验评估了白蛋白在急性卒中患者中的使用。尽管白蛋白的给药与症状性颅内出血和充血性心力衰竭的发生率增加有关，但对主要的预后指标没有负面影响。

含淀粉溶液不仅能稀释性地减少凝血因子，还直接干扰血小板和Ⅷ因子复合物，在神经外科手术中应谨慎使用。已有神经外科患者因使用羟乙基淀粉而发生出血的报道。最近有报道称，在危急情况下接受淀粉治疗的患者，会发生肾功能不良的并发症。含葡聚糖的溶液会对血小板功能产生影响，一般很少使用。

（三）高渗液体

高渗盐溶液的研究较多，其最大优势在于输入较小量即可取得较好的复苏效果，可改善心输出量、降低外周阻力和降低 ICP。动物实验证实，多种高渗盐溶液对 ICP 和 CBF 有益，这些液体主要是通过渗透作用使水由中枢神经系统组织及细胞内移入血管，从而发挥作用。有研

究表明，通过中心静脉导管输注 23.5% 高渗盐水（2 mL/kg）治疗 Hunt-Hess 分级 V 级的患者不仅能升高 CPP，提高 CBF、脑组织氧以及降低 ICP，还能改善其预后。高渗氯化钠羟乙基淀粉 40（HSH40）注射液是近年来围术期常用的液体，研究发现，使用该注射液可有效减轻全身高温大鼠血-脑屏障的损害和脑组织病理学的变化。在神经外科患者行脑动脉瘤夹闭术中发现，输注 6 mL/kg 的 4.2% HSH 可有效减轻患者术后早发性脑血管痉挛的发生程度，其机制可能与 HSH 降低患者 ICP、升高循环内血容量以及保护血管内皮细胞和抗组织氧化的作用有关。但是在使用过程中，高渗盐水所引起的高氯酸血症、脱髓鞘损害、ICP 反跳性升高、高渗性溶血及静脉炎等不良反应是我们应该注意的。另外，人们热衷于使用高渗液体来复苏多发伤患者，特别是外伤性脑损伤患者，然而目前还没有足够的证据证明高渗溶液给药能改善患者预后。

（四）晶体液和胶体液的选择

在外伤性脑损伤的患者中，关于晶体液与胶体液的使用目前仍没有定论。虽然各项研究观点不同，但在渗透压不变的情况下，胶体液渗透压的降低将加重脑水肿是事实。与血浆渗透压相比，胶体液渗透压降低所致的跨毛细血管压力梯度的改变实际上很小。尽管如此，在中度脑外伤所致血-脑屏障障碍的动物模型上的实验数据依然提示，胶体液渗透压梯度的微小改变仍可加重脑水肿。因此，除了维持正常血浆渗透压外，还应防止胶体液渗透压明显降低。多数择期开颅术患者的补液量不大，可不必补充胶体液。但如果基本目的是维持血流动力学稳定和尽快扩容，则胶体液比晶体液更适宜。目前，临床医师对具有颅内高压风险的神经外科手术患者一贯的处理原则是限制过量输入晶体液，输入胶体液以补充血容量，适量输入晶体液以补充细胞外液。

第五节 其他因素对中枢神经系统的影响

临床经验和文献教材均表明，除了上文所述的麻醉药物、机械通气、液体治疗会使中枢神经系统发生变化以外，体位和体温的改变也会对中枢神经系统产生一定程度的影响。

一、体位对中枢神经系统及麻醉的影响

神经外科手术患者的体位对顺利实施手术非常重要。麻醉下不同手术体位对患者的躯体和生理会产生不同影响，严重者可显著扰乱其生理功能并导致并发症，甚至威胁患者的安全。因此，在麻醉诱导前期，麻醉科医生应在手术体位的问题上与外科医生取得一致的意见，设计恰当、合理的手术体位，使患者的体（头）位摆放既可以方便手术操作，又可以保证患者的安全和术中的舒适。但不论在何种体位下，都应考虑到许多神经外科手术时间较长，应对受压部位或关节进行加垫，避免压迫和牵拉相应部位神经。同时，神经外科患者血栓栓塞并发症发生的风险较高，需要采取预防措施，包括使用分级加压袜和序贯加压装置。此外，麻醉科医师应对手术体位所带来的术中潜在危险有充分认识，具备鉴别能力，尽量选取对患者获益最大且弊端最小的适宜手术体位，并避免在术中变换体位以便顺利完成手术和麻醉，防止或减轻因手术体位不当所造成的并发症。

（一）仰卧位

仰卧位是开颅手术的常用体位，适用于额部、颞部、顶部、翼点切口的开颅手术，以及前入路颈椎手术和颈动脉内膜切除术（carotid endarterectomy，CEA）。通过颅骨钉头架转动调整头部位置，使头部处于正中或转向一侧；对于双额开颅术和垂体经蝶窦入路，头部通常处于正中位。仰卧位手术时，可通过调节手术台使头部轻度抬高 $10° \sim 20°$，借助重力作用，减少颅内血液和脑脊液的滞留，有利于降低颅内压（ICP）和减少手术野出血，促进脑静脉回流和减轻背部受压情况。

但需要注意的是，头部旋转过度会阻碍颈静脉回流，临床上通常使用肩垫缓解此类情况。Mavrocordatos 等的研究证实了当头颈部前屈伴向侧方旋转时可以使 ICP 明显升高，升高后的平均值可达颅内高压的诊断标准，因此应该避免出现头颈部过度前屈或明显侧转的体位。

（二）俯卧位

俯卧位适用于颅后窝手术、枕下区手术、颅颈交界区手术和后入路脊柱手术。对于颈椎和颅后窝手术，最终体位摆放还应包括使患者颈部屈曲、头高脚低、抬高腿部，从而使手术区域处于水平位置。对于颈椎不稳定的患者，可能需要进行俯卧位条件下的清醒气管插管，并且在

以最终确定的手术体位进行麻醉诱导前应确认其神经状态无变化。俯卧位的情况下，可以将患者头部固定在支架上，放置在一次性泡沫头枕上，或者放置于马蹄形头枕上（该类情况较少）。临床上需要持续关注俯卧位条件下较易发生的并发症——视网膜缺血和失明，该并发症是由眼眶压迫视网膜中央血管使血管阻塞引起。在发生任何手术相关的头部或颈部运动后，必须间歇性确认（例如每 15 min 一次）眼部是否受压。在俯卧位手术，特别是在长时间的脊柱手术中，前额、上颌骨和下颌直接受压也会导致这些部位出现不同程度的压力性坏死。因此，面部压力应尽可能均匀分布。其他需要检查的受压部位包括腋窝、乳房、髂嵴、股管、生殖器、膝盖和足跟。俯卧位手术过程中必须避免牵拉臂丛神经，通常手臂外展和肘部伸展不超过 90°，注意确保肘部在肩前，防止臂丛神经缠绕肱骨头。止涎剂（如格隆溴铵）和黏合剂（如安息香）的应用可能有助于防止固定气管内导管的胶带的松动。

对于行腰椎手术的患者，采用俯卧位体位是避免压迫其下腔静脉的一个有效方法。此外，在俯卧位手术时，还应注意防止患者舌头受伤，避免在口腔和咽部放置不必要的辅助装置。同时应明确，俯卧位时由于腔静脉处于最高位置，回心血量减少，如果腹部同时受压，下腔静脉血液回流阻力明显增大，不仅会因有效循环血容量减少和心输出量降低导致血压降低，而且受阻的下腔静脉血液被迫转入椎旁静脉网经奇静脉向心脏回流。这种情况下，流经脊柱区域的血液明显增加，导致该处手术野渗血加重。

Concorde 位是在俯卧位基础上改良的一种手术体位，患者俯卧位后以头钉固定架调整头部屈曲，并将颈胸椎伸展，头颅置于略高于心脏水平，可根据需要将头部向一侧倾斜（不宜超过 30°）。该体位适用于第三脑室后部手术以及经小脑幕上、幕下入路的手术。

（三）侧卧位

侧卧位适用于后顶叶、枕叶以及侧颅后窝手术，包括桥小脑角肿瘤、椎动脉和基底动脉瘤手术；椎板、脊髓手术，包括经胸腔或经腹膜后入路的胸椎（髓）、腰椎（髓）手术。在采用侧卧位体位进行手术时，使用腋垫对预防臂丛神经损伤非常重要。

（四）斜侧卧位

斜侧卧位又称 3/4 俯卧位，在侧卧位基础上调整患者身体向前倾斜即成此体位。适用于顶叶和枕叶后部手术、颅后窝手术（如桥小脑角部位手术），松果体和小脑蚓部手术亦可采用此体位。

（五）半侧位

半侧位又称 Jannetta 位，由于神经外科医师推广其用于第五对颅神经的微血管减压术（microvascular decompression，MVD）而命名，通常适用于乳突后入路手术。该体位通过将床侧倾斜 10°~20° 并结合使用大量的肩滚来实现。同样，该体位下也应避免头部过度旋转，防止侧颈静脉被下颌压迫。

（六）坐位

大量的临床病例和经验表明，若患者在坐位体位下施行手术，手术并发症（如患者循环不稳定、术后巨舌症、术后四肢麻痹、气颅等）的发病风险和病死率会有一定程度的上升。为避免这种风险，当患者存在坐位禁忌证（如对于循环血管阻力突然增加耐受较差）时，临床应考虑采用替代体位（俯卧位、半侧位、侧位）。然而，由于坐位可为中线区域病变的患者提供适宜的手术入路，改善颅内静脉引流和显著降低 ICP，即使是倾向于采用替代体位的外科医生，在需要操作进入中线结构（例如四叠体板、第四脑室底、脑桥延髓交界处和小脑蚓部）的手术时，仍应尽可能选择该体位。

采取坐位的患者常采用改良的坐位，以枕垫置于患者腘窝和小腿处，尽量抬高下肢，上体向后倾斜，尽可能缩短头部与心脏的垂直距离，仅保持头颈部与地面近似垂直即可，以促进静脉回流。头部固定器应固定在检查台背面，而不是大腿或腿下部分，这种固定方法在患者需要进行胸部封闭按压时，无须先将头部固定器拆下。当以坐位进行手术时，由于回心血量显著减少，导致心输出量和血压降低，颈动脉血流量减少，临床医生在术中应测量并维持灌注压与手术区域水平一致，并通过使用弹力袜、缓慢递增调整床位和静脉给予血管加压药的方式避免术中低血压的发生。

二、体温对中枢神经系统及麻醉的影响

体温是人体的主要生命体征之一，维持正常体温对于人体各项功能至关重要。麻醉状态下的患者体温调节功能受到抑制，行为性体温调节能力丧失，较易出现体温失衡现象。麻醉医生应充分了解围术期体温失衡的普遍性和危害性，主动采取防治措施，加强体温管理，维持患者体温恒定。

（一）正常体温调节机制

人类是恒温动物，通过体温调节中枢可将体温保持于37℃左右，波动范围小于1℃。人体温度可分为核心温度和体表温度。核心体温的范围主要包括躯干和头部，剩余的部分（主要指四肢）代表外周温度。尽管核心温度和外周温度的变化都会影响中枢体温调节，但核心温度变化对体温调节起主导作用。人类体温调节过程包括温度感受器传入、中枢整合、传出应答。基本的体温调节中枢位于视前区-下丘脑前部（preoptic anterior hypothalamus，PO/AH），该区的损伤会导致体温调节障碍。POAH 主要参与体温的正向调节（升温），而内侧杏仁核（medial amygdaloid nucleus，MAN）、腹中隔区（ventral septal area，VSA）和弓状核则主要参与发热时体温的负向调节（降温）。当人体处于低温环境时，体表、脑、脊髓、深腹部组织和皮肤表面的冷敏神经元被激活，向中枢传递寒冷信息，POAH 则作出相应应答，如血管收缩、寒战等生理性调节，以及搓手、跺脚、增添衣服等行为性调节，使得机体产热增加、散热减少，体温升高，同时机体的体温负性调节机制也被激活，限制体温过度升高。而当人体处于高温环境时，热敏

神经元受刺激，体温调节中枢接受该信号后发放冲动促进散热，减少产热。这样，人体可以在变化较大的环境中依然保持恒定的体温。

（二）体温升高的原因及其影响

围术期体温升高是指核心温度发生不同程度的升高。机体自身产热过多（如严重感染、甲状腺功能亢进）、手术室温度过高、手术无菌单覆盖过多、手术操作本身（如在下丘脑区域进行手术）都会导致围术期患者的体温升高。所有因素中，恶性高热是临床上自身产热过多导致体温升高较为常见的例子。对于已知或怀疑存在恶性高热易感因素的患者，进行麻醉时，应避免使用琥珀胆碱和吸入麻醉药，使用氯胺酮也应谨慎。如条件允许，麻醉方式应首选局部麻醉，且麻醉过程中必须使用绝对干净的麻醉回路。当术中观察到患者可能发生恶性高热时，首先应立即停止给予吸入麻醉药，用纯氧进行过度通气数分钟，尽快终止手术。后续改用不会触发恶性高热的麻醉剂，如丙泊酚和瑞芬太尼。尽早给予丹曲林对恶性高热患者的预后改善有很大帮助。

与围术期体温升高不同，麻醉期间出现发热较为罕见，因为挥发性麻醉药和阿片类药物的使用均可减少机体的发热反应。对于感染、过敏、输血血型不匹配、术后麻醉药代谢完全以及处于重症监护期的患者，发热反应较为常见。围术期体温升高会使患者机体的代谢和氧耗增加，更易发生循环衰竭、脑水肿和惊厥。为避免这一系列危险发生，麻醉医师在术前应根据不同患者的情况，正确选择抗胆碱能药物，控制手术室在合适的温度、湿度；术中应对体温连续监测，麻醉诱导及维持力求平稳，各种胸腹腔冲洗液、输血、输液、吸入气体的加温应适度，避免发生医源性的体温升高。

（三）体温降低的原因及其影响

围术期体温低于36℃称为体温过低。有研究报道，围术期低体温发生率高达50%～70%。这与手术室的低温、消毒、输入未加温的液体、创面蒸发等使患者散热增加的因素有关。围术期低体温的发生会导致手术伤口感染的概率增加，凝血功能紊乱，术后寒战，心肌缺血，药物代谢减慢，不利于手术伤口组织的愈合。术前对患者情况进行评估，寒冷季节提前预热推车和被服，使用仪器进行体表保温，对输入的液体进行加温等，均能有效防止围术期低体温的发生。但应注意的是，适度的低温可通过减少脑血流量、代谢率以及 O_2 和葡萄糖消耗来保护器官免受缺血性损伤。由此，临床上提出"低温治疗"（therapeutic hypotherma，TH）的概念。这一疗法因其脑保护作用在神经外科手术中得到广泛应用：在遭受颅脑创伤、颅内出血或卒中的患者中，低温赋予神经保护作用，核心体温每降低1℃，大脑代谢就会降低5%。同时还发现人工低温可以诱导脑电图产生突发性抑制，这种情况表明大脑处于失活状态；尽管如此，TH 与死亡、神经功能残疾、术中出血或术后心肌梗死（myocardial infarction，MI）发生率的增加可能相关，需要进一步的研究来确定人工低温是否可以改善神经外科手术患者的预后情况。临床上常通过体表降温（使用冷却毯、海绵浴、冰袋、护垫等）和血管内降温（冷盐水灌注和充盐水球囊）相结合的方法实现人工低温。实行人工低温时需对患者核心温度进行监测，中心静脉温度是判断低温诱导程度和复温是否完全的金标准。

（张孟元　王瑞伟）

参考文献

［1］ MASTORAKOS P, MCGAVERN D. The anatomy and immunology of vasculature in the central nervous system［J］.Sci Immunol, 2019, 4(37):eaav0492.

［2］ 丁文龙,王海杰. 系统解剖学［M］. 3版. 北京：人民卫生出版社, 2015.

［3］ 王天龙,刘进. 摩根临床麻醉学［M］. 6版. 北京：北京大学医学出版社, 2020.

［4］ 郭曲练,姚尚龙. 临床麻醉学［M］. 4版.北京：人民卫生出版社, 2016.

［5］ 韩如泉,周建新. 神经外科麻醉学［M］.6版.北京：人民卫生出版社, 2018.

［6］ VANDESTEENE A, TREMPONT V, ENGELMAN E, et al. Effect of propofol on cerebral blood flow and metabolism in man［J］. Anaesthesia, 1988,43 Suppl:42-43.

［7］ FOX J, GELB A W, ENNS J, et al. The responsiveness of cerebral blood flow to changes in arterial carbon dioxide is maintained during propofol-nitrous oxide anesthesia in humans［J］. Anesthesiology, 1992, 77(3): 453-456.

［8］ STULLKEN E H JR, MILDE J H, MICHENFELDER J D, et al. The nonlinear responses of cerebral metabolism to low concentrations of halothane, enflurane, isoflurane, and thiopental［J］. Anesthesiology, 1977, 46(1): 28-34.

［9］ GRONERT G A, MICHENFELDER J D, SHARBROUGH F W, et al. Canine cerebral metabolic tolerance during 24 hours deep pentobarbital anesthesia［J］. Anesthesiology, 1981, 55(2): 110-113.

［10］ RENOU A M, VERNHIET J, MACREZ P, et al. Cerebral blood flow and metabolism during etomidate anaesthesia in man［J］. Br J Anaesth, 1978, 50(10): 1047-1051.

［11］ MODICA P A, TEMPELHOFF R. Intracranial pressure during induction of anaesthesia and tracheal intubation with etomidate-induced EEG burst suppression［J］. Can J Anaesth, 1992, 39(3): 236-241.

［12］ DEARDEN N M, MCDOWALL D G. Comparison of etomidate and althesin in the reduction of increased intracranial pressure after head injury［J］. Br J Anaesth, 1985, 57(4): 361-368.

［13］ COTEV S, SHALIT M N. Effects on diazepam on cerebral blood flow and oxygen uptake after head injury ［J］. Anesthesiology, 1975, 43(1): 117-122.

［14］ FORSTER A, JUGE O, MOREL D. Effects of midazolam on cerebral blood flow in human volunteers［J］. Anesthesiology, 1982, 56(6): 453-455.

［15］ STREBEL S, KAUFMANN M, MAÎTRE L, et al. Effects of ketamine on cerebral blood flow velocity in humans. Influence of pretreatment with midazolam or esmolol［J］. Anaesthesia, 1995, 50(3): 223-228.

［16］ BAR-JOSEPH G, GUILBURD Y, TAMIR A, et al. Effectiveness of ketamine in decreasing intracranial pressure in children with intracranial hypertension［J］. J Neurosurg Pediatr, 2009, 4(1): 40-46.

［17］ FIELD L M, DORRANCE D E, KRZEMINSKA E K, et al. Effect of nitrous oxide on cerebral blood flow in normal humans［J］. Br J Anaesth, 1993, 70(2): 154-159.

［18］ LAM A M, MAYBERG T S, ENG C C, et al. Nitrous oxide-isoflurane anesthesia causes more cerebral vasodilation than an equipotent dose of isoflurane in humans[J]. Anesth Analg, 1994, 78(3): 462-468.

[19] STREBEL S, KAUFMANN M, ANSELMI L, et al. Nitrous oxide is a potent cerebrovasodilator in humans when added to isoflurane. A transcranial Doppler study[J]. Acta Anaesthesiol Scand, 1995, 39(5):653-658.

[20] MOYER J H, PONTIUS R, MORRIS G, et al. Effect of morphine and n-allylnormorphine on cerebral hemodynamics and oxygen metabolism[J]. Circulation, 1957, 15(3): 379-384.

[21] JOBES D R, KENNELL E M, BUSH G L, et al. Cerebral blood flow and metabolism during morphine--nitrous oxide anesthesia in man[J]. Anesthesiology, 1977, 47(1): 16-18.

[22] JOBES D R, KENNELL E, BITNER R, et al. Effects of morphine-nitrous oxide anesthesia on cerebral autoregulation[J]. Anesthesiology, 1975, 42(1): 30-34.

[23] WEINSTABL C, MAYER N, SPISS C K. Sufentanil decreases cerebral blood flow velocity in patients with elevated intracranial pressure[J]. Eur J Anaesthesiol, 1992, 9(6): 481-484.

[24] SCHRAMM W M, JESENKO R, BARTUNEK A, et al. Effects of cisatracurium on cerebral and cardiovascular hemodynamics in patients with severe brain injury[J]. Acta Anaesthesiol Scand, 1997, 41(10): 1319-1323.

[25] WAGNER K J, WILLOCH F, KOCHS E F, et al. Dose-dependent regional cerebral blood flow changes during remifentanil infusion in humans: a positron emission tomography study[J]. Anesthesiology, 2001, 94(5): 732-739.

[26] STIRT J A, GROSSLIGHT K R, BEDFORD R F, et al. "Defasciculation" with metocurine prevents succinylcholine-induced increases in intracranial pressure[J]. Anesthesiology, 1987, 67(1): 50-53.

[27] SAKABE T, MAEKAWA T, ISHIKAWA T, et al. The effects of lidocaine on canine cerebral metabolism and circulation related to the electroencephalogram[J]. Anesthesiology, 1974, 40(5): 433-441.

[28] BEDFORD R F, PERSING J A, POBERESKIN L, et al. Lidocaine or thiopental for rapid control of intracranial hypertension[J]? Anesth Analg, 1980, 59(6): 435-437.

[29] WILLIE C K, TZENG Y C, FISHER J A, et al. Integrative regulation of human brain blood flow[J]. J Physiol, 2014, 592(5): 841-859.

[30] RICKARDS C A. Cerebral blood-flow regulation during hemorrhage[J]. Compr Physiol, 2015, 5(4): 1585-1621.

[31] TODA N, AYAJIKI K, OKAMURA T. Cerebral blood flow regulation by nitric oxide in neurological disorders[J]. Can J Physiol Pharmacol, 2009, 87(8): 581-594.

[32] HOILAND R L, BAIN A R, RIEGER M G, et al. Hypoxemia, oxygen content, and the regulation of cerebral blood flow[J]. Am J Physiol Regul Integr Comp Physiol, 2016, 310(5): R398-R413.

[33] ODDO M, POOLE D, HELBOK R, et al. Fluid therapy in neurointensive care patients: ESICM consensus and clinical practice recommendations[J]. Intensive Care Med, 2018, 44(4): 449-463.

[34] VAN DER JAGT M. Fluid management of the neurological patient: a concise review[J]. Crit Care, 2016, 20(1): 126.

[35] SESSLER D I. Perioperative thermoregulation and heat balance[J]. Lancet, 2016, 387(10038):2655-2664.

[36] BROMAN M, ISLANDER G, MÜLLER C R. Malignant hyperthermia, a Scandinavian update[J]. Acta Anaesthesiol Scand, 2015, 59(8): 951-961.

[37] URITS I, JONES M R, ORHURHU V, et al. A comprehensive update of current anesthesia perspectives on therapeutic hypothermia[J]. Adv Ther, 2019, 36(9): 2223-2232.

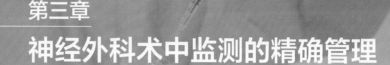

第三章
神经外科术中监测的精确管理

第一节 颅内压监测

颅内压（ICP）是颅腔内容物对颅腔壁产生的压力，ICP增高可明显影响脑血流和脑灌注。因此ICP监测对于神经外科许多疾病具有非常重要的意义。ICP监测不仅可以作为启动ICP治疗措施的指标，也可以作为风险分层、预后判断和评估治疗反应的指标，近年来在临床上应用得越来越广泛。

一、颅内压的生理学和病理生理学基础

正常条件下的颅腔容积是恒定的，因此，维持稳定的颅内压取决于其内容物体积的大小。颅内的内容物包括脑组织、血液和脑脊液（CSF）。由于脑组织是不能压缩的，因此稳定的ICP依赖于流入和流出液体的平衡，也就是说，流入的动脉血和流出的静脉血之间以及脑脊液产生和引流之间必须保持平衡。所以，造成三种成分中任何一种体积增加的机制都可能引起ICP升高；另外，出现额外的第四部分也会引起ICP升高，例如颅内占位、出血或脑水肿。正常生理条件下，人体姿势、大脑活动、心血管功能、呼吸功能和交感神经张力的变化，都会在一定范围内引起平均ICP的变化，因此机体存在一些代偿机制来维持稳定的平均ICP。平均ICP的正常生理范围在仰卧成人中为5～15 mmHg，在儿童中为3～7 mmHg，在婴儿中为1.5～6 mmHg。

ICP增高主要通过以下两种机制之一引起脑组织损伤：脑缺血和脑疝。脑血流量（CBF）与脑灌注压（CPP）关系密切，CPP又与平均动脉压（MAP）和ICP相关，CPP = MAP－ICP。因此，随着ICP增加，MAP也随之增加以维持稳定的CPP。当ICP增高超过MAP升高的代偿能力时，CPP将低于正常范围，从而出现脑缺血。在Monro-Kellie假说中，颅内空间是一个

恒定的封闭空间，大脑和颅内 CSF 通过颅底的枕骨大孔延续为脑干、脊髓和充满 CSF 的椎管。当 ICP 明显增高时，颅内腔和椎管之间的压力差可导致脑组织向下移动（即形成疝），这会压迫重要的脑干结构。除了机体改变 MAP 来调整 ICP 的方式外，脑血管自动调节功能也可以在一定范围内通过改变脑动脉阻力来维持相应的 CPP，但是仅在 CPP 为 50～150 mmHg 之间才有效，低于和高于该范围的 CPP 可能就会分别发生脑缺血和脑水肿；此外，改变大脑静脉血池能力和脑脊液向椎管转移也可以在有限的范围内增加颅内空间，这也是两种维持 ICP 稳定的自身代偿机制。

二、ICP 监测的适应证

目前，ICP 监测的适应证包括颅脑创伤（TBI）、蛛网膜下腔出血（subarachnoid hemorrhage，SAH）、脑水肿、脑脓肿、脑积水、肝性脑病以及脑缺血。

三、ICP 监测的常用方法及优缺点

一般来说，ICP 监测方法分为有创监测和无创监测两类。

（一）有创 ICP 监测

有创 ICP 监测也称为侵入性方法，包括脑脊液引流系统和可植入的微换能器这两种当前神经科学专业最常用的技术。

通过脑室外引流（external ventricular drainage，EVD）进行压力监测是监测 ICP 的金标准，此方法精确度高，还可以同时引流脑脊液用于治疗。EVD 是通过放置引流导管于颅内特定位置，用压力传感器进行压力测量。另一种蛛网膜下腔螺钉装置可以通过颅骨钻孔置入，尖端穿过硬脑膜进入蛛网膜下腔测量脑脊液压力。这两种方法的缺点是置管期间有出血、损伤颅底脑结构以及局部切口感染的风险，不适用于长期 ICP 监测。

植入式微型传感器分为应变仪、气动传感器和光纤传感器。应变仪中，ICP 的变化通过膜片弯曲使电阻发生变化来计算 ICP；气动传感器在探头远端具有球囊，其施加在球囊上的压力等于周围组织的压力（即 ICP），因此气动传感器还可以用于测量颅内顺应性；光纤传感器顶端有一个可移动的镜子，ICP 改变引起沿光缆反射回来的光强度改变，由此来测量压力。大多数微型传感器探头尖端均放置在脑实质内，也可放置在脑室、蛛网膜下腔、硬脑膜下或硬脑膜外腔中。这种微型传感器可以在神经内镜工作通道中放置以便于神经外科手术中连续监测 ICP，但结果易受冲洗、吸引和脑脊液流失因素的影响。与 EVD 相比，植入式微型传感器的优点是感染和出血风险均较低，缺点是费用昂贵且不能引流 CSF；除气动传感器外，通常不能在现场重新校准，这可能会影响 ICP 测量的精确度。所以，植入型微型传感器常用于 EVD 放置失败或临床医生不需要引流 CSF 的情况。

近年来又出现了一种植入式遥控传感器，这种传感器由一个皮下外壳和一个经颅骨小钻孔

置入颅内的元件组成。不同厂家的产品略有不同，Neurovent-P-tel 传感器（Raumedic，德国）是一个脑实质内微型传感器，而 Reservoir 传感器（Miethke，德国）由一个 CSF 储存集成器与一根脑室内导管相连，但两者均是在微芯片上记录因 ICP 变化产生的电路电阻变化，临床医生可以使用外部设备读取这些信息。这种传感器可用于需要长期监测 ICP 的脑室-腹腔分流术患者以及慢性颅内高压的患者，并且未来可能实现根据 ICP 信息指导脑室-腹腔分流患者调节阀调整的功能。

目前 ICP 管理指南主要使用平均 ICP 作为主要度量来指导治疗。许多人认为使用平均 ICP 进行监测是没有获得比最初预期更多临床益处的原因，同时随着计算机软件的开发，近期研究逐渐侧重于分析实时 ICP 波形来测量颅内顺应性和监测机体代偿状况。ICP 波形由三部分组成：与呼吸周期相关的呼吸波形（0.1 ~ 0.3 Hz），脉压波形（频率等于心率），缓慢的血管波形（如 Lundberg A 和 B 波）。平均 ICP 是 ICP 波形的时间平均值（图 3-1A）；脉压波形本身细分为 3 个波：P1，脉络膜丛传导的动脉搏动；P2，脑实质的反弹搏动，反映颅内顺应性；P3，主动脉瓣关闭时的压力传递。ICP 升高会影响波形的特征。例如，脉压波形的振幅增加表明平均 ICP 增加；P1 波幅降低提示脑灌注减少；P2 的增加表明大脑的顺应性下降。P1、P2 和 P3 峰的融合与平均振幅升高相关，是脑血管自动调节功能丧失和脑灌注缺失的指标（图 3-1B）。Lundberg A 波是指一段持续 5 ~ 20 min 的平均 ICP 持续急剧增加的波形，该波出现可能意味着顺应性下降（图 3-1C）；Lundberg B 波（图 3-1C），在 ICP 升高的周期性变化中集群式出现，每分钟出现 0.33 ~ 3 个周期，整个集群持续 5 ~ 30 min，这一现象是顺应性下降的非特异性表现，因为在 ICP 正常的患者中也会出现。

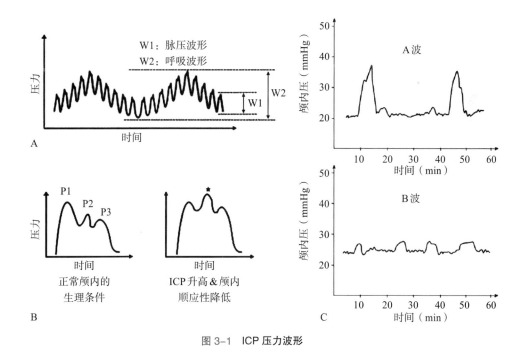

图 3-1　ICP 压力波形

A. 脉压波形（W1）和呼吸波形（W2）引起的 ICP 波动；B. 脉压波的三个波形：P1（代表动脉搏动），P2（代表颅内顺应性）和 P3（主动脉瓣关闭的压力传递），升高的 P2 波是 ICP 升高和颅内顺应性降低的指标（*）；C. A 波和 B 波。

将 ICP 波形中的动脉周期波形剥离后进行频谱分析的脉冲振幅（amplitude，AMP）是另一个有用的监测指标，较高 AMP 与较低顺应性相关；振幅与压力的回归（regression of amplitude and pressure，RAP）是指 AMP 和平均 ICP 之间的相关系数，可以监测代偿储备。在低 ICP 时，"压力-容积曲线"的线性部分中，RAP 值为 0，这表明良好的代偿储备（大脑较好的顺应性）；在中度增加的 ICP 中，RAP 值为 +1，表示低代偿储备；当 ICP 进一步增加，由于 CBF 紊乱和脑微血管障碍，造成 AMP 减少，导致 RAP 成为负值。

压力反应性指数（PRx）是另一个从 ICP 波形衍生的，可连续测量、反映颅脑自动调节状态的参数，它是在 4 min 内 ICP 和动脉血压（ABP）连续平均数的相关系数。当 ABP 和 ICP 的变化同时发生时，如果 ABP 和 ICP 呈负相关，即 PRx 为负值，代表脑血管反应性正常，如果 PRx 逐渐升高至正值，则说明脑血管对循环的反应性越来越差。

虽然应用有创 ICP 监测有一定的临床益处，但是与仅根据患者的神经学、影像学检查结果和临床医生的经验管理相比，文献中关于有创 ICP 监测是否有临床益处并没有达成共识。甚至有研究认为，与仅接受神经系统检查和连续 CT 治疗的患者相比，接受有创 ICP 监测的患者没有生存获益。因此，在神经外科手术中，该项监测方法的应用并不广泛，在重症监护中也仍存在较大的改进空间。

（二）无创 ICP 监测

无创 ICP 监测也称非侵入性监测。鉴于侵入性 ICP 监测方法的相关风险，临床上还可以采用非侵入性方法来筛查可疑 ICP 升高的患者。

（1）影像学检查：由于 ICP 升高会引起明显的解剖改变，是最常用的无创方法，包括 CT 和 MRI。例如，严重占位病变可造成脑室受压和中线移位；脑室扩张提示脑积水；脑水肿导致灰质和白质界线消失。CT 和 MRI 仅能提供有关 ICP 升高诊断的定性、定位信息，但不能作为床旁和连续监测的工具。

（2）经颅多普勒超声（transcranial Doppler，TCD）：最常用于监测蛛网膜下腔出血相关的血管痉挛时 CBF 变化。虽然使用 TCD 测量大脑中动脉血流速度、动脉血压和搏动指数（pulsation index，PI）等的组合模型显示其与有创 ICP 监测结果具有很高的相关性，但是该技术在临床实践中具有一些自身局限性，像大多数超声波技术一样，TCD 容易出现观察者自身之间的差异。此外，它是一次性测量，虽然它具有作为筛查工具的潜力，但对于需要连续监测的患者来说还是不够的。还有 10% ~ 15% 的患者，由于颅骨特征限制了超声波的传导，使得 TCD 难以解读。

（3）无创脑电阻抗监测：将低频电压或电流通过贴在头皮上的电极片施加于脑组织，利用脑组织不同成分受电信号刺激后产生不同的电位，推算出脑组织水分的迁移与总量变化来监测 ICP 的变化。此方法具有无创、可实时或连续测量的优点，但只能定性反映水肿程度及迁移变化而不能定量测量 ICP 值。

（4）鼓膜位移测量（tympanic membrane displacement，TMD）：根据 ICP 变化会使耳蜗内淋巴液压力变化，引起镫骨肌和卵圆窗位置改变，影响听骨链和鼓膜运动，可间接测量颅内压。

Reid 等人于 1990 年首次对 TMD 值与有创 ICP 值的比较研究发现，虽然 TMD 在测量 ICP 绝对值方面不是很准确，但它在定性诊断 ICP 升高或降低方面精确度高。并且，TMD 在评估脑积水分流后儿童的 ICP 和后续的 ICP 监测中具有优势。局限性主要是受限于要求镫骨反射完好、耳蜗导水管未闭和中耳压力正常且安静合作的患者，此法也不能连续监测。

（5）前囟测压（anterior fontanel pressure，AFP）：主要用于新生儿和婴儿监测。小儿颅内高压的早期由于未闭的前囟或颅缝起到一定的缓冲作用，患儿可无明显临床症状，因此 ICP 力监测对于颅内高压早期诊断有重要意义。无创前囟测压与腰穿有很好的相关性，可以反映 ICP 的变化，对前囟未闭的患儿进行测压有助于诊断 ICP 增高和评估治疗效果。

（6）视神经鞘直径（optic nerve sheath diameter，ONSD）测量：一项基于眼底视神经检查的间接测量 ICP 的方法，包括超声检查和光学相干体层成像（optical coherence tomography，OCT）。视神经进入眼眶时仍然被硬脑膜鞘包围，因此视神经周围的蛛网膜下腔与颅内蛛网膜下腔相连，ICP 升高可通过蛛网膜下腔 CSF 传导，引起视神经鞘扩张。一些研究已经证明侵入式 ICP 测量和超声测量 ONSD 之间具有显著相关性，并建议将直径为 5.6 mm 作为诊断 ICP 增高的最佳临界值。此技术也存在观察者自身的主观差异，但低于 TCD；其他局限性包括不能应用于面部创伤患者或其他会影响 ONSD 的情况（例如 Grave 病、结节病），以及 ICP 短期内出现急剧波动时。在无法及时进行有创 ICP 监测时，ONSD 测量可作为 ICP 监测的筛选方法。

（7）视网膜静脉压 / 动脉压比值（retinal venous/artery pressure，RVP/RAP）：与 ICP 有明显的线性关系，ICP 增高可导致视网膜动脉搏动消失和视盘水肿，此方法只能瞬间测定，不能连续重复监测。

（8）闪光视觉诱发电位（flash visual evoked potential，F-VEP）：视网膜受到闪光刺激后在大脑枕叶视皮层诱发的电位活动，可以反映整个视觉通路的完整性，ICP 升高可使电信号脑内传导速度减慢，F-VEP 波峰潜伏期延长，延长时间与 ICP 值成正比。但结果易受年龄、脑代谢、颅内占位或视觉通路破坏等因素的影响。

（9）近红外光谱（near-infrared spectroscopy，NIRS）技术：650～1100 nm 的近红外线能穿透头皮、颅骨及大脑皮质 2～2.5 cm，然后返回到头皮，在头皮放置光源感受器可以测量相关信息来计算 ICP，敏感性较高，但是易受患者病理生理状态、内环境酸碱平衡、体温和药物等因素的影响。

尽管 ICP 监测已经被证实对神经损伤者有益，但是越来越多的证据表明，正常 ICP 下也可能存在脑细胞功能障碍和缺氧，因此多模式管理，即在 ICP 监测的基础上，结合脑微透析、脑氧饱和度（cerebral oxygen saturation，ScO$_2$）、脑血流、脑电图及常规影像学监测等技术，才能更全面地了解神经损伤的病理生理、指导治疗决策以及综合判断预后，在临床上得到更广阔的应用。

第二节　脑血流、脑代谢监测

脑血流和脑代谢监测在临床中具有广泛的应用。前者既可以早期发现病变并诊断缺血性脑血管病，还可以为血管狭窄或闭塞性疾病预后的判断以及治疗方案的制订提供有价值的依据；后者则适用于所有存在脑缺血/缺氧、脑细胞能量代谢障碍和葡萄糖利用障碍的脑损伤的管理，尤其是颅脑创伤（TBI）和蛛网膜下腔出血（SAH）后继发性脑损伤患者的管理。

一、脑血流监测的常用方法和优缺点

（一）经颅多普勒超声

经颅多普勒超声（TCD）是一种常用的评估大脑血流动力学的无创工具。用特殊的探头对大脑主要动脉进行超声检查，记录收缩期峰值流速、舒张末期流速、平均流速以及脉动指数［（收缩期峰值流速－舒张末期流速）/平均流速］。由于脑血管造影测量的血管直径与 TCD 血流速度存在反比关系，一般情况下，平均血流速度大于 120 cm/s 即提示血管发生痉挛。脑血管痉挛指数，又叫作 Lindegaard 指数，是指同侧颅外颈内动脉血流速度与大脑中动脉血流速度的比值，如指数大于 3，则提示血管痉挛。TCD 血流速度在 24 h 内迅速增加超过 50 cm/s 也可以提示血管发生痉挛。TCD 作为一种可靠的脑血流监测工具，被强烈推荐用于监测动脉瘤性 SAH 后的血管痉挛。血管痉挛概率指数则用来鉴别延迟性脑缺血（delayed cerebral ischemia，DCI）和血管痉挛，它是结合 TCD 值、CBF 监测以及其他临床数据的高敏感性综合参数。TCD 监测具有无创、价廉、操作简单且结果可重复的优点，既可用于术前筛查闭塞性脑血管病或脑卒中高危患者脑动脉狭窄程度，评估手术和麻醉的风险，也可用于术中监测，特别是颈动脉内膜切除术中监测脑灌注变化，还能在神经外科手术后检测脑血管是否发生痉挛、指导采取相应措施改善患者预后。但 TCD 容易受组织透声性、取样深度、操作者熟练程度及血流信号强弱限制，测量结果的误差较大。

（二）吸入气体清除法

清除法 CBF 监测技术均以 Fick 原理为基础，检测示踪物在脑组织和血管中的浓度变化推算出 CBF。常用的清除法包括 N_2O 清除、^{133}Xe 清除和 Xe-CT。吸入气体（N_2O 或 ^{133}Xe）后描记呼出气的清除曲线通过软件计算出 CBF，结果准确但繁琐耗时；吸入 Xe 气体后进行 CT 检查，结果比较直观，但是受时间限制不能进行全脑测量。清除法测量结果均比较准确，但是操作复杂、有一定创伤且不能作为连续测量的方法，目前仅用于脑血流灌注的研究，临床上需要和其他方法联合应用。

（三）激光多普勒血流仪

激光多普勒血流仪（laser Doppler flowmetry, LDF）通过记录激光照射下血细胞因运动而产生的散射光的频移值（perfusion unit, PU）来推算被检测组织的血流量，PU值的变化直接对应局部脑血流量（regional cerebral blood flow, rCBF）大小的改变；LDF还可以监测运动血细胞浓度和回光总量，用于颅脑创伤患者rCBF的连续监测，当rCBF随着CPP和动脉血压变化的自动调节功能发生改变时，可以对患者的预后进行判断。优点是可连续测量且无须注射示踪剂，缺点是探头测量范围局限且要求靠近脑组织（颅骨下/硬脑膜外），但这一点比较适合手术中已经显露脑组织时使用。

（四）热扩散血流仪

热扩散血流仪（thermal diffusion flowmetry, TDF）将一种包含两个热敏电阻的微传感器植入脑实质2 cm深处，对一端电阻进行加热，热量经脑组织传导，在另一端测量的温度与CBF相关，经过计算可以换算出脑血流，单位为mL/（100g·min）。该探针已经安全地用于颅脑创伤患者，同时能评估脑血管的自动调节功能，临床结果显示与Xe增强CT有较好的一致性，但是临床数据有限，仍需进一步研究。

（五）光学相干多普勒体层成像技术

光学相干多普勒体层成像（optical Doppler tomography, ODT）能够在单独的小动脉和小静脉中进行血流深度的分辨成像。OCT在高度散射介质中的穿透深度超过1 mm，因此1 min内可以在1 mm²的皮质表面积上进行血流全容积成像。此方法在脑血管病理学方面的应用具有很好的前景，但不适合连续测量。

（六）其他测定局部脑血流的技术

正电子发射体层成像（positron emission tomography, PET）和单光子发射计算机体层成像（single photon emission computed tomography, SPECT）监测CBF的原理是将放射性核素注入人体后进行扫描显像，利用放射性药物示踪剂的分布绘制局部脑血流的三维分布图，^{99}Tc和^{123}I是临床常用的示踪剂。此类方法的分辨率和准确率高，不仅能定量测定CBF，还可以监测脑代谢，缺点是费用高，也无法进行连续测量。

神经电生理监测脑血流的优点是无创、简单、连续、即时，相对廉价，但灵敏度较脑氧饱和度（ScO$_2$）差，且定量脑电图和脑地形图依赖专业医生分析，可作为术中监测脑功能和防止脑灌注不足的辅助手段。

二、脑代谢监测的方法及优缺点

（一）脑代谢成像技术

（1）氧磷荧光寿命成像（phosphorescence lifetime imaging with oxygen, PLIO$_2$）：PLIO$_2$是

测量外源性造影剂的氧依赖性磷光寿命，采用光学成像系统对脑血管内和组织氧合进行成像。探针的密封性以及在复杂的生物环境中的稳定性都很高，而磷光寿命与探针附近的氧分压相关，因此可以测量局部组织溶解的氧含量。

（2）氧消耗测定：组织氧消耗通常基于某一区域流入动脉和流出静脉的血氧差异来估计。因此，将氧的光学测量与流量测量相结合就可以估计氧消耗。内源信号光学成像（optical intrinsic signal imaging，OISI）、激光散斑衬比成像（laser speckle contrast imaging，LSCI）、PLIO$_2$均可以与 ODT、PET、动态磁敏感对比增强（dynamic susceptibility contrast，DSC）相结合来评估氧消耗。

（3）烟酰胺腺嘌呤二核苷酸（nicotinamide adenine dinucleotide，NADH）和黄素腺嘌呤二核苷酸（flavin adenine dinucleotide，FAD）成像：NADH 和 FAD 是能量代谢的重要辅酶且具有内在荧光特性，NADH 荧光变化可以作为糖酵解和氧化磷酸化之间平衡的测量指标。单光子 NADH 和 FAD 成像用于检测大脑皮质活动，其在代谢增加时的变化比 CBF 更快。NADH 的双光子成像已经应用于健康大脑皮质和实验诱导的皮质扩散性抑制的检测。

（4）荧光葡萄糖正电子发射体层成像（fluorodeoxyglucose positron emission tomography，FDG-PET）：将葡萄糖标记上超短半衰期的放射性核素制成显像剂，注入人体后进行扫描成像。由于不同组织的代谢状态不同，随着机体生理生化和病理生理等代谢活动，这些特点能够通过计算机成像，反映机体的生理和病理活动及代谢状态。PET 检测 CBF 同样是应用 Fick 原理，检测该标志物的浓度，再推算出 CBF 和 CBV 等重要信息。

成像技术测量脑代谢的优点是可以监测颅内某一特定区域的代谢状态，可以准确地判断出发生病理生理改变的区域，缺点是不能连续测量，操作复杂、耗时。

（二）脑微透析技术

1. 脑微透析技术的原理

脑微透析技术是一种床边连续监测脑代谢的方法。作为一种监测急性脑损伤患者神经化学标志物的方法，它在 20 世纪 90 年代初首次应用于临床。该装置主要用于 TBI 和 SAH 患者的临床研究。微透析导管可以在床边放置，一般通过钻孔或螺栓系统插入皮肤下 1.5～2 cm 处，用 CT 确定颅内探针的正确放置位置，引流灌注液和透析液的导管颅内段在头皮下沿隧道走行，外侧段间断缝合在皮肤上，用无菌敷料覆盖。灌注泵以恒定的流量将灌注液（生理盐水或其他等渗液体）通过导管泵进脑组织后，脑组织间液中的分子经颅内探针的半透膜扩散，再引流到颅外样品收集瓶，每隔 60 min 收集一次样品瓶中的透析液进行分析。大型队列研究的结果证实插入探针是安全的。微透析用于监测能量代谢和脑缺血的变化，可从病理生理学上加强对脑损伤的认识。

2. 脑微透析技术测量的标志物

脑微透析技术可测量的主要标志物包括葡萄糖、乳酸和丙酮酸。葡萄糖是大脑的主要能量来源，了解葡萄糖的运输和利用对脑损伤患者至关重要。在正常情况下，葡萄糖代谢为丙酮酸，丙酮酸转化为乙酰辅酶 A，进入线粒体参与三羧酸循环。通过一系列氧化还原反应，产生的 NADH 参与电子呼吸链，通过氧化磷酸化生成三磷酸腺苷。当缺血或缺氧发生时，线粒体缺氧导致有氧代谢转变为无氧代谢，NADH 被用来将丙酮酸转化为乳酸。因此，测量脑组织间液中葡萄糖、乳酸和丙酮酸的水平可以提供糖酵解程度的信息，尤其是乳酸 / 丙酮酸比率（lactate-pyruvate ratio，LPR）能够反映细胞的氧化还原状态以及线粒体的功能：脑组织间液的葡萄糖水平低表明葡萄糖输送不足，而 LPR 比单独测量乳酸盐更能特异性反映脑缺血程度。有研究建议，葡萄糖低于 0.8 mmol/L 或者 LPR 大于 40 时，需要进行临床干预。

脑微透析技术的其他标志物包括谷氨酸和甘油。谷氨酸是大脑中主要的兴奋性氨基酸（excitatory amino acid，EAA）。它的蓄积会导致钙离子内流和继发性脑损伤，可作为晚期损伤的标志物。在 TBI 和 SAH 中都发现谷氨酸水平升高，并与脑缺血和不良预后相关。微透析中谷氨酸水平升高与脑创伤后的弥散去极化有关。同样，脑创伤后也出现甘油水平升高。甘油是急性脑损伤后细胞膜磷脂分解的一种降解产物，可由钙内流和活性氧触发。甘油水平升高也与脑外伤患者的缺血和不良预后相关。

3. 脑微透析技术的应用

脑微透析技术可用于判断神经危重症患者的预后。脑微透析技术（与其他监测技术结合）的多项研究显示，葡萄糖和乳酸值异常的 TBI 患者预后较差，创伤后 6 个月预后良好患者的中位 LPR 和乳酸水平均显著降低。

脑微透析技术也可用于预测继发性脑损伤。一些研究表明，微透析的缺血模式早于 SAH 症状性血管痉挛的发作。另一项研究发现，在确诊无症状 SAH 患者血管痉挛方面，微透析比 TCD 或血管造影具有更高的特异性。此外，在重型颅脑损伤患者中，脑微透析标志物的改变可先于 ICP 升高。

葡萄糖的输送和利用在急性脑损伤中起着重要作用，监测脑生化指标可以指导全身葡萄糖的调控。全身的血糖水平也与 SAH 的高病死率和脑代谢障碍相关。胰岛素可以降低脑葡萄糖水平，过低的脑葡萄糖水平跟不良预后有关，因此在胰岛素治疗期间可以用脑微透析技术监测脑代谢，以避免导致进一步的脑损伤和代谢障碍。脑微透析还可用于监测肠内营养时的脑葡萄糖水平，以优化脑创伤患者的肠内营养治疗。然而，TBI 中并没有明确的最佳血糖水平。低脑葡萄糖也与 TBI 患者的不良预后相关，而不一定与脑缺血相关，需要进一步的研究来确定控制葡萄糖水平和维持大脑代谢稳定的最佳疗法。

《2014 年国际微透析论坛的共识声明》中提到，脑微透析是一种临床上管理重型 TBI 或 SAH 患者的可靠、安全的技术，但是存在一些局限性，如放置探针技术要求高、测量时间要求长、时间分辨率低等；其中，最大的局限性是在不同的神经损伤中，各种标志物的参考值和干预阈值并不统一。因此，推荐脑微透析与临床症状及其他监测手段相结合使用，才能更好地了解脑损伤与代谢相关的病理生理机制。

第三节 脑氧监测

脑组织是人体耗氧量最大且对缺氧耐受力最差的组织，围术期对高危患者进行脑氧监测、维持患者适宜的脑氧供需平衡是实现精确麻醉的途径之一。脑氧监测技术用于评估脑组织氧供与氧耗之间的平衡关系，可用于指导脑组织缺血、缺氧损伤的预防和治疗。

一、近红外光谱监测脑氧饱和度

1977 年，Jöbsis 发现近红外光能够穿透脑组织，并能够无创实时连续地获取组织的氧合情况。1985 年，Ferrari 等首先将近红外光谱（NIRS）技术用于监测局部脑组织氧饱和度，实现了围术期无创监测脑氧代谢。此技术已逐渐被广泛应用于临床。

（一）近红外光谱技术监测脑氧饱和度的基本原理

NIRS 技术是一种能够无创测量、连续监测、实时反映局部脑组织代谢和氧合状态的方法。NIRS 是指波长在 700～900 nm 的红外光，它对皮肤、颅骨等人体生物组织具有较好的穿透性，而组织中主要的物质水，对此波段的光吸收很小。NIRS 主要被组织中的氧合血红蛋白和去氧血红蛋白吸收，而两者的吸收谱有明显差异，氧合血红蛋白的最大吸收光谱在 850～1000 nm，去氧血红蛋白的最大吸收光谱是 700～760 nm。

NIRS 在穿透组织的过程中不断地被物质分子吸收衰减，根据 Beer-Lambert 法则：

$$[X] = \Delta A / (L \times \varepsilon)$$

式中：$[X]$ 为吸收 NIRS 的物质浓度；ΔA 为 NIRS 的衰减量；L 为 NIRS 的穿透路径长度；ε 为 NIRS 的衰减系数。

这样理论上可以计算出相应的物质浓度，进而得出氧饱和度、血红蛋白浓度、组织血流量及局部血容积的变化，从而获取组织氧合状态等情况。局部氧饱和度测量方法的准确度已得到体内、体外双重验证。

（二）近红外光谱监测脑氧饱和度的设备

目前，临床上应用的 NIRS 脑氧监护设备常见两种类型：空域型和时域型。

1. 空域型脑氧饱和度监测设备

应用 NIRS "空间分辨率"的原理进行脑氧合状态的测量。通过测量距红外线光源 3 cm 和 4 cm 两处光子传感器间光信号的差值，脑氧饱和度（ScO_2）监测设备能够计算出光子光程距离函数的光吸收变化的斜率。空间分辨率局部脑氧饱和度的运算法则能够降低光程距离和光子散射对测量结果的影响。ScO_2 的改变表明颅内氧合指标发生变化，此时应排除颅外因素对监测结果的影响。

将光学传感器放置在无毛皮肤区域，并进行封盖以避免周围环境中的红外线及其他光线的干扰，避免颅内光反射增强，影响监测结果，必要时应用不透红外光的材料进行遮挡。使用一次性光学传感器含有导电材料，尽量避免与电生理监测探头或是超声探头接触，以避免对监测结果的干扰。脑氧监护设备光学传感器位置放置于额部正中旁开 1 cm、眉弓上 1～2 cm，额前乙醇脱脂后，粘贴脑氧饱和度监护仪监测探头并进行监测。

2. 时域型脑氧饱和度监测设备

若将局部脑氧饱和度（regional cerebral oxygen saturation，rScO$_2$）的变化趋势作为时间函数，这些设备除测量 ScO$_2$ 外，还可以评估氧合血红蛋白、去氧血红蛋白、总血红蛋白及细胞色素 aa$_3$ 浓度的变化。rScO$_2$ 的变化趋势代表平均生理指标的动态变化，使用者应理解时间常数的内涵及其变化的意义。

（三）近红外光谱监测脑氧饱和度的临床应用

NIRS 监测得出的 rScO$_2$ 与反映大脑氧代谢的金标准——颈静脉球血氧饱和度（jugular venous bulb oxygen saturation，SjvO$_2$）有很好的相关性 [相关系数（r）为 0.78]。其主要受平均动脉压（MAP）、血氧饱和度（oxygen saturation，SO$_2$）、血红蛋白（hemoglobin，Hb）浓度和动脉血 CO$_2$ 分压（PaCO$_2$）的影响。其绝对数值在人群中变化较大，相对变化更有临床意义，对健康志愿者和心脏手术患者的检查表明 rScO$_2$ 在（67±10）%。

1. NIRS 在颈动脉内膜切除术围术期的应用

rScO$_2$ 监测在颈动脉内膜切除术（CEA）围术期发现脑缺血、判定转流术必要性及预测术后脑过度灌注综合征（cerebral hyperperfusion syndrome，CHS）方面具有一定的价值。

CEA 术中需暂时性夹闭颈内动脉，这样，患侧的脑供血可能发生障碍。有文献显示，CEA 术患者围术期脑卒中发生率高达 5%～75%。CEA 术中脑卒中发生的主要原因是颈内动脉夹闭期间，患侧脑血流量（CBF）锐减，脑灌注降低，若基底动脉代偿不良，可造成脑细胞氧供需失衡，发生缺血缺氧性坏死。因此，CEA 术中行 CBF 和脑氧代谢状态的监测尤为重要。在发现脑缺血性损伤方面，rScO$_2$ 监测与经颅多普勒超声（TCD）具有高度的一致性，两种方法都可以单独应用于术中，并能及时准确地发现脑缺血事件。

CEA 术后 CHS 以患侧头痛、高血压、癫痫及局灶性神经功能障碍为特征，如不进行及时的治疗，将会进展为严重的脑水肿、颅内或蛛网膜下腔出血，甚至死亡。其主要原因是脑血管自动调节功能受损，血管再通后，患侧局部 CBF 与术前相比增加一倍以上，氧自由基产生，脑血管内皮功能损坏所致。监测 rScO$_2$ 可在血流再通后及早发现 CBF 的变化，可以为临床预防CHS 的处理提供依据。

2. NIRS 在颅脑创伤患者中的应用

脑创伤后继发性脑缺氧是病情加重和死亡的重要原因，是影响预后的重要因素之一。在重型颅脑创伤后，脑缺血、缺氧的发生率高达 90%，由此可见在脑创伤后监测 rScO$_2$ 的重要性。其能准确、及时、连续地获取脑组织的氧合信息，对临床治疗具有重要的指导价值。McLeod 等的研究显示，$rScO_2$ 与脑组织氧分压（$PbtO_2$）及 $SjvO_2$ 具有良好的相关性，且在低氧状态及吸入氧分压变化的状态下，能够更好地反映脑的氧摄取状态。Dunhan 等的一项关于 $rScO_2$ 与脑灌注压（CPP）在脑创伤患者中相关性的前瞻性研究显示，在严重颅脑创伤（TBI）患者中，当 CPP > 70 mmHg 时，在 96.4% 的监测时间中显示其 $rScO_2$ > 75%。所以在 $rScO_2$ > 75% 时，可以不必进行有创的颅内压（ICP）监测，然而，当 $rScO_2$ < 50% 时，约有 70% 的患者的 CPP 低于 70 mmHg，此时提醒临床医生需要进行直接的有创 ICP 监测。

3. NIRS 在评估脑血管反应性中的应用

脑血管反应性（cerebrovascular reactivity，CVR）是指在各种影响血管舒缩因素的作用下，脑微血管代偿性扩张的能力。CVR 是维持 CBF 相对稳定的重要机制之一。围术期监测 CVR 可以充分了解 CBF 的动力学状态，评估脑血管自身调节能力和侧支循环情况，预防术中脑缺血性改变，及时发现和治疗缺血性脑损伤。NIRS 能够监测 $rScO_2$，定量分析局部总血红蛋白（regional total hemoglobin，rTHb）、血红蛋白容积指数（hemoglobin volume index，HVx）、局部脑血容量（regional cerebral blood volume，rCBV）及脑氧代谢率（$CMRO_2$），反映 CVR 功能是否完整。长久以来，压力反应性指数（PRx）是评估 CVR 的唯一指标，但是其评估 CVR 时，需要同时监测 ICP。而 NIRS 应用于临床后，PRx 不再是 CVR 唯一的评价指标。K. Jennifer 等的研究显示，HVx 与 PRx 有显著的线性相关性，且不需要 ICP 的监测。

（四）影响脑氧饱和度监测结果的因素

1. 病理生理性因素

（1）术前病理生理状态：手术中或重症治疗期间，患者潜在的病理生理学特点显著影响 $rScO_2$ 降低时对临床意义的判断。慢性高血压或糖尿病患者的脑血管自动调节能力可能受损。在这些患者中，脑氧供可能由于直立性低血压或其他姿势变化而暂时性降低；颈部动脉血管狭窄、低排性心功能不全、肺功能障碍、右心/肺动脉先天性异常及血管狭窄也可以降低脑氧供。以上这些功能紊乱，在某种程度上解释了在预给氧之前，患者的 $rScO_2$ 基础值具有较大变异的原因。因此，一些影响氧供的病理生理因素可影响 $rScO_2$ 基础值及其对生理变化的动态反应。

（2）体循环动脉压：在脑血管自动调节能力正常的人群中，平均动脉压（MAP）在 50 ~ 150 mmHg 的范围内波动时，脑灌注不受体循环 MAP 变化的影响。在健康个体中，只有显著的低血压才会明显地降低脑氧供，并且出现 $rScO_2$ 的下降。由于个体及脑血管自动调节能力的差异，有研究发现，MAP 低至 42 mmHg 时仍可维持正常的 $rScO_2$。然而，当脑血管自动调节能力降低或缺失时，即使血压在脑血管自动调节范围内发生很小的降低，也会引起 $rScO_2$ 的下降，一部分人群甚至需要维持 MAP 在 90 mmHg 以上才可维持正常的 $rScO_2$。脑供血不足可能与以下因素导致的脑血管自动调节功能障碍的因素有关：已经存在的病理生理改变（脑卒中）或手术过程中的医源性因素。血管活性药物能够维持有效动脉血压及 CPP，但不同的血管活性药物对心输出量及 $rScO_2$ 可产生不同的影响。

（3）外周动脉血氧饱和度（arterial oxygen saturation，SaO_2）：脑氧供应在某种程度上依赖外周动脉血氧合血红蛋白的浓度。氧供不足，将引起 SaO_2 的降低。然而，由于全身的氧储备远大于代谢旺盛的健康大脑，因此，主要反映脑静脉氧合状态的 $rScO_2$，其下降常早于外周 SaO_2（在脑血管床中，静脉血约占 75%，动脉血占 20%，毛细血管血占 5%，因而 $rScO_2$ 是局部大脑血红蛋白混合氧饱和度，主要代表静脉血部分）。当血液丢失或稀释严重时，即使 CPP、CBF 及 SaO_2 都正常，也可能导致脑供氧不足，且当血红蛋白浓度低于 60 g/L 时，$rScO_2$ 将会产生大约 15% 的误差。

（4）$PaCO_2$ 和 pH 值：通常情况下，脑动脉对 H^+ 和 CO_2 的变化非常敏感。例如，当 $PaCO_2$ 改变 1 mmHg 时，大脑中动脉的血流速度将会有近 4% 的改变。$rScO_2$ 监测可以作为测量 CO_2 反应性的方法之一。正常情况下，每改变 1 mmHg 的 CO_2，$rScO_2$ 将会改变 1% 左右。由于升高或降低 CO_2 能够显著地影响具有正常反应性的脑动脉，所以，呼气末二氧化碳分压（partial pressure of end-tidal carbon dioxide，$P_{ET}CO_2$）或 $PaCO_2$ 的变化显著影响 $rScO_2$，两者呈正相关趋势。

（5）脑血流：一般情况下，体循环动脉压可以反映脑血管的灌注压，但当一根或多根脑血管阻塞时，脑氧供会显著地降低，而体循环动脉压或者外周血氧饱和度却无明显改变。例如，当并发双侧颈动脉疾病，且 Willis 环不完整，此时压迫椎动脉将会造成 CBF 显著降低，导致脑缺血。在行动脉内膜剥脱术时，机械性阻塞颈动脉，此时如果没有完善的代偿灌注，可能会引起局部 CBF 降低，产生局灶性缺血，$rScO_2$ 也会降低。

（6）体温：如果对颅内温度的波动没有了解，就不能完全理解 $rScO_2$ 变化的意义。由于低温能够降低脑组织对氧的需求，在体温降低期间，$rScO_2$ 可升高，表明 CBF 降低的情况下，脑的氧供也能满足代谢的需求。因此，在一些需要停循环的手术中，常应用降低体温的方法进行神经功能保护。然而，通过降低体温减少脑氧耗的效果在个体间差异显著，因此在停循环的手术中，监测脑氧供需平衡有助于选择最适宜的体温下降幅度。在复温的过程中，在某种程度上，由于体温降低引起的脑血管反应性麻痹，导致 CBF 降低而无法满足代谢的需求。此时 $rScO_2$ 的下降程度可反映 CBF 降低造成脑组织潜在损伤的严重程度。

（7）麻醉药：神经元间的信息传递，大约消耗约 60% 的脑氧供。麻醉药物能够抑制脑皮质间的突触联系，降低大脑皮质 $CMRO_2$，影响 $rScO_2$ 的变化。阿片类药物主要作用于皮质下区域，因此，即使应用大剂量阿片类药物时，$rScO_2$ 可能也不会有明显变化。卤代类吸入性麻醉药、丙泊酚及巴比妥类催眠药能够消除神经元间的信号传导，脑电图表现为等电位线，此时 $rScO_2$ 与基础值比较，表现为升高。围术期麻醉药物应用不足，可能导致脑氧耗的增加，并伴随 $rScO_2$ 的降低。因此，术中应充分镇静，抑制大脑皮质的突触活动，降低 $CMRO_2$，仔细观察 $rScO_2$ 的变化。

2. 设备技术限制因素

（1）无法区分正常血红蛋白和异常血红蛋白：高铁血红蛋白或其他异常血红蛋白存在时，可导致测量结果不准确。非亚铁血红素（胆红素及胆绿素）及血管染色剂（吲哚菁绿、靛蓝及亚甲蓝）能够吸收光子，并降低信号强度。

（2）当颅内存在血肿或出血时，将无法判断经前额测量的 $rScO_2$ 的准确性：设备测量 $rScO_2$ 的红外光反射信号来自血管内血红蛋白，如其信号部分来自停止流动的低氧血红蛋白或未氧合血红蛋白时，将产生无法解释的测量值。直接放置在代谢无效的梗死皮质上方时，也会出现不确定、无法解释的数值，因为梗死区域无法进行氧摄取。

（3）传感器放置位置的影响：应进行矢状面画线，以免将传感器放置在矢状窦的位置，放置在前额时也应避开额窦。

（4）周围环境光线的影响：在婴儿患者中，强烈的红外光（即热源）能够很容易地穿透到对侧光传感器，人为地造成颅内反射光增强。颅外光信号增加也可能发生在成人患者中，当在鼻梁或前额上放置一个脉冲式血氧饱和度检测仪时，红外光将穿透额窦而影响入射光强度。

（5）金属植入物或颅骨缺损影响 NIRS 的应用：开颅手术后金属板的植入将导致无法应用近红外线光谱进行 $rScO_2$ 监测。相反，额骨缺失会引起光反射信号增强。颅骨缺失，金属板植入或额窦解剖异常，常可通过简单的 X 线检查确定。

（五）脑氧饱和度监测临床应用并发症

目前临床应用 $rScO_2$ 监测未见明显并发症，但应避免额或头皮的压伤，尤其是对于皮肤菲薄的老年人以及婴幼儿患者，应更加注意。设备厂商在生产传感器时，应采用绝缘、绝热材料，避免患者与传感器间电流的接触与热灼伤。

二、颈静脉球血氧饱和度监测

（一）颈静脉球血氧饱和度监测的临床价值

颈内静脉是颅内乙状窦在颅外的直接延续，颈内静脉起源于颅骨颈静脉孔，在胸骨柄后与锁骨下静脉汇合形成上腔静脉。在颈内静脉的起始及终点各存在一个球形膨大，称为颈静脉上、下球。颈静脉球血氧饱和度（$SjvO_2$）反映脑氧供应和氧耗量之间的关系，正常值为 55%~71%。

$SjvO_2$ 主要由相对平衡的脑氧供与氧耗决定，即使在由于疾病或麻醉引起的脑代谢改变，或是脑氧输送过高或过低时，颈内静脉中的氧含量仍然反映脑氧供与氧耗之间的相对平衡关系。任何能够增加脑氧耗或者是降低脑氧供应的因素，都可能引起 $SjvO_2$ 的下降。降低脑氧耗或是增加脑氧输送时，都可能引起 $SjvO_2$ 的升高。因此，对于颅脑创伤、高龄、术前有冠状动脉硬化及脑血管疾病的高危患者，通过监测 $SjvO_2$ 可以及时发现脑灌注不足，制订合适的治疗干预措施并监测治疗效果。

（二）颈静脉球血氧饱和度监测的实施方法

使用纤维光导技术监测 $SjvO_2$ 的基本原理是基于氧合血红蛋白与还原血红蛋白分别吸收不同波长的光谱。随着分光光度测定导管的发展，纤维可视技术已可以实现体内连续血氧饱和度的监测。近年来，留置式监测导管的出现使得连续 $SjvO_2$ 监测技术在临床上得到了推广。

$SjvO_2$ 监测通常采用 Seldinger 技术经颈内静脉逆行置管，正确放置导管对数据的收集至关重要。导管尖端的下移造成颅外静脉血掺杂可导致 $SjvO_2$ 结果增加，而即使导管位置良好，也会出现导管尖端移位，因而有必要进行定期导管位置调整。

当需要长时间留置导管用于连续监测 $SjvO_2$ 或者血红蛋白浓度发生改变时，应从颈静脉球部抽取血进行校正，至少每天一次。快速抽取血样将引起面静脉血液掺杂，导致 $SjvO_2$ 读数假性率升高，推荐的抽取速度是不超过 0.5 mL/min。

（三）颈静脉球血氧饱和度监测的并发症、禁忌证

$SjvO_2$ 监测由于有创、解剖位置特点、需连续置管等因素限制了其在临床的应用，常见的并发症发生在穿刺及留置导管过程中。

1. 穿刺置管并发症

穿刺置管并发症包括误穿颈动脉、神经损伤、气胸及左侧淋巴管损伤，其中误穿颈动脉是最常见的并发症。应用超声明确解剖关系及由丰富临床经验者操作能够降低误穿颈动脉的概率。试穿针（#21 G）误穿颈动脉一般不至于产生严重后果，可进行局部按压 5 min 等简单处理。严重的并发症，多由置入 5～6 F 导引鞘引起的，可在置入导引鞘之前，在较细的导管（#18 G）尾侧连接压力换能器，通过波形确定导管在颈内静脉而非颈动脉内，从而避免血肿等严重并发症的发生。一般情况下，Horner 综合征、膈神经或喉返神经损伤等并发症很少发生。

2. 导管留置并发症

导管留置并发症包括感染、ICP 升高以及静脉血栓形成。理论上，颈内静脉逆行置管，静脉血液回流受阻可以导致 ICP 升高。一般情况下，由于监测 $SjvO_2$ 导管（4.5～5 F）相对于颈内静脉较细，并不至于影响静脉血回流、影响 ICP，但应排除颈内静脉解剖变异、直径变细的情况。留置导管引起败血症的发生率为 0%～5%。在穿刺置管及留置导管期间注意正确应用无菌技术，可保持较低的感染率。$SjvO_2$ 监测期间，尚未见到颈内静脉血栓形成的报道，但是一旦形成则后果严重。尽量应用细导管能够进一步降低血栓形成的概率，因为静脉管腔与导管直径的比例，会对颈静脉的血流产生严重的影响，当颈静脉血流减慢时，会促进血栓的形成。

3. $SjvO_2$ 监测的禁忌证

$SjvO_2$ 监测的禁忌证包括凝血功能障碍者（高凝及低凝状态），已知一侧或双侧颈内静脉内血栓形成者。气管切开等颈部开放性伤口可能造成潜在的感染源，应列为相对禁忌。

三、脑组织氧分压监测

近年来，临床上直接监测 $PbtO_2$ 呈上升趋势，尤其是在患者需要监测 ICP 时。$PbtO_2$ 监测是充分基于 ScO_2 的监测方法，现认为是床旁监测 ScO_2 的金标准。其对理解急性脑创伤患者病理生理改变及多模式神经功能监测有重要意义。

（一）脑组织氧分压监测技术原理

$PbtO_2$ 监测是基于病灶测量的技术方法，监测导管探针与 ICP 监测导管大小相似，通过钻孔或开颅放置于大脑皮质下白质并用螺栓固定。探针目标区域大小约 17 mm^2，其放置位置至关重要且定位有一定风险，必须通过 CT 引导确认合适的探针定位并使读数准确。对于颅内出

血或脑挫裂伤的患者，使探针定位在病灶周围非常重要，动脉瘤蛛网膜下腔出血（aneurysmal subarachnoid hemorrhage，aSAH）则建议探针放置在血管附近。将探针放置于错误的区域会出现无用的干扰信息。在正常脑组织尤其是前额叶放置探针，可以有效地监测全脑组织氧饱和度并指导维持未损伤脑组织的正常生理功能。

（二）脑组织氧分压监测临床应用

$PbtO_2$ 监测最初主要用于严重颅脑创伤患者重症监护室（ICU）的管理，现已广泛用于 ICU 床旁监测和围术期麻醉管理。美国神经重症监护学会指出，$PbtO_2$ 监测可用来指导实施个体化 CPP、$PaCO_2$、PaO_2、血红蛋白浓度目标，亦可用于指导合并 ICP 监测时颅高压的管理。脑创伤协作组指出，监测及管理 $PbtO_2$ 是重症颅脑创伤患者以 ICP/CPP 为导向治疗的补充，也是延迟性脑缺血、低级别蛛网膜下腔出血患者的监测指标。

$PbtO_2$ 是一个复杂且动态的变量，表示脑氧供与氧耗及组织氧扩散梯度方面的相互作用。颅内因素和机体系统性因素均会影响 $PbtO_2$，机体系统性因素主要有 SaO_2、$PaCO_2$、吸入氧分压、心肺功能、血红蛋白水平等。脑特异性因素主要有 CPP 和 ICP、CBF、脑血管痉挛、脑自动调节水平、脑组织氧分压扩散梯度探针周围微血管的组成及与动静脉的相对关系等。

$PbtO_2$ 正常范围是 $2.67 \sim 4.67$ kPa（$20 \sim 35$ mmHg）。临床研究表明，$PbtO_2$ 低于 1.33 kPa（10 mmHg）是严重脑缺氧的指征；然而，至今仍未界定 $PbtO_2$ 治疗临界值。建议当 $PbtO_2$ 低于 2.67 kPa（20 mmHg）或 2.00 kPa（15 mmHg）时开始治疗，这一建议是依据患者结局的临床研究而非细胞水平缺血损伤的病理生理学证据。大量的研究证实，低 $PbtO_2$ 与颅脑损伤或蛛网膜下腔出血的不良预后相关。此外，有证据表明，提高 $PbtO_2$ 的干预措施如提高 CPP、提高吸入氧浓度、输注红细胞等，可以改善颅脑损伤后 $PbtO_2$。

（三）脑组织氧分压监测的不足及应用进展

$PbtO_2$ 监测是一种有创监测，其装置在置入后需要运行约 1 h 才能正常工作，文献报道 $PbtO_2$ 监测探针移位或漂移率可达到 13.6%，这在一定程度上限制了其在术中的应用。虽然 $PbtO_2$ 被认为是床旁监测 ScO_2 的金标准，也对理解急性脑创伤患者病理生理改变及对多模式神经功能监测有极大帮助，但至今仍缺乏以 $PbtO_2$ 为导向的治疗改善预后的重要证据。需要更多的临床研究去确认在颅脑创伤和其他类型脑损伤中，以 $PbtO_2$ 为导向的治疗是否会对患者产生潜在的受益结局。

第四节　电生理监测

术中神经电生理监测是采用各种神经电生理监测技术监测术中神经通路功能完整性的方法。神经电生理监测可实时反映神经功能状态，减少术中永久性神经损伤；确定肿瘤切除范围；鉴别已受损的神经节段等。目前神经电生理监测手段多样，包括脑电图监测、诱发电位监测以及术中肌电图监测等。术中神经电生理监测的实施易受到药物、环境、设备等多种因素干扰，因而需要外科医生、麻醉医生以及电生理监测医生共同协作，制订合适的监测方法与麻醉方案，提高监测准确性。合理的术中电生理监测有助于缩短手术时长，改善手术效果，提高手术质量和围术期安全性。

一、脑电图

（一）脑电图的基本原理与监测方法

脑电图（electroencephalogram，EEG）主要记录大脑皮质锥体细胞顶树突的突触后电位电活动。从头皮记录到的电位变化是一大组神经元共同活动的场电位，是兴奋性突触后电位和抑制性突触后电位的总和。EEG数据可用于监测手术过程中的脑功能，是早期发现脑缺血和麻醉深度变化的重要手段。

术中EEG信号采集使用非极化金属电极，包括盘状电极、针状电极和软性蝶骨电极。进行监测前使用95%乙醇去除油脂和角质，将电极依据国际10-20系统固定于头皮特定位置，此时电极位置与解剖部位（除前颞外）大致一致。颞叶内侧电位可采用软性蝶骨电极于颧弓中点下缘记录获得。设置参考电极时，可选择耳垂参考电极、乳突参考电极或平均参考电极。常规EEG应至少记录20 min清醒无干扰下的脑电信号，采集多于16个通道的监测数据可获得更多资料用于信号处理与认知研究，最多可采集200余个通道数据以获得更准确的信息。收集的信号可以被转化为波形或数值加以显示，信号处理方法包括阈分析、频阈分析、频谱列阵、脑电双频谱等。

（二）脑电图的临床应用

1. 脑电图用于癫痫患者的术中定位

神经元异常放电是癫痫发作的基础，借助EEG技术可客观判定异常放电情况，并有助于癫痫病灶的术前诊断与术中定位。痫样放电主要由局灶性棘慢波、尖慢波组成。颞叶癫痫是最常见的局灶性癫痫，占药物难治性癫痫的60%～80%，手术治疗效果较好。颞叶癫痫患者EEG表现为单侧或双侧颞区尖波、棘波或局灶性慢波。额叶癫痫是继颞叶癫痫外第二大常见癫痫灶，但额叶癫痫患者EEG阳性率较低，常需进行长时程EEG监测。顶叶和枕叶癫痫较为少见，

EEG 表现为相应脑区的痫样放电。岛叶皮质功能复杂，与邻近或远隔的部位有紧密联系，且岛叶部位较深，头皮 EEG 无法直接记录岛叶皮质的异常放电。监测岛叶癫痫时，使用颅内深部电极或格栅电极较为有效。

2. 脑电图在脑血管疾病中的应用

（1）脑出血性疾病：脑出血性疾病发生的部位和程度不同，EEG 表现亦随之改变。但 EEG 并不能完全反映临床情况。意识基本清楚患者的 EEG 可表现为基本节律。昏迷患者的 EEG 表现为弥漫性慢波活动增多：发病 24 h 内 EEG 异常程度较轻；其后的 1～7 d，由于颅内压升高和脑水肿出现，异常 EEG 逐渐加重。当脑出血后继发脑缺血时，EEG 表现出 α/β 比率＜50%，并出现癫痫样放电。异常 EEG 的分析在评估脑出血后的认知障碍方面具有相当大的潜力，并且认知障碍与出血区域、大小、数量和年龄呈负相关。

（2）脑缺血性疾病：EEG 对皮质缺血和脑功能障碍较为敏感，EEG 的波幅和频率的改变与脑血流量相关。因此，EEG 适用于颈内动脉内膜剥脱术的术中监测。在术者夹闭颈内动脉时，能够及时探查出是否出现局灶性脑缺血，判断分流的必要性，避免因脑缺血而出现不可逆损伤。术中 EEG 波幅弥散性减弱或慢波持续性增高常提示脑组织缺血的发生。研究发现，当脑组织血流量低于 22 mL/（100g·min）时，EEG 波幅降低，频率减慢。当脑血流低于 10 mL/（100 g·min）时，将发生不可逆的脑组织损伤，须及时处理以防造成严重后果。当脑对称指数 ≥0.06 时，目测的 EEG 才表现出明显的波幅和频率异常。而实际研究发现，脑对称指数在 0.03 左右时，已经出现了脑血流下降。此外，利用量化 EEG 的其他指标，如频谱边缘频率，也可以较为准确地探查到脑缺血情况。目前已有多项研究证实，在颈内动脉剥脱术中常规使用 EEG 监测与围术期降低脑缺血风险至 1% 以下显著相关。

3. 脑电图在脑死亡诊断中的应用

EEG 可明确反映患者大脑皮质的各种功能状态，脑电活动是大脑生理活动的基础。世界卫生组织（World Health Organization，WHO）定义诊断脑死亡的基本条件为 EEG 电静息或等电位，表现为 EEG 低幅脑电波、类睡眠样脑电活动以及 α 样脑电活动等。然而依据中国脑死亡诊断标准，脑死亡是包括脑干在内的全脑功能丧失的不可逆状态，EEG 检查并不能反映脑干电活动，且易受药物和环境因素影响。EEG 联合正中神经短潜伏期诱发电位、经颅多普勒超声（TCD）检查，在排除体温低于 32.2 ℃、刚使用中枢神经系统抑制剂等情况后，经首诊后 24 h 内多次反复检查，结果均无变化时才可宣告脑死亡。

（三）脑电图监测的影响因素

1. 麻醉药物对脑电图的影响

多数麻醉药物对 EEG 的作用为初期激活，继而呈现剂量依赖性抑制。吸入麻醉时全脑为慢波，其中 N_2O 影响最大，监测时应避免使用。吸入高浓度异氟烷、七氟烷或地氟烷（高于 1.2～1.5 MAC）可造成 EEG 爆发性抑制，因此术中监测 EEG 判断脑缺血状态时，应当避免过深麻醉所引起的爆发性抑制。另外，头皮 EEG 易受麻醉深度影响，且仅对局部皮质缺血敏感，对皮质下缺血的敏感性较低，难以监测各种神经传导通路的完整性。

苯二氮䓬类静脉麻醉药对 EEG 既有激活作用也有抑制作用。苯巴比妥类、丙泊酚以及依托咪酯在大剂量应用时，产生爆发性抑制和电活动停止。阿片类药物呈现典型的剂量依赖性脑电活动抑制，小剂量阿片类药物对 EEG 影响较小，而大剂量时可减慢 EEG；氯胺酮则表现出有规律的高幅 θ 波活跃现象，并且随后可能出现更高幅的 γ 波和低幅 β 波活跃，大剂量氯胺酮也可引起爆发性抑制状态；阿芬太尼可能引发惊厥样或癫痫样改变；α_2 受体激动剂对 EEG 的影响与丙泊酚类似。

2. 抗癫痫药物对脑电图的影响

抗癫痫药主要通过改变细胞膜离子通道的通透性发挥其抗癫痫作用，对 EEG 的快慢波和癫痫样放电会产生显著影响。卡马西平与苯妥英钠均可使 α 波活动减少，β、θ、δ 波活动增多。丙戊酸钠可使 α 波活动增多，β 波活动增多或无变化，θ、δ 波活动无明显变化。

EEG 还可受到电磁干扰，以及患者体温、年龄等因素的影响。

二、脑诱发电位

（一）体感诱发电位

1. 体感诱发电位的基本原理

体感诱发电位（somatosensory evoked potential，SEP）是在刺激外周神经（腕部正中神经、踝部胫后神经等）的本体感觉成分，在大脑皮质区记录电位活动，反映特异性躯体感觉传入通路、脑干网状结构以及大脑皮质的功能状态。SEP 具有连续性和稳定性，在病变部位定位与监测方面有一定的优势。

术中监测 SEP 时，在头皮放置记录电极，在上、下肢周围神经部位放置刺激电极。SEP 头皮记录电极采用皮下针状电极，按照脑电国际 10-20 系统放置。SEP 常采用单个脉冲电刺激，频率 2.4 ~ 4.8 Hz，时长 200 μs，上肢强度为 15 ~ 25 mA，下肢强度为 35 ~ 45 mA，灵敏度 1 ~ 5 μV。SEP 主要依据波形分化、潜伏期以及波幅进行分析。其中，峰潜伏期和峰间潜伏期因参数均接近正态分布，故较为恒定，可用于反映中枢传导时间。而波幅则变异较大，客观性较差，但有时可预示病变早期变化。

2. 体感诱发电位的临床应用

SEP 常用于动脉瘤、脑动静脉畸形（cerebral arteriovenous malformation，CAVM）等脑血管疾病和幕上或幕下肿瘤术中监测，以及脊柱矫形、脊柱退行性疾病的手术治疗等。SEP 监测的主要作用在于确定神经传导通路上与手术有关的急性损伤和部位、确定急性低血压或低氧血症所致的神经功能障碍、确定肿瘤周围神经组织以减少手术对其的损伤。手术期间，监测诱发电位波幅或潜伏期的变化可提示神经损伤。以往认为，SEP 波幅降低超过 50% 或潜伏期延长超过 10% 值得关注和寻找原因。而 2019 年 MacDonald 等在发表于 *Clinical Neurophysiology* 的文章中提出，将波幅降低 50% 或潜伏期延长 10% 作为预警标准存在不足，因为该标准没有考虑基线的漂移和波形的重现性。他们指出：基线波幅应在初始麻醉"消退"后测量，即麻醉作用引起初始波幅下降后；应评估每个患者的峰值重现性；当观察到振幅下降超过 30% 时，可以发出警报。在排除特定的手术原因后，还可以考虑一系列其他因素，如低血压、低温、麻醉技术的变化（如挥发性麻醉药浓度）、定位问题和监测技术。但当 SEP 监测的路径不包含手术所累及的血管、血流改变未超过使 SEP 产生变化的阈值或损伤的为运动神经而非感觉神经时，SEP 监测可出现假阴性。

3. 体感诱发电位的影响因素

麻醉药物对大脑皮质神经元有明显的抑制作用，因此会对 SEP 产生影响。静脉麻醉剂对 SEP 的影响较小，使用 1.5～2.5 mg/（kg·h）丙泊酚几乎不影响 SEP 波幅，但可能使潜伏期轻度延长。吸入麻醉剂对皮质下和外周 SEP 存在剂量依赖性影响，0.5～1.0 MAC 七氟烷或异氟烷吸入时，SEP 较为理想，增加 MAC 可显著降低波幅，延长潜伏期。因此，对于监测 SEP 的全身麻醉方式选择，推荐静吸复合麻醉（combined intravenous and inhalation anesthesia）或全凭静脉麻醉（total intravenous anesthesia，TIVA）。除外麻醉药物，低体温、低血压也会相应使 SEP 波幅降低、潜伏期延长。

（二）运动诱发电位

1. 运动诱发电位的基本原理

运动诱发电位（motor evoked potential，MEP）是在术中使用电刺激，经颅或直接作用于运动皮质产生下行电反应，通过皮质脊髓束，最终以复合肌肉动作电位（compound muscle action potential，CMAP）的形式产生可以测量的电生理信号。临床上常使用 CMAP 的潜伏期和波幅作为监测指标。颅内肿瘤手术时，MEP 可用于标记运动功能区，明确肿瘤与正常组织间的界限，进而降低术后永久性运动功能障碍发生，同时增加肿瘤全切除率。

临床工作中，可采用磁刺激或电刺激记录技术进行记录，肌肉或神经干采用针状电极或表面电极，脊髓记录则选择脊髓电极。依据手术范围和要求，记录部位可选择四肢或躯干肌肉、周围神经干以及脊髓，通常术中监测选择肌肉记录。MEP 监测包括：① 经颅电刺激运动诱发电位；② 直接皮质电刺激和直接皮质下电刺激；③ 经皮质电刺激运动诱发电位的连续监测；④ 影像导航辅助术中神经电生理监测；⑤ 硬脊膜下或硬脊膜外直接刺激脊髓；⑥ 间接刺激脊髓记录外周神经和肌肉的反应电位。

2. 运动诱发电位的临床应用

MEP 常应用于邻近运动皮质和皮质下运动通路的手术中，以定位大脑运动皮质和皮质下运动通路，监测脑血管手术时的皮质及皮质下缺血，反映运动神经通路的完整性，如用于脑血管手术、桥小脑角手术、颅底脑干手术及其他一些神经外科手术等。MEP 主要通过观察诱发后相关肌群的肌肉收缩运动、肌电图活动，进而预测术后运动功能。CMAP 判定标准为波形清晰，波幅 ≥ 100 μV，能辨别潜伏期，拇短展肌和小指展肌的潜伏期范围为 15～35 ms，伪迹干扰小。MEP 的影响因素较多，全麻状态下监测难度更大，因此 MEP 术中监测的报警阈值尚无统一标准。大量研究发现，CMAP 完全消失可作为脊髓手术后运动障碍的唯一标准，其余反应值与术后运动障碍并无线性关系。这一警报标准仅适用于脊髓手术，且允许在麻醉过程中使用肌松药。指南推荐当 CMAP 波幅下降 20%～30% 时就应当提高警惕，当波幅下降＞50% 或潜伏期延长＞

10% 时应立即报警。若术中多次调整刺激参数后 CMAP 依旧消失，则表明运动神经通路完整性受损可能性极大。

3. 运动诱发电位的影响因素

在 MEP 监测期间，镇静深度和肌松深度应保持在一个恒定水平。患者术中生理变化直接影响监测结果，故需密切监测患者呼吸、循环系统及体温等，以便于监测结果的判读。研究发现，经颅刺激、皮质刺激以及皮质下刺激 MEP 时，吸入麻醉药有较强的抑制作用，可导致 MEP 波幅下降、潜伏期延长甚至完全消失，而仅在应用浓度不宜超过 0.75 MAC 的七氟烷、异氟烷或地氟烷麻醉时可 100% 成功记录 MEP。因此，一般不推荐在 MEP 检测时应用吸入麻醉药，建议采用全凭静脉麻醉。MEP 监测期间，应当禁用肌松药或在严密肌松监测下应用肌松药物。

尽管 MEP 目前广泛应用于临床，但仍有包括皮肤灼伤、头痛、癫痫发作、舌咬伤等并发症的病例报道。由于 MEP 可诱发相应肌肉收缩，因此为防止舌咬伤，气管插管后应当在上下牙齿间塞入纱布。刺激强度应当由小至大调节，防止刺激强度过大导致局部脱发。

（三）听觉诱发电位

脑干是控制体温、血压、呼吸、脉搏的基本生命中枢，位于颅后窝。颅后窝或其附近的手术极易损害脑干以及颅后窝神经，在这类手术过程中对听觉系统监测可以帮助确定关键部位的解剖结构，即时预警，防止永久性神经损伤。听觉诱发电位（auditory evoked potential，AEP）从中枢到外周可分为脑干听觉诱发电位（brainstem auditory evoked potential，BAEP）和耳蜗电图（electrocochleogram，ECochG）。

1. 脑干听觉诱发电位

（1）BEAP 的基本原理。

BEAP 在听觉刺激下产生，可用于监测难治性听觉通路疾病。BAEP 方法可用于评估包括听神经、耳蜗核、一小部分脑干、下丘脑和听皮质在内的听觉系统。颅后窝手术有可能损伤听觉系统，BAEP 监测可及时提示听觉传导通路损伤或刺激，并及时采取预防措施。

BAEP 是由一系列发生于声刺激后 10 ms 以内的波组成，可以记录到 Ⅰ～Ⅶ的波，主要成分为 Ⅰ～Ⅴ波，其中以 Ⅰ、Ⅲ、Ⅴ 最可靠，常用于术中指导手术。各波与解剖位置有大致对应关系：Ⅰ 为听神经颅外部分，Ⅱ 为听神经颅内部分、耳蜗神经核，Ⅲ 为耳蜗神经核，Ⅳ 为外侧丘系、上橄榄核复合体，Ⅴ 为下丘脑、对侧的外侧丘系，Ⅵ 为内侧膝状核，Ⅶ 为丘脑辐射。值得注意的是，大部分波峰是多个发生器累积的结果，但依旧可以指出损伤的大致位置，因此具有重要的临床意义。术中 BAEP 监测采用耳道插入式耳机发出声刺激，进而记录耳道至脑干之间的电位活动。

（2）BEAP 的临床应用。

BAEP 用于监测听神经和脑干功能，可用于桥小脑角手术及其他颅后窝手术，如听神经瘤、微血管减压术等。在微血管减压术中，BAEP 的 Ⅰ 波消失与患者术后眩晕与耳鸣等并发症密切相关，而 Ⅴ 波消失是术后听力损伤的敏感指标。BAEP 数据通常根据潜伏期或波幅进行解释。经典警报标准是 Ⅴ 波波幅下降超过 50%，潜伏期延长 0.80 ms 以上。常规记录 Ⅰ、Ⅲ 及 Ⅴ 波形的反应潜伏期和Ⅰ、Ⅴ波幅，以及Ⅰ～Ⅲ、Ⅲ～Ⅴ、Ⅰ～Ⅴ的峰间潜伏期，波幅降低超50%或潜伏期延长超过1 ms通常提示术中神经损伤和术后听力损失风险较高，需及时查明原因。

（3）BEAP的影响因素。

BAEP受常规剂量麻醉药物影响较小，麻醉药物可选择静脉麻醉药、吸入麻醉药和肌松药。体温降低可引起BAEP潜伏期和波峰间期改变。环境中电刀、电动手术床等对BAEP影响较大，但目前监测仪器多自带噪声抑制系统，可减少环境因素的影响。

2. 耳蜗电图

（1）ECochG的基本原理。

ECochG是临床应用的一种特殊的电生理测试技术，用鼓岬或耳道电极记录耳蜗和听神经瞬态电位。ECochG采用一个从骨膜插入覆盖在中耳岬部软组织上的针状电极来记录电位信号，参考电极置于同侧乳突。所测试的反应包括三种诱发电位：耳蜗微音电位（cochlear microphonic，CM）、总和电位（summating potential，SP）和听神经复合动作电位（action potential，AP）。CM粗略反映毛细胞的完整性，SP有助于外淋巴瘘的诊断，AP能较敏感地反映听觉末梢功能。

（2）ECochG的临床应用。

ECochG常用于听神经瘤手术中。ECochG产生的动作电位包括N1、N2、N3，其中N1波幅最高，常用N1的波幅和潜伏期作为ECochG的动作电位。术中保留N1电位至少可保留最低听力需求。ECochG受麻醉因素影响较小。

（四）闪光视觉诱发电位

1. 闪光视觉诱发电位的基本原理

为最大限度保护视力和改善已存在视觉损害的视觉通路，手术中应用视觉诱发电位监测可以指导手术方式和路径。当肿瘤组织侵犯视神经时，闪光视觉诱发电位（F-VEP）一方面有助于区分肿瘤组织与正常组织，另一方面还可在切除过程中监视视觉通路完整性。F-VEP常使用发光二极管眼罩，红色高频闪光透过眼睑刺激患者眼睛，获取相关电位参数。

2. 闪光视觉诱发电位的临床应用

F-VEP适用于监测从视网膜、视神经、视交叉、视束到视皮质的视觉通路完整性，常应用于鞍区手术、枕叶视皮质区手术等视觉通路手术。

F-VEP的监测方法为：设置参考位置为FZ（前额中线）或CZ（顶点中线），监测记录位置为OZ（视觉皮层上方）或枕叶双侧电极O1、O2（左、右），滤波范围为低频5 Hz、高频500 Hz，分析时间为200～500 ms，平均次数100～500次。F-VEP的监测与判读主要依据P 100（第一视区或中枢区动作电位）的潜伏期和波幅。

3. 闪光视觉诱发电位的影响因素

吸入麻醉剂和静脉麻醉剂对F-VEP均有影响，应维持监测中麻醉深度相对稳定以判读监测结果、分析监测指标变化原因。

三、肌电图

（一）肌电图的基本原理

肌电图（electromyography，EMG）检查是通过刺激支配肌肉神经的同时记录对应肌肉的生物电图形，从而评价运动神经通路的完整性。术中 EMG 可用于监测外周和中枢神经，评价神经通路的完整性，并根据其支配的肌肉定位神经。EMG 记录骨骼肌活动的基本方法包括自由描记 EMG 和诱发 EMG。

自由描记 EMG 无需电刺激而直接描记获得，包括两种不同临床意义的放电模式：紧张性模式和阶段性模式。前者由一组持续数秒甚至数分钟的运动单位发出不断重复的信号，这种模式经常在牵拉、电灼或热生理盐水冲洗相关脊神经或神经纤维时观察到。诱发 EMG 则常用于运动神经元的神经监测，它通过电刺激神经记录受神经支配的肌肉所产生的动作电位。该方法可帮助外科医生定位运动神经的解剖部位。

（二）肌电图的临床应用

EMG 常用于脊柱、脊髓、神经根手术等易于损伤运动神经的手术中的监测，主要监测肌群收缩反应和复合动作电位。自由描记 EMG 出现任何形式的肌电反应均说明神经受到一定程度刺激或损伤。在胸腰椎手术中，持续监测自由描记 EMG 可提供关于手术区域内腰骶神经根损伤的位置信息。而在面肌痉挛微血管减压术中，面部 EMG 监测可改善面神经预后，预测迟发性面瘫的发生。此外，在甲状腺、甲状旁腺手术中，使用经皮 EMG 记录有助于保护喉返神经，预防术后声带功能障碍发生。

（三）肌电图的影响因素

除了肌松药外，麻醉药物及术中生理变化对 EMG 影响极小。因此，在 EMG 监测时应当同时检测四个成串刺激（train-of-four stimulation，TOF），若无法出现四个肌颤搐，则可能造成对 EMG 结果的误判。

第五节　麻醉深度监测

全身麻醉过程包括麻醉诱导、维持以及苏醒，整个过程均是通过使用麻醉药物实现的。麻醉药物主要涉及镇静药、镇痛药和肌松药三方面。这些麻醉药物的合理使用依赖于精准的麻醉监测，通过合理的监测，我们可以使用最少的药物达到最佳的麻醉效果，减少手术创伤对机体的伤害，缩短术后苏醒时间，并减少术中知晓、术后谵妄（postoperative delirium，POD）等并发症。目前肌松可通过加速度仪等实现准确可靠的监测，镇痛是否适当对全麻患者目前还缺乏可靠的手段。而通常意义上的麻醉深度监测主要是指患者镇静深度的监测，有些设备可一定程度反映伤害性刺激的抑制程度。目前临床广泛应用的麻醉深度监测主要以脑电图为基础，将脑电信号转化为相应指数而反映麻醉深度。临床常用的监测方法包括脑电双频指数、听觉诱发电位、麻醉趋势（narcotrend，NT）监测、熵指数、脑状态指数等。

一、脑电图与脑电功率谱

脑电图是记录大脑皮质细胞电位的图谱。大脑活动电位频率多出现在 $1 \sim 30\ Hz$，可分为 α 波、β 波、δ 波和 θ 波。脑电图波形以振幅为特征，可分为高振幅、中振幅和低振幅。随着麻醉深度增加，脑电频谱降低，α 波和β波减少，δ 波和θ波增多且波幅增大。而在深麻醉时出现特征性的暴发抑制（burst suppression，BS）现象，脑电图表现为高振幅慢波与抑制性脑电活动交替出现，反映大脑皮质电活动受到严重抑制。

脑电功率谱是依据脑电图，以脑电频率为横坐标、脑电功率为纵坐标的谱图。主要监测指标包括边缘频率、中位频率、总功率、绝对功率、相对功率、平均功率、不对称性、δ 比率以及相干性。在全身麻醉中，依据脑功率频谱分析获得的 95% 频谱边缘频率和中位频率等参数是判断麻醉深度较为敏感的指标。脑电图和脑电功率谱是其他麻醉深度监测手段的基石。

二、麻醉深度监测方法

（一）脑电双频指数

脑电双频指数（BIS）是在脑电图频率谱和功率谱的基础上分析得出的混合信息拟合数值，主要用于麻醉过程中患者意识水平监测。BIS 值高低与患者大脑皮质的兴奋与抑制状态密切相关，与正常的生理睡眠有较强的相关性，因此常用于监测患者麻醉、意识、记忆状态。BIS 值范围为 $0 \sim 100$，100 代表完全清醒，0 代表无脑电活动状态，理想的全身麻醉状态 BIS 值为 $40 \sim 65$。

BIS 监测由 BIS 检测仪和监测传感器组成。传感器有 4 个传感探头，依次标记为 1 号、

2 号、3 号和 4 号。粘贴前先使用 75% 乙醇清洁皮肤并脱脂，待干燥后进行粘贴。1 号探头贴于额部正中鼻根向上 5 cm 以上，4 号探头贴于眉骨上方，2 号探头介于 1 号与 4 号之间；3 号探头贴于太阳穴眼角水平。每个探头用力按压 5 s 以粘贴牢固。

数值显示有 6 种，包括双频指数、信号质量指数（signal quality index，SQI）、肌电活动（EMG）、抑制比（rejection ratio，SR）、频谱边缘频率（spectral edge frequency，SEF）以及总功率（total power，TP）。待 SQI 稳定＞50 时，BIS 值才有意义，通常只需记录 BIS 值即可。由于信号传导与计算滞后约 15 s，因此 BIS 的数值有一定的滞后性。

（二）听觉诱发电位

由于听觉是意识消失过程中最后消失的感觉，听觉诱发电位（AEP）可以有效反映麻醉深度。AEP 是利用声刺激经由听觉传导通路到达联合皮质引起生物电活动。AEP 包括短潜伏期诱发电位、中潜伏期诱发电位和长潜伏期诱发电位三部分。研究发现，中潜伏期诱发电位与麻醉深度相关性极佳，其波形变化与多数麻醉药物剂量呈现高度相关性，可为麻醉深度监测提供有效参考。

目前监测仪可将 AEP 波幅与潜伏期信号量化为听觉诱发电位指数（auditory evoked potential index），其可有两种标尺：0 ~ 100 或 0 ~ 60。对于 0 ~ 100 标尺而言，60 ~ 100 为清醒状态，40 ~ 59 为睡眠状态，小于 30 时则表明患者进入临床麻醉状态。但标尺范围推荐选择 0 ~ 60，因为在此范围患者清醒期数值波动小，较为稳定。术中麻醉深度应维持指数在 15 ~ 25 之间。

（三）熵指数

熵（entropy）是描述信息不规律性的一个物理概念，用来量化时间序列复杂度，生物信号越不规律，熵越高。它采用边缘概率的分布来区分各个过程。若时间序列包含重复模式，则熵相对较小，反之则较大。熵指数监测仪由主机、传感器探头、连接线以及监测电极组成，监测电极为条形电极，置于患者前额正中，两侧眉弓上方和外眼角处收集脑电信号。

麻醉药物作用于大脑后脑电波受抑制而出现一定程度的重复模式，从而可计算得出一个熵值。熵值包括反应熵（reaction entropy，RE）和状态熵（state entropy，SE）两个指标。RE 由脑电图和额肌肌电图整合而来，用于额面部肌肉活动敏感性的监测，是快速反应参数。RE 数值变化范围在 0 ~ 100。SE 主要反映脑电成分的变化，数值变化范围在 0 ~ 91。当肌电活动很弱时，RE 与 SE 一般相同。RE 和 SE 在 40 ~ 60 之间是较为合适的麻醉深度，如果 SE 数值超出此范围，则需要调整镇静药的剂量，如果 SE 在此范围，但 RE 数值超出 SE 数值 10 以上，可能说明镇痛药使用不足。

（四）麻醉趋势监测的基本原理与监测方法

麻醉趋势（NT）是由德国 Hannover 大学研究组开发的脑电意识深度监测系统，是一种基于脑电信号，并应用 Kugler 多参数统计学方法分析麻醉深度的监测手段。该系统可收集原始脑电波并进行各种相关参数的实时分析，包括脑电功率谱、边缘频谱、中间频谱等，经计算将麻醉深度由浅到深分为 A ~ F 共计 6 个等级。最新版本的软件还显示麻醉趋势指数（narcotrend index，NTI），范围也是 0 ~ 100（完全清醒）。清醒：NT A 级，NTI 95 ~ 100；镇静：NT B0 ~ B2，NTI 80 ~ 94；浅麻醉：NT C0 ~ C2，NTI 65 ~ 79；适宜麻醉：NT D0 ~ D2，NTI 37 ~ 64；深麻醉：NT E0 ~ E2，NTI 12 ~ 36；暴发抑制：NT F0 ~ F1，NTI 1 ~ 11。

NT 系统由系统主机和患者导联线组成。NT 监测优势在于无须专用电极片，仅需使用普通心电电极片即可，且电极片粘贴位置不固定，操作简单方便，且可在消毒区域内使用，因此 NT 适用于各类手术患者。

（五）脑状态指数的基本原理与监测方法

脑状态指数（cerebral state index, CSI）是采用频阈分析和暴发抑制比技术，依据每秒 2000 次测量大脑活动，用模糊逻辑方法处理脑电数据计算得到的。CSI 以数字 0 ~ 100 表示。与 BIS 相似，数值越大表示患者越清醒，越小说明大脑皮质抑制越严重。

CSI 监测同样无须使用特殊监测电极，监测时将标准心电电极片分别放置于左乳突、左前额以及前额正中三个位置，连接脑状态指数监测仪进行分析即可获得监测数据，大大降低监测成本。

三、影响麻醉深度监测的因素

患者年龄、体温、脑灌注、环境因素、麻醉药物等均可影响各种麻醉深度监测数值准确性。同时，肌松药的使用减弱肌紧张反射，降低大脑兴奋程度，提高监测准确度，但麻醉苏醒期肌松残余可能导致监测数值异常偏低。

（一）年龄

婴幼儿大脑发育尚未成熟，脑电波在各阶段不尽相同，小儿大脑发育成熟要持续至 5 岁，因此，小儿尤其是婴儿的脑电图与成人存在较大差异。目前 BIS 应用于婴儿麻醉深度监测的临床价值尚不明确。有学者认为 7 月龄以上婴儿的 BIS 值与七氟烷麻醉深度相关性较好，而 6 月龄以下 BIS 值偏低，作为麻醉深度监测依据时需慎重。同样，年龄与熵指数相关性存在差异。大量研究表明年幼儿与熵指数相关性较差，可能也与年幼儿大脑尚未发育成熟有关。在婴幼儿（大于 4 月龄）七氟烷麻醉行麻醉深度监测时，NT 较为准确。在儿科患者中，AEP 也较可靠地行地氟烷-瑞芬太尼麻醉中的深度监测。

老年患者器官功能衰减，麻醉耐受能力降低，术后麻醉并发症发生风险加大。Koch 等发现随着麻醉深度加深，脑电图出现爆发性抑制波形，这可能诱发患者术后的认知功能发生障碍。因此，老年患者术中维持的麻醉深度不应过深。但多种因素可能影响老年患者的麻醉深度监测准确性。由于老年患者脑功能退行性变化，BIS 仪器可误将微弱的脑电信号分析为爆发性抑制，进而将实际较浅的麻醉监测为较深的麻醉深度。因此，老年患者的 BIS 监测结果需与生命体征、手术刺激等多方面结合共同考虑。熵指数预测老年患者麻醉深度的效果与成年人相似，可替代 BIS 用于老年患者的麻醉深度监测。

（二）体温

正常体温是机体代谢和生命活动的必要条件，体温下降时人体基础代谢率随之降低，各组织器官功能相应减少。在深低温体外循环心脏手术中，体温每下降 1℃，BIS 降低 1.8，这可能由于脑代谢显著降低所致。BIS 恢复速率与深低温心脏停循环时间存在相关性。而在低体温时，相较于 BIS，AEP 在手术全程均未出现与诱导前数值重叠的状态，因此 AEP 是在低温体外循环心脏手术中最为稳定和可靠的麻醉深度监测指标。

（三）脑灌注

正常人脑血流占全身血流的 15% ~ 20%，耗氧量占全身的 25%。脑组织能量供给主要依靠稳定而持续的脑血流。脑血流量受脑灌注压影响，脑灌注压是平均动脉压与颅内压的差值，正常值为 70 ~ 100 mmHg。BIS 值异常降低或突然下降时可能表明脑灌注不足。

（四）环境因素

在某些情况下医疗仪器可影响 BIS 监测准确性，包括起搏器、外科导航系统、电刀等。熵指数在 40 ~ 60 之间时能有效降低术中知晓的发生率，且不易受电刀及额肌电信号干扰，因此较为稳定，可监测术中的镇静与镇痛深度，预防术中知晓。AEP 在临床应用的准确性已获认可但其测定值的特异性和灵敏度均达不到 100%，主要是监测仪使用环境要求较高，如易受人为移动和术中电刀等的干扰，且 AEP 需给予听觉刺激，对于听力障碍者并不适用。

（五）麻醉药物

麻醉药物主要包括静脉麻醉药、吸入麻醉药和麻醉性镇痛药。大部分麻醉药物与麻醉深度监测有很好的相关性，但也有些药物的相关性较低。

静脉麻醉药丙泊酚、依托咪酯、咪达唑仑以及硫喷妥钠与 BIS 相关性较好，其中丙泊酚与 BIS 相关性最佳，BIS 下降与丙泊酚浓度升高呈线性相关，其次是硫喷妥钠、依托咪酯、咪达唑仑。而氯胺酮则与之相反，使用氯胺酮后 BIS 值反而升高，因此 BIS 无法监测氯胺酮镇静深度。研究发现在氯胺酮麻醉意识消失后、插管前及插管后，AEP 值相较于 BIS 值均较低，这可能表明 AEP 可用于评估氯胺酮的镇静状态。

BIS 可用于反映吸入麻醉药镇静程度。但值得注意的是，在相同 MAC 水平时，氟烷比异氟烷和七氟烷所引起的 BIS 值高，增加异氟烷剂量可致一过性的异常 BIS 反应，而 N₂O 则对 BIS 影响较小。然而年龄校正后呼气末麻醉药浓度>0.7 MAC 与 BIS < 60 在减少术中知晓方面无差异。AEP、熵指数受吸入麻醉剂影响较小，因此可用于吸入麻醉深度监测。但是临床中全凭吸入麻醉使用较少，大多与静脉麻醉药复合使用，该情况下各种监测方式与麻醉药物的相关性还需进一步研究。

术中使用的麻醉性镇痛药主要是指阿片类药物，阿片类药物对 BIS 的影响一直颇有争议。

BIS 作为监测镇静深度的手段，并无法预测镇痛药物的镇痛效果，而且阿片类药物仅有极小的镇静遗忘作用，但阿片类药物可能通过增强镇静药物效果达到降低 BIS 的作用。

（六）肌松药物

前额肌张力过高可增加 BIS 值，使用神经肌肉阻滞剂（neuromuscular blocking agents，NMBAs）可减弱肌电信号从而降低 BIS 值。在麻醉维持过程中，肌松作用减退导致的肌电活动增加可引起 BIS 假性升高，从而影响 BIS 监测的准确性。有病例报道了一名 87 岁女性苏醒期 BIS 过低，而给予舒更葡糖钠拮抗肌松药物作用后立即睁眼。因此，BIS 不能准确估计使用肌松药的老年患者苏醒期的麻醉深度。另有研究提示，NT 易受额肌收缩干扰，在肌松药使用的情况下可将肌肉收缩的影响降低，提高 NT 准确性。

总之，为维持全身麻醉过程中理想麻醉的深度、避免术中知晓的发生，同时减少术后认知功能障碍和其他术后并发症，麻醉深度监测已体现出极大的临床价值。然而，各种监测手段均有一定的局限性，尤其在危重患者的麻醉处理过程中。所以在临床工作中应依据监测结果，同时结合患者对伤害性刺激的反应，才能准确评估患者的麻醉深度，从而降低术中知晓发生率，保证患者的麻醉安全。

第六节　脑功能区定位技术

随着神经外科的发展，颅内病变手术的理念由传统最大范围的切除逐渐转变为保留患者神经功能基础上的最大限度切除，从而将患者神经功能损伤降到最低。由于有病变脑组织的存在，脑解剖结构的标识通常会有一些变化，完全依赖解剖标记常会导致判断不够精确甚至错误，另一方面许多病变组织与正常脑组织在肉眼情况下难以区分。这就需要借助设备如术中神经导航技术、fMRI、超声等帮助定位和鉴别，还可以通过神经电生理方法区别正常和异常脑组织，协助重要功能区如运动皮质和语言功能区的定位、特殊核团的定位等，从而改善手术效果、减少手术相关并发症。

一、体感诱发电位皮质翻转定位中央沟

（一）体感诱发电位皮质翻转

中央沟一直是划分皮质感觉区和运动区的解剖学界限。解剖学先驱 Penfield 和 Boldrey 通过对大脑皮质刺激的研究，最早提出运动皮质小人形状（homunculus）的排列现象，指出支配身体对侧肌肉活动的运动中枢代表区在大脑皮质表面是按照一定的顺序排列的。刺激中央沟两侧的任何一个部位均能产生感觉和运动的反应。特别是刺激中央后回可以引起运动反应，而且可以在中央前回检测到感觉诱发电位反应。有研究发现，在刺激人类的感觉和运动皮质的同时，直接记录皮质诱发电位，结果显示诱发电位反应信号可以穿过中央沟产生自相矛盾的反应。这些感觉和运动代表区在解剖结构上的变异，使得功能上的分区变得更加困难。因此，在神经外科手术中，精确定位运动皮质区并不容易。利用体感诱发电位（SEP）在中央区位相倒置的特性，在手术中辨别感觉和运动皮质功能区边界是非常可靠、实用的方法。本体感觉诱发电位在中央区位相倒置是指电刺激外周神经（如正中神经）在中央后回可以记录到一个双相的负 - 正诱发电位，在中央前回记录到一个相位镜像倒置（mirror image）的正负诱发电位（图 3-2）。

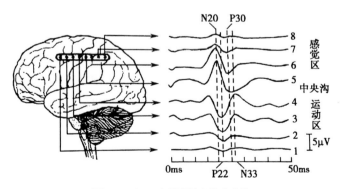

图 3-2　SEP 皮质翻转定位中央沟

（二）SEP 皮质翻转定位运动区的临床应用方法

刺激电极通常为盘状电极，也可为针形电极，根据手术区域的不同，刺激部位可为正中神经（病变对侧腕部）和胫后神经（病变对侧脚踝部）。记录电极为电极片和金属导丝埋藏于胶片内部的硅胶条状电极。参考电极一般位于额极部位，亦可放置在切口的皮瓣上。地线常用皮下针电极放置在手术侧肩头上。鉴别感觉和运动功能区主要根据波形位相倒置确定位置，N20 代表中央后回，P22 代表中央前回，如果出现波形反转倒置，两者之间即为中央沟（图 3-2），亦可根据中央沟的定位推算运动区位置，在中央沟的前后，中央前回和中央后回呈对称排列，从而初步定位出皮质运动区和感觉区。

（三）SEP 皮质翻转注意事项

理论上，上肢的感觉在中枢投射区位于中央后回中部区域，体表投影位于鼻根与枕外粗隆连线中点向后 2 cm，中线旁开 7 cm 处。但临床中，由于肿瘤、脑水肿等占位病变的挤压或大脑发育异常、个体差异的影响，上肢的感觉中枢位置往往会有一定程度的移位。因此必须将出现波形最好、波幅最大的区域作为相应感觉区。

测量时应保证电极与大脑皮质紧密接触，避免待测区域干燥。当手术区域非常靠近中线区域时，可选取下肢胫后神经作为刺激位置。由于各厂家生产的电极的规格、尺寸都不同，术前应与手术医师做好沟通，根据术中需要如切口、暴露范围来决定使用哪种电极。SEP 皮质翻转简单易行，有学者研究其成功率高达 98.5%。虽然利用 SEP 皮质反转定位运动区的方法简单、方便易行，但是也会受到手术部位、手术视野切口大小的限制。如手术区域离感觉区较远，SEP 皮质翻转定位准确性可降低。有研究显示，SEP 皮质翻转联合直接皮质电刺激在术中能更有效地定位出感觉运动区。

二、术中癫痫灶定位

（一）术中直接电刺激术

术中直接电刺激技术（intraoperative direct electrostimulations，iDES）应用于临床已有 20 余年的历史，在术中每一位置和每一时刻能够实时监测皮质和皮质下功能区，是一种准确、可靠、安全的技术，也是目前术中定位癫痫灶的金标准。

此法最初使用时以 50 Hz 或 60 Hz 频率的电流直接刺激大脑皮质运动区持续约 1 s，此后得到进一步发展，由最初刺激大脑皮质后观察相应肌肉的收缩来判定运动区域演变为采用肌电图记录肌纤维的电位变化，使其更加敏感准确和更加安全。以更低的刺激强度就可诱发动作电位，且对癫痫的监测更加准确、及时。

但直接电刺激法亦存在局限，刺激强度过低不易引起皮质兴奋，强度过高又容易引起癫痫发作。这种癫痫发作常分为两种，一种为刺激大脑运动皮质后诱发的躯体肌肉肉眼可见的收缩运动或者抽搐，在刺激停止以后，肌肉的收缩运动或者抽搐仍可持续一段时间，这种较为常见，其发生率约为10%。另一种为表现为在电刺激大脑皮质后只是在肌电图上记录到运动诱发电位，无肢体肌肉收缩、抽搐等临床表现，停止电刺激之后，肌电图仍能持续记录到肌电反应，其发生率约为14%。直接电刺激方法刺激所需的时间较长，诱发引起的肌肉收缩强度较大，癫痫发作率较高，且在病灶切除术中不能用来持续监测皮质脊髓束的功能。

（二）术中皮质脑电图

Penfield和Jasper在20世纪中期率先使用了皮质脑电图（electrocorticogram，ECoG）。此后，ECoG在术中定位癫痫灶发挥了重要作用，目前在全世界范围内有80%～84%的癫痫中心采用ECoG来辅助定位致痫灶从而指导术中病灶切除。ECoG是指用颅内硬膜下电极和（或）深度电极监测大脑一定区域癫痫异常放电活动所做的脑电图记录，常使用8～64导联深部电极在术中同步探测颞叶内侧的海马、杏仁核等部位，通过实时脑电活动监测，仔细分析异常脑电传播途径，进一步确定致痫灶部位和范围，指导确定具体术式。由于其将电极直接放在大脑皮质描记电活动，排除了头皮、颅骨的影响，定位更准确，且对于异常脑电信号更敏感，具有更高的时间、空间分辨率。ECoG还可用于监测皮质刺激时引发的癫痫样放电，即所谓的后放电。

由于病灶性癫痫发病机制一般认为是病灶刺激作为诱因引起癫痫发作，但病灶对周围脑组织造成的病理改变并不能随着病灶的去除而恢复，对此类患者仅切除病灶后仍有可能再次发生癫痫。癫痫患者异常放电组织的构成，包括致痫区、激惹区、致痫病灶等区域；各种检查定位的关键在于确定致痫区的位置，因为病灶区不一定是致痫区，也不一定是引起癫痫的临床症状产生区，为消除癫痫症状，治疗要同时对致痫病灶、致痫灶等进行手术干预。致痫灶位置不定，可与病灶完全或部分重合，也可能与病灶不相关。

因此，即使术前经过视频脑电图（video-electroencephalography，VEEG）定位致痫灶位置，术中予以处理后并不能保证术后获得良好预后。ECoG可在术中记录到更广泛的棘波或低幅快波，并可持续监测，脑电波幅是普通头皮脑电图的10倍，因此对致痫灶的定位更加精准。LEE等的研究发现，对于颅脑MRI结果阴性的患者，术中在ECoG监测指导下，手术有效率由33.3%提高到76.5%。在术中应用可进一步明确癫痫灶的位置、范围和功能区，指导选择手术治疗方式；同时术中在病灶及致痫灶切除后可再次应用ECoG监测是否有未被切除的残留脑组织发放异常癫痫样放电，对此类未切除的残余异常放电部位继续扩大切除或行皮质纤维热灼术等，提高手术疗效。

ECoG亦存在局限性，如在有限的采样时间内ECoG记录可能无法记录到癫痫发作事件，此外，电极放置受到暴露的皮质区域和手术时间的限制，可能会出现抽样误差，并且其记录受麻醉药、麻醉镇痛药和手术本身的影响。在行ECoG监测前，麻醉医师将丙泊酚、瑞芬太尼等麻醉药物剂量减小，以减浅麻醉深度，同时维持一定的肌松阻滞，促进皮质电图记录。尽管有以上限制，在最新的临床神经生理学的研究中及其在癫痫手术治疗中，ECoG依然有着的广泛的应用。

三、语言皮质和皮质下功能区定位

（一）直接电刺激定位语言功能区

对于 Broca 区及 Wernicke 区等核心语言功能区附近的肿瘤，为尽可能切除肿瘤且最大限度保护患者术后语言功能，在术中，可唤醒下使用电刺激监测定位语言区。语言对刺激的反应以抑制作用为主，术中定位语言功能区通常先进行感觉运动区定位，记录诱发出面部和手的感觉或运动反应时的电流强度。再以 2 mA 电流强度开始定位语言区，如果术中电刺激情况下患者出现语言异常，则判断此处皮质为语言相关功能区，用数字标签标记，继续检查下一个区域，直至标记出所有的语言区，作为切除的浅部功能边界开始切除。切除肿瘤和皮质下刺激交替进行。当出现语言障碍时停止切除，由此确定切除的深部功能边界。在切除肿瘤后可再次测试患者的语言功能以预测术后语言功能。

为准确解释皮质和皮质下刺激诱导的语言障碍，术中必须有语言治疗师或受过语言专科培训的麻醉医师进行评价。典型的言语和语言障碍描述如下：失语性中断，能正确说出"这是一个……"但是不能命名；失语性紊乱，能说出"这是一个……"但是命名错误。构音障碍为言语紊乱（speech disturbance），完全不能发音为言语中断（speech arrest）。言语紊乱和言语中断是由于发音器官受到干扰或抑制。在言语中断的情况下，刺激皮质同时要求患者左右伸舌，这种情况下患者常常不能完成该动作。因此刺激诱发失语性中断和紊乱的部位作为语言部位，刺激诱发言语紊乱和言语中断的部位作为言语部位统称为语言相关区。

（二）直接电刺激定位语言区注意事项

术前存在理解、阅读、复述、命名等言语障碍的患者，不适于唤醒麻醉定位技术，因为患者在术中不能合作或进行语言测试。部分非流利性失语患者，如果没有理解障碍并且能够复述单个词，就可以进行测试。

术中难以定位咽和舌运动区。因此，观察者术中只进行大致目测并不可靠，必须触摸面部或喉咙感知细微的运动。电流的增加不能产生更多的可以觉察到的运动，反而增加诱发癫痫的风险。

术中直接电刺激时癫痫发作可用冰盐水局部冲洗来控制，冰盐水控制癫痫发作后，不要紧接着重复刺激。一方面是为了避免产生新的癫痫，另一方面是低温可以产生假阴性。进行语言功能定位时由于需要时间较长，难以区别患者言语变化是因为疲劳产生还是电刺激的结果。在这种情况下可让患者休息几分钟后再进行测试。

（三）唤醒试验相关麻醉技术

为配合术中对语言区定位测试的顺利进行，常需要使用术中唤醒试验（neurological wake-up test，NWT），完善的麻醉方案可以提高患者的麻醉耐受力，增加麻醉安全性。目前临床上常采用清醒镇静麻醉和全凭静脉麻醉。

清醒镇静麻醉是 NWT 常用麻醉技术之一，在切口局部浸润麻醉和（或）头部神经阻滞的基础上应用镇静/镇痛药物可以减轻患者的恐惧、焦虑及术中疼痛，还能消除对伤害性刺激的记忆，从而提高患者的舒适和接受程度。清醒镇静是让患者安静，不焦虑，注意力下降，遗忘，虽行动迟缓但仍具有语言交流和合作能力，可遵嘱做出反应，配合手术，即利用药物对患者中枢神经系统产生抑制，提高患者的耐受性和依从性，使手术操作得以顺利进行。常用药物有氟哌利多、咪达唑仑、丙泊酚、芬太尼等。清醒镇静麻醉方法主要适用于一般情况良好、心理状态稳定，颅内病变部位表浅，手术 4 h 左右可以完成的患者。

对于不能耐受清醒镇静唤醒麻醉的患者，可采用全凭静脉麻醉。丙泊酚和瑞芬太尼靶控输注（TCI）是目前 NWT 的主要应用方法。在 TCI 行静脉麻醉时，要获得满意的麻醉效果，必须熟悉所选择药物的血药浓度 - 效应的关系，以便设置靶控浓度（表 3-1）。

表 3-1　常用药物血浆浓度与临床效应之间的关系

药物	麻醉诱导	切皮	自主呼吸	清醒	镇痛或镇静
丙泊酚（μg/mL）	4 ~ 6	2 ~ 6	—	0.8 ~ 1.8	1 ~ 3
瑞芬太尼（ng/mL）	4 ~ 8	4 ~ 6	<（1 ~ 3）	—	1 ~ 2

四、脑深部核团功能立体定向技术

（一）脑深部电刺激术

脑深部电刺激术（deep brain stimulation，DBS）属于神经调控疗法技术之一，被称为"脑起搏器"手术，是近 30 年来立体定向功能神经外科领域逐步发展起来的一项新技术，是一种通过向脑内植入电极，连接神经刺激器，通过电刺激脑内特定核团治疗功能性脑疾病的治疗手段。相对于核团毁损手术，DBS 具有可逆、可调节、非破坏、不良反应小和并发症少等优点，逐渐替代毁损术成为帕金森病（Parkinson's disease，PD）外科治疗的首选方法。

DBS 治疗 PD 的主要靶点核团包括丘脑腹中间核（ventral intermediate nucleus，Vim）、苍白球（globus pallidus，Gpi）和丘脑底核（subthalamic nucleus，STN）。其中，Vim-DBS 主要对震颤效果明显，而对 PD 的其他症状效果不佳，STN-DBS 由于其对 PD 患者的主要症状效果显著，比 Gpi-DBS 更具有经济性，是目前 DBS 治疗的常用核团。此外，近年来发现一些新的核团，如中脑脚桥核（PPN），PPN-DBS 与改善步态有关。对于 DBS 手术，选择不同的靶点核团可解决不同的疾病。

（二）DBS 的临床实施

患者在术前需安装立体定向仪，立体定向技术的发展提高了靶点定位的精确度。定向仪固定框架两侧的横杆常位于患者鼻翼和耳郭软骨最低点的连线，麻醉前需注意是否影响患者供氧或气管插管。由于个体差异、脑萎缩、术中脑脊液的丢失等因素可以导致影像学定位的靶点与实际核团存在偏差，故术中常需用微电极记录验证靶点。以 STN 核团为例，STN 核团位于丘脑下方 1 ~ 3 mm 处，进入 STN 上边界时，神经元放电密度和背景噪声均迅速增加（图 3-3）。记录的过程中，当一出现这种背景噪声增加以及放电幅度增加的细胞放电特点时，可以确定为 STN 的上边界。当电极走出 STN 后，背景噪声变小，直到遇到黑质后，背景噪声再次增加。从离开 STN 到遇到黑质这段距离为 0.5 ~ 3 mm。在这段区域中，STN 神经元的放电幅度和背景噪声是逐渐降低的，这段区域的中点被确定为 STN 的下边界。待电极植入后，利用术中临时刺激器实施临时刺激，观察 PD 症状改善情况和有无刺激不良反应。待术中验证靶点准确后放置颅内电极，并通过连接线与脉冲发生器（impluse generator，IPG）相连，将 IPG 埋于锁骨下，皮下缝合切口。

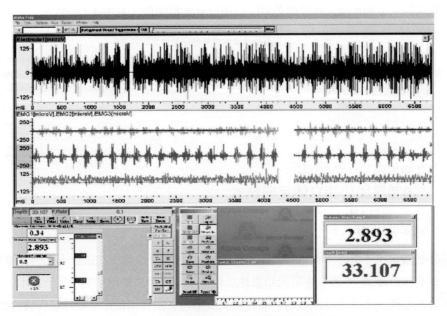

图 3-3　DBS 术中微电极记录丘脑底核电生理信号

（三）DBS 手术麻醉注意事项

DBS 手术需分步进行，不同手术步骤对麻醉要求不同。一般来说，植入 IPG 之前的操作可以在局麻监测、神经阻滞或清醒镇静下完成。而植入 IPG，更换起搏器电池以及将 DBS 与 IPG 连接的过程，需要在头皮下以及颈部皮下建立隧道，刺激较大，通常需要在全麻下完成。不论选用何种麻醉方法，DBS 的麻醉管理应能提供良好的手术条件，协助术中神经监测（如微电极记录确认靶点位置），并能及时发现快速诊治相关并发症。

五、麻醉相关因素对术中定位的影响

（一）麻醉对 SEP 翻转定位中央沟的影响

由于全身麻醉对神经传递特别是大脑皮质神经元间的传递有抑制作用，所以对 SEP 也有明显的抑制。麻醉过深等造成 SEP 潜伏期延长、波幅降低的因素，可使术中 SEP 翻转波形差异减小，造成定位误差。

静吸复合麻醉时，七氟烷、异氟烷在 0.5 ~ 1.0 MAC 时，SEP 波形影响较小；1.0 ~ 1.5 MAC 时，SEP 出现波幅降低，潜伏期延长；1.5 MAC 时，SEP 波幅趋于消失。在条件允许的情况下，推荐使用全凭静脉麻醉，丙泊酚 1.5 ~ 2.5 mg/（kg·h）可完全不影响 SEP 波幅。此外，术中因需要使用的辅助药物如降压药等，在降血压同时引起 CBF 减少，亦可使 SEP 改变。术中人体状态变化如体温下降、低血压，均可使 SEP 波幅降低和潜伏期延长。

（二）麻醉对 ECoG 的影响

术中随着麻醉深度的增加，ECoG 可逐渐出现变化：首先额区出现快波活动，进而快波活动逐渐广泛并出现阵发性慢波活动，之后频率逐渐减慢，波幅增高，出现暴发-抑制图形。

吸入麻醉药对脑电图的影响和剂量有关，低浓度时引起兴奋作用，高浓度时引起抑制作用。N_2O 可抑制癫痫患者的癫痫样放电，因此癫痫术中进行 ECoG 记录时不宜应用。异氟烷低浓度时抑制癫痫样放电，高浓度时引起脑电图突然抑制甚至出现等电位。七氟烷低浓度时使脑电图频率和波幅均增加，高浓度时使频率和波幅降低，可诱发出癫痫样放电。

静脉麻醉药如短效巴比妥类药物低浓度时可引起癫痫样放电，高浓度时有抗惊厥作用。短效巴比妥类药物给药后出现 β 活动增多，随着剂量增加，δ 活动增加，大剂量时可引起暴发-抑制图形。依托咪酯对脑电图的影响与巴比妥类相似。丙泊酚和苯二氮䓬类药物低浓度时 β 活动增多，大剂量时 δ 活动增加。氯胺酮可兴奋中枢神经系统的各个部位，引起广泛性或局限性癫痫样放电，用于儿童麻醉时可引起癫痫发作，发生率为 0.14% ~ 0.5%。

麻醉性镇痛药如瑞芬太尼，小剂量对癫痫患者术中 ECoG 的尖波活动影响很小，高剂量瑞芬太尼会显著增加棘波或重复性棘波爆发的频率，同时使周围脑区电活动受到抑制。

右美托咪啶具有剂量依赖性的镇静、催眠和抗焦虑作用，因其镇静效果类似于自然睡眠，因此不会影响功能神经外科手术中的电生理监测。在癫痫患者颅内电极埋置术中或致痫灶切除术中应用右美托咪啶，对术中 ECoG 监测影响较小。

总之，脑功能区病变手术应根据患者术前影像学资料、术中解剖学定位、电生理监测结果决定病变切除范围，手术过程中手术医师、麻醉医师和电生理监测医师密切配合，制订完善合理的麻醉方案，才能保证监测结果的可靠性和减少监测期间患者并发症的发生，从而提高手术效果，改善患者预后。

（高梅　龚婵娟　刘存明）

参考文献

[1] GREENBERG M S. Greenberg's Handbook of Neurosurgery［M］. 8th ed. New York: Thieme, 2016.
[2] KUKRETI V, MOHSENI-BOD H, DRAKE J. Management of raised intracranial pressure in children with

traumatic brain injury [J]. J Pediatric Neurosci, 2014, 9(3): 207-215.

[3] CARNEY N, TOTTEN A M, O'REILLY C, et al. Guidelines for the management of severe traumatic brain injury, fourth edition [J]. Neurosurgery, 2017, 80(1): 6-15.

[4] NAG D S, SAHU S, SWAIN A, et al. Intracranial pressure monitoring: Gold standard and recent innovations [J]. World J Clin Cases, 2019, 7(13): 1535-1553.

[5] RABOEL P H, BARTEK J JR, ANDRESEN M, et al. Intracranial pressure monitoring: Invasive versus non-invasive methods-a review [J]. Crit Care Res Pract, 2012: 950393.

[6] ANTES S, TSCHAN C A, HECKELMANN M, et al. Telemetric intracranial pressure monitoring with the raumedic neurovent P-tel [J]. World Neurosurg, 2016, 91:133-148.

[7] ANTES S, STADIE A, MÜLLER S, et al. Intracranial pressure-guided shunt valve adjustments with the miethke sensor reservoir [J]. World Neurosurg, 2018, 109: e642-e650.

[8] CHESNUT R M, TEMKIN N, CARNEY N, et al. A trial of intracranial-pressure monitoring in traumatic brain injury [J]. N Engl J Med, 2012, 367(26): 2471-2481.

[9] CARDIM D, ROBBA C, DONNELLY J, et al. Prospective study on noninvasive assessment of intracranial pressure in traumatic brain-injured patients: Comparison of four methods [J]. J Neurotraum, 2016, 33(8): 792-802.

[10] REID A, MARCHBANKS R J, BURGE D M, et al. The relationship between intracranial pressure and tympanic membrane displacement [J]. Br J Audiol, 1990, 24(2): 123-129.

[11] SAMUEL M, BURGE D M, MARCHBANKS R J. Tympanic membrane displacement testing in regular assessment of intracranial pressure in eight children with shunted hydrocephalus [J]. J Neurosurg, 1998, 88(6): 983-995.

[12] STETTIN E, PAULAT K, SCHULZ C, et al. Noninvasive intracranial pressure measurement using infrasonic emissions from the tympanic membrane [J]. J Clin Monit Comput, 2011, 25(3): 203-210.

[13] SWANSON J W, ALEMAN T S, XU W, et al. Evaluation of optical coherence tomography to detect elevated intracranial pressure in children [J]. JAMA Ophthalmol, 2017, 135(4): 320-328.

[14] MAISSAN I M, DIRVEN P J, HAITSMA I K, et al. Ultrasonographic measured optic nerve sheath diameter as an accurate and quick monitor for changes in intracranial pressure [J]. J Neurosurg, 2015, 123(3): 743-747.

[15] JEON J P, LEE S U, KIM S E, et al. Correlation of optic nerve sheath diameter with directly measured intracranial pressure in Korean adults using bedside ultrasonography [J]. PLoS One, 2017, 12(9): e0183170.

[16] KIRKPATRICK P J, SMIELEWSKI P, CZOSNYKA M, et al. Continuous monitoring of cortical perfusion by laser Doppler flowmetry in ventilated patients with head injury [J]. J Neurol Neurosurg Psychiatry, 1994, 57(11): 1382-1388.

[17] ROSENTHAL G, SANCHEZ-MEJIA R O, PHAN N, et al. Incorporating a parenchymal thermal diffusion cerebral blood flow probe in bedside assessment of cerebral autoregulation and vasoreactivity in patients with severe traumatic brain injury [J]. J Neurosurg, 2011, 114(1): 62-70.

[18] SPRINGBORG J B, FREDERIKSEN H J, ESKESEN V, et al. Trends in monitoring patients with aneurysmal subarachnoid haemorrhage [J]. Br J Anaesth, 2005, 94(3): 259-270.

[19] LE ROUX P, MENON D K, CITERIO G, et al. The International Multidisciplinary Consensus Conference on Multimodality Monitoring in Neurocritical Care: evidentiary tables: a statement for healthcare professionals

神经外科精确麻醉

from the Neurocritical Care Society and the European Society of Intensive Care Medicine [J]. Neurocrit Care, 2014, 21 Suppl 2: S297-S361.

[20] TIMOFEEV I, CARPENTER K L, NORTJE J, et al. Cerebral extracellular chemistry and outcome following traumatic brain injury: a microdialysis study of 223 patients [J]. Brain, 2011, 134(Pt 2): 484-494.

[21] HINZMAN J M, WILSON J A, MAZZEO A T, et al. Excitotoxicity and metabolic crisis are associated with spreading depolarizations in severe traumatic brain injury patients [J]. J Neurotrauma, 2016, 33(19):1775-1783.

[22] PARAFOROU T, PATERAKIS K, FOUNTAS K, et al. Cerebral perfusion pressure, microdialysis biochemistry and clinical outcome in patients with traumatic brain injury [J]. BMC Res Notes, 2011, 4:540.

[23] STEIN N R, MCARTHUR D L, ETCHEPARE M, et al. Early cerebral metabolic crisis after TBI influences outcome despite adequate hemodynamic resuscitation [J]. Neurocrit Care, 2012, 17(1): 49-57.

[24] SKJØTH-RASMUSSEN J, SCHULZ M, KRISTENSEN S R, et al. Delayed neurological deficits detected by an ischemic pattern in the extracellular cerebral metabolites in patients with aneurysmal subarachnoid hemorrhage [J]. J Neurosurg, 2004, 100(1): 8-15.

[25] UNTERBERG A W, SAKOWITZ O W, SARRAFZADEH A S, et al. Role of bedside microdialysis in the diagnosis of cerebral vasospasm following aneurysmal subarachnoid hemorrhage [J]. J Neurosurg, 2001, 94(5): 740-749.

[26] BELLI A, SEN J, PETZOLD A, et al. Metabolic failure precedes intracranial pressure rises in traumatic brain injury: a microdialysis study [J]. Acta Neurochir(Wien), 2008, 150(5): 461-469; discussion 470.

[27] KURTZ P, CLAASSEN J, HELBOK R, et al. Systemic glucose variability predicts cerebral metabolic distress and mortality after subarachnoid hemorrhage: a retrospective observational study [J]. Crit Care, 2014, 18(3): R89.

[28] KINOSHITA K, MORIYA T, UTAGAWA A, et al. Change in brain glucose after enteral nutrition in subarachnoid hemorrhage [J]. J Surg Res, 2010, 162(2): 221-224.

[29] HUTCHINSON P J, JALLOH I, HELMY A, et al. Consensus statement from the 2014 International Microdialysis Forum [J]. Intensive Care Med, 2015, 41(9): 1517-1528.

[30] GHOSH A, ELWELL C, SMITH M. Review article: cerebral near-infrared spectroscopy in adults: a work in progress [J]. Anesth Analg, 2012, 115(6): 1373-1383.

[31] KAWAGUCHI M, IIDA H, TANAKA S, et al. A practical guide for anesthetic management during intraoperative motor evoked potential monitoring [J]. J Anesth, 2020, 34(1): 5-28.

[32] KIRKMAN M A, SMITH M. Brain oxygenation monitoring [J]. Anesthesiol Clin, 2016, 34(3): 537-556.

[33] ODDO M, BÖSEL J. Participants in the international multidisciplinary consensus conference on multimodality monitoring. Monitoring of brain and systemic oxygenation in neurocritical care patients [J]. Neurocrit Care, 2014, 21 Suppl 2: S103-S120.

[34] KIRKMAN M A, SMITH M. Supratentorial intracerebral hemorrhage: a review of the underlying pathophysiology and its relevance for multimodality neuromonitoring in neurointensive care [J]. J Neurosurg Anesthesiol, 2013, 25(3): 228-239.

[35] LAFLAM A, JOSHI B, BRADY K, et al. Shoulder surgery in the beach chair position is associated with diminished cerebral autoregulation but no differences in postoperative cognition or brain injury biomarker levels compared with supine positioning: the anesthesia patient safety foundation beach chair study [J].

3

Anesth Analg, 2015, 120(1): 176-185.

[36] TAVAKOLI S, PEITZ G, ARES W, et al. Complications of invasive intracranial pressure monitoring devices in neurocritical care [J]. Neurosurg Focus, 2017, 43(5): E6.

[37] DENGLER B A, MENDEZ-GOMEZ P, CHAVEZ A, et al. Safety of chemical DVT prophylaxis in severe traumatic brain injury with invasive monitoring devices [J]. Neurocrit Care, 2016, 25(2): 215-223.

[38] CARPENTER K L, YOUNG A M, HUTCHINSON P J. Advanced monitoring in traumatic brain injury: microdialysis [J]. Curr Opin Crit Care, 2017, 23(2): 103-109.

[39] HIGHTON D, GHOSH A, TACHTSIDIS I, et al. Monitoring cerebral autoregulation after brain injury: multimodal assessment of cerebral slow-wave oscillations using near-infrared spectroscopy [J]. Anesth Analg, 2015, 121(1): 198-205.

[40] MÜLLER-PUTZ G R. Electroencephalography [J]. Handb Clin Neurol, 2020, 168: 249-262.

[41] FRANCOEUR C L, MAYER S A. Management of delayed cerebral ischemia after subarachnoid hemorrhage [J]. Crit Care, 2016, 20(1): 277.

[42] ZHANG L T, ZHANG S X, WU S D. Electroencephalogram analysis: an early diagnostic method for assessing cognitive impairment after cerebral hemorrhage [J]. Clin EEG Neurosci, 2014, 45(2): 92-97.

[43] FLORENCE G, GUERIT J M, GUEGUEN B. Electroencephalography (EEG) and somatosensory evoked potentials (SEP) to prevent cerebral ischaemia in the operating room [J]. Neurophysiol Clin, 2004, 34(1): 17-32.

[44] SCHNEIDER J R, DROSTE J S, SCHINDLER N, et al. Carotid endarterectomy with routine electroencephalography and selective shunting: Influence of contralateral internal carotid artery occlusion and utility in prevention of perioperative strokes [J]. J Vasc Surg, 2002, 35(6): 1114-1122.

[45] HAMBRECHT-WIEDBUSCH V S, LI D, MASHOUR G A. Paradoxical Emergence: Administration of Subanesthetic Ketamine during Isoflurane Anesthesia Induces Burst Suppression but Accelerates Recovery [J]. Anesthesiology, 2017, 126(3): 482-494.

[46] CHENG X H, ZHANG L, FU J. Somatosensory evoked potential changes and decompression timing for spinal cord function recovery and evoked potentials in rats with spinal cord injury [J]. Brain Res Bull, 2019, 146: 7-11.

[47] MACDONALD D B, DONG C, QUATRALE R, et al. Recommendations of the International Society of Intraoperative Neurophysiology for intraoperative somatosensory evoked potentials [J]. Clin Neurophysiol, 2019, 130(1): 161-179.

[48] NUWER M R. New alert criteria for intraoperative somatosensory evoked potential monitoring [J]. Clin Neurophysiol, 2019, 130(1): 155-156.

[49] 陈裕光, 万勇, 郑召民, 等. 脊柱侧凸手术中TES-MEP、CSEP阳性与手术操作相关原因分析 [J]. 脊柱外科杂志, 2010, 8(2): 86-89.

[50] THIRUMALA P D, CARNOVALE G, HABEYCH M E, et al. Diagnostic accuracy of brainstem auditory evoked potentials during microvascular decompression [J]. Neurology, 2014, 83(19): 1747-1752.

[51] JOO B E, PARK S K, LEE M H, et al. Significance of wave I loss of brainstem auditory evoked potentials during microvascular decompression surgery for hemifacial spasm [J]. Clin Neurophysiol, 2020, 131(4): 809-815.

[52] TAKATA Y, SAKAI T, HIGASHINO K, et al. State of the art: Intraoperative neuromonitoring in spinal

deformity surgery [J]. J Med Invest, 2015, 62(3-4): 103-108.

［53］ PATEL M S, WILENT W B, GUTMAN M J, et al. Incidence of peripheral nerve injury in revision total shoulder arthroplasty: an intraoperative nerve monitoring study [J]. J Shoulder Elbow Surg, 2021, 30(7): 1603-1612.

［54］ KLOPMAN M A, SEBEL P S. Cost-effectiveness of bispectral index monitoring[J]. Curr Opin Anaesthesiol, 2011, 24(2): 177-181.

［55］ JOHANSEN J W, SEBEL P S. Development and Clinical Application of Electroencephalographic Bispectrum Monitoring[J]. Anesthesiology, 2000, 93(5): 1336-1344.

［56］ BELL S L, SMITH D C, ALLEN R, et al. Recording the middle latency response of the auditory evoked potential as a measure of depth of anaesthesia. A technical note[J]. Br J Anaesth, 2004, 92(3): 442-445.

［57］ 卢海洋, 李淑琴, 王保国. 维库溴铵对大脑状态指数监测的影响[J]. 临床麻醉学杂志, 2009, 25(4): 342-343.

［58］ WALLENBORN J, KLUBA K, OLTHOFF D. Comparative evaluation of Bispectral Index and Narcotrend Index in children below 5 years of age[J]. Paediatr Anaesth, 2007, 17(2): 140-147.

［59］ DAVIDSON A J, HUANG G H, REBMANN C S, et al. Performance of entropy and Bispectral Index as measures of anaesthesia effect in children of different ages[J]. Br J Anaesth, 2005, 95(5): 674-679.

［60］ DENNHARDT N, ARNDT S, BECK C, et al. Effect of age on Narcotrend Index monitoring during sevoflurane anesthesia in children below 2 years of age[J]. Paediatr Anaesth, 2018, 28(2): 112-119.

［61］ CHEUNG Y M, SCOONES GP, STOLKER RJ, et al. Monitoring Depth of Hypnosis: Mid-Latency Auditory Evoked Potentials Derived aepEX in Children Receiving Desflurane-Remifentanil Anesthesia [J]. Anesth Analg, 2020, 130(1): 194-200.

［62］ KOCH S, SPIES C. Neuromonitoring in the elderly[J]. Curr Opin Anaesthesiol, 2019, 32(1): 101-107.

［63］ HAYASHI K, SAWA T. Falsely reduced bispectral index during light anaesthesia in the elderly[J]. Eur J Anaesthesiol, 2016, 33(2): 150-152.

［64］ ZIEGELER S, BUCHINGER H, WILHELM W, et al. Impact of deep hypothermic circulatory arrest on the BIS index[J]. J Clin Anesth, 2010, 22(5): 340-345.

［65］ DOI M, GAJRAJ R J, MANTZARIDIS H, et al. Effects of cardiopulmonary bypass and hypothermia on electroencephalographic variables[J]. Anaesthesia, 1997, 52(11): 1048-1055.

［66］ MYLES P S. Bispectral index monitoring in ischemic-hypoxic brain injury[J]. J Extra Corpor Technol, 2009, 41(1):15-19.

［67］ SINGH H. Bispectral index (BIS) monitoring during propofol-induced sedation and anaesthesia [J]. Eur J Anaesthesiol, 1999, 16(1): 31-36.

［68］ HIROTA K. Special cases: ketamine, nitrous oxide and xenon [J]. Best Pract Res Clin Anaesthesiol, 2006, 20(1): 69-79.

［69］ MATSUSHITA S, ODA S, OTAKI K, et al. Change in auditory evoked potential index and bispectral index during induction of anesthesia with anesthetic drugs[J]. J Clin Monit Comput, 2015, 29(5): 621-626.

［70］ HAYASHI K. Inappropriately low bispectral index of the elderly during emergence from sevoflurane anesthesia[J]. J Clin Anesth, 2016, 34: 279-281.

［71］ JAMESON L C, SLOAN T B. Neurophysiologic monitoring in neurosurgery [J]. Anesthesiol Clin, 2012, 30(2): 311-331.

3

［72］ NUNES R R, BERSOT C D A, GARRITANO J G. Intraoperative neurophysiological monitoring in neuroanesthesia［J］. Curr Opin Anaesthesiol, 2018, 31(5): 532-538.

［73］ 赵焕燕, 乔慧, 朱军, 等. 体感诱发电位与直接皮质电刺激在大脑功能区手术中的联合应用及效果评价［J］. 中华神经外科杂志, 2009, 25(8):724-726.

［74］ SAITO T, MURAGAKI Y, MARUYAMA T, et al. Intraoperative functional mapping and monitoring during glioma surgery［J］. Neurol Med Chir (Tokyo), 2015, 55 Suppl 1:1-13.

［75］ NOSSEK E, KORN A, SHAHAR T, et al. Intraoperative mapping and monitoring of the corticospinal tracts with neurophysiological assessment and 3-dimensional ultrasonography-based navigation. Clinical article［J］. J Neurosurg, 2011, 114(3): 738-746.

［76］ 郭松, 庄平, 李建宇, 等. 微电极记录与影像技术联合应用对帕金森病脑深部电刺激最佳刺激治疗位置的研究［J］. 临床神经外科学杂志, 2016, 13(12): 408-411.

［77］ GRAAT I, FIGEE M, DENYS D. The application of deep brain stimulation in the treatment of psychiatric disorders［J］. Int Rev Psychiatry, 2017, 29(2): 178-190.

［78］ RUGHANI A, SCHWALB J M, SIDIROPOULOS C, et al. Congress of Neurological Surgeons Systematic Review and Evidence-Based Guideline on Subthalamic Nucleus and Globus Pallidus Internus Deep Brain Stimulation for the Treatment of Patients With Parkinson's Disease: Executive Summary［J］. Neurosurgery, 2018, 82(6): 753-756.

［79］ TERRY R S, TARVER W B, ZABARA J. The implantable neurocybernetic prosthesis system［J］. Pacing Clin Electrophysiol, 1991, 14(1): 86-93.

［80］ TOFFA D H, TOUMA L, EL MESKINE T, et al. Learnings from 30 years of reported efficacy and safety of vagus nerve stimulation (VNS) for epilepsy treatment: A critical review［J］. Seizure, 2020, 83: 104-123.

神经外科精确麻醉

第四章
特殊神经外科手术的精确麻醉管理

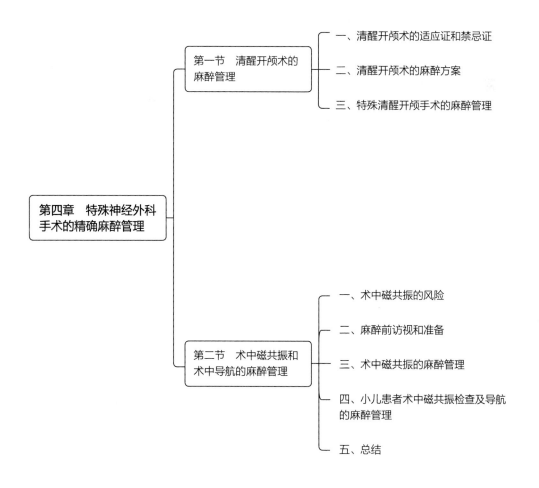

第四章 特殊神经外科手术的精确麻醉管理

- 第一节 清醒开颅术的麻醉管理
  - 一、清醒开颅术的适应证和禁忌证
  - 二、清醒开颅术的麻醉方案
  - 三、特殊清醒开颅手术的麻醉管理

- 第二节 术中磁共振和术中导航的麻醉管理
  - 一、术中磁共振的风险
  - 二、麻醉前访视和准备
  - 三、术中磁共振的麻醉管理
  - 四、小儿患者术中磁共振检查及导航的麻醉管理
  - 五、总结

4

第一节 清醒开颅术的麻醉管理

现代医学史上，清醒开颅术（awake craniotomy，AC）的历史已有百年。1923 年 4 月 7 日，Karl Winfield Ney 医生成功为患者实施了清醒开颅手术，这也是医学史上公认的第一例局部麻醉下清醒开颅颅内肿瘤切除术。我国第一例有报道的清醒开颅术是 2007 年 3 月于新乡医学院完成的。此后，随着手术技术和麻醉技术的提高以及监测手段的日趋完善，清醒开颅术及相关技术在我国得到快速发展，为患者实施清醒开颅手术的情况逐渐增多。清醒开颅术有利于术中精确定位和最大范围切除病灶，有效避免永久性神经功能缺损，减少术后并发症，缩短恢复时间，从而实现神经外科加速外科康复，并可改善患者的远期预后。在本节，我们将重点讨论清醒开颅术的麻醉管理策略。

一、清醒开颅术的适应证和禁忌证

《神经外科术中唤醒麻醉专家共识（2014）》指出，清醒开颅术的适应证是：①术中需进行皮质脑电图或精细电生理监测的开颅手术，该类手术要尽量避免麻醉药对电信号的干扰，包括癫痫手术、治疗帕金森氏病的深部电极植入术及难治性中枢性疼痛；②临近或位于脑皮质运动、感觉、语言、认知等功能性区域的占位病变；③脑内重要功能区供血血管的手术；④颅内微小病变手术，主要包括脑室切开术、立体定向下脑内活检术及脑室镜手术等。绝对禁忌证是：①术前严重颅内高压，已有脑疝者；②术前合并意识、认知功能障碍者；③术前沟通交流障碍，有严重失语，包括命名性、运动性以及传导性失语，造成医患之间沟通障碍，难以完成术中神经功能监测者；④术前未严格禁食水和饱胃患者；⑤合并严重呼吸系统疾病和长期大量吸烟者；⑥枕下后颅凹入路手术需要俯卧位者；⑦无经验的外科医师和麻醉医师。相对禁忌证为：①对手术极度焦虑、恐惧者；②长期服用镇静药和镇痛药并已成瘾者；③病理性肥胖，BMI > 35 kg/m^2 或合并有阻塞性睡眠呼吸暂停综合征的患者；④肿瘤与硬膜粘连明显，手术引起硬膜疼痛刺激明显者；⑤不能耐受长时间固定体位，如合并脊柱关节炎的患者；⑥有全身或重要器官感染者；⑦重要脏器功能严重受损如严重肝肾功能不全。

随着技术的不断发展和理念的革新，清醒开颅术的禁忌证范围正在逐步缩小。临床经验丰富的麻醉医师和手术医师、配合良好且无心理和行为障碍的患者是成功实施清醒开颅手术的充分必要条件。目前，麻醉医师在清醒开颅术中需要面临的挑战包括术前详细准确地评估患者的合并症，制订详尽的麻醉预案；术中快速精准地调节麻醉药物用量，维持适当的麻醉深度及平稳的血流动力学状态，维持气道通畅和避免呼吸抑制，迅速有效地处理癫痫发作、恶心呕吐等突发情况，尽量减少麻醉药物对皮质脑电图（ECoG）和皮质直接刺激等神经功能测试的影响。管理清醒开颅手术的麻醉医师必须掌握各类镇静和镇痛药物的药理知识，能够根据患者的病情合理使用麻醉药物，充分掌握头皮神经阻滞的理论基础和操作技术，从而保证清醒开颅术期间患者的生命安全。实施手术的神经外科医师应在充分局部麻醉下尽量轻柔操作，减少清醒开颅期间的疼痛刺激。此外，手术医师需要与麻醉医师紧密配合，随时沟通手术操作步骤，并与患者持续交流，对患者的异常情况及时做出反应。

二、清醒开颅术的麻醉方案

本节首先以清醒状态下的脑功能区占位手术为例，介绍清醒开颅术的麻醉管理要点，特殊的清醒开颅术将在本节末进行讨论。

神经外科清醒开颅术的麻醉方案大致可以分为 3 种。①睡眠-清醒-睡眠（asleep-awake-asleep，AAA）技术，该技术在麻醉起始阶段进行麻醉诱导和人工气道建立，麻醉医师根据个人习惯，采用气管导管或喉罩进行间歇性正压通气，在清醒阶段移除气管导管或喉罩，完成颅内操作后再次使患者进入睡眠阶段。②监护麻醉（monitored anesthesia care，MAC），该方案在麻醉起始阶段静脉泵注小剂量镇静及镇痛药物，常用药物为丙泊酚和瑞芬太尼，使患者处于嗜睡但容易被唤醒的麻醉状态，在进行需要患者配合的手术步骤时，进一步减浅麻醉深度或完全停止使用麻醉药物，而在最后阶段再次加深麻醉。手术全过程中需注意维持呼吸道通畅，保证患者氧合良好，必要时可置入鼻咽通气道。③ Hansen 等提出的术中完全清醒的麻醉技术，主要通过对患者进行引导、催眠等心理干预以满足手术需求。

清醒开颅术的麻醉管理原则是：①开关颅过程中充分镇痛；②麻醉和清醒状态之间平稳过渡；③电生理监测时患者清醒合作；④维持患者呼吸循环等生命体征的安全稳定。麻醉医师可根据患者情况和自身经验选择不同的麻醉方案，但必须坚持上述几项原则，不可盲目追求清醒开颅下的颅内操作，应以患者安全为手术的重点和中心。

（一）术前准备

1. 术前评估

麻醉医师应在术前对患者进行全面评估。严格掌握清醒开颅术的适应证，逐条核对是否存在清醒开颅术的禁忌证。详细了解患者高血压、糖尿病、缺血性心脏病等合并症的控制情况及目前用药。对于术前合并癫痫的患者，需与神经外科医师沟通，了解患者的癫痫发作类型和发作时的症状，以利于术中做出及时的判断和处理。术前合并支气管哮喘的患者，开颅操作时的迷走神经反射可能诱发哮喘发作，术前评估时应充分了解患者支气管哮喘的控制情况，并嘱患者持续应用药物治疗直至术晨。术前访视时应着重评估患者的气道条件，观察患者的马氏评分、张口度、BMI 等插管条件，明确缺齿、义齿及松动牙齿的部位，是否合并阻塞性睡眠呼吸暂停综合征及严重程度，综合评估患者是否存在困难气道。此外，麻醉医师应了解颅内病变的部位和性质、是否服用过抗血小板药物以及既往是否有出血病史，核对术前备血情况。

2. 实验室检查

术前访视时，除关注血常规、凝血功能等基础项目外，也要关注患者的肝肾功能。对于术前肝肾功能异常，或合并血浆蛋白水平较低的患者，术前应尽量纠正，而术中用药应酌情减量，以避免药物蓄积，进而影响清醒开颅期间患者的配合程度。血气分析也是麻醉医师需要关注的重点项目，术前血气分析结果体现了患者平静状态下的呼吸功能，可作为清醒开颅期间的参考。有关患者的术前检查，麻醉医师应关注心电图（electrocardiogram，ECG）、胸部X线、超声心动图等项目的结果，并通过影像学检查及临床表现，评估患者颅内压的状态。

3. 患者宣教

患者的配合程度是决定清醒开颅术顺利与否的重要因素之一，因此术前对患者进行宣教十分必要。接受此类手术的患者术前多存在紧张、焦虑，甚至恐惧，因此术前与患者沟通时，最重要的是建立医患双方的充分信任。手术团队应在术前为患者详细讲述手术步骤和需要患者配合的关键点，指导患者练习并适应手术体位，提前模拟术中神经功能评价的项目，并告知患者手术室内的人员、室内温度，使用阿片类药物可能造成患者口干及瘙痒，留置尿管可能导致膀胱刺激症状等一系列不适。

4. 术前用药

对于准备实施清醒开颅术的患者，如术前焦虑，术前一晚可口服艾司唑仑等短效镇静催眠药物。麻醉诱导前可使用咪达唑仑 0.03~0.04 mg/kg，若癫痫患者术中计划进行皮质脑电图（ECoG）描记，则不应使用咪达唑仑。手术当日术前用药应避免使用长效的镇静药物，如苯巴比妥钠，以免影响患者的术中清醒，干扰术中对神经功能的判断。不推荐使用阿托品，可静脉应用盐酸戊乙奎醚 0.01~0.02 mg/kg，起到充分抗胆碱的效果，口干效果不明显，且无心血管反应。建议提前给予止吐药物预防术中恶心呕吐，可以使用甲氧氯普胺 10 mg、恩丹西酮 4~8 mg、小剂量氟哌利多 0.625~2.5 mg 或盐酸托烷司琼 2 mg。

5. 体位摆放

体位摆放与手术顺利与否密切相关，摆放体位时既要便于手术医师和麻醉医师的操作，又要保证患者的安全和舒适。恰当的体位应充分考虑到对颅内压、脑血流和呼吸的影响，避免过分扭转颈部，消毒铺巾后应尽量使患者视野开阔，减轻患者的焦虑。侧卧位目前被认为是清醒开颅术最适宜的体位，便于呼吸管理和术中监测，且患者自觉舒适，摆放过程中需防止患者坠床和损伤臂丛神经。

（二）术中管理

1. 术中监测

清醒开颅术的监测应同常规全身麻醉，常规监测血压、心电图、脉搏氧饱和度（pulse oxygen saturation，SpO_2）、呼吸频率、$P_{ET}CO_2$ 和镇静深度。BIS、听觉诱发电位（AEP）、Narcotrend 等监测可为麻醉医师合理调节镇静药物剂量提供有效参考，部分医院使用简易处理脑电图监测指导镇静药物的使用。手术全程必须给予患者持续的 O_2 吸入，呼吸频率及呼气末 CO_2 监测有助于指导麻醉医师精准使用阿片类药物。有创动脉血压监测是十分必要的，其可实时反映患者的血流动力学变化，便于术中及时进行血气分析，并能减轻血压袖带频繁充气的不适感。术中应持续监测核心体温并维持其在 36℃ 以上，可将直肠作为测温部位。

2. 气道管理

清醒开颅术的气道管理应得到足够重视。手术区域靠近患者的气道，气道部位受到无菌敷料的覆盖以及术中镇静镇痛药物的给予均增加了气道管理的风险及不确定性。手术体位摆放时，应在患者气道前方留出足够空间，手术体位摆放好后，麻醉医师必须及时检查该体位是否利于气道管理。气道建立的工具通常使用喉罩或经鼻气管内插管。使用喉罩的优势在于其作为声门上气道装置，可在有效建立气道的前提下，避免术中清醒阶段患者的呛咳反应，减轻患者的不适感，然而其无法避免胃内容物反流的缺点也需要麻醉医师时刻关注，若术中需要拔除喉罩或再次置入喉罩，也存在激惹气道的可能。经鼻气管内插管通气效果好，但清醒阶段存在呛咳风险，通常需要配合声门下表面麻醉使用，且再次置入时操作较为复杂，可能出现气道建立失败。此外，鼻咽通气道也是手术中解除舌后坠，保持呼吸道通畅的重要工具。在 AAA 麻醉管理技术中，有些国外医院采用的方法是，在深度镇静下使用纤维支气管镜引导，将气管导管经鼻置于咽后部声门上的位置，在患者自主呼吸时，能够说话且没有气道刺激症状，而在紧急状况下，可迅速建立人工气道，此种方法可为 AAA 模式的气道管理提供借鉴。值得注意的是，无论采用何种气道管理方案，在清醒开颅手术期间，麻醉医师必须准备好气管插管用具以处理随时可能发生的紧急情况。

3. 局部麻醉

清醒开颅术期间麻醉医师需要为患者提供充分的镇痛。开颅手术的疼痛来源于头皮和硬膜，而脑组织缺少感觉神经支配，对疼痛刺激反应迟钝。清醒开颅术的局部麻醉技术主要是手术切口局部浸润麻醉和头皮神经阻滞。头皮神经阻滞是在头皮神经周围注射局部麻醉药，可精准阻滞其所支配区域，需要局麻药量小，发生不良反应的风险低，且效果优于局部浸润麻醉，并可提供术后镇痛作用，非常适用于清醒开颅术中的镇痛。

头皮神经阻滞中，准确的解剖定位是阻滞成功的关键，超声引导有助于提高神经阻滞的成功率。头皮每侧的感觉由 6 组神经支配。其中 4 组来源于三叉神经，另两组来源于 $C_2 \sim C_3$ 神经根发出的枕大神经和枕小神经。三叉神经眼神经的分支额神经在眶中部分为眶上神经和滑车上神经，支配前额和头皮前部的感觉；三叉神经上颌支发出的颧颞神经和下颌支发出的耳颞神经支配着颞部的皮肤感觉；而枕大神经和枕小神经主要支配枕部的感觉。

（1）眶上神经阻滞：眶上神经位于眉中点上方的眶上孔切迹，常与瞳孔在一条直线上。使用高频超声探头扫查眶上缘骨皮质，中断处即为眶神经出处，采用平面内阻滞法，注射局麻药 2 ~ 3 mL。

（2）滑车上神经阻滞：滑车上神经位于鼻根部与眉弓部交汇处。可采用超声引导下平面内阻滞，注射局麻药 2 ~ 3 mL。

（3）颧颞神经阻滞：颧颞神经位于颧弓外侧上方介于眶缘和耳屏之间。使用高频超声探头定位颧弓上方骨皮质、颞浅深筋膜和颞肌，在骨质和颞肌之间注射局麻药 2 ~ 3 mL。

（4）耳颞神经阻滞：耳颞神经位于耳屏上方 1 cm，颞浅动脉后方。患者头偏向健侧，超声探头放置在颧弓后半部分、耳屏之上，采用平面内法，在耳颞神经处注射局麻药 2 ~ 3 mL。

（5）枕大神经阻滞：枕大神经位于枕外隆凸与乳突连线的中点或 1/3 处。患者俯卧位，头稍屈曲，超声下枕大神经位于头半棘肌和头下斜肌之间，采用平面内法注射局麻药 2～3 mL。

（6）枕小神经阻滞：枕小神经位于枕大神经穿刺点沿上项线向外侧 2.5 cm 处。超声下可定位胸锁乳突肌中点，枕小神经在胸锁乳突肌和头夹肌之间的筋膜层，与枕静脉伴行，注射局麻药 2～3 mL。

清醒开颅术中所采用的局部麻醉药应具备起效快和维持时间长的特点。布比卡因、左旋布比卡因和罗哌卡因可提供 4～18 h 的镇痛，使用利多卡因和罗哌卡因混合液也可提供安全有效的麻醉效果。在局麻药中添加 1：200 000 的肾上腺素能够显著延长局麻药的作用时间，但对高血压患者和心脏疾病患者应慎重。在实施头皮神经阻滞之前，麻醉医师需评估患者相关禁忌证。对于拒不配合、凝血功能异常、局麻药物过敏史等情况的患者，应慎重或禁忌进行头皮神经阻滞。同时，头皮神经阻滞的潜在并发症不可忽视，穿刺可能造成组织损伤、神经损伤、血管损伤和血肿、感染、局麻药中毒等并发症，麻醉医师在行头皮神经阻滞前应进行充分监护，操作中密切关注患者情况，及时识别并处理患者的异常情况。

此外，由于硬膜上存在感觉神经分布，清醒开颅术中应由手术医师进行硬膜麻醉。对于手术时间在 2 h 以内的颅内操作，短效局麻药如甲哌卡因和利多卡因即可满足手术需求。手术医师可在脑膜中动脉周围、三叉神经硬膜支支配区或两层脑膜之间注射局麻药物，在剪开硬膜前使用局麻药物浸润的棉条（如 2% 利多卡因）贴敷硬膜 15 min 也可以起到很好的效果。在控制局麻药物总量的前提下，硬膜麻醉可发挥显著的效果且风险较小。

4. 镇静镇痛

清醒开颅术中需要使用镇静及镇痛药物。可供选择的药物种类众多，但术中所使用的药物必须以具有良好的可控性和不影响神经功能评价为原则。通常情况下，麻醉医师在清醒开颅术中更倾向于使用短效麻醉药物。

丙泊酚是术中最常使用的镇静药物，具有起效快、代谢快和苏醒质量高的特点。在 BIS 等镇静深度监测的指导下，麻醉医师可精确、及时地调节丙泊酚的用量，从而达到患者既能耐受手术过程，又能与医生互动的最佳状态。此外，在清醒开颅术中，麻醉医师通常需要使用阿片类药物提供镇痛作用。瑞芬太尼起效快、代谢快，作用效果强，是术中最常使用的阿片类药物，一般采用恒速泵注模式给药。在用药过程中，需警惕患者潜在的呼吸抑制，通过呼吸频率和血气分析结果密切观察患者对用药的反应。对于使用 AAA 技术的清醒开颅手术，在麻醉诱导期间进行丙泊酚靶控输注，初始血浆靶浓度为 4～5 μg/mL，同时靶控输注瑞芬太尼达到效应室浓度 3～4 ng/mL，或 0.1～0.2 μg/（kg·min）。麻醉维持期间继续靶控输注丙泊酚和瑞芬太尼维持麻醉，术中不使用肌松药物。唤醒患者后，根据患者情况进行个体化用药调整，颅内操作结束后加深麻醉，自主呼吸或控制呼吸至手术结束。而在 MAC 下进行的清醒开颅术，需达到患者可被唤醒、OAA/S 评分 ≥ 3 或 BIS > 60 的标准，通常使用丙泊酚和瑞芬太尼维持患者自主呼吸频率在 8～12 次/分，此时丙泊酚的常用剂量为 0.8～1.0 mg/（kg·h），或靶控输注时靶浓度 0.25～0.5 μg/mL，瑞芬太尼常用剂量为 0.05～0.1 μg/（kg·min），或靶浓度为 1～3 ng/mL。此外，其他阿片类药物如芬太尼、舒芬太尼、羟考酮等也可应用清醒开颅术。术中联合使用镇静镇痛药物能达到患者嗜睡但可被唤醒，且气道通畅，通气及氧合良好的最佳状态，并可帮助患者缓解体位摆放和尿管等不适，保证手术顺利进行。非甾体抗炎药（nonsteroidal anti-inflammatory drug，NSAID）也可作为多模式镇痛方案的一部分，但需警惕其导致颅内出血的风险，选择性 COX-2 抑制剂可避免血小板功能抑制，从而安全应用于清醒开颅术。

右美托咪定作为目前常用的麻醉药物，可同时起到镇静及镇痛作用，且几乎不会引起呼吸抑制，较为适用于清醒开颅术。右美托咪定起效迅速，经肝代谢，肾排泄，在肝肾功能正常的患者中消除半衰期为 2 h。常用方法为以 $0.5 \sim 1\,\mu g/(kg\cdot h)$ 的负荷剂量恒速输注 20 min 后，减量至 $0.1 \sim 0.2\,\mu g/(kg\cdot h)$ 进行维持。在联合丙泊酚和瑞芬太尼的前提下，AAA 技术的清醒期使用右美托咪定 $0.1 \sim 0.2\,\mu g/(kg\cdot h)$ 可达到理想的麻醉效果。Goettel 等的一项前瞻性研究将单纯使用右美托咪定与使用丙泊酚-瑞芬太尼进行对比，结果显示丙泊酚-瑞芬太尼组呼吸系统不良事件的发生率显著高于右美托咪定组；研究中所使用的右美托咪定剂量为负荷剂量 $1\,\mu g/kg$（持续泵注超过 10 min），随后持续剂量 $0.2 \sim 1\,\mu g/(kg\cdot h)$ 输注维持。在使用右美托咪定的过程中，麻醉医师需注意其可能导致的低血压和心动过缓，部分患者可能需要及时进行干预。

5. 唤醒过程

术中唤醒过程务必追求安全和平稳。AAA 技术的清醒开颅术中，在显露硬脑膜后即可做唤醒患者的准备。逐步降低丙泊酚和瑞芬太尼输注剂量，待患者自主呼吸恢复，分钟通气量基本正常，BIS 回升至 70 左右时可尝试拔除喉罩或气管导管，此时应注意维持呼吸道通畅，可进行血气分析以明确患者的呼吸功能。通常认为 BIS 值 > 80 及患者正确应答指令性言语及动作为唤醒成功，麻醉医师需及时向患者解释所处环境及目前状态，安抚患者情绪，在唤醒阶段，丙泊酚靶浓度可根据清醒程度降至 $0.8 \sim 1.2\,\mu g/mL$。

6. 注意事项

癫痫发作是清醒开颅术中较为常见的急性事件。癫痫发作会干扰功能区定位的准确性，此时患者自我保护能力通常较弱，难以维持预先摆放好的体位，需警惕坠床及颈椎损伤等不良事件。癫痫大发作的患者意识完全丧失，氧耗急剧增加，在辅助应用镇静镇痛药物时可能出现呼吸抑制或呼吸道梗阻，麻醉手术风险陡增。术前应进行规范的抗癫痫治疗，术中使用冰盐水或冰乳酸林格液冲洗术野是终止癫痫发作的有效措施，但如果该方法不能控制癫痫发作，则应立即给予小剂量丙泊酚（$25 \sim 50$ mg），或根据情况迅速加深麻醉，控制呼吸。

患者主诉疼痛也是清醒开颅术中常见的情况。术前头皮神经阻滞不完善、术中镇静镇痛药物剂量不合理均可导致患者疼痛。针对此情况，麻醉医师应在术前制订详细的麻醉预案，可在开颅手术前或唤醒期前给予长效镇痛药物。瑞芬太尼具有强效镇痛和轻度镇静作用，可适当提高泵注剂量，但需注意维持患者的呼吸和循环稳定。

麻醉医师应在剪开硬脑膜之前拔除喉罩或气管导管，手术过程中通过调节麻醉深度和使用血管活性药物，尽量减小循环波动，通常不超过基础值 ±20%。对于颅内高压的患者，麻醉医师需与手术医师沟通，避免在拔出喉罩或气管导管时颅内压进一步增高，甚至出现脑肿胀和脑膨出，必要时应使用甘露醇降低颅内压。此外，CO_2 分压也会明显影响颅内压力，清醒开颅术中应维持呼气末 CO_2 分压（$P_{ET}CO_2$）在 $30 \sim 50$ mmHg，并通过多次血气分析调整患者呼吸参数。

（三）神经功能监测

清醒开颅术中对患者进行神经功能监测有助于精确定位病变部位和减少手术损伤。在手术中的清醒阶段，患者通常可配合医生进行一系列神经功能测试，但此时需要注意维持患者处于舒适的体位和良好的环境，以保证神经功能测试的质量。一般情况下，唤醒阶段的手术时间应控制在 2 h 以内，否则患者很难承受长时间的固定体位，在唤醒阶段持续使用镇静药物可减少患者不适感，延长患者的耐受时间。

神经电生理功能监测技术非常适用于清醒开颅术，在麻醉状态和清醒状态下均可采用此项技术监测患者的运动和感觉功能。神经生理监测是否成功与麻醉药物种类和剂量关系密切，随着麻醉药物浓度增加，脑电图监测表现为脑电频率逐渐减慢，波幅和功率减少，出现暴发抑制，最终出现电静息。清醒开颅术中，丙泊酚和瑞芬太尼被广泛应用于麻醉维持，丙泊酚可产生上述典型的麻醉抑制效应，并可抑制癫痫发作，但因为其代谢迅速，在需要进行神经生理监测或需要患者配合时可快速消除，以瑞芬太尼为主的阿片类药物被认为对脑电图的影响较小，故此二者适用于神经生理监测下的清醒开颅术。

皮质诱发电位监测是神经外科医师确定脑功能区位置的手段之一，麻醉药物对皮质诱发电位的作用与其对脑电图的作用一致，在监测诱发电位的清醒开颅术中需控制药物的用量。依托咪酯、氯胺酮等会增强诱发电位反应，而阿片类药物则不会引起诱发电位的剧烈变化。此外，肌松药物的使用通常会对皮质诱发电位监测产生干扰，AAA 技术中，麻醉医师在建立人工气道时可能给予肌松药物，但应控制剂量，可以使用肌松监测仪实时监测，必要时及时进行肌松拮抗，以保证监测的质量和唤醒期患者的安全。

此外，患者的认知功能必须在清醒状态下由患者配合完成，尚无成熟的技术手段进行替代。对于病变累及大脑语言区的患者，术中监测语言功能时需要一定的专业技巧。部分医学中心由语言学家等专业人士进行术中的语言功能测试，有时也会由具有丰富经验的麻醉医师和神经外科医师进行。目前国际公认的语言功能任务有计数、命名和阅读等。计数任务是在患者被唤醒后，进行有节奏的从 1 数到 10，并一直重复，在此基础上联合皮质电刺激以确定运动性语言中枢的功能。命名任务是为患者提供一些图片，在观察 4 s 后要求患者进行命名，并同时进行连词组句的测试，由此确定命名性语言中枢的功能。阅读任务则是让患者在 4 s 内阅读幻灯片展示的简单语句。需要术中定位语言区的患者，术前应禁用苯巴比妥钠等镇静催眠药物，避免术中患者配合不力，在测试全程神经外科医师可间断刺激大脑皮质或其余部位脑组织，通过患者语言功能的改变实现精准定位。需要注意的是，手术医师需严格把控对大脑皮质的刺激强度，通常采用双极电刺激器以 50～60 Hz 刺激 1～4 s，过度刺激大脑皮质可能诱发癫痫发作，增加麻醉手术风险。

（四）术后镇痛

开颅手术术后常合并中重度疼痛。头皮神经阻滞在清醒开颅术中发挥镇痛作用外，也可用于有效控制术后疼痛。既往研究显示，术中唤醒麻醉技术可降低开颅术后急性疼痛及中重度疼痛的发生率，而术后 24 h 内头皮神经阻滞较切口局部浸润麻醉可为开颅手术患者提供更为有效的镇痛，并可达到与静脉注射吗啡相同的镇痛效果。此外，全身性药物治疗也是清醒开颅术术后镇痛的重要辅助，所使用的药物必须满足安全有效的原则，不增加术后恶心呕吐（postoperative nausea and vomiting，PONV）和出血的发生率，且不影响患者的意识，以免干扰术后神经功能评价。NSAID和阿片类药物均可使用，需要注意的是，NSAID因其抗血小板作用，可能增加术区出血的风险，选择性COX-2抑制剂是更好的术后镇痛选择。阿片类药物镇痛效果确切，但存在镇静、呼吸抑制、PONV等不良反应，具有潜在的升高颅内压、导致颅内出血和血肿的可能。麻醉医师应做到使用剂量个体化，并辅以止吐药物，使其发挥镇痛效应的同时最大限度降低不良反应的发生率，提高患者舒适度。

（五）清醒开颅术的并发症

对于清醒开颅术的AAA技术和MAC技术，可能出现的并发症大致相同。术前行头皮神经阻滞时，可能出现血管或神经损伤、局麻药入血、颅内注射及感染等。为避免上述并发症，神经阻滞操作应在超声引导下由具有丰富经验的麻醉医师进行，操作前告知患者可能出现的不适，操作时对患者严密监护，操作后及时询问患者感受，操作全程必须遵循无菌原则，避免穿刺部位感染。

部分患者会出现唤醒期躁动，应减少此阶段环境因素对患者的刺激，提供适当的镇痛并合理使用催醒药物。手术中镇静和镇痛药物使用过量会抑制患者的呼吸，造成高CO_2血症和低氧血症，应严密监护患者，使用短效麻醉药，并随时准备建立人工气道。术中循环波动时，麻醉医师应及时使用血管活性药物，或调节镇静和镇痛深度。癫痫发作也是常见的并发症，术前应全面了解患者癫痫药物的使用及治疗效果，持续使用抗癫痫药物至术前一日，术中癫痫发作的处理方式已在上文中提及。在清醒阶段，患者有时会主诉寒冷或出现寒战，应适当调高室内温度，使用温毯保温，并输入加温液体，必要时可给予曲马多50 mg缓慢静脉滴注进行治疗。留置尿管可能导致患者明显不适，在插入导尿管前可采用盐酸奥布卡因凝胶进行尿道表面麻醉。清醒期的恶心和呕吐是一种危险的并发症，可能导致反流误吸的发生和颅内压剧增，术前应使用止吐药物进行预防，术中一旦出现呕吐，应采取紧急处理，保证呼吸道畅通。对于手术刺激导致的恶心呕吐，只有手术医师减轻操作刺激方可缓解。此外，由于患者处于自主呼吸状态，胸腔内呈负压，且大多数情况下手术切口位置高于心脏，因此突发的咳嗽、脉搏氧饱和度（SpO_2）降低和血压降低时需警惕空气栓塞的发生，应立即封闭开放的静脉窦，将患者置于头低位，血气分析和术中超声心动图可辅助诊断空气栓塞。

患者可能会出现清醒开颅术后的心理障碍，这种心理障碍属于创伤后应激障碍的一种。术前访视时麻醉医师应与患者充分沟通，获得患者的信任，唤醒阶段应保持手术室环境舒适，提供有效的镇痛，并可应用具有遗忘作用的药物，必要时指导患者可向心理学专业人士寻求帮助。

三、特殊清醒开颅手术的麻醉管理

（一）癫痫病灶切除术的唤醒麻醉

癫痫病灶切除术中，对致痫灶的准确定位至关重要，脑功能区附近的癫痫病灶切除后引起神经功能损伤的风险较高，在清醒状态下行开颅手术可在精准切除病灶的同时最大限度保护神经功能，有利于患者的转归。清醒状态下的癫痫病灶切除术可避免麻醉药物对皮质脑电图（ECoG）的影响，定位准确度更高。

麻醉医师在术前访视时应详细了解患者的癫痫发作频率和程度、抗癫痫药物的血药浓度，并嘱患者持续使用抗癫痫药物至术前一日晚。术前应准备预防术中癫痫发作的药物，通常使用丙戊酸钠，负荷剂量为 15 mg/kg，持续泵注剂量为 1 mg/(kg·h)。大多数的抗癫痫药物为肝代谢酶促进剂，长期使用后肝酶活性增加，应避免使用增强此作用的麻醉药物。咪达唑仑因其镇静作用会干扰术中电生理监测的特点，对于使用 ECoG 描记的癫痫患者应避免使用。术中癫痫发作时，立即使用冰盐水冲洗，或使用小剂量丙泊酚终止发作。

此外，清醒开颅术时患者的配合程度与手术成功与否密切相关。部分癫痫患者可能存在智力障碍或精神异常，术中不能充分合作，对于此类患者，术前麻醉医师应与手术医师深入沟通，共同判断患者是否适合进行清醒开颅术，如考虑患者存在配合不良的可能，不应强行追求清醒状态下的癫痫病灶切除术。

（二）脑深部刺激术的清醒麻醉

脑深部电刺激（DBS）手术使用立体定向技术，通过刺激大脑深部核团，达到治疗中枢性运动障碍、癫痫、精神疾病等目的，现已成为帕金森病的重要外科治疗手段。

DBS 手术过程中需要通过电生理监测以明确电极刺激的位置，并对患者进行相应的临床测试，因此，丙泊酚和瑞芬太尼等短效麻醉药物更加符合手术要求。然而，即使采用低剂量短效麻醉药物，也可能干扰神经功能测试的准确性，故在进行电极刺激过程中应完全停止上述药物的使用，使患者充分苏醒。右美托咪定可起到镇静和减轻焦虑的作用，患者能配合指令且不影响微电极记录，在术中可以持续使用。

术中应避免使用 γ-氨基丁酸（γ-aminobutyric acid，GABA）受体介导的药物（如苯二氮䓬类药物），此类药物具有抑制震颤的作用，而震颤幅度和频率是 DBS 手术中重要的神经功能测试指标。此外，吩噻嗪类、氟哌利多和甲氧氯普胺已被证实会干扰神经测试，禁用于 DBS 手术。

清醒开颅下的 DBS 术中，麻醉医师需要控制高血压，以避免颅内出血，通常将患者收缩压降至 140 mmHg 以下，或平均动脉压降至 95 mmHg 以下，可以使用的降压药物包括乌拉地尔、硝普钠、硝酸甘油或尼卡地平等，但不应使用艾司洛尔等 β-受体阻滞剂，因其具有减少震颤活动的效应。术前建立动静脉通路时应参照手术侧别，通常将其放置在电极埋置一侧的上肢，以免妨碍术中运动测试。

DBS 手术的麻醉管理流程尚不统一，目前国内外清醒开颅下行 DBS 手术的麻醉选择主要有两种方案，第一种是在单纯局部麻醉的作用下完成电极埋置和神经测试，此后在全身麻醉下埋置脑起搏器，此种方式的优势在于容易判断电极位置是否精准，可以预测手术效果；第二种方案是采用 AAA 技术，此种技术在开颅阶段患者较为舒适，唤醒后大多数患者能够配合神经测试。需要注意的是，DBS 手术患者需要佩戴立体固定架，头面部操作空间有限，紧急状态下建立人工气道的难度增加，因此术中必须维持患者呼吸道通畅。应尽量避免各种原因导致的呼吸抑制。手术全程推荐使用 BIS 等监测指导麻醉深度调节，以便个体化使用镇静镇痛药物，达到精准麻醉的要求。DBS 手术中可能面临的麻醉风险和并发症与清醒开颅脑功能区占位手术相似，术中血流动力学波动通常较小，恶心呕吐发生率更低，具体的预防和处理方法可参考本节前述。

目前，有关清醒开颅术的各领域研究正在稳步推进，并已取得了许多有利于临床应用的成果。随着监测手段的进步和临床麻醉管理理念的革新，清醒开颅术的适应证正在逐步放宽，所采用的麻醉方案也是各有千秋，但目前麻醉学界尚未对清醒开颅术的最佳麻醉方案达成共识，相关临床研究也存在着争议和局限。清醒开颅术的发展需要麻醉科、神经外科、电生理专业等多学科人员联合探讨，以保证患者安全和手术质量为宗旨，不断进行总结和创新，以促进患者快速、优质恢复和提升患者的预后转归为目的，实现清醒开颅术中麻醉的精准可控。

（安奕　赵磊）

第二节　术中磁共振和术中导航的麻醉管理

神经外科术中磁共振和术中导航增加了安全风险，需要精准的麻醉管理来保障患者的安全。术中磁共振成像（intraoperative magnetic resonance imaging，iMRI）是在手术操作过程中对术区进行实时磁共振成像，为手术医师提供实时图像，使其掌握脑组织位移、形变以及肿瘤切除的范围等情况，从而提高靶点定位的准确率和肿瘤的全切率。全球第一台术中磁共振导航脑肿瘤切除术始于1996年，美国哈佛大学医学院的 P M Black 教授首次在神经外科手术中使用磁共振实时成像。目前磁共振已被广泛应用于颅脑占位病变，尤其是脑功能区胶质瘤的切除、侵袭性垂体瘤切除，以及脑内定向穿刺活检等领域。术中导航正是基于计算机体层成像以及磁共振等影像设备的应用，借助于影像学手段，使病灶的位置及轮廓等信息呈现在术者的视野中，对于病灶定位和切除提供了实时的导航指示，具有很高的临床价值。2005年，医学物理学家 Jason Launders 报道，在逾10年的时间里，共上报389例与磁共振相关的事件，其中包括9例死亡案例，占2%，烧伤超过70%，物品抛射伤占10%，另有10%是"其他事件"，包括植入物干扰、听觉损伤及内部发热等。由于工作环境的特殊性，术中磁共振和术中导航的麻醉管理，需要麻醉医生精准地掌握磁共振手术的安全风险及并发症，制订详细的麻醉预案，以保障患者的安全。

一、术中磁共振的风险

磁共振手术室常远离中心手术室，从而增加麻醉管理难度，包括获取药物、监测手段等。在磁共振手术室工作还面临扫描期间光线暗、距离患者远、噪声干扰，以及多学科团队比较陌生等多种问题。此外，磁共振手术室特殊的环境里存放诸多医疗设备，麻醉医生可能比较陌生。2009年，美国食品药品监督管理局（Food and Drug Administration，FDA）应用标准标签方案标示设备的磁共振安全性。因此，磁共振手术室内所有的设备均需标示磁共振安全类别：①磁共振安全：在全部磁共振环境中都没有危险，为不导电的非金属物品。②磁共振条件性安全：在特定磁共振环境中在某种使用条件下是安全的。更改主磁场强度、射频或梯度磁场强度或者设备本身的特定配置及模式满足磁共振使用环境。一般情况下，生产商会提供这类设备或植入物的磁共振安全指南。③磁共振不安全：在任何 MRI 环境下都不安全。例如铁磁性物品（如金属框架的推车、床、剪刀）或电子仪器（如移动电话、智能手表等）（图 4-1）。

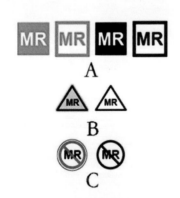

图 4-1　磁共振安全标识

A.磁共振安全设备；B.磁共振条件性安全设备；
C.磁共振不安全设备。

术中磁共振检查时，麻醉医师远离患者，强磁场、射频能量以及巨大的噪声给麻醉管理带来了特殊的风险。

强磁场是指磁场场强大于 1.5 特斯拉。这种环境不仅对人体造成影响，也使手术室内的设备成为风险源。当人体在磁共振扫描仪附近的磁场中快速移动时，体内会在磁场作用下产生电流，可能出现恶心、呕吐、眩晕、头痛、光幻视、本体感觉丧失或有金属味等异常症状。手术室内的麻醉机、监护仪必须是磁共振安全设备，自体血回输机、高频电刀、显微镜、器械台等手术麻醉设备与磁共振不兼容属于不安全设备。

根据《磁共振成像安全管理中国专家共识（2017）》，磁共振手术室划分为四个区域。

Ⅰ区：此区域磁场强度非常小，通常位于磁共振扫描间外，该区域的人员活动不受限制。

Ⅱ区：为Ⅰ区和Ⅲ区的交接位置，通常患者的交接工作在此区域完成。患者需要在护士的监督下活动，不能自由活动。麻醉机、监护仪等麻醉设备可设置在这一区域。

Ⅲ区：位于 5 高斯线外，此线标记于磁共振术间的地面，此处进入需受到严格的限制。

Ⅳ区：位于 5 高斯线内，此区域是扫描区域，铁磁性物品和设备接近会导致严重伤亡的区域。该区内不可有任何铁磁性物品，任何人员不得随意进出。磁共振不安全的设备以及普通设备均应放置在 5 高斯线外，并配有显著标示。心脏起搏器、埋藏式心脏转复除颤器及其他体内植入设备进入Ⅳ区时可能受到磁场影响而无法正常工作。

射频能量是原子核在磁场作用下由定向运动回到基态时释放的能量，从而将电磁能量转化为热量。射频线圈使组织或设备发热，也会在导体内产生电流，例如心电图导联线、脉搏氧饱和度导线、液体管路等，可能会导致皮肤或者组织烧伤。所以，监护导线与动静脉液体管路均不能直接接触患者的皮肤，而应该使用纱布隔离包裹，避免导线和管路的打折和绕圈。

电磁干扰主要是指强磁场和射频能量造成的伪影对心电图或者动脉及中心静脉等压力波形造成的干扰，影响波形的解读。当患者接受磁共振扫描时，强磁力线经升主动脉和主动脉弓的流动血液时会产生电流，引起心电图 ST 段出现伪差，或者出现类似房扑或室颤样异常波形，虽然经过滤波器改善波形，但仍有残留的伪差。为了避免使用长距离导线，磁共振安全监护仪采用无线信号或者光纤电缆监测心电图和 SpO_2。磁兼容的监护仪动脉压力波形在扫描期间经过滤波器滤波后能正常显示，受到的干扰较小。

噪声在磁共振扫描时可达 82～115 dB，容易掩盖监护仪、麻醉机以及微量泵等设备的报警，也会影响磁共振检查室与室外的语言交流。因此，磁共振扫描期间，麻醉医师必须保证监护仪屏幕可以在检查室观察到，或者通过在检查室配备同步屏幕来实时观察患者的生命体征。

钆造影剂用于磁共振扫描，以增加图像的对比度，分为线性钆造影剂及大环类钆造影剂。对于急性或者重度肾功能不全的患者，应避免使用线性钆造影剂，因其会增加肾源性系统性纤维化的风险。大环类钆造影剂无此风险，可安全使用。妊娠女性需避免使用任何钆造影剂，因其可以透过胎盘，对胎儿的安全性尚不清楚。

患者体内的植入物和设备在术中磁共振检查时需明确安全风险。2010 年之前制造的大多数传统植入物和设备都没有安全标签，这些植入物和设备归类为磁共振不安全。尽管如此，一些体内植入物的磁共振兼容性信息可以在在线数据库上找到。常见体内植入物、设备和异物如果属于磁共振成像不安全或该物体的安全状况未知，麻醉医生需要在术前与神经外科医生及放射科医生沟通磁共振检查适应证。对于比较常见的体内植入物，术中磁共振神经外科手术的安全评估意见和风险综述如下。

对于颅内动脉瘤夹、弹簧圈以及颅内支架等植入物，需要向患者索要制造商及标签，明确每个植入物的磁共振安全配置文件。如果患者不能明确类型及数量，应进行头部 X 线检查。脑脊液分流器分为磁共振安全或磁共振兼容分流器，应按型号名称和制造商识别分流器，并在磁共振网站 http://www.MRIsafety.com 上验证其安全性。在强磁场下，使用外部可调节的磁性脑脊液分流阀的患者瓣膜设置发生变化的风险很小。对于这类患者，应按照制造商的建议在磁共振检查之前和之后立即检查阀门设置。人工耳蜗植入物具有电子活性，其设计和部件差异很大。磁共振扫描时存在设备故障风险，铁磁材料的存在可能导致移位或热损伤。应确定每个设备的制造商、型号和年份，并在磁共振网站上明确磁共振安全类别。如果植入物被归类为磁共振不安全，则禁用术中磁共振。大多数神经刺激器被认为是磁共振不安全或条件性安全。安全风险是设备故障导致疼痛或损伤，以及导线发热。应根据其型号名称、编号和制造商在磁共振网站上验证神经刺激器的安全性。磁共振不安全的神经刺激器必须取出。磁共振条件性安全的神经刺激器可以保留，但术中应按照制造商的建议调整刺激器的工作模式。心血管植入式电子设备（cardiovascular implantable electronic device，CIED）包括心脏起搏器、冠状动脉支架、主动脉或周围血管支架、机械式瓣膜、下腔静脉滤器等装置。许多新型 CIED 被设计成磁共振兼容的设备，然而传统的永久性起搏器，特别是 2010 年以前安装的设备，无法与磁共振兼容。需要心脏科医生在检查前后对患者进行评估。磁共振兼容的 CIED 系统在成像过程中应使用磁共振安全模式，而其他系统不需要特定的设置更改。大多数由钛组成的骨科植入物是磁共振兼容的，不是铁磁性的，为了防止过热，成像时必须遵循该植入物的安全建议，包括最大磁体强度、射频和梯度功率。任何可拆卸的口腔种植体（如义齿）都应在成像前取出。大多数永久口腔种植体含有铁磁性材料，因其固定在颌骨或牙齿上通常是安全的。但是，口腔义齿会引起明显的成像伪影，如果扫描的区域包括面部、上颈部或颅底，可能会影响诊断性能。另外，动脉支架、弹簧圈、动脉夹、下腔静脉滤器和胆道支架等植入物通常在术后 6~8 周内被组织固定，可以在延迟 8 周后进行磁共振检查，如果在 8 周内进行术中磁共振检查，需要与放射科医师明确安全风险。

二、麻醉前访视和准备

麻醉医师必须了解在核磁术间工作的风险，了解铁磁性物品及植入物的安全性，了解手术物品的磁兼容性能，并接受规范的安全培训，熟悉工作制度及流程，与外科医师、放射科医师及巡回护士一起严格执行安全筛查。术中磁共振检查患者的麻醉前访视，应重点评估磁共振安全风险、体内植入物的安全风险、远离麻醉机和监护带来的风险。如果患者伴有病态肥胖、困难气道、缺血性心脏病或有血流动力学不稳定等情况，麻醉医师需与神经外科医师讨论术中的风险以确定磁共振检查的计划应否变更。要注意识别可能因磁共振扫描设备或使用造影剂而导致患者损伤或并发症的因素。

神经外科精确麻醉

术中磁共振检查的麻醉准备包括麻醉仪器设备、药物及耗材准备。首先要准备好磁兼容的麻醉机、监护仪及输液泵。磁共振不安全的输液泵可置于磁兼容的设备箱内，输注维持全身麻醉所需的静脉药物时，可以使用多根导管或一根特制超长导管与患者静脉连接。在磁共振扫描之前、期间和之后，都要仔细规划麻醉机、监护仪和磁共振室中其他设备相对磁体的最佳和安全位置，做到物品定点归位。尽管监护数据可以传送到控制室内供麻醉医师查看，但应尽量保证麻醉医师在视线不受阻的情况下观察患者、麻醉机和监护仪。麻醉耗材包括加长型的螺纹管、碳素电极片、口咽通气道。插管物品如喉镜、普通气管导管、管芯、口咽通气道、听诊器、吸痰管及注射器等物品置于磁体安全的操作盘内，气管插管完成后，置于安全区域。麻醉药物（包括镇静药、肌松药、镇痛药）需准备完善，妥善放置，如咪达唑仑、依托咪酯、丙泊酚、舒芬太尼、瑞芬太尼及吸入麻醉剂七氟烷等贴好标签、注明剂量。注射器需要去除针头，以免在给药时遗留在患者身体附近。

在脑成像时，患者的体位可能是仰卧位、俯卧位或者侧卧位。在磁共振扫描前需要妥善固定患者的上臂，调整好头架弓的位置，保证人体在进入磁体时不与磁体接触，避免头架弓或者肢体阻碍人体进入磁体。为了避免噪声对患者的听力影响，全身麻醉的患者仍然需要专用耳塞进行听力保护。

在磁共振扫描时，为减少交流电对磁共振信号的影响，会停止交流电供电，麻醉医师应确保监护仪、输液泵、麻醉机等持续工作设备有充足的储备电量。检查麻醉药物的余量是否充足，保障长时间扫描期间麻醉深度的稳定和绝对制动。

麻醉诱导前需要麻醉医师、外科医师、放射科医师、巡回护士进行共同安全核查，确认患者的体位、手术部位、麻醉药物和输注系统管路以及监测线路被妥善整理并包裹，显微镜等磁共振不安全设备摆放在正确位置等，以确保扫描的安全进行。

三、术中磁共振的麻醉管理

（一）麻醉监测

神经外科术中磁共振检查及导航的患者需要标准的麻醉监测，如心电图、SpO$_2$、无创血压、P$_{ET}$CO$_2$。建立有创的动脉压力监测是必要的，特别是扫描期间心电图的波形伪影严重时，可根据动脉压力波形来明确是否有心律失常。在磁共振扫描期间患者体温可升高 0.3~0.5℃，由于无菌单的严密包裹会降低患者的散热能力，需要严密监测体温，选择磁兼容的调温装置。注意与患者相连接的监测线路及管路避免绕圈或者与患者皮肤接触，以免在磁共振扫描期间灼伤患者。

（二）麻醉方法

神经外科术中磁共振及导航手术要求患者绝对制动，常规采用气管插管全身麻醉。术中磁共振联合导航技术提高了显微切除脑肿瘤的全切除率，根据情况需要多次的磁共振扫描，手术和麻醉时间较常规手术明显延长。赵方等对脑胶质瘤使用术中磁共振扫描的研究表明，术中磁共振手术平均麻醉时间为 528 min，扫描次数 1~5 次，常规手术的麻醉时间为 352 min。长时间的手术对患者的麻醉维持以及液体治疗均提出了较高的要求。

1. 气道管理

由于麻醉机远离患者头部，气管插管后需要延长呼吸回路连接患者和麻醉机，导管需要妥善固定，避免打折或者脱出。气管导管的充气囊内含有金属弹簧圈，需要固定在导管周围。在俯卧位下，头部安装射频线圈后，标准长度的气管导管在连接人工鼻和呼吸回路后空间局促，容易打折，需要增加延长管或采用加长型的气管插管更为合适。患者的体位除了会影响气道压力外，也会影响脑静脉回流，应尽量保持合理的体位以利于脑松弛。仰卧位时，注意头部避免过度旋转超过45°，否则会引起颈静脉球部压力升高，可能导致静脉回流受阻，颅内压增加。俯卧位时，则要保护好受压部位，特别是眼睛。避免头部的过度前屈，引起气道梗阻、气管导管打折等。建议保持下颌与胸骨的距离大于两横指，还要警惕在覆盖无菌单后气管导管脱出的风险。侧卧位开颅手术时同样需避免头部过度拉伸及旋转。

2. 麻醉深度的维持

静吸复合麻醉或者全凭静脉麻醉均可以用于高场强磁共振扫描神经外科手术。静吸复合麻醉既可以发挥静脉麻醉药物起效快，又可以发挥吸入麻醉药中枢性镇痛和肌松作用的特点。吸入麻醉药物的 MAC 监测可以作为麻醉深度监测的指标，以替代磁共振手术无法监测脑电双频指数的问题。静吸复合麻醉有利于减少术中知晓，具有药物代谢少、苏醒迅速的优点。吸入麻醉剂常用七氟烷，是降低脑代谢作用最强，增加脑血流作用最弱的药物，在 1 MAC 以下并不增加脑血流，亦不增加颅内压。全凭静脉麻醉需要复合使用静脉麻醉药、阿片类镇痛药和肌肉松弛药来满足全身麻醉的三要素。静脉麻醉药与阿片类镇痛药有明显的协同作用，可以减少各自的用量。《全凭静脉麻醉专家共识》推荐丙泊酚和瑞芬太尼作为常用的组合药物。两者具有降低脑血流、降低脑代谢的特点，术后恶心呕吐发生率低，无环境污染。全凭静脉麻醉不影响术中诱发电位监测，适合于采用术中诱发电位监测的患者，有利于保护患者的神经功能。丙泊酚持续输注速率为 $6 \sim 12$ mg/（kg·h）；采用 TCI 丙泊酚时，意识消失的效应室靶控浓度 EC_{95} 为 $3.1 \sim 3.3$ μg/mL，推荐术中维持浓度稍高于效应室浓度 $0.5 \sim 1.0$ μg/mL。小儿对丙泊酚的清除率较成人更高，代谢更快，因此小儿的麻醉维持需要比成人更大的剂量。丙泊酚对血容量不足、心功能低下的患者可致血压下降、心率减慢。瑞芬太尼的时量相关半衰期短，术后呼吸抑制风险小，但其抑制循环功能，降低心率、血压和心输出量。推荐输注速率为 $0.2 \sim 0.4$ μg/（kg·h），靶控输注效应室浓度为 $1 \sim 8$ ng/mL。丙泊酚联合瑞芬太尼静脉麻醉时，对疼痛反应消失的瑞芬太尼 EC_{50} 至 EC_{95} 为 $3.3 \sim 5.1$ ng/mL。

术中磁共振检查及术中导航需要长时间患者的绝对制动，肌松药首选非去极化肌松药。由于磁共振扫描期间麻醉医师远离患者，肌松药的给予可以采用持续静脉注射。根据中华医学会麻醉学分会发布的《肌松药物合理应用的专家共识（2013）》，在持续静注肌松药时选择短时效肌松药物，应慎用持续静注中时效肌松药，不宜持续静注长时效肌松药。常用非去极化肌松药的持续输注速率为米库氯铵 $3 \sim 15$ μg/（kg·min），阿曲库铵 $4 \sim 12$ μg/（kg·min），顺式阿曲库铵 $1 \sim 2$ μg/（kg·min），罗库溴铵 $9 \sim 12$ μg/（kg·min），维库溴铵 $0.8 \sim 1.0$ μg/（kg·min）。阿曲库铵具有组胺释放作用，可扩张血管、增加心率，不利于长时间的手术。对于肝肾功能严重受损的患者可选择经霍夫曼消除的顺式阿曲库铵，并且无组胺释放作用。罗库溴铵的特效拮抗剂布瑞亭，适合于在紧急情况下拮抗其肌松作用，能快速恢复患者的自主呼吸。小儿肌松药的 ED_{95} 不同于成人，维库溴铵儿童及成人的 ED_{95} 分别为 0.081 mg/kg 和 0.05 mg/kg；罗库溴铵儿童及成人的 ED_{95} 分别为 0.402 mg/kg 和 0.3 mg/kg。长时间使用肌松药需警惕术后肌松药残留阻滞作用，可以采取相应预防措施：使用中短效肌松药，使用满足要求的最低剂量，维持电解质和酸碱平衡，进行肌松拮抗，拔除气管插管后严密观察患者神志、保护性反射、呼吸道通畅度、肺泡通气量及氧合状态等不少于 30 min，使用肌松监测仪等。

3. 磁共振手术的液体治疗

液体治疗的目标是维持正常的血容量，避免降低血浆渗透压。长时间手术时，术中液体管理方法应根据失血量或者有创血流动力学监测参数进行选择，避免使用开放式补液或固定容量补液方法。如果预计失血量小于 500 mL，采用限制性补液方法，如果预计失血量大于 500 mL，采用目标导向液体治疗（goal-directed fluid therapy，GDFT），并应用有创血流动力学监测方法。输液种类以晶体液为主。同时要考虑磁共振扫描可导致患者的体温平均升高 0.5℃，并伴有大量出汗导致的液体丢失。术中快速有效的补液通路是非常必要的。至少建立两路粗大外周静脉通路（如 16 G）以保证输血输液通畅，以及静脉注射药物的通路通畅。

输血的目的是提高血液的携氧能力，补充凝血因子。没有明显持续性出血的手术患者，如果血红蛋白 < 70 g/L 或 < 80 g/L，应输注自体回收红细胞或同种异体红细胞。若患者存在明显持续性出血或有证据显示心肌或其他器官缺血，推荐血红蛋白 < 9 g/dL 时输血。对于存在显著凝血功能障碍性出血的患者，笔者建议使用血栓弹力图（thromboelastography，TEG）检测来指导决策并减少输血。

4. 术中磁共振手术的通气管理

神经外科手术中，低氧血症、低碳酸血症或高碳酸血症与患者的病死率以及神经功能结局不良有关。CO_2 强烈扩张脑血管，影响脑血流。$PaCO_2$ 在 25 ~ 70 mmHg 范围内脑血流随其增加而增加，并呈线性关系。PaO_2 低于 60 mmHg 时，脑血管随其降低而扩张，脑血流增加；当 PaO_2 高于 60 mmHg 时，脑血流不变。术中磁共振手术时，监护仪远离患者，CO_2 采样管路延长，容易造成水蒸气凝结堵塞管路，造成 $P_{ET}CO_2$ 读数异常。需要及时通过血气分析，调整通气参数，避免低碳酸血症或者高碳酸血症。为了维持正常的脑血流，推荐围术期的通气管理采用以下目标：维持 $PaCO_2$ 在 35 ~ 38 mmHg，PaO_2 > 60 mmHg；不主张过度通气，允许临时控制 $P_{ET}CO_2$ 在 30 ~ 35 mmHg；机械通气使用小潮气量（6 ~ 8 mL/kg）。

5. 术中磁共振手术的血流动力学管理

血流动力学的管理目标是维持正常的脑血流。对于脑血流自身调节正常的患者，围术期应该维持脑灌注压在 50 ~ 150 mmHg。在使用缩血管药物提升血压时，要选择对脑血流和脑代谢影响最小的药物。首选去甲肾上腺素或者去氧肾上腺素，推荐持续输注。

（三）突发事件的处理及心肺复苏

术中磁共振检查会面临一些突发事件，如火灾、物品抛射等环境风险以及患者突发心搏骤停等。安全防护措施包括启动呼叫方案、移开磁体、转移患者、经验丰富的多学科团队支持，以及在紧急情况下召集更多的麻醉人员处理突发事件。

围术期发生心搏骤停需要紧急心肺复苏（cardiopulmonary resuscitation，CPR）。磁共振手术室内心肺复苏的启动可能会延迟。目前的磁共振复合手术室分为磁体固定式和移动式，无论是哪一种，均需注意磁体存在的情况下，强大的磁场可以将除颤器等重型设备吸引到扫描仪孔洞中，因此必须将磁体移出手术间，或者将患者转移到扫描室外，并重新安置到附近具备完整复苏设备的地方，因此会延迟复苏。确认环境安全后，尽快启动心肺复苏流程。

针对可能发生的突发事件如火灾、物品抛射等制订相应的应急预案。参与磁共振手术室工作的医务人员均须接受术中磁共振检查安全培训，熟悉磁共振手术室特点及流程，定期进行应急预案演练。各种医疗救治预案的基本流程和处理与普通手术相似，但要极度重视磁场环境的特殊性，避免在处理过程中发生二次损伤。中华医学会麻醉学分会发布的《术中高场强磁共振成像的麻醉管理专家共识（2020版）》强调，在处理紧急意外事件时，需指定一名工作人员专门负责取血，送取手术、麻醉用具，筛查新入磁共振手术室进行援助的工作人员。

还有一种特殊情况称为磁共振紧急淬火，又称为失超。包括由于低温-269 ℃液态氦的突然蒸发导致磁铁丧失超导性的意外失超，或者因紧急情况将患者移出磁体采取的控制性失超。例如大型铁磁性物质（如气体钢瓶、担架、轮椅等）被磁体吸附，需要将患者移出磁体外安置并做适当处置，尽快联络磁共振厂家。若患者被大型磁性物质严重压迫时，立即启动应急预案，将磁体失超。磁场会在2～3 min后消磁，随后将患者移出磁体外，做紧急处置。当发生意外失超紧急停用机器时，液体氦气迅速转变为气体状态。这种冷却气体需要通过排气管道排放到建筑物外部，若无适当的排气路径而将氦气排放至手术室区域，会使该区域发生低氧以及高气压，从而使患者和工作人员面临缺氧的风险。需要注意的是，在排放气体的管道附近会产生大量的热，富氧环境可能引发火灾。磁体紧急失超时，患者和所有医务人员均应尽快撤离磁共振手术室。

（四）术中机器人导航的麻醉管理

术中磁共振导航麻醉管理特点前文已经详述。近年来，术中机器人手术在癫痫治疗领域发展迅速，通过术前的磁共振扫描，将图像存储于机器人的计算机系统里，根据人工智能算法，通过机械臂进行癫痫病灶的脑深部电极植入，无须开颅即可完成，减少了开颅放置颅内电极时去骨瓣的创伤范围。此类患者的头部需与机器人固定连接，术中要求患者绝对制动。由于患者头部与机器人相连接，需要安全的气道管理保证通气安全，首选气管插管全身麻醉。麻醉前的评估重点包括气道评估，病灶的位置，预计的手术时间，植入电极的数量等。麻醉维持注意给予足够的镇静深度和肌肉松弛药，以绝对制动和避免术中知晓。术中进行脑电图记录时，经常需要减轻镇静深度，通过瑞芬太尼和肌松药物防止呛咳和体动反应尤为重要。由于手术创伤较小，主要是在头架钉固定、穿刺钻孔等环节存在较强疼痛刺激，需给予适当的阿片镇痛药物。术后苏醒要注意残余肌松，给予适当的肌松拮抗。

四、小儿患者术中磁共振检查及导航的麻醉管理

小儿患者在术中磁共振检查和导航时，需要很长的麻醉管路将患儿与麻醉机相连接，通气不足的风险增加。通常选择容量控制机械通气，也可使用持续正压气道通气的方式。对于小儿患者，全身麻醉影响正常体温调节功能，常导致低体温的发生。同时，磁共振射频线圈产生的热能被患儿吸收后容易导致高体温。因此，患儿的体温监测非常重要，妥善固定磁共振兼容的温度探头，密切监测体温，给予磁兼容的调温设备维护患儿的体温。

患儿的麻醉诱导常采用丙泊酚或者七氟烷。麻醉维持可以采用全凭静脉麻醉、吸入麻醉或者静吸复合麻醉。七氟烷通常是磁共振兼容麻醉机唯一可用的挥发性麻醉药，优点在于诱导快，苏醒迅速，无须使用多个磁共振兼容的输液泵。

在应用静脉药物时，体形较小的患者静脉输注速度较低，因此要避免使用互相连接的多根泵管或者超长的静脉导管，因为压力阻塞报警会延迟。丙泊酚维持剂量 $100 \sim 300 \ \mu g/(kg \cdot min)$，根据血流动力学状态调整剂量。右美托咪定呈剂量依赖性镇静、镇痛、抗交感神经和抗焦虑作用，通常与其他静脉麻醉药物联合使用。如经 $5 \sim 10 \ min$ 快速输注右美托咪定 $1 \sim 2 \ \mu g/kg$，然后根据需要给予丙泊酚。

要注意患儿的合并用药对麻醉药物的影响。难治性癫痫患儿长期使用苯巴比妥控制癫痫，会使肝细胞 P450 酶水平升高，导致麻醉药物的清除率增加。此类患儿麻醉诱导和维持用药需增加剂量或联用多种麻醉药物。

与磁共振手术室中进行的所有麻醉操作一样，需要预先安排好麻醉医生和多学科团队的沟通方案，以确保能对紧急情况做出快速响应。对于儿科病例，紧急情况时应安排有经验的儿科复苏亚专科人员参与抢救。儿科病例在麻醉诱导及苏醒期间更易发生喉痉挛、低氧血症等风险，虽少见但仍有术中意外心搏骤停的风险，准备好应变方案在磁共振手术室环境下非常重要。

五、总结

成人或儿童的术中磁共振检查和导航的麻醉管理具有独特的风险，包括磁共振设备风险、麻醉设备远离患者头部、麻醉监测、气道管理、麻醉维持等特殊风险以及突发事件的处理困难等风险。

（1）磁共振扫描时，强大的磁场可将铁磁性物体吸入扫描孔洞危及患者安全，射频能量可使组织或设备发热造成灼伤，电磁干扰造成的伪像会影响对心电图及其他波形的临床解读，以及巨大噪声可造成沟通困难和听力损伤。

（2）麻醉前会诊包括评估手术的体位和手术入路，扫描的时间长短。评估可能影响麻醉用药或血流动力学不稳定的并存疾病；识别可能因磁共振设备导致并发症的因素，重点包括心脏起搏器、埋藏式心脏转复除颤器、植入式神经刺激器和其他铁磁性植入物。

（3）磁共振手术室内，所有的监护仪和设备都应属于磁共振安全/兼容类别，包括麻醉机、监护仪、输液泵。磁共振不安全的设备如喉镜手柄、镜片、管芯和听诊器等设备不要置于危险

区域。

（4）麻醉诱导前，应与神经外科医师、放射科医师、巡回护士等相关人员共同规划麻醉机、监护仪、输液泵和磁共振室中其他设备的摆放位置，以确保所有麻醉设备相对磁共振磁体的位置最佳并安全。扫描期间，麻醉医师从控制室对患者进行监控，要确保能通过直接观察或视频监控清楚地看到麻醉机、监护仪和患者。

（5）成人或者小儿患者的麻醉维持无论是静吸复合还是全凭静脉麻醉，在保证磁共振扫描和导航期间的镇静深度和肌松控制条件下，用药的选择和剂量应以不增加颅内压为原则。小儿患者的麻醉诱导通常采用静脉给予丙泊酚或吸入七氟烷。维持麻醉可以采用七氟烷吸入麻醉、输注一种或多种麻醉药物（如丙泊酚、右美托咪定、瑞芬太尼）的全凭静脉麻醉技术，或静吸复合麻醉。

（6）麻醉医师须熟知磁共振手术室处理突发事件和心肺复苏的应急预案。特别是磁共振手术的管理经常会面临人员轮转和调换，工作人员的磁共振安全培训和四方安全（麻醉医师、手术医师、放射科医师、巡回护士）的核查是非常必要的。

（刘清海　赵磊）

参考文献

［1］ 王国林，于泳浩，谢克亮，等. 神经外科手术术中唤醒麻醉的现状与未来［J］. 国际麻醉学与复苏杂志，2019，40(11)：995-998.

［2］ CHACKO A G, THOMAS S G, BABU K S, et al. Awake craniotomy and electrophysiological mapping for eloquent area tumours［J］. Clin Neurol Neurosurg, 2013, 115(3): 329-334.

［3］ SACKO O, LAUWERS-CANCES V, BRAUGE D, et al. Awake craniotomy vs surgery under general anesthesia for resection of supratentorial lesions［J］. Neurosurgery, 2011, 68(5): 1192-1198; discussion 1198-1199.

［4］ 高洪霞，陈小琴. 术中唤醒结合磁共振神经导航系统在功能区脑部肿瘤手术中的应用价值［J］. 磁共振成像，2021，12(10)：41-44.

［5］ 中国医师协会脑胶质瘤专业委员会脑胶质瘤协作组. 唤醒状态下切除脑功能区胶质瘤手术技术指南(2018版)［J］. 中国微侵袭神经外科杂志，2018，23(8)：383-388.

［6］ KOHT A, SLOAN T B, TOLEIKIS J R. 围术期神经系统监测［M］. 韩如泉，乔慧，主译. 北京：北京大学医学出版社，2013.

［7］ YAO F S, MALHOTRA V, FONG J, et al. 姚氏麻醉学：问题为中心的病例讨论(第8版)［M］. 王天龙，李民，冯艺，等译. 北京：北京大学医学出版社，2018.

［8］ HANSEN E, SEEMANN M, ZECH N, et al. Awake craniotomies without any sedation: the awake-awake-awake technique［J］. Acta Neurochir (Wien), 2013, 155(8): 1417-1424.

［9］ 中华医学会麻醉学分会五官科麻醉学组. 阻塞性睡眠呼吸暂停患者围术期麻醉管理专家共识［J］. 临床麻醉学杂志，2021，37(2)：196-198.

［10］宗士兰,唐帅.开颅手术中头皮神经阻滞的研究进展［J］.国际麻醉学与复苏杂志,2020,41(5):501-505.

［11］GOETTEL N, BHARADWAJ S, VENKATRAGHAVAN L, et al. Dexmedetomidine vs propofol-remifentanil conscious sedation for awake craniotomy: a prospective randomized controlled trial［J］. Br J Anaesth, 2016, 116(6): 811-821.

［12］BIRICIK E, ALIC V, KARACAER F, et al. A comparison of intravenous sugammadex and neostigmine + atropine reversal on time to consciousness during wake-up tests in spinal surgery［J］. Niger J Clin Pract, 2019, 22(5): 609-615.

［13］彭昆,李若雯,曾敏,等.唤醒麻醉技术降低开颅患者术后急性疼痛:一项回顾性研究［J］.国际麻醉学与复苏杂志,2021,42(4):369-373.

［14］BLACK P M, MORIARTY T, ALEXANDER E 3RD, et a1. Development and implementation of intraoperative magnetic resonance imaging and its neurosurgical application［J］. Neurosurgery, 1997, 41(4): 831-842; discussion 842-845.

［15］中华医学会麻醉学分会.术中高场强磁共振成像的麻醉管理专家共识(2020版)［J］.临床麻醉学杂志,2021,37(3):309-312.

［16］中华医学会放射学分会质量管理与安全管理学组,中华医学会放射学分会磁共振成像学组.磁共振成像安全管理中国专家共识［J］.中华放射学杂志,2017,51(10):725-731.

［17］庞长河,阎静,龙江,等.3.0 T移动iMRI联合导航在显微切除脑功能区高级别胶质瘤手术中的应用［J］.中华显微外科杂志,2015,38(4):323-327.

［18］中华医学会麻醉学分会.肌肉松弛药合理应用的专家共识［J］.中华医学杂志,2013,93(25):1940-1943.

［19］中华医学会麻醉学分会全凭静脉麻醉专家共识工作小组.全凭静脉麻醉专家共识［J］.中华麻醉学杂志,2016,36(6):641-649.

［20］马泽,马辉,贾晓雄,等.神经导航联合术中超声辅助功能区胶质瘤手术的应用［J］.宁夏医学杂志,2014,36(8):709-710.

［21］丁晓楠,张军,梁伟民.神经外科患者全凭静脉及静吸复合麻醉在超高场强术中磁共振的麻醉效果比较［J］.复旦学报(医学版),2013,40(3):360-362,378.

［22］张军,丁晓楠,汪乐天,等.术中磁共振影像神经导航手术的麻醉管理［J］.临床麻醉学杂志,2008,24(2):112-113.

［23］赵方,银瑞.MRI技术用于脑胶质瘤患者外科手术时对麻醉的影响［J］.中国CT和MRI杂志,2018,16(4):13-16.

［24］王群,徐兴华,张家堅,等.PET代谢融合影像导航下胶质瘤外科治疗现状［J］.世界复合医学,2015,1(1):91-96.

［25］魏微,王宇,张增梅,等.磁共振复合手术间手术流程优化及扫描安全核查方案的应用［J］.中华现代护理杂志,2020,26(26):3601-3604.

［26］宋秀棉,李玉翠,何丽.高场强术中核磁共振手术间的护理管理［J］.解放军护理杂志,2014,31(4):60-62.

［27］杨福刚,赵宇航,黄文宏,等.神经导航联合黄荧光染色技术在小脑幕上胶质瘤切除中的作用［J］.中华神经外科杂志,2020,36(3):253-257.

［28］张迪,李燕爽.术中磁共振影像神经导航手术麻醉护理配合［J］.医学美学美容,2020,29(22):183-184.

4

［29］ Practice advisory on anesthetic care for magnetic resonance imaging: an updated report by the american society of anesthesiologists task force on anesthetic care for magnetic resonance imaging［J］. Anesthesiology, 2015, 122(3): 495-520.

［30］ GOUDRA B, ALVAREZ A, SINGH P M. Practical considerations in the development of a nonoperating room anesthesia practice［J］. Curr Opin Anaesthesiol, 2016, 29(4): 526-530.

［31］ DEEN J, VANDEVIVERE Y, VAN DE PUTTE P. Challenges in the anesthetic management of ambulatory patients in the MRI suites［J］. Curr Opin Anaesthesiol, 2017, 30(6): 670-675.

［32］ PALOMERO RODRÍGUEZ M A, SANABRIA CARRETERO P, MARTINEZ SCHMICKRATH M, et al. Nasopharyngeal Mapleson D CPAP system for sedation in children during magnetic resonance imaging study ［J］. Paediatr Anaesth, 2010, 20(5): 472-474.

［33］ DECKERT D, BUERKLE C, NEURAUTER A, et al. The effects of multiple infusion line extensions on occlusion alarm function of an infusion pump［J］. Anesth Analg, 2009, 108(2): 518-520.

［34］ BORIOSI J P, EICKHOFF J C, KLEIN K B, et al. A retrospective comparison of propofol alone to propofol in combination with dexmedetomidine for pediatric 3T MRI sedation［J］. Paediatr Anaesth, 2017, 27(1): 52-59.

［35］ NAGOSHI M, REDDY S, BELL M, et al. Low-dose dexmedetomidine as an adjuvant to propofol infusion for children in MRI: A double-cohort study［J］. Paediatr Anaesth, 2018, 28(7): 639-646.

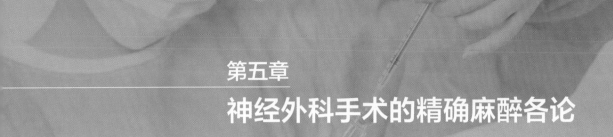

第五章
神经外科手术的精确麻醉各论

第一节 颅内幕上肿瘤切除手术的精确麻醉

一、总论

（一）流行病学

根据美国脑肿瘤登记中心的数据，2015 年，约有 68 470 例脑和中枢神经系统原发性肿瘤新发病例，约 34% 的肿瘤是恶性的，总体病死率为 4.26 / 100 000。最常见的肿瘤是脑膜瘤（36%），其次是胶质母细胞瘤（15%）。脑和中枢神经系统恶性肿瘤患者的 5 年生存率为 34%，这些脑肿瘤中 80% 以上都是幕上肿瘤。根据 2016 年 WHO 发布的中枢神经系统疾病分类指南，幕上肿瘤主要包括弥漫星形和少突胶质瘤、其他星形胶质瘤、脉络丛肿瘤、神经元 - 胶质细胞混合性瘤、胚胎性肿瘤、脑膜瘤、生殖细胞瘤等。

（二）临床症状

幕上肿瘤包括位于额叶、颞叶、顶叶、枕叶、中央区、丘脑、脑室内和鞍区的广泛部位的肿瘤。其位置不同，临床表现各异，包括一般症状与局部症状。

1. 一般症状（颅内压升高）

头痛、恶心和椎间盘阻塞被认为是脑瘤症状的特征性三联征，但所有这些症状都代表颅内压升高。例如，早上头痛可能很严重，颅内压升高的进展可能导致脑疝。在眼球突出症中，眼球不均伴动眼神经麻痹，偏瘫伴中脑功能障碍、意识障碍和去脑僵硬。在小脑扁桃体疝中，延髓被压迫，如果不治疗的话，会导致呼吸紊乱和死亡。

2. 局部症状

肿瘤压迫、侵袭和破坏大脑，引起局部脑功能缺陷症状或易怒症状。局部症状可能包括偏瘫、感觉障碍和抽搐发作。这些可能是由于中央沟附近的病变引起的，如额叶运动区和顶叶感觉区的病变。脑垂体病变会导致视野缺损和大脑优势半球的高级功能障碍，如语言和计算能力受损。

（三）幕上肿瘤麻醉的总体原则

幕上肿瘤的麻醉需要了解局部或整体所致颅内压（ICP）升高的病理生理、脑灌注压的调节和维持、如何避免继发性颅脑损伤；麻醉对 ICP、脑灌注压、脑代谢的影响；围术期针对降低 ICP、减轻脑肿胀、缓解脑张力的治疗措施；特殊问题包括术中大量出血、癫痫、头高位或坐位手术或静脉窦横断时易发生的气体栓塞。其他的问题包括神经功能与脑内环境的监测、麻醉的目标是否为快速苏醒还是术后延迟镇静并通气支持。最后，不能忽略其他并存的颅内和颅外病理状态，例如合并心肺疾病、脑转移癌、副肿瘤综合征和放化疗的影响等（表 5-1）。

表 5-1　引起继发性颅脑损伤的因素

颅内因素	全身性因素
（1）颅内压增加	（1）高碳酸血症
（2）中线移位：脑血管的撕裂伤	（2）低氧血症
（3）脑疝：大脑镰、小脑幕、枕骨大孔、手术切口	（3）低血压/高血压
（4）癫痫	（4）低渗/高渗状态
（5）脑血管痉挛	（5）低血糖
	（6）高血糖
	（7）心输出量过低
	（8）发热

1. 全身麻醉管理

1）术前评估

神经外科手术麻醉策略取决于对患者的全身及神经系统状态的全面了解，包括手术方案，特殊病例应该与神经外科医师一起评估患者，讨论手术计划与麻醉处理方案。

（1）患者神经系统状态。

评价神经系统状态的主要目的是充分评估 ICP 升高的程度，颅内顺应性和脑血管自动调节能力的受损情况，肿瘤的位置，以及在脑缺血和神经系统受损发生之前 ICP 和 CBF 的稳态调节储备。其目的也是为了评价已经存在的永久性、不可逆的神经功能受损的程度。具体如表 5-2 所示。

表 5-2　术前神经功能状态评估

病史：
（1）癫痫（类型、频率、治疗）
（2）ICP升高的症状：头疼、恶心、呕吐、视力模糊
（3）意识状态下降、嗜睡
（4）局部神经系统症状：偏瘫、感觉障碍、颅神经功能缺失等
（5）副肿瘤综合征、是否存在血栓

体格检查：
（1）神志状态、意识水平
（2）视盘水肿（ICP增高）
（3）Cushing反射：高血压、心动过缓
（4）瞳孔大小、言语功能缺失、格拉斯哥昏迷评分、局部症状

用药史：
（1）糖皮质激素类药物
（2）抗癫痫药物

影像学检查（CT/MRI）：
（1）肿瘤的大小和部位，如功能区还是非功能区，是否靠近大血管
（2）颅内占位效应：中线是否移位、脑室受压、颞叶沟回疝
（3）颅内占位效应：脑水肿、脑干周围有脑脊液的浸润
（4）其他：水肿、脑干受累、颅内积气（二次开颅）

评估脱水状态：
（1）发热、感染
（2）卧床时间
（3）液体入量
（4）利尿剂的应用及剂量
（5）抗利尿激素分泌失调

神经肿瘤类型诊断：
肿瘤的组织类型

5

　　患者的CT和MRI检查应该明确肿瘤的部位和大小，以及ICP升高的征象。后者包括侧脑室被肿瘤压迫、侧脑室扩大引起的梗阻性脑积水、中线移位＞5 mm。上述症状的存在提示压力容积曲线接近失代偿，即较小的颅内容积增长可能导致ICP不成比例地增加，进而发生脑膨胀。

　　（2）患者的全身状态。

　　心血管系统和呼吸系统的功能至关重要，脑灌注和氧合最终依赖于这两个系统，术前应调整至最佳状态。幕上肿瘤手术（尤其是脑膜瘤、脑转移瘤）伴随严重的失血、低血容量和低血压时，对神经外科患者预后产生严重影响。麻醉医师该注意到，经常用于控制ICP、CBF、CBV和脑张力的过度通气，以及术中体位，都对呼吸和循环系统带来一定影响。此外，对颅内转移瘤的神经外科手术患者，原发的肿瘤本身就可能会损害循环呼吸系统的功能，如脑转移瘤起源于肺脏，肿瘤术前放疗可导致心肌病等。

与恶性肿瘤有关的问题还包括凝血功能异常、血栓栓塞的风险增加，因此要平衡好出血与血栓形成之间的风险，对于血栓形成高危患者，可以在开颅术后给予低分子量肝素以预防静脉血栓形成。

与神经外科手术麻醉相关的其他全身系统，包括泌尿系统 [利尿剂以及后来伴发的血浆电解质的异常、糖尿病、尿崩症（diabetes insipidus，DI）、液体摄入减少等]，内分泌系统（受颅内疾病病程的影响而改变，例如垂体瘤，或者治疗性药物如糖皮质激素对高血糖和脑缺血的影响），胃肠道（糖皮质激素对黏膜的影响、与 ICP 升高有关的脑动力学改变）。

当脑肿瘤合并骨转移时，要预防高钙血症。详尽询问病史，配合以恰当的体格和实验室检查，对于理解和明确这些问题至关重要。应特别关注老年患者（尤其是心肺功能下降的患者）对麻醉和围术期管理提出了特殊的挑战。

2）制订手术方案

以下几点对制订手术方案十分重要：肿瘤的部位和大小、组织学诊断、外科手术入路、邻近以及外科手术可能涉及的组织结构，以及是否需要全切除肿瘤。明确切除的占位是肿瘤、血肿（急性或慢性）、脓肿、转移瘤或其他性质十分重要。

3）制订麻醉方案

考虑上述手术过程因素后，应遵循以下原则。

（1）血管通路：考虑到出血和静脉发生空气栓塞的风险，需要进行血流动力学和代谢监测，需要输注麻醉药物（TCI）、血管活性药物或其他药物。

（2）液体治疗：目标为正常血容量和正常血管张力，避免低渗液体（乳酸林格液），避免输注含糖溶液以防止高血糖，后者可能加重缺血性脑损伤。

（3）麻醉方案：①吸入麻醉，即基本麻醉用药，适用于低风险的简单手术，例如颅内压、脑缺血的风险低、对脑松弛的要求低；②全凭静脉麻醉，适用于预计有颅内压增高、有明显的脑缺血风险以及需要充分的脑松弛等要求比较复杂的手术。

（4）通气方案：目标为正常血碳酸水平或轻度低碳酸血症、轻度高氧血症、低胸内压（改善脑静脉回流）。

（5）颅外监测：进行心血管和肾功监测（准备好处理静脉气体栓塞）。应用可实施的方法监测出血，如血栓弹力图和全血阻抗法血小板聚集试验。

（6）颅内监测：常规颅内环境监测和特殊功能或通路检查相对应，例如，神经电生理检查（脑电图、诱发电位），脑代谢 [颈静脉球血氧饱和度（$SjvO_2$）、经颅氧饱和度]，功能性检查（经颅多普勒超声技术）。

（7）特殊技术：根据外科手术需要改变麻醉处理方案（颅内刺激或使用肌肉松弛药等）。

4）术前用药

术前镇静有造成高碳酸血症、低氧血症、上呼吸道梗阻的风险，均可升高 ICP。但是，也很有必要避免紧张（增加 CMR 和 CBF）和高血压（增加 CBF，削弱自动调节功能导致血管源性脑水肿）。在麻醉医师的持续监控和严密观察下，在建立血管通路或连接监测设备时，可静脉少量静滴麻醉性镇痛药 / 镇静剂，如咪达唑仑 0.5 ~ 2 mg，和（或）芬太尼 25 ~ 100 μg，或舒芬太尼 5~20μg。在此过程中一定要严密监控患者，必要时给予呼吸支持。

激素治疗应持续到术日晨（甲泼尼龙或地塞米松）。尤其有脑神经（Ⅸ、Ⅹ）麻痹的患者（呕吐反射减弱或者丧失）使用 H_2 受体阻滞剂和胃动力药以对抗与颅内高压和激素治疗有关的胃排空减弱和胃酸分泌增多。其他的常规药物抗癫痫药，以及抗高血压药和心血管药物均应该继续使用。抗癫痫药物围术期血药浓度波动与围术期癫痫发作有关。

5）开放血管通路

开颅手术时通常需要开放两条大外周静脉；以下情况时应推荐进行中心静脉穿刺：发生静脉空气栓塞的风险很高、预计大出血，或者大范围颅骨切除证实或怀疑有主要心血管系统功能受损，或需持续输注血管活性药。行颈静脉穿刺置管时需减少头低位和颈部旋转，避免增加 ICP。

神经外科开颅手术的麻醉严密监测、控制 CPP，推荐动脉内置管策略：便于多次进行血气分析，以测定 $PaCO_2$，监测血糖、血钾、渗透压以及其他一些项目。

通过颈内静脉逆行置管，可以持续监测 $PbtO_2$ 和 $SjvO_2$，假设 CMR 恒定，或通过脑电图监测它的变化，可以判定全脑灌注是否充分。

6）监测

如上所述，在神经外科手术中，应进行严密的血流动力学监测，包括实时动脉血压监测、心电图监测以判断心肌缺血和心律失常。SaO_2（监测全身低氧血症）、$P_{ET}CO_2$（监测 $PaCO_2$ 的变化趋势以发现静脉空气栓塞）和体温监测（如食管温度或膀胱温度）是基本监测指标，放置导尿管监测尿量。

经食管超声或心前区多普勒超声检查是发现静脉循环气泡（空气栓塞）最敏感的监测方法。如手术中使用肌松药则需要监测神经肌肉阻滞程度。血糖过高加重脑局部缺血时会导致神经损伤，应常规监测血糖水平。同样需要监测血电解质（特别是血钾）和渗透压浓度（特别是使用甘露醇或高渗盐水时），出血时需要测定血红蛋白和红细胞压积。

凝血功能监测：内皮损缺血和继发性炎性反应释放的脑促凝血酶原激酶、凝血酶、红细胞溶解产生的降解产物铁，都将会导致凝血障碍。抗癫痫药物的使用与凝血功能障碍相关，如血小板功能异常，低纤维蛋白原血症或是ⅩⅡ因子减少。除了常规的凝血参数外，即时检测血栓弹力图或全血阻抗法血小板聚集试验都可以检测整体的凝血状态和血小板功能。

术中神经电刺激（intraoperative electric nerve stimulation，INES）有助于减少神经功能损伤的概率。对皮质运动区进行定位，可提高外科肿瘤切除术或癫痫病灶切除的质量。与全身麻醉相比，清醒镇静可提高脑功能区定位的准确率。

对高危患者（伴有周围组织广泛水肿的巨大肿瘤切除术，或者伴有颅内压升高和意识改变的急诊手术患者）进行术后 ICP 监测，可明显改善预后。

在麻醉和重症监护中，临床医师开始越来越多地使用经颅多普勒超声（TCD）监测血流速度。TCD 可以评估脑血流压力自动调节能力和 CO_2 反应性。另外，TCD 是目前唯一简便的无创监测方法，可用来监测麻醉状态下导致患者 ICP 升高的颅内并发症和评估麻醉状态下患者的脑灌注。

7）麻醉诱导

（1）目标和药物。

择期幕上肿瘤手术麻醉诱导要考虑的主要因素是避免继发性脑损伤。因此控制通气（避免高碳酸血症和低氧血症）、控制交感神经张力过高和血压（例如足够的麻醉深度和镇痛）和防止脑静脉流出道阻塞（头位）至关重要。这几点可以改善患者的颅内压力容积曲线状态，确保充足的脑灌注，防止 ICP 升高降低脑灌注压。在插管前用硫喷妥钠或者丙泊酚联合阿片类药物，轻微过度通气。身体状况差以及高龄患者的麻醉诱导可以使用依托咪酯（0.2～0.4 mg/kg）替代丙泊酚，具体如表 5-3 所示。

表 5-3　开颅手术推荐麻醉诱导流程

（1）手术室内给予适当的抗焦虑药。适当的液体负荷（0.9% NaCl 5~7 mL/kg）。心电图各导联正确放置，$P_{ET}CO_2$ 监测，SaO_2 和无创血压监测。局部麻醉下动、静脉通路的建立

（2）全身麻醉诱导：芬太尼 1～2 μg/kg 或舒芬太尼 0.5 μg/kg。预充氧和自主过度通气，丙泊酚 1.25～2.5 mg/kg 或硫喷妥钠 3～6 mg/kg 麻醉诱导。非去极化性肌松药：维库溴铵、罗库溴铵或顺-阿曲库铵。控制通气使 $PaCO_2$ 在 35 mmHg，丙泊酚 50～150 μg/（kg·min）或异氟烷 0.5%～1.5%（七氟烷或地氟烷）用于维持麻醉，芬太尼（阿芬太尼、舒芬太尼或瑞芬太尼）1～2 μg/（kg·h）（或单次输注）用于镇痛

（3）气管插管

（4）放置头架的头钉或切皮时，给予局部麻醉或静脉给予瑞芬太尼 0.5~1.0 μg/kg

（5）适当的头高位，不压迫颈静脉

（6）脑松弛：需要时用甘露醇 0.5～0.75 g/kg。需要时放置腰椎蛛网膜下腔引流管。使用晶体液和 6% 羟乙基淀粉维持正常血容量

（2）患者体位。

外科医师、麻醉医师及护士都必须严格监控患者体位，避免极端体位。仔细衬垫并固定容易被压力、摩擦、活动损伤的部位，如下垂的四肢。轻度的头高位有助于静脉回流。要防止头颈过度的侧伸或屈曲，以防止气管导管扭曲、术后气道肿胀、塌陷，以及脑静脉回流受阻（脑肿胀）。双膝轻微弯曲以防止腰骶椎损伤。如果头偏向一侧（如翼区或额颞入路开颅），对侧肩应该垫高（用楔形物或圆形物），防止臂丛神经牵拉受损。侧卧位和坐位都有各自特殊的注意事项。气管插管必须确认填充及固定良好，以防止导管意外拔出或软组织磨损，并且保证在术中的可操控性。最后，应该使患者双眼紧闭并蒙上眼膜，以防止因暴露或浸润消毒液体或其他液体导致角膜损伤。

8）麻醉维持

（1）麻醉方法的选择。

开颅手术是使用静脉麻醉药还是吸入性麻醉药长期存在着争论，两种方法各有优劣：吸入性麻醉药可控性好，患者可以快速苏醒。但它们能够使 CBF、ICP 升高并引发脑肿胀；静脉麻醉药物能很好地控制 CBF、ICP 和脑肿胀，但静脉麻醉调控更需精细。

目前，颅内顺应性异常的神经外科手术患者（有 ICP 增高和脑肿胀的高风险）应该考虑使用静脉麻醉技术。而吸入麻醉技术可应用于不复杂的神经外科患者。高危患者尽量避免同时使

用 N_2O 和吸入性麻醉药。如果在吸入麻醉时,控制脑肿胀的方法(过度通气、渗透性利尿、血压控制、体位、腰穿引流)失败时,应该考虑转换为全凭静脉麻醉。

(2)术中通气。

颅内疾病的患者容易发生术后肺部并发症,可采取保护性肺通气策略:包括小潮气量和加用呼气末正压(PEEP)。有研究证实,神经外科手术患者,低于 $10\,cmH_2O$ 水平的 PEEP 对 CBF 或 ICP 有极小的影响。

(3)液体治疗。

目前已经广泛证实,开颅手术时要保证正常血容量和正常血压。高血糖(血糖 > 10 mmol/L)加重局部脑缺血,并且分子渗透压降低进一步加重水肿(目标分子渗透压 290 ~ 320 mOsm/kg),也应该避免。胶体渗透压对脑水肿的作用尚不明确。葡萄糖溶液或低分子渗透压溶液(如乳酸林格液,254 mOsm/kg)应该避免使用。开颅手术时选择适当的输注液体,包括等渗晶体液和胶体液来补偿失血。为了确保从麻醉中苏醒所需正常体温,手术终末的液体应该加温。

(4)颅内压的控制和脑水肿的防治。

降低颅内压、获得脑松弛是幕上肿瘤麻醉的关键问题,控制术中脑组织张力是麻醉维持阶段的第一要务。

通过控制脑血流量和脑代谢率达到脑松弛的技术。可采用的方法如下:①达到轻度高渗状态作为基础输液;去骨瓣前给予 20% 甘露醇 0.5 ~ 0.75 g/kg 或者高张盐溶液 2 ~ 4 mL/kg。②应用静脉麻醉药物(丙泊酚)维持足够的麻醉深度,或应用肌松药防止机械通气时出现呛咳。③轻度过度通气。④正常血容量;不使用血管扩张药。⑤头高位,不阻碍脑静脉回流;不压迫颈静脉。⑥腰穿引流 CSF。⑦此外,维持理想的颅内环境、防止中枢兴奋、维持正常体温、防治癫痫等都是麻醉维持期必须重视的问题。

9)麻醉苏醒

麻醉苏醒引起呼吸系统、心血管系统、代谢内分泌系统和神经系统变化。在择期开颅手术术后早期,脑血流自动调节功能往往被削弱,20% 的患者表现为 ICP 升高。尤其对于神经外科手术患者,必须严格遵守拔管原则:开颅手术术后呼吸动力和气道保护功能受损,高碳酸血症和低氧血症都可能导致继发性脑损伤,避免麻醉后苏醒和拔管引起血流动力学波动。为限制儿茶酚胺释放和血流动力学改变,应进行良好镇痛,防止低体温和寒战,早期拔管以避免呼吸机对抗。脑循环变化导致术后脑并发症(脑出血或脑水肿)。气管导管拔除时脑血流速度在诱导前基础上增加 60% ~ 80%,同时,高血压和术后脑充血明显相关。β-肾上腺素受体阻滞剂改善苏醒期间血流动力学稳定性,减弱 CBF 变化。气管导管拔除后可以给予短效 β 阻滞剂艾司洛尔(半衰期为 9 min),可以单次注射(0.2 mg/kg)之后持续输注 15 ~ 30 min,用量为 0.1 ~ 0.3 mg/(kg·min)。

小剂量持续输注瑞芬太尼下进行拔管,可以削弱由气管导管拔除引起的血流动力学波动,但是应当注意可能会引起的呼吸抑制以及高碳酸血症。

(1)术后疼痛及恶心呕吐。

开颅术后疼痛常为中度或重度疼痛,且常常治疗不足。麻醉中瑞芬太尼的应用增加,也需要有效的术后镇痛方案。头皮神经阻滞或者切口部位局麻药浸润有部分术后镇痛作用，然而由于上述方法是在手术切皮前注射，镇痛作用时间太短。对乙酰氨基酚与曲马多联合用药可以达到有效的镇痛效果，且不会对 ICP 或 CPP 造成影响，但可能导致术后恶心呕吐。患者自控镇痛（patient-controlled analgesia，PCA）使用阿片类药物相对安全，但有可能出现嗜睡、CO_2 蓄积以及 ICP 增高，需要术后密切监测。非甾体抗炎药（NSAID）很少使用，原因是其抑制血小板凝聚且患者常常接受皮质醇激素治疗。

开颅术后约有 50% 患者出现恶心，约 40% 患者出现呕吐，因此术后常需要预防恶心呕吐。昂丹司琼具有安全、不良反应小的特点，然而仅部分有效。氟哌利多的止吐作用比昂丹司琼更有效，在剂量小于 1 mg 时没有镇静作用。小剂量地塞米松也有助于预防术后恶心和呕吐。

（2）预防血栓形成。

开颅术后深静脉血栓（deep venous thrombosis，DVT）发生率很高，如无预防措施，有症状的 DVT 发生率为 2.3%～6%。所有开颅手患者推荐术中或术后下肢尽快使用间断性气动按压装置。对于高危患者（如恶性肿瘤、手术时间较长、偏瘫及高龄），一旦达到出凝血功能正常（术后 24～48 h），应使用普通肝素（unfractionated heparin，UFH）或低分子量肝素（low molecular weight heparin，LMWH）联合机械性血栓预防措施。

（3）其他治疗措施。

开颅手术推荐预防性应用抗生素，可以将术后感染的发生率降低一半。预防性使用抗生素的最佳时长还不明确，但必须在 24 h 内应用，以避免对耐药微生物选择产生影响。常常推荐手术切皮前半小时使用一代头孢类抗生素（头孢唑啉）。

二、各论

（一）垂体腺瘤

1. 流行病学

垂体腺瘤是常见的疾病，占所有原发脑肿瘤的 10%～15%。所有年龄组均可以发生垂体瘤，但最高的发病年龄段在 30～60 岁。一般的规律是，有功能的垂体腺瘤在年轻的成人中更常见，而无功能的垂体腺瘤随着年龄的增长变得更为突出。在手术治疗的病例中，似乎女性垂体腺瘤患者多，特别是在绝经期前妇女中。

2. 病理学

垂体腺体是双叶复合的神经内分泌组织。由前面的腺垂体和后面的神经垂体组成，两者在形态学、胚胎学上和功能上都有明显区别。每一部分都可能发生肿瘤，但绝大多数垂体腺瘤起源于腺垂体，在组织学上是良性肿瘤。在临床上，垂体腺瘤占鞍区肿瘤的绝大多数。

3. 临床表现

垂体腺瘤的临床表现不能一概而论，在垂体腺瘤早期，往往因为肿瘤较小，临床上没有任何颅内占位症状，仅出现内分泌改变症状，常被患者忽视。随着瘤体的增大，内分泌改变症状凸显，主要表现为三大类：①压迫垂体本身造成其他垂体促激素的减少和相应周围靶腺体的萎缩，表现为生殖功能低下，和（或）继发性甲状腺功能低下，和（或）继发性肾上腺皮质功能低下等。②压迫垂体周围组织，主要压迫视交叉，此类患者可能存在颅内压增高。表现为视力减退、视野缺损和眼底改变等，还可因肿瘤生长到鞍外，压迫颈内动脉、Willis 动脉环等组织产生血管神经性头痛。③垂体前叶功能亢进，以高泌乳素血症、肢端肥大症和皮质醇增多症多见（表 5-4）。

表 5-4   垂体瘤分型及临床表现

垂体腺瘤分型	分泌激素	临床表现
催乳素型垂体腺瘤（习惯称泌乳素型垂体腺瘤）	PRL	男：阳痿、性腺功能下降 女：溢乳—闭经—不孕
生长激素型垂体腺瘤	GH 和 PRL	巨人症、肢端肥大症、心肌病
皮质激素型垂体腺瘤	ACTH	Cushing 综合征
	α MSH	Nelson 综合征
甲状腺素型垂体腺瘤	TSH	（中枢性）甲状腺功能亢进
生殖激素型垂体腺瘤	FSH/LH	性腺功能减退

4. 诊断方法

怀疑垂体腺瘤的患者需要并列的两步诊断方法。

第一步是确立内分泌诊断，通常病史和查体可以提供患者内分泌状态的一些证据。如果怀疑某种激素过多或过少，必须进行仔细的内分泌检查来证实。内分泌诊断通过测定垂体及其靶腺在基础和刺激（抑制）状态下的分泌功能进行。这些测定是垂体能是否处于错乱的病理状态的敏感指示剂，通常可以提示是否存在分泌性垂体腺瘤。

第二步是确立解剖学诊断，确立了内分泌学诊断后，必须进行解剖学诊断。解剖学诊断目前以头颅 CT 检查和高分辨率的钆增强 MRI 来进行。这种检查方可发现 70% 的微腺瘤，包括那些小到直径仅为 3 mm 的肿瘤。

5. 治疗方法

垂体腺瘤的治疗手段包括药物治疗、放射治疗（例如传统的或立体定向的）、手术切除。尽管垂体腺瘤的药物学和放射学治疗仍在进一步提高中，但手术仍是这类疾病的首选。对于超过 95% 的垂体腺瘤和其他鞍内病变患者来说，经蝶窦显微外科手术是其首选的治疗方法。

手术入路的选择取决于患者的具体情况。其中最重要的包括蝶鞍的体积，鞍的钙化程度，蝶窦的体积和气化情况，动脉的位置和迂曲程度，肿瘤的大小及其生长方向，病变的病理是否存在任何疑问，以及是否之前曾给予治疗（例如手术、药物或放疗）。

到达鞍区的手术入路可以概括分为三种：经蝶窦入路、传统开颅术和选择性颅底入路。在所有垂体腺瘤中，大约 96% 的患者可经由蝶窦入路到达。剩余的患者需要经开颅手术，包括标准翼点或额下入路或各种其他经颅底入路，包括经颅、颅外或两者的结合。

1）经蝶窦入路

经蝶窦入路是成人垂体腺瘤切除中最常见的方法。通常在手术显微镜的帮助下，器械通过鼻腔推进。进入蝶窦后，打开蝶窦顶，通过蝶窦底接近垂体蝶鞍。通常，这指的是标准的鼻黏膜下经鼻中隔经蝶窦入路步骤。经蝶窦入路的优点很多，最重要的是它代表了进入蝶窦最符合生理、创伤最小的方法，提供了直接、较好的对垂体及其周围病变的显露。

（1）手术体位：患者半卧位，头部由一马蹄形头垫支持。由于头部并未固定，术中可以运用头部的微小侧方移位来获得最佳视野，特别是海绵窦区域。患者的左耳指向左肩，使术者能够更方便地从中间到达鼻子和头部。

（2）蝶窦的进入和显露：在经蝶窦入路中，接下来主要考虑的是准确进入蝶窦的路线。两种基本的方法是经鼻内和经唇下。选择哪种方法取决于患者鼻孔的大小、病变的体积及术者的习惯和经验。多数患者可以采用经鼻入路。经唇下入路主要应用于体积更大、更复杂的病变，这可以显露更大范围的手术视野。

（3）经蝶窦入路手术的并发症：经蝶窦入路有很多优势，安全性高、并发症发生率低是其中最重要的。在神经外科操作中，经蝶窦入路手术是最安全的术式之一，手术死亡率和并发症发生率分别为 0.5% 和 2.2%。然而，手术后仍然会发生一些严重的并发症：下丘脑损伤、视觉损害、血管并发症、脑脊液鼻漏和脑膜炎、海绵窦损伤、医源性垂体功能低下等。

2）经颅入路

尽管经蝶窦入路手术有效、安全，适用于 95% 以上的垂体腺瘤患者，有时仍需经颅入路切除肿瘤。当肿瘤呈几何形状（例如通常是肿瘤颅内扩张或为哑铃形，合并蝶鞍上不成比例的巨大部分）或对病变的病理类型有疑问（例如脑膜瘤）时，可能需要经颅手术。

开颅入路的主要优势在于可以提供给术者完全的鞍区和颅内结构的显露。如视神经及视交叉，向颅内延伸进入颅前窝或颅中窝的肿瘤，还可以看到并达到向蝶鞍后斜坡的延伸。相似地，当肿瘤十分巨大、蝶鞍上方生长累及第三脑室时，开颅时可以直接处理这些肿瘤。经颅入路的主要局限是蝶鞍内的肿瘤不易到达，特别是在视交叉前置时。

有三种基本的经颅入路：翼点、额下、颞下。选择哪种入路取决于肿瘤的形状、生长方向、大小以及术者的偏好和经验。目前临床上使用最多的可能是经翼点入路。

3）经内镜入路

虽然经蝶窦入路一直被认为损伤性最小，尤其是当其与传统的经颅入路相比较时，但是在内镜出现后，这一观点已经有所改变。可以应用 0° 或成角的内镜作为主要显像工具或作为手术显微镜的补充（例如混合方法）。

内镜经蝶窦入路：包括鼻内黏膜下经鼻中隔经蝶窦入路、无须黏膜下分离直接鼻内蝶窦切开术。后一种鼻内手术，使用直接蝶窦前部切开术，在蝶筛隐窝水平蝶骨角上进行。鼻内的标志是中鼻甲与鼻中隔之间的空间。连续的解剖学标志是中鼻甲的后缘，它指引术者到达位于蝶窦内的鞍底以下大约 1 cm 的空间。

内镜技术的支持者强调它可以更好、更全面地显露鞍内病变而且创伤小，无须术后鼻腔填塞，减少住院天数。

6. 麻醉管理

垂体腺瘤患者的临床症状表现多样，尽管内分泌紊乱所致的独一无二的表现，如肢端肥大症和 Cushing 综合征，很容易被发现，但理想的麻醉管理需要以对每一位患者的内分泌及复杂的病理生理的充分理解为前提。所有患者都需要慎重地术前评估，有很多种可行的麻醉方案供选择，但麻醉药物的最终选择应当依据个体情况。

1) 泌乳素型垂体腺瘤

此型腺瘤是最常见的垂体腺瘤，占所有垂体腺瘤的 50% 以上。高泌乳素血症是最常见的下丘脑-垂体紊乱表现。泌乳素型垂体腺瘤的 65% 为小泌乳素瘤，发生于女性，其余 35% 腺瘤男女均可发生。除鞍区神经占位压迫症状外，男性表现为性功能减退，女性表现为"溢乳-闭经-不孕"三联征。

高泌乳素功能腺瘤，相关激素合成或分泌不足，导致不同程度的代谢失常及有关脏器功能障碍，应激水平相对低下，对手术和麻醉的耐受性差，术前应补充糖皮质激素，以提高机体对药物的反应性。麻醉诱导、麻醉维持可适当减低镇静、镇痛药物剂量，术中亦可追加糖皮质类激素。另外，这类患者术中可能会出现顽固性低血压，诱导后低血压、术中低血压给予血管活性药物几无反应，此时应用糖皮质类激素可能会得到改善。此型腺瘤的麻醉苏醒期也较其他类型为长。

2) 生长激素型垂体腺瘤

患者可出现头颅面容宽大、下颌突出延长、鼻大唇厚、手足肥厚宽大，软组织及骨关节增生、内脏肥大，舌、咽喉及呼吸道管壁增生而导致睡眠呼吸暂停综合征，肺功能受损等呼吸系统受累表现，高血压、心肌肥厚、心脏扩大等心血管系统受累表现，还会出现胰岛素抵抗、糖耐量减低、糖尿病等代谢改变。

该类腺瘤的麻醉风险主要为气道管理困难、高血压、心脏病变等问题。麻醉前访视应充分评估气道，准备困难气道的应对措施。由于患者出现面容宽大、下颌突出延长、舌体肥厚、会厌宽垂等改变，麻醉诱导时面罩通气和气管插管操作均十分困难，面罩通气的漏气发生率高，常常必须双手紧扣面罩、置入口咽通气道和加大氧流量才可勉强维持通气，少部分患者甚至可因严重呼吸道梗阻而发生面罩通气困难，常需采用置入喉罩等措施缓解。气管插管时即使应用最大号喉镜片也不能充分推开舌体，全部置入喉镜片也感到提升会厌吃力，声门常常暴露困难。因此麻醉前应准备好可视喉镜、纤维支气管镜、可视喉镜、探条、喉罩等辅助插管设备。对于术前评估预计存在困难气道的患者，可行清醒气管插管。另外，麻醉拔管阶段也需要足够重视，由于这类患者容易出现睡眠呼吸暂停综合征，拔管前应彻底清除其呼吸道、口腔分泌物。拔管后仍应仔细观察和监护，积极对症处理。

心血管系统并发症是导致肢端肥大症患者死亡的主要原因。GH 和类胰岛素 1 号生长因子（IGF-1）增多可引起心肌细胞增大、间质纤维化，导致心脏结构和功能异常。早期患者可表现为心率增快和心输出量增加。随着病情的进展，可出现心脏向心性肥厚，这通常与舒张功能障碍有关。若 GH 和 IGF-1 分泌过多而未予治疗，可进一步引起心脏收缩功能受损，最终导致心力衰竭。此外还可出现心律失常等临床表现。而高血压、糖尿病等并发症可加重肢端肥大症患者的心脏损害。对于这类患者麻醉前访视应了解其心功能状况，完善术前检查，通过超声心动图发现心脏结构和功能的改变对于可行手术的患者，围术期应维持循环稳定，避免心动过速和血压剧烈波动，适量输液避免容量超负荷。

此类患者应激反应主要由交感-肾上腺髓质系统和下丘脑-垂体-肾上腺皮质系统参与，垂体是应激反应的重要环节。此型腺瘤患者麻醉诱导、维持阶段的镇静镇痛要求较高，可能与高生长激素血症、高代谢有关，也可能与骨质增厚导致外科有创操作困难、耗时长久有关。

垂体依赖性血糖升高，系因垂体占位病变造成中枢性内分泌激素分泌异常，可出现糖尿病的临床表现，也有人认为垂体瘤性高血糖是由抗激素因子存在引起的。糖代谢的紊乱是影响神经功能恢复的重要风险因素，高血糖可以加重乳酸酸中毒，造成脑继发性损害。术中动态监测血糖水平，必要时给予胰岛素进行干预，有利于术中脑保护及术后脑功能的恢复，对缺血性脑损伤有明显的保护作用。

3）皮质激素型垂体腺瘤

典型的皮质激素腺瘤患者表现为 Cushing 综合征，是由于腺垂体的促皮质激素腺瘤引起的皮质醇增多症的一种表现形式。男女比例为 1∶5，女性主要集中在孕产期年龄阶段，大于 7 岁的儿童若合并有 Cushing 综合征，则多患有垂体瘤，反之，小于 7 岁的儿童若合并有 Cushing 综合征，则多提示肾上腺肿瘤。1912 年，Cushing 首次报道并定义之，并且揭示了 Cushing 综合征患者中，接近 80% 的患者是由于垂体 ACTH 分泌增多引起的，其余 20% 是由于异位存在 ACTH 分泌功能的肿瘤，如肺小细胞癌、支气管肿瘤、胰岛细胞瘤、嗜铬细胞瘤。临床表现为向心性肥胖、皮肤紫纹、骨质疏松、高血压、糖代谢异常及电解质紊乱等。

与生长激素腺瘤基本一致，此型应激反应更剧烈，需增加麻醉深度，并辅以尼莫地平、艾司洛尔等维持循环稳定，将应激反应控制在一定程度内，保证内环境稳定，减少内分泌并发症，避免过强过久的应激反应造成机体损伤。

术中应动态监测血糖水平，将血糖控制在 12 mmol/L 以内，加深麻醉以削弱外科操作引起的强烈应激反应，可降低交感神经-下丘脑-肾上腺轴的反应性，使糖异生减少，抑制无氧酵解增多导致的乳酸生成；逆转应激状态下机体胰岛素受体敏感性的下降，减弱血糖升高的趋势，稳定糖代谢，有利于术后脑功能恢复。

4）其他类型功能性垂体腺瘤及无功能腺瘤

其他类型功能性垂体腺瘤较为少见，包括促甲状腺素分泌型垂体瘤（TSH 瘤）和促性腺激素型垂体瘤（LH/FSH 瘤）。有分泌功能的垂体瘤因其严重扰乱内分泌功能而较易被发现，与其相对应的无功能腺瘤发病率较高（占已发现垂体腺瘤的 25%～30%，实际发病率可能更高），但是因其生理扰乱小，通常因为出现占位效应或是在体检时被无意发现。事实上，无功能腺瘤只是临床上或是以前诊断方法粗陋时的粗略提法，目前更倾向于称之为"内分泌不活跃腺瘤"，因其或多或少会对内分泌功能产生影响。

TSH 瘤的发生率不足 1%，男女发病率相当，患者主要表现为中枢性甲状腺功能亢进或者压迫症状，血清 TSH 水平升高，TSH 游离 α 亚基水平也升高，约有 50% 的患者肿瘤同时分泌 GH 和 PRL。治疗首选经蝶窦手术。

LH/FSH 瘤非常少见，多发生在中年男性和绝经后妇女，常无明显症状或表现为性功能减退。血清放射免疫检查可以检出血清 LH 和（或）FSH 升高，TSH 游离 α 亚基和 PRL 也可升高。药物抑制治疗有效无效者可选择手术治疗。

无功能腺瘤较难发现，出现非特异性症状如头痛等可能发生将视交叉向上抬高的大腺瘤，有手术指征，如果等到出现视野缺损和视力障碍再行手术治疗，则可能效果欠佳。

总之，需要手术的垂体腺瘤绝大部分为良性病变，90% 以上可以首选经蝶窦入路手术切除，其余部分可采用开颅入路切除。除了上述麻醉注意事项外，尚需注意以下几点：①为了减少鼻道等易出血部位的出血，根据术者习惯常采用肾上腺素棉条填塞使局部血管收缩，此步骤可能引起血压升高、心率加快，尤其是高血压患者和 TSH 瘤患者更需注意，必要时采取降压措施。②垂体腺瘤手术常采用头高位约 15°，如果海绵窦等结构破裂，有空气栓塞的可能，需要加强监测，注意 $P_{ET}CO_2$ 等指标变化，及早发现。③术中可能因为颈内动脉分支或海绵窦损伤出血，经鼻蝶入路属于污染手术，血液不能回收，大出血时应尽早嘱术者压迫止血，待血液制品到位、血容量补足后继续手术。④因后鼻道与口腔相通，出血和分泌物可能流入口腔或气道，所以最好待患者完全清醒后半坐位拔出气管导管。另外，需要嘱咐患者鼻腔堵塞，用口呼吸。

5）垂体瘤卒中

突然出现的神经功能恶化，包括头痛、视力下降、眼痛、精神减弱等通常可能是出现了垂体瘤卒中。其原因可能是因为鞍内的肿瘤或邻近腺体出血坏死或梗死致体积增大。少部分情况下出血会发生于正常垂体或 Rathke 囊肿。除眼痛外，海绵窦压迫可致三叉神经痛或突眼。当出血经肿瘤囊壁破入视交叉池时，可出现蛛网膜下腔出血的症状和体征。颅内压升高或下丘脑受累可引起嗜睡、意识不清或昏迷。鞍上扩展可导致急性脑积水。以卒中为首发症状的垂体瘤并不少见。

垂体瘤卒中的主要风险是失明和神经功能恶化，所以常急诊减压手术来挽救视力。手术入路包括经鼻蝶入路或开颅手术。因其为减压手术，所以完成重要结构减压即可，通常不必全切肿瘤。如果脑积水严重，可能需要实行脑室穿刺引流手术。

麻醉注意事项如下：①急诊手术，患者通常垂体功能受损，需要快速补充糖皮质激素，并检查确定内分泌功能状态。术中如果出现顽固性低血压而升压药作用不显著，可能与激素水平低下"允许作用"不足有关，可尝试先补充糖皮质激素后调整血管活性药物。②不应忽视卒中前垂体瘤的分类可能给麻醉带来的风险，包括气道管理等。③即使经鼻蝶入路减压手术，术后也应根据患者情况决定是否拔出气管导管。另外，术后苏醒延迟发生率较高，原因主要与患者本身状态、减压手术及时与否和内分泌功能调整到位与否有关，麻醉医生应提高警惕。

（二）颅咽管瘤

颅咽管瘤是一种良性肿瘤，其完整切除和治愈的可能性取决于外科医生对肿瘤与下丘脑、垂体柄和视器之间复杂关系的认识程度。积极手术还是保守治疗，目前对于颅咽管患者的最佳治疗方案仍未获得一致意见。

1. 流行病学

颅咽管瘤在所有原发性颅内肿瘤中占大约 1%～4%。颅咽管瘤表现出一个真正的双峰状发病率，发病率在 6～16 岁和 50～70 岁时达到最高峰。

2. 神经影像学

大约 65% 的成人和 90% 的儿童颅咽管瘤患者会有颅骨 X 线异常。常见的异常表现包括蝶鞍扩大和肿瘤内钙化，40% 的成人和 85% 的儿童颅咽管瘤患者可以见到钙化。

术前诊断主要是 CT 和 MRI 检查。通过这些技术可以按照它们的解剖位置将病变分类，并辨别肿瘤与垂体腺、视交叉、第三脑室和主要颅内血管的关系。CT 通常是怀疑有颅内病变人群的首选筛查工具。咽管瘤在 CT 上表现为钙化。肿瘤囊性内容物在 CT 上常表现为低密度，与脑脊液的影像学表现相似。颅咽管的囊壁表现为相对强化。在 MRI 影像上，由于它们内部结构不同而表现出不同的信号。

3. 临床表现

大多数颅咽管瘤占据了鞍上区，并经常突入鞍旁、鞍内或鞍后间隙。症状反映了肿瘤与视交叉、下丘脑 - 垂体轴和脑室系统的接近程度。向上生长进入下丘脑区使肿瘤有可能影响所有内分泌调节功能。如果病变侵犯垂体柄，则可以有效地阻断下丘脑与神经垂体的联系。如果肿瘤生长干扰了脑室系统，可导致脑积水，产生内压增高的症状。如果有较广泛的鞍后生长，脑干功能也会受到危害。

4. 治疗

目前对颅咽管瘤的治疗还没有明确的一致意见。颅咽管瘤是一种良性肿瘤，因此理论上可以通过彻底切除而治愈。

（1）手术治疗。

面对一名颅咽管瘤患者，垂体和视力状态应在术前仔细记载，因为这些和术后内分泌视力状态密切相关。另外，伴有脑积水的患者在肿瘤最终治疗之前需行脑脊液分流。对任何被认为有垂体功能低下证据的患者，围手术期的激素替代治疗极为重要。

许多开放性手术入路可以用于肿瘤切除。手术入路的选择取决于肿瘤的部位和质地。巨大囊性肿瘤的治疗常常与巨大实性肿瘤完全不同。多种手术入路得益于骨切除至与颅底平齐。平行于前颅凹或中颅凹底的手术入路可以减少需要牵开的脑组织量。

（2）手术入路。

分为经蝶、经额、经翼点 3 种入路方式。不同的入路方式常根据肿瘤的大小、生长方式和外科医生的偏好进行应用（图 5-1）。

5. 麻醉管理

由于患者可能会出现尿崩症、电解质紊乱、体温调节障碍等表现，麻醉期间除了常规的生命体征

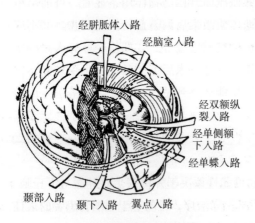

图 5-1　接近颅咽管瘤的手术路径

监测外，还需进行电解质、容量及体温监测。术中需降低颅内压，并维持循环稳定。若肿瘤毗邻较大血管，术中有大出血的可能，术前应积极备血。

围术期液体管理很重要，输液量是以维持体液平衡为准，尽量不使用甘露醇、呋塞米等利尿剂，以免干扰对围术期尿量变化的判断。如果患者出现多尿，提示可能出现尿崩症，如果不伴有电解质紊乱，可暂时以乳酸林格液补充；伴有高钠血症者要减少或停止输入含钠液体，改用5%葡萄糖，并按4∶1的比例加入胰岛素，然后根据血糖水平进行调整。由于每个患者内分泌功能异常情况、损伤程度、手术刺激等均不相同，所以满意的麻醉处理无一贯的固定模式，一定要经常检查电解质和血糖水平，随时调整治疗。

麻醉恢复期，由于内分泌功能低下以及手术本身的损伤均可导致患者麻醉后苏醒延迟，呼吸恢复的程度亦可受到一定程度的影响。如果经胼胝体入路手术损伤较大，患者可出现缄默症，首先表现为对唤醒、外来刺激反应迟钝；如果肿瘤巨大累及中脑，则可导致患者手术后意识不恢复；如果手术操作累及脑桥，手术后可出现呼吸节律（例如吸呼比）和幅度异常。在发生上述异常情况的患者，手术后拔管必须谨慎，过早拔管有导致缺氧甚至误吸的危险，可考虑留置气管导管，必要时手术后呼吸机支持。不应盲目使用催醒药物。

1）并发症

（1）视力下降：积极手术后的发生率在4%～30%。

（2）内分泌疾病：成人中最常出现的并发症。许多研究发现，在经历积极手术切除的患者中，术后尿崩症的发生率约为80%，而在部分切除患者中为38%，在仅行放疗患者中为22%。另一些研究表明，只要垂体柄被完好保留，经蝶窦切除术后的内分泌状态就会得到改善。

（3）神经心理损害：根治性手术有可能导致明显的神经心理损害。这些数据主要来源于病例的回顾性研究，而且是儿童为主体的颅咽管瘤例组。有多达1/3的儿童术后存在额叶功能损害的表现。

（4）血管并发症：由于颅咽管瘤有粘附血管的可能性，术后血管并发症，如颈内动脉梭形膨出、术后血管痉挛导致永久的脑缺血曾被报道。

2）尿崩症的麻醉处理

尿崩症是由各种原因引起的抗利尿激素（antidiuretic hormone，ADH）合成、分泌不足，或肾病变引起的肾远曲小管和集合管对ADH反应缺陷，造成肾自由水过度丢失。主要表现为烦渴、多饮、多尿，并排出大量低比重和低渗尿。神经外科患者通常出现的尿崩症为中枢性尿崩症，可由手术、颅脑创伤、颅内肿瘤、感染、缺血等原因引起。

3）麻醉管理

对于涉及下丘脑、鞍区和垂体的手术，手术前访视时应仔细询问患者的饮食习惯和大小便情况，对持续性多尿者应怀疑尿崩症。手术前检查应注意水电解质平衡失调的程度和血浆激素水平的改变。手术前正在应用ADH替代治疗的患者，应持续用药至手术前，口服药物应在手术前改为皮下或静脉注射。必须注意，应用ADH制剂可导致心肌抑制，出现冠状动脉供血不足和低血压。另外，要注意用药过量反而可引起低钠血症。手术前应纠正水、电解质平衡失调，维持血容量和血钠浓度在正常范围，低钾患者应该补钾。此类患者对禁饮十分敏感，短时间的禁饮即可引起严重脱水，除尽量缩短手术前禁饮时间外，还应静脉输注葡萄糖液或低渗氯化钠盐液。另外，由于 ADH 能够促进腺垂体释放 ACTH，所以 ADH 释放减少亦可引起 ACTH 释放减少。手术前应进行仔细的检查，并进行适当的替代治疗。此类患者围术期应给予应激剂量的肾上腺皮质激素。

术中应严密监测尿量、血容量、血钠浓度和渗透压，及时补液，纠正高渗性脱水和低钾血症。手术中应尽量维持血钠浓度在正常范围，不输或少输含钠溶液。手术中避免给予脱水剂，以防止干扰对手术中发生尿崩症的判断。手术前给予去氨加压素者，通常手术中不用追加用药。但是如果手术中出现尿量过多、血钠浓度升高和血容量减少，在补液的同时，可静脉注射去氨加压素 $1 \sim 2 \mu g$。

（三）脑膜瘤

1. 流行病学

脑膜瘤的发生率随着年龄的增加而升高。多数研究表明，脑膜瘤好发于女性，女性：男性的比例为 2：1。研究表明，女性 50 岁以后的发病率明显增加。而女性儿童中则没有这个规律。

脑膜瘤占儿童（小于 18 岁）脑肿瘤的 1% ~ 4%。婴儿中很少见。平均发病年龄为 11.6 岁，而其他儿童脑肿瘤的平均发病年龄为 6.3 岁。儿童脑膜瘤与成人相比有一些特殊的特点，如男孩和女孩的发病率相等，但大多数男孩（71%）发生在婴儿阶段。儿童脑膜瘤可以发生在不常见的部位。11% 的儿童膜瘤发生在脑室内，而在成人中这个比例为 3.9%。肿瘤可以是多发的或合并囊性变。

2. 病理学

脑膜瘤通常是球形的、带包膜的肿瘤。它们贴附在硬膜和硬膜窦上，脑膜瘤通常容易从这些组织上分离下来。而且，多数情况下肿瘤的表面也不会被脑沟回完全包绕。脑膜瘤有时也可以紧贴附在颅骨上呈地毯式生长。这种称为板片状的脑膜瘤最常见的发生部位是蝶骨。

颅内脑膜瘤的好发部位如下：大脑凸面（35%）、矢状窦旁（20%）、骨嵴（20%）、脑室内（5%）、蝶鞍（3%）、幕下（13%）、其他部位（4%）。

3. 病因学

创伤、Inoue-Melnick 病毒感染、放射接触等都是造成脑膜瘤的可能因素。即使这些因素在脑膜瘤的发生、发展上起着重要作用，也不能取代遗传因素在肿瘤发生上所起的作用。第 22 号染色体长臂的遗传学改变在脑膜瘤发展中起着非常重要的作用，约 50% 的脑膜瘤患者第 22 号染色体有缺陷。

4. 脑膜瘤的非手术治疗

非手术治疗用于复发脑膜瘤或未能全切除的脑膜瘤，可以采用标准放疗或立体定向放疗。放疗可能对控制肿瘤有益，同时必须考虑放疗所导致的不良反应及并发症。放疗用于以下情况：①恶性脑膜瘤术后；②未能全切的脑膜瘤，估计很可能最终复发；③存在多个复发的肿瘤，再手术风险很大；④单独治疗症状进行性恶化而又不能手术治疗的脑膜瘤。

脑膜瘤中存在激素受体，促使学者们研究通过激素手段进行治疗。如溴隐亭是一种多巴胺拮抗剂，在体外可以明显抑制脑膜瘤细胞；美雄烷（一种雌激素拮抗剂）治疗可能有利于大脑镰脑膜瘤的缩小；黄体酮拮抗剂如孕三烯酮已用于治疗脑膜瘤。其他抗肿瘤药包括羟脲和IFN-α9也被试用于脑膜瘤的治疗等。

5. **手术治疗和肿瘤复发**

脑膜瘤治愈的方法就是手术彻底切除肿瘤。手术切除肿瘤程度越高，术后复发的机会越低。1992年，Kobayashi和同事根据手术显微镜下切除程度对Simpson的分类标准进行了修改（表5-5）。

表 5-5　改良 Shinshu 分级或 Okudesa—Kobayashi 分级

分级	定义
Ⅰ级	显微镜下全切除肿瘤及其附着硬膜，切除所有受累骨质
Ⅱ级	显微镜下全切除肿瘤，电凝热灼肿瘤附着处硬膜
ⅢA级	显微镜下全切除硬膜内及硬膜外肿瘤，没有切除或电凝肿瘤附着处硬膜
ⅢB级	显微镜下全切除硬脑膜内肿瘤，没有切除或电凝肿瘤附着处硬膜，或没有切除硬膜外肿瘤
ⅣA级	有意识地次全切除肿瘤，完全保留脑神经和血管，显微镜下全切除肿瘤附着处硬膜
ⅣB级	肿瘤部分切除，残余肿瘤体积小于原肿瘤的10%
Ⅴ级	部分切除，残余肿瘤体积大于原肿瘤的10%，或肿瘤减压（活检或未活检）

脑膜瘤的解剖位置与其复发率有关。某种部位肿瘤手术全切除越困难，如蝶骨嵴脑膜瘤，复发的可能性越大。如果脑膜瘤侵犯到静脉窦内，如矢状窦旁脑膜瘤，其发率较高。脑膜瘤的复发率在不同的研究系列有所不同；蝶嵴脑膜瘤的复发率最高（> 20%），矢状窦旁脑膜瘤次之（4% ~ 8%）。凸面和鞍上脑膜瘤的复发率分别为5%和10%。

1）各部位脑膜瘤的特点与手术治疗

凸面脑膜瘤是以肿瘤附着硬脑膜的部位为特点，位于半球不累及颅底硬脑膜，一般也不侵犯静脉窦处硬脑膜。凸面脑膜瘤约占全部脑膜瘤的15%。

Cushing 和 Eisenhardt 将凸面脑膜瘤再分为冠状缝前型、冠状缝型、冠状缝后型、旁中央型、顶叶型、枕叶型和颞叶型。临床表现与肿瘤在大脑凸面的位置有关。然而，不少肿瘤在出现症状时已长得很大了，常由于偶然的影像学检查而发现肿瘤，癫痫发作是最常见的症状。

CT 或 MRI 可极佳地诊断凸面脑膜瘤，显示肿瘤部位、脑膜侵犯或脑膜尾征以及受累颅骨。颅骨广泛受累时，可在患者头皮上触及包块，X线表现为骨质增生。有时，射线可通透肿瘤累及的颅骨，CT 骨窗扫描能清晰显示。典型肿瘤血供为瘤体中央来自脑膜中动脉分支，外周来自颅内血管。考虑到术前栓塞时才行血管造影，颈外动脉造影呈典型的日射状，颈内动脉造影可见动脉移位及软脑膜血供。

2）矢状窦旁脑膜瘤

Cushing 和 Eisenhardts 将矢状窦旁脑膜瘤定义为肿瘤充填矢状窦旁角，在肿瘤和上矢状窦间无脑组织。他们单独定义大脑镰脑膜瘤，而其他学者将所有的矢状窦旁脑膜瘤归入大脑镰脑膜瘤。大宗病例显示矢状窦旁脑膜瘤占所有脑膜瘤的 17% ~ 32%。临床症状包括癫痫（62%），头痛（54%），一侧肢体无力（49%），精神症状（43%）。

如肿瘤侵入上矢状窦外侧壁而窦未闭塞，有三种选择：一是结扎窦，有静脉梗死的危险，只能用于矢状窦前 1/3；二是残留附着于窦的肿瘤，肿瘤很可能再生长，可能引起窦慢性闭塞并形成静脉侧支循环，以后更容易切除肿瘤；三是切除窦受累部分，然后直接缝合窦外侧壁或用补片修补窦。

在治疗大脑镰脑膜瘤和矢状窦旁脑膜瘤时，选择合适的方法处理受累窦很重要。可切除窦的一个或两个壁，重建后有良好的通畅率。应根据以下几个因素个体化决定窦的处理：患者的年龄和症状、窦的通畅性、肿瘤部位和皮质静脉侧支循环情况。在任何部位都能切除完全闭塞的窦，怎么强调保留静脉侧支循环的重要性都不为过，这是手术极重要的部分。无论移植或不移植替代物，窦的前 1/3 都可以切除。肿瘤侵犯一个窦壁，可在切除肿瘤后一期修补窦壁。

3）大脑镰脑膜瘤

Cushing 将大脑镰脑膜瘤定义为起自大脑镰，完全由皮质覆盖，不累及上矢状窦。然而，临床上许多大脑镰脑膜瘤都累及矢状窦。

根据肿瘤起源于大脑镰的部位将大脑镰脑膜瘤分为前、中、后三型，前型起源于自鸡冠至冠状缝的脑镰前 1/3，中型起源于自冠状缝至人字缝的大脑镰中 1/3，后型起源于自人字缝至窦汇的大脑镰后 1/3。还有学者将大脑镰脑膜瘤分为外侧型和内侧型，外侧型起源于额部（前或后）、顶中央部或枕部的大脑镰主体，内侧型与下矢状窦相连。

大脑镰脑膜瘤的手术切除原则包括以下方面：①显微镜下通过半球间暴露肿瘤；②单侧肿瘤者，早期沿大脑镰阻断血供；③瘤体大者，先包膜内切除肿瘤，再沿周围蛛网膜界面用显微技术分离肿瘤包膜；④沿分离面大量应用棉片避免周围大脑皮质损伤，并保护下方的胼周动脉。

6. 麻醉注意点

当病理组织诊断确诊为脑膜瘤时，肿瘤完全切除可达到治愈效果。脑膜瘤生长缓慢，尤其是位于额部非功能区时可以生长得很大。脑膜瘤周围组织结构或经常位于手术难度大的部位（如矢状窦、视神经鞘、斜坡、脑室和骨侵袭等）。如果肿瘤巨大、手术入路困难又期望彻底切除，所需手术时间长、技术要求高。这样的手术经常伴随大量出血（脑膜瘤经常富含丰富的血管，造成周围组织渗血），要求最大限度地降低脑张力，以利于手术操作。术前血管栓塞可减少脑膜瘤切除术的术中出血。采用术中自体储血或自体血液回输，15% 的患者都可以避免异体输血。

（王春艳　王国林）

第二节 颅内幕下肿瘤切除手术的精确麻醉

一、小脑肿瘤

（一）概述

小脑半球肿瘤以神经胶质瘤最多见（主要为星形细胞瘤），少数为血管母细胞瘤。蚓部肿瘤中，儿童多为髓母细胞瘤，也有星形细胞瘤、室管膜瘤与血管母细胞瘤。星形细胞瘤、血管母细胞瘤可有囊性者。囊内附有瘤结节者称为囊内瘤。肿瘤囊性变即肿瘤内含有囊液，称为瘤内囊。小脑肿瘤附近第四脑室，常向第四脑室内生长。室管膜瘤多起自第四脑室底或侧壁的室管膜，生长在第四脑室内，并突向小脑实质内，血管母细胞瘤多位于小脑半球，也可位于蚓部和第四脑室。此外，尚有转移瘤。一般来说，小脑半球星形细胞瘤以Ⅰ级的毛细胞型星形细胞瘤为最多，约占70%，其余为低恶度（Ⅱ级）和高恶度（Ⅲ、Ⅳ级）星形细胞瘤。毛细胞型属良性，全切后可以治愈；良性小脑星形细胞瘤，手术全切率为88.7%，20年生存率达90%，大多患者恢复了工作和学习。手术切除肿瘤时，必须注意防止损伤延髓，尤其是第四脑室底部。勿损伤小脑下后动脉，以避免并发脑干缺血或出血的危险。

小脑肿瘤常邻近生命中枢，此类患者脑血管自动调节功能减退，患者颅内压高，术前接受脱水治疗，患者又伴有不同程度的电解质紊乱。麻醉诱导、气管插管、开颅及手术中的强烈刺激，常出现循环系统明显的应激反应及呼吸改变。麻醉用药的选择和麻醉管理应避免一切升高颅内压的因素，维持充足的脑血流以避免脑缺氧。

（二）麻醉管理

1. 麻醉诱导

麻醉和手术操作是机体应激反应的主要刺激因素，芬太尼类药物可抑制气管插管引起的交感神经系统兴奋。异丙酚具有扩张外周血管、抑制血管运动中枢和阻断交感神经末梢释放去甲肾上腺素等效应，可抵消气管插管时心血管的应激反应。异氟烷也具有阻断交感-肾上腺系统应激反应的效应。

2. 气道管理

保持自主呼吸、便于呼吸的管理：呼吸管理是控制颅内压、保持脑功能的一个重要环节。保留自主呼吸便于观察手术对中枢尤其是对脑干功能的影响。手术切除肿瘤时，以观察自主呼吸变化作为指导操作者监测指标，及判断患者预后状况。当自主呼吸不足或减慢时，即可行辅助呼吸，同时提醒术者避免手术造成更大的副损伤，术中又可随时采取过度通气，从而保证了$PaCO_2$和PaO_2处于较佳状态，有利于稳定和降低颅内压。若有完备的神经电生理监测人员和设备，可考虑由呼吸机控制呼吸。

3. 麻醉维持

此类肿瘤切除术中保留自主呼吸的静吸复合麻醉，其应激反应是轻度、短暂、可逆的，对机体干扰不大，有效地保证了手术中血流动力学稳定、代谢的平衡，有利于术后恢复。静吸复合麻醉能较好地抵制气管插管的心血管反应，且对心输出量影响不大，手术期间心率变化不大，麻醉维持更平稳，具备以下优点。

（1）有利于控制性降压：颅内肿瘤切除术麻醉管理的基本要求是控制颅内压，维持充足的脑血流，以避免脑缺氧。异氟烷的吸入浓度在 1.0% ~ 1.5%、0.6 ~ 0.8 MAC。降压效果迅速，且能较好地维持重要器官的血流量，降压及维持手术过程心率平稳。

（2）对循环干扰小：异氟烷具有独特的心血管效应，可降低外周围血管阻力，控制性降压，很少影响心输出量和重要器官的灌注；芬太尼对血流动力影响很小，不抑制心肌收缩力，一般不影响血压，其引起的心动过缓作用可被阿托品对抗；异丙酚是一种具有扩张周围血管、降低血管阻力的静脉麻醉药，有剂量依赖性降压作用，异丙酚对心血管抑制作用较强，但血压仍在正常范围内，且心率不增快、心肌氧耗不增加。

（3）减少术后颅内出血：可以维持一定的麻醉深度，在潮气量满意、PaO_2 适宜，SpO_2 适宜情况下保留气管导管返回病房，经 60 min 再拔除气管导管。因此，避免了颅内创区止血后短时间内由于清醒拔管带来呛咳、激动等造成再出血。芬太尼的清除半衰期长，反复多次应用可造成蓄积作用明显延长，手术后期减少芬太尼用量，术毕前 60 min 停药。由于芬太尼在体内的残余，术后可起到镇静、镇痛作用。

静吸复合麻醉用于小脑肿瘤手术，术中宜保留自主呼吸，血流动力学较稳定，交感神经及内分泌系统得到了较好的控制。此麻醉方法安全可行、效果满意。

二、第四脑室肿瘤

（一）概述

第四脑室是一个非常特殊的解剖区域，腹侧毗邻桥脑、延髓等脑干结构，又是脑室系统内脑脊液循环通路的最后环节。在此发生的肿瘤因位置特殊、病理过程复杂，麻醉手术期间易出现一些生命体征的改变。第四脑室肿瘤容易引起脑脊液循环障碍，导致梗阻性脑积水，故颅内压升高的症状出现早、病情严重。肿瘤可直接刺激迷走神经背核的呕吐中枢，早期就可出现呕吐，特别在儿童患者，至手术时多已出现脱水症状。术中出血量依肿瘤的位置、病理分型以及术者的手术熟练程度而异。术中必须动态监测血压、中心静脉压、液体出入量、电解质、血红蛋白、红细胞压积、尿量等。应综合各项参数，以确定输液的种类和速度，维持一定的血压及脑灌注压，维护脑功能。第四脑室肿瘤有一定范围内的活动性，头位变动或其他原因可使肿瘤突然阻塞第四脑室出口，出现急性脑脊液梗阻，颅内压急剧升高，特别在麻醉诱导插管或翻身变动体位时均可发生呼吸骤停、血压升高及心律失常。此时应立即行脑室穿刺放液，否则将因脑干受压时间过长而发生不可逆的脑干损伤。

（二）气道管理

尽管机械通气有助于减少 CO_2 蓄积、降低颅内压，国内外多数学者仍主张以观察自主呼吸变化作为指导术者操作的监测指标及判断患者预后的依据。因为呼吸改变反映脑干功能早于心血管变化。以呼吸机 SPONT 或 SIMV 方式维持通气，保证氧供，维持呼气末 $PaCO_2$ 在 45～55 mmHg，以保留呼吸中枢对 CO_2 的敏感性。有学者发现，只要动脉血氧合良好、$PaCO_2$ 轻度升高、pH 值在 7.30～7.34，其生理影响轻微且可逆，说明保留自主呼吸通气方式是可行的。因肿瘤压迫或手术操作可影响后组神经，故术毕不可早期拔除气管导管。必须等到潮气量、呼吸频率、咳嗽反射、吞咽反射满意后，方可考虑拔管。拔管后必须观察呼吸的变化，病情再恶化时应重新插管。

（三）麻醉用药

1. 异丙酚

用于颅脑外科的麻醉已广泛受到推崇，有以下几点依据：①降低颅内压和降低脑代谢率已得到基础研究和临床证实。②抗氧化作用：异丙酚的化学结构与维生素 E 的活性基团相似，也具有抗氧化作用，可以明显减少脂质过氧化物如硫巴土酸反应物质的产生，同时抑制谷胱甘肽过氧化物酶的活性，从而减少氧自由基的产生。③抑制脑缺血期甘氨酸释放，改善缺血区脑血流及保持细胞离子稳定。甘氨酸为兴奋性氨基酸受体——N–甲基–D–天冬氨酸（N-methyl-D-aspartate，NMDA）受体的调质，可加强该受体的兴奋性。

2. 利多卡因

在脑外科也具有良好的应用前景，能降低脑氧耗，有利于改善大脑氧供需平衡。对脑和全身大血管有直接收缩作用，同时对脑局部缺血病灶区的血管具有解痉和扩张作用，既能减少脑组织的"奢灌现象"，又能改善缺血组织的血供而无"窃血"。此外，利多卡因可以有效减少缺血缺氧再灌注时神经细胞的水和电解质紊乱，阻止细胞内钠浓度升高，降低突触前的谷氨酸释放，改善细胞渗透压、ATP 的利用和钙清除，有利于神经细胞功能活动的发挥。

三、脑干肿瘤

（一）概述

脑干包括中脑、桥脑和延髓。脑干内的网状结构有许多生命活动的重要中枢，计有呼吸中枢、循环中枢、运动传导通路、感觉传导通路、上行网状激活系统等。由于其手术部位特殊，故麻醉的管理有其特殊之处。现脑干肿瘤手术特点为术野暴露困难，手术难度大，在显微镜下进行。如果肿瘤紧贴脑干，手术分离过程常易诱发高血压，收缩压可在 200 mmHg 以上，呼吸不规则、变慢甚至停止。此时应减轻或停止手术操作，否则牵拉时间过久会导致脑干缺血损伤。为了避免手术操作造成脑干意外损伤，术中分离及取瘤时应保留自主呼吸，及时观察呼吸方式、频率、潮气量及心血管系统变化，提醒术者避免造成脑干损伤，以提高手术安全性。此外，由于脑干肿瘤可能引起后组颅神经功能障碍，出现吞咽困难、流涎，因而易于在麻醉中引起误吸。呼吸中枢功能不全可出现通气功能不足。循环中枢功能障碍可出现血压不易维持。当脑干网状结构受损，麻醉完毕时可能出现苏醒延迟。有患者可出现强迫头位或颈部活动受限。针对以上情况，麻醉时需注意相关问题。

（二）麻醉管理

脑干肿瘤手术围麻醉期的管理策略是：全面掌握术前状况（ASA 分级、病变部位及性质、合并症）；充分了解手术步骤，做到提前预判；密切留意手术进程，做到及时发现；正确判断诱发因素，做到恰当处理；最后，既保证麻醉质量又保证监测效果是脑干手术麻醉管理的终极目标。

1. 术前访视

术前 ASA 分级越高，术中发生不良事件的概率越大；术前合并脑积水或存在明显颅高压的患者更容易发生心律失常，而且经常发生在翻动患者摆放手术体位时、打开颅骨或剪开硬膜时以及切除脑干或牵拉脑干的瞬间。术前合并肺炎是围麻醉期出现呼吸恢复延迟、咳嗽多痰等呼吸系统不良事件的相关危险因素。脑干出血性病变如海绵状血管瘤、血管母细胞瘤等疾病的发生过程中，出血形成的血肿在脑干组织中迅速膨胀增大，挤压、撕裂、分离和破坏脑干重要结构组织，其分解代谢产物对脑干神经组织产生进一步损伤，导致急性脑干组织水肿，因此就脑干疾病性质而言，出血性脑干病变手术围麻醉期更容易出现循环系统不良事件。

2. 麻醉方法选择

脑干手术应以全麻插管为妥，清醒气管插管应视为禁忌。对已有后组颅神经损伤、呼吸运动障碍者，可使其保留自主呼吸而行气管插管，如用快速诱导插管，则由于此类患者对麻醉药物敏感，故宜缓慢注药，并做好监护工作。对于那些血压不高、心率不快、颅内压增高不明显者，术中还可加用氯胺酮静滴或分次静注。在无神经电生理监测情况下，除术前呼吸功能较差的患者用呼吸机控制呼吸外，其余均应在术中保留自主呼吸。保留自主呼吸可以判断手术操作时是否影响呼吸中枢，以免手术造成不必要的损害。由于此种患者对麻醉药物敏感，少量药物即可影响呼吸，故使用药物时应审慎，不可贸然加量。如术中保留自主呼吸而出现 CO_2 排出不良、$PaCO_2$ 升高时，则应改为辅助呼吸。

3. 麻醉维持

麻醉药物应选择能维持麻醉平稳、术终苏醒快、不抑制神志和呼吸、对颅内压影响小的药物，以利于手术后神志变化的观察。麻醉诱导选用咪唑安定、异丙酚、芬太尼等，麻醉维持建议采用静脉异丙酚复合低浓度七氟烷吸入，芬太尼、依托咪酯等可降低脑细胞代谢率和脑血流量，七氟烷吸入可使脑血管扩张、颅内压增高，这一作用呈剂量相关，低浓度七氟烷吸入复合异丙酚、芬太尼等，由于其对颅内压作用"互相抵消"，可减轻对颅内压的影响。静吸复合麻醉能在浅麻醉下抑制呛咳反射，耐受气管插管并维持呼吸、循环系统稳定、麻醉更平稳、术后苏醒恢复快的优点。

气道管理是控制颅内压、保护脑功能的一个重要环节，术中应及时观察脑干肿瘤分离及取瘤过程中呼吸方式的改变、潮气量及频率变化，当潮气量＜ 300 mL、频率＜ 12 次 / 分，或 $P_{ET}CO_2$ 呈上升趋势时，应进行适当过度通气。

4. 循环系统管理

由于脑干肿瘤手术可能刺激三叉神经根而出现血压突升，MAP 可达 160 mmHg 以上，采用压宁定–七氟烷控制性降压，使 MAP 降至 60 mmHg 左右，对降压效果不佳者辅用小剂量硝普钠即可达到理想效果。压宁定与硝普钠合用可使硝普钠用量减少 2/3 ～ 3/4，减少硝普钠停药后的反跳性血压升高，同时不增加颅内压。

患者还可因分离肿瘤时出现心动过缓、血压下降，此时可用阿托品 0.25 ～ 0.5 mg 静注后予以纠正。如心动徐缓、呼吸功能不佳长时间不能纠正时，往往提示脑干病变本身严重，术后预后不良。其他引起循环波动的原因则可由于麻醉深浅不当、手术刺激循环调节中枢或术前已有心血管病变或输血输液不当及缺氧、CO_2 潴留引起，应针对不同原因予以处理。

术中还应注意失血量与血容量补充。为了保持循环功能的稳定，同时避免超量输入导致脑血量增加使颅内压升高，术中的输血补液要坚持等量或欠量补充的原则，调节好输注速度，以免血容量不足、血压降低和脑供血不足而继发缺血性脑水肿。

5. 拔管时机选择

脑干肿瘤手术基于病变，本身对呼吸和循环功能的影响以及手术时间长、合并症多、患者对麻醉药耐受力差等诸多特点，故对手术完毕后拔管的指征及时机应予严格掌握。如遇以下情况应保留气管插管：①有后组颅神经损伤致咳嗽、吞咽反射迟钝者；②肿瘤对呼吸中枢有损害、出现通气功能不足者；③手术时间长、创伤重、术后可能发生脑干水肿者；④全身情况差、呼吸交换量不够、必须呼吸机支持者。

由于脑干肿瘤切除后，可出现呼吸及循环功能的不稳定，故术毕搬动患者应轻柔，注意头、颈、胸及身体宜保持水平位，以防止搬动体位时发生意外。曾有报道术毕搬动患者时因头部过度屈曲而发生呼吸骤停者，对此应予高度重视。

（三）神经电生理监测

术中神经电生理监测（intraoperative neurophysiological monitoring，IONM），是运用各种神经电生理技术了解神经传递过程中电生理信号的变化，从而协助术者全面地监测麻醉状态下神经系统功能。对于中脑手术，常用的监测包括：①体感诱发电位（SEP），主要反映脊髓后索（薄楔束）及脑干等部位深感觉传导功能；②脑干听觉诱发电位（BAEP），反映听觉传导通路的完整性，尤其用于评价脑干功能；③肌电图（EMG），监测支配肌肉活动的外周神经功能。多模式监测方法可大幅度提升术后神经预后。全身麻醉包括三个因素：镇静、镇痛和肌松，不管是静脉麻醉还是吸入麻醉，都会影响到电生理，所以我们需要积极寻找麻醉药物与 IONM 的平衡点。

由于脑干延髓手术的特殊性，既往主张脑干手术中保留自主呼吸，并根据频率与潮气量的变化判断是否损伤脑干。但是术中保留自主呼吸可能造成许多不利的影响甚至意外。随着 IONM 技术的不断完善，手术操作是否引起脑干损伤的判断已经完全可以借助电生理监测进行预判与提醒。因此，脑干病变手术可在 IONM 监测下实施控制呼吸，特别是对于手术范围波及延髓的患者更应采用经鼻气管插管的方式，既方便术后带管的相关管理，又可提高患者的耐受程度。IONM 能够对手术可能造成的神经损伤进行预测并通过即时监测功能及时提醒术者避免发生不可逆的神经功能损伤，是保证脑干手术安全并成功实施的关键辅助技术。因此，在脑干手术的麻醉管理策略中，保证麻醉质量与保证电生理监测质量同样重要。然而，IONM 受多种因素影响，其中麻醉药物是最主要的影响因素，所以麻醉医生在选择麻醉方式、麻醉药物及药物用量上必须充分考虑其可能对术中电生理监测结果的影响。

麻醉药到底如何影响 IONM，推测可能是对神经元的直接抑制，另外还有对脑血流和脑代谢的影响进而影响到 IONM。全凭静脉麻醉和静吸复合麻醉是神经外科手术麻醉常用的两种全麻方式，但是对于已经存在神经损伤的脑干肿瘤患者，吸入麻醉药可扩张脑血管，增加脑血流，进而影响 IONM 测定。吸入麻醉药物对监测波形—尤其是体感诱发电位波形的抑制作用十分明显，即使极少量的吸入麻醉药也会导致监测的失败。静脉麻醉药与吸入麻醉药的镇静机制有所不同，丙泊酚作用于抑制性神经递质 GABA 受体，产生全麻作用，因此实施全凭静脉麻醉的监测成功率显著高于静吸复合麻醉。近年的临床试验总结认为，在 BIS 监测下辅以右美托咪啶的全凭静脉麻醉是配合脑干手术实施 IONM 较为理想的麻醉方式，它可抑制去甲肾上腺素的释放从而抑制交感活性，产生镇静、催眠、抗焦虑作用，并可降低其他麻醉药物的用量，且因其作用于皮质下不损害认知，不涉及 GABA，故对神经电生理监测无影响，既可以保证理想麻醉深度和质量，又可以保证 IONM 的成功实施。另外，对术中 EMG 监测唯一可能产生影响的是肌松剂的使用，推荐小剂量间断静推肌松剂，间隔 30 min 后再进行电刺激，可以为术中 EMG 监测提供理想的监测环境。

四、听神经瘤

（一）概述

听神经瘤是起源于听神经前庭支或耳蜗支内耳段 Schwann 细胞的良性肿瘤，是后颅窝中最常见的颅内肿瘤，占桥小脑角肿瘤的 80% 以上。肿瘤可能对邻近的颅神经、小脑、脑干形成压迫，手术难度大，并发症多，需在显微镜下手术，麻醉有其特殊性。

（二）麻醉管理

1. 术前访视

术前不用麻醉性镇痛药，以免呼吸中枢功能不全的患者呼吸抑制。部分患者术前使用脱水利尿药者，应注意水、电解质的平衡。患者如果有吞咽困难、饮水发呛等累及后组颅神经受压迫症状者，应注意避免误吸。脑积水患者可表现血压升高、脉搏和呼吸缓慢等，容易掩盖循环容量不足。

由于听神经瘤邻近其他脑神经及脑干生命中枢，大的肿瘤会压迫周围的神经，术前常有相应的脑神经功能损伤，手术难度大，易伤及面神经及后组脑神经，并发症多，甚至可能危及生命。为了使手术成功，麻醉管理尤其重要。应以维持呼吸、循环稳定和降低脑氧耗、降低颅内压为原则，提高患者在围术期中的安全性。为了预防对术后肺部感染的控制，加快神经功能的恢复，目前主张术前就给予抗生素（头孢唑林等）和类固醇激素（地塞米松等）。术前慎用麻醉性镇痛药如哌替啶和吗啡，因其易引起呼吸抑制及使患者意识程度降低。

2. 麻醉诱导

麻醉诱导应力求平稳，避免颅内压增高。术前有高血压病史的患者诱导期间血压波动常较大，应予注意，对于术前 BP 较高者，可在诱导前静注乌拉地尔 2 mg；对术前已伴颅高压者可快速静注 20% 甘露醇 250 mL 后再行诱导插管。咪达唑仑有镇静遗忘的作用，可考虑使用。维库溴铵起效慢，可先给；芬太尼或舒芬太尼可能导致呛咳，静注不宜太快；丙泊酚的静注也不宜快，太快会因心肌的抑制及外周血管阻力下降导致低血压；诱导前推注利多卡因 1 mg/kg，可抑制呛咳，减少插管反应。丙泊酚先于镇痛药给药，可有效抑制呛咳。肌松药可选用维库溴铵，也可选用罗库溴铵或顺式阿曲库铵。气管导管宜选用带钢丝的导管，以免导管扭曲、压扁。

由于听神经瘤显微手术部位在头部，麻醉者远离手术野，故人工气道的选择和维持尤其重要。根据临床经验，经鼻腔气管插管，可避免经口明视插管的刺激，另外，插管前静注芬太尼及利多卡因可降低插管的心血管反应，使诱导中呼吸循环平稳，避免了颅内压升高。气管导管应选用带钢丝的导管，以免导管扭曲、压扁。

3. 麻醉维持

麻醉用药中利多卡因和异丙酚均可有效收缩脑血管，降低颅内压，增加脑血管阻力，降低脑血流、脑代谢及脑氧耗，有利于保护脑功能。异丙酚应用于显微手术有对术中循环功能影响小、术后苏醒快、质量好的优点，是比较理想的麻醉方法。最近的研究表明，氯胺酮不仅可使脑血流下降，而且在缺血后再灌注损伤中有脑保护作用。麻醉中应用氯胺酮镇静、镇痛完全，脑耗氧量下降，术毕患者清醒快，生命体征平稳，能满意耐受气管插管，有利于术后神经功能的恢复。另外，因术中要监测和保留神经功能，诱导和维持禁用长效非去极化肌松药。甘露醇脱水作用明显，快速静脉滴入可以有效降低颅内压。在甘露醇保护下施行控制性降压麻醉可明显减少出血机会，有利于手术野暴露，不当的控制性降压可能影响脑组织的血供，所以并不主张积极的术中控制性降压。控制性降压时应严密监测，降压幅度不宜过大，老年人以平均动脉压不超过基础值的 30% 为宜。由于应用了控制性降压，术中无输血。由于输血有增加传染疾病和发生输血反应的危险，传统的输血观念已在改变，手术中减少输血或不输血将成为今后的发展趋势。另外，应用控制性降压技术的术后护理很重要。消化道出血多出现在术后 3～5 天，可应用抗酸和保护胃黏膜的药物进行预防。各项监测至少持续至患者心血管状态稳定，应定期记录各项生命体征指标和尿量，防止脑、心、肾、肺等各种并发症的发生。

颅脑手术麻醉期间过度通气维持 $PaCO_2$ 在 30～33.75 mmHg，既有利于降低颅内压，又能保持脑氧供需平衡。肿瘤通常在小脑桥脑角（cerebellopontine angle，CPA）内生长，由于 CPA 毗邻脑干，有动静脉及多对颅神经分布，当牵拉脑干、取瘤或刺激迷走神经根时，可出现呼吸、循环等生命体征的变化，因此必须加强对呼吸、循环、心电和血气分析等的监测。与术者密切配合，及时将情况告知术者。若反应较剧烈，应暂缓手术刺激，心率减慢明显者可给予阿托品纠正。

术后镇痛可在麻醉恢复期内开始实施并给予适量镇痛、镇静及镇吐药物，目前患者自控镇痛（PCA）技术是较为理想的术后镇痛方法。手术结束前可给予一定量的非甾体镇痛药，如氟比洛芬酯可在不影响呼吸和神志的情况下减少术后疼痛，减少拔管期的不良反应。与别的部位手术不同的是，头部包扎时气管导管在气管内移动，可能导致呛咳、高血压、颅内压升高，因此可将丙泊酚的泵注持续至头部包扎结束。残余肌松药的拮抗也是待头部包扎后才进行。有研究显示，在头部包扎开始前静注利多卡因 1.5 mg/kg，可减少呛咳的发生。拔管应在患者清醒、呼吸恢复时为宜，但如果患者咽喉反射已恢复，不耐受气管插管时也可在未完全清醒时先拔管。拔管后应注意患者的呼吸情况，鼻导管或面罩给氧，监测 SpO_2。听神经瘤常并发吞咽困难和呛咳，术后应警惕可能并发窒息和声带麻痹。

（三）神经电生理监测

要提高听神经瘤全切除率，减少术后并发症，提高生存质量的关键在于熟悉肿瘤的显微解剖，术中加强监测。手术中面肌肌电图（EMG）可以及时帮助手术医生确定面神经的位置和走向，区分面神经和肿瘤包膜，还可以通过术末 EMG 刺激强度的大小估计预后，显著提高手术效果。

随着近年来神经电生理监测在听神经鞘瘤手术中的应用，使术中脑干及面神经得到更好的保护。脑干听觉诱发电位 V 波的神经发生源在对侧中脑下丘，如果波异常，则提示脑干受压移位，因此监测与比较健侧脑干听觉诱发电位（brainstem auditory evoked potential，BAEP）波可以反映患侧脑干功能改变，尤其是术中 V 波幅和峰间潜伏期的变化，可较好地反映脑干功能受损情况。通过持续监测眼轮匝肌、口轮匝肌肌电图则可以辨别及保护面神经，当触碰、推挤、牵拉面神经时，可出现明显的面神经肌电图动作电位。监测咀嚼肌肌电图则可保护三叉神经。

神经电生理监测对麻醉药的应用也有相应的要求。在以往没有神经电生理监测条件时，在桥小脑区域操作时常需要培养出患者的呼吸，观察呼吸的频率及潮气量，在神经电生理 BAEP 的监测下，无须保留患者的自主呼吸。研究显示，七氟烷吸入浓度与 BAEP 指数呈负相关，因此七氟烷应控制在 1 MAC 以下，且应使吸入浓度保持恒定。常用量范围内的丙泊酚用量变化对 BAEP 指数影响很小。另一方面，神经电生理监测需观察面神经支配的眼轮匝肌、口轮匝肌，三叉神经支配的咀嚼肌的运动反应。有研究表明，常规颅内手术肌松剂的 1/3 ~ 1/2 用量并不影响术中面神经的监测。较大的听神经鞘瘤与脑干可能有粘连，术中心率改变是一危险的信号，心率、心律的变化仍应严密观察。

总之，听神经鞘瘤显微手术的麻醉过程应力求平稳，显微手术期间做好神经电生理监测，掌握好各种麻醉药的用量，以便在不影响其他颅神经和脑干功能的基础上切除肿瘤。

五、小脑桥小脑角肿瘤

（一）概述

桥小脑角区是后颅窝桥脑与小脑之间所形成的腔隙，病变发生在该区的肿瘤病程长而且发展较慢。临床上主要表现为面神经、听神经及三叉神经、小脑、脑干及后组颅神经障碍，颅内压增高。目前治疗该区肿瘤最理想的方法是手术切除。但桥小脑角区肿瘤靠近脑干，解剖关系复杂而重要，是高难度、高风险的手术，全切肿瘤、最大限度地保存神经功能是提高患者治愈率、降低致残率的关键。

此类患者脑血管自动调节功能减退，患者颅内压高，术前接受脱水治疗，患者又伴有不同程度的低血容量和电解质紊乱。麻醉诱导、气管插管、开颅及手术中的强烈刺激，常出现循环系统明显的应激反应及呼吸的改变。麻醉用药的选择和麻醉管理应避免一切升高颅内压的因素，控制颅内压，维持充足的脑血流以避免脑缺氧。

1. 桥小脑角脑膜瘤

桥小脑角区肿瘤主要为听神经瘤、脑膜瘤、胆脂瘤等。小脑桥脑角以听神经瘤最常见，因部位邻近生命中枢及其他颅神经，故手术难度大、并发症多，手术过程中常易诱发高血压及呼吸紊乱等。因此，颅内肿瘤切除术麻醉管理的基本要求是控制颅内压，维持充足的脑血流以避免脑缺氧。

桥小脑角脑膜瘤指起源于岩锥外侧至三叉神经后方岩骨表面硬脑膜的脑膜瘤，其基底常见的硬脑膜附着处有颈静脉孔与内听道口之间、内听道口与三叉神经之间和内听道口与岩上窦之间等部位的硬膜。桥小脑角区涉及 Ⅴ-Ⅻ 对颅神经、小脑上动脉、小脑前下动脉、小脑后下动脉、基底动脉、椎动脉、岩静脉、小脑和脑干等重要颅内解剖结构。桥小脑角脑膜瘤的生长方式多样，可向前上蔓延至小脑幕上，向内侧压迫脑干；也可侵及内听道、颈静脉孔等部位。

桥小脑角脑膜瘤切除术的手术入路有枕下乙状窦后入路、扩大乙状窦后入路、乙状窦前入路、幕上下联合入路等。临床上应用最多的是枕下乙状窦后入路，其优势有：能提供良好的肿瘤界面和幕孔区域视野，便于从脑干上剥离肿瘤；肿瘤与内耳道的关系显露清楚，有利于实施面、听神经功能保留；能直视小脑前下动脉和后组颅神经，便于辨认受压变形的神经、血管等。

2. 桥小脑角胆脂瘤

桥小脑角胆脂瘤，早期可只表现为三叉神经痛，几年或十几年间三叉神经痛可为其唯一症状，药物、封闭、射频、周围支切断术等治疗效果不明显。临床上对于那些三叉神经痛发作频繁、疼痛剧烈、各种治疗效果不佳，同侧面部感觉减退，尤其是中青年，不能轻易诊断为原发性三叉神经痛的情况，必要时应扫描明确诊断，及早手术。该肿瘤血供不丰富，易切除，行残余肿瘤组织吸出术，但术中要尽量一次全切净，术毕反复缓慢用水冲洗桥小脑角区，以免术后化学性脑膜炎的发生。术后三叉神经痛复发多因三叉神经根近端有残留胆脂瘤所致。桥小脑角胆脂瘤也可合并动脉走行异常压迫三叉神经根，手术时应进行微血管神经减压。近年来，有研究表明，只做肿瘤切除，而未做后根部分切断，也能达到治愈效果，术后未有三叉神经痛发作。

以上几种肿瘤手术要重点保护面、听、三叉神经。有时虽然在操作技术上做了很多努力，但上述颅神经在术后经常有不同程度损害，这种损害与病变的大小不平衡，可能与肿瘤的起源和生长方向及供血来源有关，有待进一步研究，以提高桥小脑角肿瘤早期诊断及面、听、三叉神经的保全率。

彻底切除肿瘤，包括内听道内肿瘤，完整保留面神经甚至耳蜗神经功能，是听神经瘤手术治疗最理想的结果。影响手术效果的因素很多，如肿瘤直径、质地、血供、生长方向、与周围组织粘连情况等。国外近年来将诱发电位用于桥小脑角手术中，明显改善了术后面、听神经的保留情况。

（二）麻醉管理

麻醉和手术操作是机体应激反应的主要刺激因素，麻醉过程要力求平稳，阿片类药物可抑制气管插管引起的交感神经系统兴奋。颅内肿瘤切除术麻醉管理的基本要求是控制颅内压，维持充足的脑灌注，以避免脑缺氧。

1. 气道管理

保持自主呼吸，便于呼吸的管理。呼吸管理是控制颅内压、保持脑功能的一个重要环节。保留自主呼吸便于观察手术对中枢尤其是对脑干功能的影响。手术切除肿瘤时，以观察自主呼吸变化作为指导操作者的监测指标，判断患者预后状况。当自主呼吸不足或减慢时，即可行辅助呼吸，同时提醒术者避免手术造成更大的副损伤，术中又可随时采取过度通气，从而保证了 PaO_2 和 $PaCO_2$ 处于较佳状态，有利于稳定和降低颅内压。此类肿瘤切除术中保留自主呼吸的静吸复合麻醉，其应激反应是轻度、短暂、可逆的，对机体干扰不大。有效地保证了麻醉手术中血流动力学稳定、代谢的平衡，有利于术后恢复。

2. 循环系统管理

异氟烷具有独特的心血管效应，可降低外周围血管阻力，控制性降压作用，很少影响心输出量和重要器官的灌注。芬太尼对血流动力学影响很小，不抑制心肌收缩力，一般不影响血压，其引起的心动过缓作用可被阿托品对抗。异丙酚是一种具有扩张周围血管、降低血管阻力的静脉麻醉药，有剂量依赖性降压作用。异丙酚对心血管抑制较强，但仍在正常范围内，且不增快心率、不增加心肌氧耗。

3. 减少术后颅内出血

应最大限度避免颅内创区止血后短时间内由于清醒拔管带来呛咳、激动等造成再出血。芬太尼的清除半衰期长达 4.2 h，反复多次应用可造成蓄积作用明显延长，手术后期应减少芬太尼用量，术毕前 60 min 停药。由于芬太尼在体内的残余，术后亦可起到镇静、镇痛作用。

（三）神经电生理监测

1. 监测及面神经保留

听神经瘤术中，面神经保留与瘤体大小有直接关系，直径越大，保留难度就越大。临床上通常将直径大于 4 cm 的肿瘤称为大型听神经瘤。因肿瘤大，压迫面神经或与面神经粘连紧密，因此过去手术时常常切断面神经或造成面神经的严重损伤，使面神经功能保留率低。随着显微神经外科技术的发展、手术入路的改进、神经电生理术中监测的应用，国外大型听神经瘤手术中面神经解剖和功能保留率明显上升。

面神经解剖保留是获得面神经功能的基础，术中辨明面神经与肿瘤的病理关系至关重要。首先应根据正常解剖结构辨认面神经根（脑干端），以恒压电刺激面神经根，证实为面神经后，分离肿瘤时要小心保护面神经。术中实时自发肌电可以提示面神经的走行和位置。面神经近内听道处常常被压扁、拉长，被挤向不同方向，甚至成片状，与肿瘤壁极难区别。这时必须用电刺激器确认面神经，在实时自发肌电监测下钝性分离肿瘤和神经。

2. 术末刺激与预后

我们在切完肿瘤后，常规电刺激保留完整的面神经脑干端，发现即使解剖保留完整，诱发面神经反应的刺激量也不同，反应波的强弱也不相同。将刺激量的大小与术后面神经功能进行分析，发现术末刺激强度与面神经功能具有明显的相关性，刺激强度越小，术后面神经功能越好。术中面神经脑干端与内听道端波幅之比与术后面神经功能呈正相关，术末刺激强度与面神经功能呈负相关。有时即使面神经解剖保留完整，面神经术后功能仍有严重障碍，考虑可能是供血血管受损所致，所以手术中应尽量避免电凝，以钝性分离、压迫止血为宜。

3. 健侧BAEP监测与脑干功能

文献报告波的神经发生源在对侧中脑下丘，波异常提示脑干受压移位，因此健侧BAEP波可以反映患侧脑干功能。监测健侧BAEP发现在术中V波和峰间潜伏期是监测重要指标，变化最明显，可较好地反映脑干功能，切完肿瘤后迅速恢复者，反映脑干功能变化仅仅是手术牵拉所致，术后情况良好。

总之，在桥小脑角的手术中，采用诱发电位和肌电图等实时神经电生理监测不仅可提示颅神经的位置和走行，为手术避免神经损伤提供依据，而且可及时向术者反映脑干功能状态，从而有助于面神经、三叉神经和脑干等重要结构的保护。

六、枕骨大孔区肿瘤

（一）概述

枕骨大孔区的肿瘤以脑膜瘤多见，神经鞘瘤次之，脑膜瘤常发生于枕骨大孔区环窦附近，部位多靠近侧面或偏向前或偏向后。其供血主要来源于肿瘤基底的脑膜动脉，也有一部分来自椎动脉与小脑下后动脉分支。肿瘤长大可使第9、10、11、12颅神经受累，同时也可压迫延髓与上段颈髓，大孔区肿瘤压迫延髓出现神经受压、呼吸功能减退、循环紊乱、颅内高压和球麻痹与锥体束征等严重症状。神经鞘瘤主要来自颈神经根，通过枕骨大孔向上长入颅后窝，尚有舌咽神经瘤与舌下神经瘤。

（二）麻醉管理

1. 术前访视

应注意详细询问病史，仔细查体：①有饮水发呛表现者，提示后组颅神经损伤，咽喉保护性反射减弱，术中和术后容易发生误吸；②有声音嘶哑者，应检查声带麻痹情况，以供气管插管时参考；③检查头、颈活动情况，尤其是头后仰的最大程度；④对于有肋间肌萎缩或呼吸不良的患者，应做肺功能检查和血气分析，以判断通气功能。

2. 气道管理

由于此类患者在减压后可能发生呼吸减慢或不规律，甚至呼吸暂停，故以选用气管插管全麻为宜。对于术前一般情况较好、头颈活动受限不明显、无明显症状者，可用肌松药做快速诱导气管插管。下列患者宜选用保留呼吸插管：头颈活动受限、颈短、下颌小等估计气管插管困难者，有明显声带麻痹者。

插管操作和放置体位动作宜轻柔，防止头部过度活动。气管插管时最好保持自然头位，动作要轻柔，以免牵拉延髓引起呼吸循环紊乱。插管后由仰卧改侧卧位时，动作要轻柔，搬动时头、颈、体要一致，避免头颈扭曲。手术中要求安静无痛，尤其是在咬除颅骨、剪开硬膜减压、探查脊髓或延髓期间，不能出现呛咳、头颈活动等浅麻醉表现，以免造成意外损伤，术中宜保留自主呼吸。注意吸痰，保持呼吸道通畅必要时做气管切开，通气不足时可用 SIMV。

对于肿瘤较小的患者，术毕后若患者清醒，或呼吸频率 > 12 次 / 分，潮气量 > 300 mL，咽喉反射恢复，可以早期拔管。必要时可静注氨茶碱催醒。对于阿片类镇痛药用量大而致的呼吸抑制，可给予纳洛酮。下列患者应留管回病房，待清醒、病情稳定后拔管：①肿瘤严重，术中减压后呼吸改变明显者；②术前呼吸肌萎缩、通气功能降低，术后需要短期支持呼吸者；③麻醉偏深者；④术前、术中痰多者，保留导管利于吸痰。

拔管指征：患者清醒，病情稳定，呼吸频率 > 10 次 / 分，潮气量 > 300 mL（> 5 mL/kg），吸空气 SpO_2 不低于 95%，$P_{ET}CO_2$ < 50 mmHg。

3. 术中管理

枕骨大孔区畸形患者对所有麻醉药都很敏感，一般剂量即可引起明显的呼吸循环抑制，所以麻醉诱导时应缓慢静注，至眼睑反射消失即停用。麻醉诱导和维持应选择对呼吸和循环影响小的药物。麻醉深度要适当，既要止痛完全，又要防止呼吸抑制。

术中严密监测生命体征，做心电图、血压、潮气量、分钟通气量、血氧饱和度监测，自主呼吸通气不足时应行辅助呼吸，有条件的可做多种气体呼出浓度监测和血气监测。取瘤时若有呼吸和循环的改变应及时告诉术者，以免脑干牵拉受压时间过长引起脑干缺血缺氧。造成不可逆的损害。术中用激素减轻脑干水肿，为防止术后脑水肿对脑干的压迫，应尽量延长带管时间，拔管指征须严格掌握。

4. 术后护理

术后积极抗菌消炎、降低颅压治疗。搬动及护理患者时动作要轻柔，避免头颈部过度活动。尤其是在麻醉未醒、颈部肌张力恢复之前，头部过度活动可牵拉延髓引起呼吸停止。注意吸痰，保持呼吸道通畅，必要时早期做气管切开。严密观察呼吸，若出现通气不足，可用呼吸机同步辅助呼吸，有条件者可采用同步间歇指令通气（synchronized intermittent mandatory ventilation, SIMV）。术后三天之内要注意预防延髓反应性水肿。

七、颅底肿瘤

（一）概述

1. 蝶骨嵴肿瘤

蝶骨嵴脑膜瘤患者占脑膜瘤患者总数的 13% ~ 19%，是一种常见的颅底脑膜瘤。此病可分为外侧型蝶骨嵴脑膜瘤、中部型蝶骨嵴脑膜瘤和内侧型蝶骨嵴脑膜瘤。肿瘤直径超过 6 cm 为大型；3～6 cm 为中型；小于 3 cm 为小型。肿瘤位于蝶骨大翼和蝶骨小翼者称为外侧型，肿瘤附着于前床突者称为内侧型。内侧型蝶骨嵴脑膜瘤的起源部位为前床突和蝶骨小翼内侧，其所处的位置较为特殊，与颅内重要的神经和血管之间的距离较近。内侧型蝶骨嵴脑膜瘤患者随着肿瘤体积的不断增大，可对其视神经及前循环动脉造成压迫。现阶段，临床上对此病患者主要是进行显微手术。蝶骨嵴脑膜瘤临床症状主要表现为颅内压增高（头痛、呕吐）、眼球、眼底及视力视野改变（突眼、视盘水肿、视盘萎缩、Foster-Kennedy 综合征、视力下降、视野缺损）、颅神经受损（嗅觉障碍、Ⅲ、Ⅳ、Ⅴ、Ⅵ等颅神经麻痹）、癫痫、感觉运动障碍、记忆力下降、精神障碍等，其中内侧型脑膜瘤的最常见症状为眼球、眼底及视力视野改变；外侧型脑膜瘤的最常见症状为颅内压增高。

该部位的肿瘤与毗邻的视神经、颈内动脉、大脑中动脉、大脑前动脉关系密切，是手术中较为困难和出血较多的一种。能否有效地控制和减少手术过程中的出血，对于肿瘤的切除具有关键作用。

2. 斜坡肿瘤

斜坡肿瘤位于中后颅底斜坡区，主要影响脑干及颅神经。由于其临近重要的神经和血管，位置深在，长期被视为难度最大的神经外科手术之一。

斜坡肿瘤位置深、周围毗邻结构复杂且极其重要，其后有多组颅神经、椎动脉及基底动脉、脑干，上有垂体、颈内动脉，前有咽后软组织、蝶窦等，下有枕骨大孔、颈髓、颅颈神经等，斜坡肿瘤往往牵涉多科、手术复杂。

3. 颈静脉孔区肿瘤

颈静脉孔区位于侧颅底、颅颈交界处，解剖位置深在，且毗邻关系复杂。颈静脉孔区肿瘤分为原发性和继发性。最常见的原发性肿瘤为颈静脉球瘤，其次是神经鞘瘤和脑膜瘤。

颈静脉孔区肿瘤的发病率较低，但手术难度大，术后并发症多。由于特殊的解剖结构，使颈静脉孔区肿瘤切除后硬膜修补困难，术后脑脊液漏的发生率较高，再加上乳突的破坏，导致术后颅内感染风险增加。枕下经颈 - 静脉突入路是一种相对有效且微创的颅内外沟通型颈静脉孔肿瘤切除方式。其无须暴露和移位椎动脉及面神经，也不会影响寰枕关节的稳定性，故可以有效减少术后并发症。

4. 颅底结构重建术

颅底重建是决定预后的关键因素，通过颅底重建将颅腔与鼻腔隔离，保护神经和血管结构，保留或恢复功能，避免无效腔，减少术后并发症的发生。目前，最有名的是带蒂黏膜瓣重建，术后硬膜内放置可吸收的人工硬膜，硬膜外放置预制的带蒂鼻中隔黏膜瓣，并用氧化纤维覆盖、生物蛋白胶固定，避免取自体组织时对机体的损伤，可有效降低术后脑脊液漏的发生。

（二）麻醉管理

1. 麻醉方式选择

靶控输注（TCI）是以药代动力学和药效动力学为基础，根据药代动力学三室模型，以血浆浓度或效应浓度为目标，由计算机控制输注速度的变化，通过调节目标浓度而控制麻醉深度的给药方式，相较传统给药方式，增强了药物浓度可控性。地氟烷血组织溶解度低、麻醉诱导苏醒迅速、在体内生物转化少、对机体影响小、对循环功能干扰小，并且神经肌肉阻滞作用较其他吸入麻醉药强。舒芬太尼虽对心血管系统有抑制作用，但它对诱导插管、术中手术强刺激的心血管反应弱于芬太尼，因此能更好地抑制气管插管、手术中操作造成的血流动力学波动，避免血压、脉搏及心输出量的大幅度增加，维持循环系统的稳定。其原因可能是舒芬太尼降低全身血管阻力的作用优于芬太尼，而且也更好地抑制压力感受器的敏感性，从而减轻了全麻过程中对心血管系统的影响。舒芬太尼脂溶性大，静脉注射后迅速渗透生物膜，故产生临床效应较芬太尼快。虽然血浆清除率与芬太尼相似，但由于舒芬太尼分布容积小，终末清除期短，所以清除较快，体内蓄积少。舒芬太尼诱导时间、意识恢复时间、气管拔管时间均明显短于芬太尼，而且苏醒期患者恢复平顺，少有躁动、恶心、呕吐等。地氟烷与舒芬太尼合用可迅速降低 MAC 值，且对机体血流动力学的干扰要比吸入单一麻醉药轻很多，有利于改善患者术后苏醒质量，减少躁动等不良反应发生率，很大程度上是因为它们的配伍分别降低了各自的剂量从而增强了麻醉及镇痛作用而减少了各自的不良反应。

虽然吸入麻醉药具有扩张脑血管、增加脑血流的作用，但在低浓度复合舒芬太尼 TCI 应用于颅脑手术时，并不增加脑肿瘤患者的颅内压，还可保持良好的脑灌注，降低脑氧耗，所以具有一定的脑保护作用，还能保持血液循环系统的稳定性，提供良好的镇静、镇痛，避免术中知晓的发生。

2. 血流动力学管理

做好长时间颅内手术麻醉的关键，在于建立有效的、系统的多项生理指标监测及调控，重在预防。在肿瘤分离切除和血管丰富区操作，通过加深麻醉、脱水利尿、主动控制血压，以降低颅内压，为手术成功创造了条件。

在手术主要步骤控制降压使血压维持在（75～90）mmHg /（55～70）mmHg，冰袋全身降温至 34～35℃。自身血液稀释，依出血量欠量或等量补给。术中监测血流动力学及呼吸功能，机械通气支持。我们针对瘤体大、解剖复杂、手术困难、出血多、麻醉时间长、生理干扰大等特点，采取静吸复合全麻和人工低温，前者麻醉深度易调，后者使药物用量少，对重要脏器尤其是脑组织有保护作用。

3. 拔管时间选择

颅底肿瘤全身麻醉手术患者由于机体创伤性大，会导致机体出现强烈的应激反应，出现以交感神经兴奋、垂体-肾上腺皮质激素分泌增多为主的神经-内分泌反应，表现为心率增快、血压升高，其中拔管期产生的应激反应是整个麻醉过程中最强烈的反应。

拔管期间由于麻醉变浅、吸痰等刺激，会引起患者强烈呛咳、躁动、心动过速及血压升高等，而躁动会增加患者神经后遗症，影响患者术后康复，强烈的应激反应会引起患者呛咳从而导致拔管后喉痉挛，导致机体血氧饱和度下降，从而引起心脑血管意外发生。

因此，确保颅底肿瘤全身麻醉手术患者拔管期间血流动力学稳定性将有助于降低相关并发症，提高患者麻醉安全性及苏醒质量。研究发现，不同的拔管时机对机体产生的应激反应强烈程度不一样，选择"深麻醉"下拔管能有效抑制应激反应向中枢上行传导，从而减轻拔管带来的应激反应。选择合适的拔管时机将有效减轻患者拔管时的应激反应，有利于患者生命体征平稳，减少相关并发症，便于患者术后恢复。

清醒前拔管是指手术结束后患者体内的肌松药逐渐代谢，肌力逐渐恢复，自主呼吸平稳、有规律，但镇痛、镇静药物仍维持在一定水平，患者意识状态还处于镇静期，对疼痛反应、吸痰操作、拔管操作等反应较差，此时对患者进行吸痰拔管操作，对机体刺激性较小，患者血流动力学相对平稳，拔管后患者咳嗽、躁动、喉痉挛等并发症发生率较低。

值得注意的是，麻醉清醒前拔管由于麻醉还存在一定的深度，拔管后患者仍处于镇静睡眠状态，容易发生舌后坠。可通过改变患者体位或放置合适的口咽通气管，从而有效预防舌后坠发生。

重视术后管理，尤其是预防术后低氧血症，有着重要的临床意义。术后继续血流动力学监测 3~5 天，指导输血输液。

（谢克亮）

第三节 脑血管疾病手术的精确麻醉

一、高血压性脑出血手术

（一）概述

高血压性脑出血（hypertensive intracerebral hemorrhage，HICH）是由于长期高血压导致颅内小动脉发生病理性变化，血管壁出现玻璃样或纤维样变性，削弱了血管壁的弹性导致血管破裂出血引起的疾病。HICH 是高血压病严重的并发症之一，最常见发生部位依次为外囊、基底节、丘脑、脑干、小脑、脑室、蛛网膜下腔等。

发病早期，血液直接进入脑实质，颅内血肿形成并对脑组织造成破坏，脑血管自主调节功能障碍、颅内压（ICP）升高和脑血流量（CBF）降低。出血灶 CBF 降低导致脑细胞缺血缺氧引起细胞毒性脑水肿，且伴发不同程度的血-脑屏障（BBB）破坏，并发血管源性脑水肿。由于颅腔是一个几乎封闭的结构，颅内血肿和脑水肿的形成都会导致 ICP 升高，这时机体会启动代偿机制抑制 ICP 的增加，初期以减少颅内脑脊液容量为主，后期全脑 CBF 进一步降低，形成缺血-水肿恶性循环，最终导致脑疝。

1. 临床表现和诊断

HICH 除出现神经系统症状外，还会引起全身其他器官系统并发症，在呼吸系统可表现为呼吸节律异常、舌后坠、反流误吸、支气管痉挛和肺不张等。由于出血、呕吐和脱水利尿治疗等因素，绝大多数 HICH 患者伴有不同程度的低血容量，但临床上，机体为了维持 CBF 的代偿性反应以及应激状态，多表现为高血压，高血压反应又会引起反射性的心动过缓。

HICH 诊断缺乏金标准，主要依靠排除性诊断。确诊 HICH 需要行全面相关检查，排除其他各种继发性脑出血疾病。诊断需要满足以下两条：①有明确的高血压病史，突发头痛、呕吐、肢体运动功能障碍、失语甚至昏迷等症状；②影像学检查提示典型的出血部位，如基底节区、丘脑、脑室、小脑、脑干等。

CT 扫描是脑出血诊疗过程中一项重要的辅助检查手段，具备无创、快速、简便等特征，有助于诊疗方案的制订、评估治疗效果和预后，2020 年发布的《高血压性脑出血中国多学科诊治指南》将 CT 列为首选检查。

鉴别诊断需排除以下继发性出血的原因：①排除凝血功能障碍和血液系统相关疾病；②行相关影像学检查排除动脉瘤、动静脉畸形、烟雾病等脑血管病变；③超早期（72 h 内）或晚期（血肿及含铁血黄素完全吸收后，一般需 2～3 个月）行头颅增强 MRI 检查，排除颅内肿瘤。

2. HICH 的外科治疗

HICH 超急性处理的重点是气道、呼吸和循环的稳定，其次是防止血肿扩大。治疗包括保守和手术治疗，HICH 保守治疗方式较单一；手术治疗方式选择较多，包括大骨瓣或小骨窗开

神经外科精确麻醉

颅血肿清除术、血肿钻孔引流术、立体定向血肿穿刺引流术以及神经内镜下血肿清除术等手术方式。手术适应证和手术时机的选择是成功救治 HICH 的关键。其目的在于尽快解除血肿对脑组织的压迫、缓解严重颅内高压及脑疝、挽救生命，并尽可能降低由血肿压迫导致的继发性脑损伤，提高术后生存质量。

无论采用何种入路和术式，均要避免或尽量减少手术对脑组织造成新的损伤，应遵循以下注意事项：①尽量在显微镜下精细操作；②要特别注意保护侧裂静脉、大脑中动脉及其分支以及未出血的豆纹动脉；③无牵拉或轻牵拉；④轻吸引、弱电凝，保持在血肿腔内操作，尽量避免损伤脑组织。如果术中脑组织水肿显著，清除血肿后 ICP 下降不满意，可适当扩大骨窗范围并做去骨瓣减压术。

（二）围术期麻醉管理

HICH 患者围手术期管理的重点是内环境的稳定，避免引起继发性损伤的全身和颅内损害。麻醉管理目标是迅速恢复心肺功能、维持脑灌注压（CPP）和脑供血供氧降低 ICP，减轻脑水肿避免继发性脑创伤。

1. 麻醉前评估和准备

应在最短的时间内对患者的脑创伤程度、呼吸和循环状态进行快速评估，包括既往病史、最后进食水时间、意识障碍的程度和持续时间、ICP 情况以及是否因发病时昏迷倒地并发颈椎、颌面部和肋骨骨折以及内脏器官出血等。通过已有的辅助检查如头颅 CT、MRI、胸片、血常规、出凝血时间、血生化、电解质和血气分析等迅速了解患者的一般状态并制订麻醉方案。患者的预后与入院时格拉斯哥昏迷评分（Glasgow coma score，GCS）、年龄、循环、呼吸状态、继发性颅脑创伤的救治等因素相关。建议采用格拉斯哥昏迷量表（Glasgow Coma Scale，GCS）、美国国立卫生研究院卒中量表（National Institute of Health Stroke Scale，NIHSS）或脑出血评分量表评估病情的严重程度。

对下列情况应采取预防和治疗措施，以改善病情，提高麻醉手术安全性。① ICP 急剧增高与脑疝危象，需采取紧急脱水治疗，如快速静脉滴注 20% 甘露醇 1 g/kg，呋塞米 20～40 mg，以缓解颅内高压和脑水肿。②对呼吸困难严重缺氧者，要辨清病因，尽快建立有效通气，确保气道通畅，估计术后难以在短期内清醒者，应做好气管造口术准备。对颅脑创伤伴有误吸的患者，首先清理呼吸道，气管内插管，充分吸氧后方可手术。③低血压和心率增快者，应查明原因。闭合性颅脑创伤或脑瘤患者，一般极少出现血压低和心率快的情况，一旦出现提示并存有其他合并症，如肝脾破裂、肾损伤、骨折、胸部挤压伤等，应及时输液、补充血容量、纠正休克后方可手术，必要时对颅脑和其他损伤部位同时手术止血。④脑损伤、高血压脑出血等蛛网膜下腔出血（SAH）患者常因血小板释放活性物质促成并发脑血管痉挛，其危害程度取决于脑缺血累及的范围，应予及时纠正，否则易导致不可逆性全脑缺血损伤，严重者致残、昏迷甚至死亡，应先采取药物治疗 SAH 3～4 天，待脑血管痉挛缓解后再行手术。早期应用尼莫地平 10 mg 静脉慢滴，每天 2 次，一周后改为口服尼莫通 30 mg，每天 2～3 次，有降低 SAH 后并发症和病死率的功效。

2. 术中监测和管理

1）血压管理

HICH 急性期常合并高血压。有证据显示，高血压特别是收缩压升高与 HICH 后血肿扩大、脑水肿加重、死亡和不良预后密切相关。但降低血压可能导致脑和其他器官的缺血性损伤。因此，HICH 急性期血压管理至关重要：①应综合管理脑出血患者的血压，分析血压升高的原因，再根据血压情况决定是否进行降压治疗。②在降压治疗期间应严密观察血压水平的变化，避免血压波动，每隔 5～15 min 进行 1 次血压监测。③收缩压在 150～220 mmHg 且无急性降压治疗禁忌证的 HICH 患者，急性期将收缩压降至 140 mmHg 是安全的，降至 130 mmHg 以下会增加颅外缺血风险。④收缩压＞ 220 mmHg 的 HICH 患者，连续静脉用药强化降低血压和持续血压监测是合理的，但在临床实践中应根据患者高血压病史长短、基础血压值、ICP 情况及入院时的血压情况个体化决定降压目标。

2）血糖管理

血糖值可控制在 7.8～10.0 mmol/L。应加强血糖监测并相应处理：①血糖超过 10 mmol/L 时可给予胰岛素治疗；②血糖低于 3.3 mmol/L 时，可给予 10%～20% 葡萄糖口服或注射治疗。目标是达到正常血糖水平。

3）体温管理

脑出血患者早期可出现中枢性发热，特别是在大量脑出血、丘脑出血或脑干出血者中出现。入院 72 h 内患者的发热持续时间与临床转归相关，然而，尚无资料表明治疗发热能改善临床转归。发病 3 天后，患者可因感染等原因引起发热，此时应针对病因治疗。

4）体液管理

体液管理可达到血流动力学和脑灌注压稳定的目的，在此前提下可为手术提供适当的脑松弛。但对神经外科手术患者输液，必须从血 - 脑屏障功能着眼去进行专门考虑：①水可以自由通过血-脑脊液屏障（blood-cerebrospinal fluid barrier，BCB），因此血管内输水会增加脑的含水量和升高 ICP。等渗葡萄糖液代谢后可留下水分，在神经外科手术中应尽量避免使用。②多数离子包括钠离子一般都不能透过血-脑屏障，其决定因素主要是血清总渗透浓度（在总血清渗透浓度中胶体渗透压仅占一小部分，约为 1 mmol/L）。维持高于正常血清渗透浓度时，能降低脑含水量，输入大量低渗晶体液会增加脑水含量。③分子通过血-脑屏障的细胞运转过程取决于分子量，按浓度梯度由高向低运转。因此，大分子物质很难通过血-脑脊液屏障，例如白蛋白对脑组织细胞外液的效应影响很小。④一旦血-脑屏障受到损害，则大分子物质可进入脑，结果是等渗胶体液和晶体液都对脑水肿的形成和 ICP 影响产生同等的效应。

液体管理的总目标是：在维持正常血管内容量的前提下，形成一个恰当的高渗状态。在临床上过分严格限制液体，会产生明显的低血容量，导致低血压和 CBF 减少，脑和其他器官面临缺血损害，而脑的含水量仅减少很小。当然，血容量过多会引起高血压和脑水肿。

（1）体液丢失的计算：颅内手术第三间隙丢失的液体量很小，因此可忽略不计。因术前禁食禁水可丧失液体量（按 8～10 mL/kg），此量可予进入手术室后开始补给。术中可输用乳酸林格液，按 4～6 mL/（kg·h）维持。如果患者长期限制入液量，或已使用甘露醇，且已有明显高张状态者，应选用生理盐水或等张胶体液输注。

（2）反复测量血清渗透浓度，作为输液的指南；如果无条件测定，可用晶体液和胶体液按2：1的比例输注。乳酸林格液其血清渗透浓度为272～275 mmol/L，明显低于等渗晶体生理盐水（309 mmol/L），因此前者为低渗液。神经外科患者应维持血清渗透浓度达到305～320 mmol/L为理想。

（3）对脱水利尿药的使用应持慎重态度：甘露醇（2.0 g/kg静注）或呋塞米（5～20 mg静注）或两者同时使用，可引起大量利尿，需严密监测血管内容量和电解质水平。

临床常见的问题有：①类固醇与排钾利尿药合用，可出现低钾血症，术中施行过度通气可加重低钾程度；②利尿药用于抗利尿激素分泌失调综合征（syndrome of inappropriate secretion of antidiuretic hormone，SIADH），可导致低钠血症；③高血糖可加重缺血后的神经损伤，因此，有中枢神经缺血危险的患者应避用含葡萄糖液体；④显著的高渗状态可导致反应迟钝、抽搐及肾功能障碍。

5）其他

（1）切开硬脑膜前应做到适当的脑松弛。方法有：充分供氧；调整体位以利于静脉回流；维持肌肉松弛和麻醉深度适当；过度通气使$PaCO_2$维持在25～30 mmHg。必要时可在开颅前半小时给甘露醇1～2 g/kg静注，或加用呋塞米10～20 mg。一般均可做到脑松弛和颅内压降低。

（2）硬膜切开后可适当减少用药量。长效麻醉性镇痛药应在手术结束前1～2 h停止使用，以利于术毕尽快清醒和防止通气不足。吸入全麻药异氟烷应先于七氟烷和地氟烷停止吸入。

（3）术中间断给予非去极化肌松药，以防止患者躁动，特别在全凭静脉麻醉时尤为重要。对上位神经元损伤的患者和软瘫患者，应避免肌松药过量。应用抗癫痫药物（如苯妥英钠）的患者对非去极化肌松药可能呈拮抗，应酌情加大用药剂量或调整用药频率。

（4）术中采用机械通气的参数为，潮气量8～12 mL/kg，每分钟通气量100 mL/kg，呼吸次数成人为10～12次/分，保持$P_{ET}CO_2$在35 mmHg左右。

（5）苏醒应减少屏气或呛咳，控制恢复期的高血压，常用药物有拉贝洛尔、艾司洛尔、尼莫地平、佩尔地平等，以减少颅内出血的可能。肌肉松弛剂拮抗药应在撤离头架、头部包扎完毕后再使用。待患者自主呼吸完全恢复，吸空气后SpO_2不低于98%，呼之睁眼，能点头示意后，方可送回病房或PACU或ICU。

二、颅内动脉瘤夹闭术

（一）概述

颅内动脉瘤是脑动脉上的异常膨出部分，是蛛网膜下腔出血最常见的原因，好发于脑基底动脉环的大动脉分叉或分支的远侧角处。

颅内动脉瘤与一些疾病相关，包括常染色体显性遗传的多囊肾病、主动脉缩窄、镰形红细胞血症，药物滥用引起的真菌性动脉瘤、高血压，以及纤维肌性发育不良、马方综合征、Ⅳ型Ehlers-Danlos综合征、脑动静脉畸形、结节性硬化、遗传性出血性毛细血管扩张症、烟雾病、假性弹性纤维瘤等。颅内多发性动脉瘤与绒毛癌和心脏黏液瘤有关。

1. 临床表现和诊断

（1）前驱症状和体征：主要为突发头痛、单侧眼眶或球后痛伴动眼神经麻痹、恶心呕吐、头晕等，其他一些还包括脑干功能紊乱、视野缺损、三叉神经痛、海绵窦综合征、癫痫、下丘脑 - 垂体功能紊乱。

（2）典型表现：动脉瘤破裂出血引起 SAH 的症状和体征。大多数患者出现骤发劈裂般头痛，可向颈、肩、腰背和下肢延伸，并伴有恶心呕吐、面色苍白、出冷汗、意识障碍。少数患者无意识改变，但畏光、淡漠、惧怕响声和震动等。可出现脑膜刺激征、Kernig 征、单侧或双侧锥体束征、Terson 综合征等体征，以及由于血肿、脑血管痉挛所致的一侧动眼神经麻痹、单瘫或偏瘫、失语、感觉障碍、视野缺损等局灶体征。

（3）破裂动脉瘤的临床分级：为了解动脉瘤的手术风险，评价和对比各种治疗方法，评估预后，常对破裂动脉瘤蛛网膜下腔出血患者进行分级，其中应用最广泛的有 Hunt-Hess 分级，以及以格拉斯哥昏迷评分（GCS）为基础的世界神经外科联盟分级和动脉瘤蛛网膜下腔出血入院预后（prognosis on admission of aneurysmal subarachnoid hemorrhage，PAASH）分级（**表 5-6**）。

表 5-6　破裂动脉瘤蛛网膜下腔出血临床分级表

级别	Hunt—Hess分级	世界神经外科联盟		PAASH
		GSC	运动功能障碍	GCS
1	无症状或轻度头痛、颈项硬	15	无	15
2	脑神经麻痹、中至重度头痛，颈项硬	13～14	无	11～14
3	轻度局灶神经功能缺失，嗜睡或错乱	13～14	有	8～10
4	昏迷，中至重度偏瘫，去大脑强直	7～12	有或无	4～7
5	深昏迷，去大脑强直，濒死	3～6	有或无	3

（4）辅助诊断：头颅平扫 CT 是目前诊断动脉瘤破裂引起蛛网膜下腔出血的首选方法，SAH 后应尽早做 CT，最迟不超过发病后 4 天。头颅 MRI 在亚急性或慢性期则优于 CT。MRA 目前主要作为脑血管造影前一种无创性筛选方法。CTA 可作为常规脑血管造影阴性 SAH 者的进一步检查手段，特别适用于常规血管造影难发现的小动脉瘤。血管数字减影技术（DSA）已能查出大多数出血原因，目前多主张 DSA 应避开脑血管痉挛及再出血高峰期，即出血 3 天内或 3 周后。此外，经颅多普勒超声（TCD）对临床诊断 SAH 后血管痉挛有重大价值。

2. 动脉瘤的外科治疗

动脉瘤治疗的目的在于尽可能地减轻初次出血对脑的损伤，同时防止再次破裂和出血引发一系列并发症。其原则是将动脉瘤排除于血液循环之外，同时保持载瘤动脉通畅，防止脑缺血。最常用的方法是动脉瘤颈夹闭术和介入下颅内动脉瘤栓塞术。

颅内动脉瘤在蛛网膜下腔出血后的理想干预期是出血后 24 h 以内，最晚不超过 48 h。因蛛网膜下腔出血后 4～10 天是血管痉挛的最危险期，因此如无法进行早期干预而必须进行手术治疗，则应将手术推迟至出血后的 10～14 天以后。越早夹闭或切除动脉瘤，再出血的可能性就越小。蛛网膜下腔出血后脑水肿，加之血液混入蛛网膜下腔后导致脑积水等，都增加了术中动脉瘤破裂的可能，因此很有必要控制颅内压和脑松弛，以清晰地暴露术野并尽可能减少牵拉脑组织。

（二）动脉瘤夹闭术的围术期麻醉管理

1. 麻醉前评估和准备

1）麻醉前评估

麻醉医师术前应详细询问病情、仔细观察患者，综合分析患者、疾病及手术三方面因素，适时地与手术医师沟通，最终制订出最适宜的麻醉方案。

大部分动脉瘤患者既往可能有高血压、冠心病，血管弹性差，术中循环极易波动、难控制，术前应掌握基础血压情况、仔细评估心血管贮备、尽量优化循环状况。患者日常服用降压药、硝酸酯类药物、抗心律失常药等应持续用至术前。术前应用钙通道阻滞剂以预防脑缺血。

施行这类手术的患者，术前需要进行气道检查，为术中可能会出现的紧急情况做准备。对术前存在肾功能不全的，应谨慎用药，避免进一步肾功能损害。认真评估凝血功能有助于围手术期凝血及抗凝的管理应详细询问患者既往过敏史，尤其是否有造影剂反应及鱼精蛋白、碘及贝壳类动物过敏史。术前应明确记录已存在的神经功能不全，以利于术中、术后的神经系统功能评估。

择期手术患者的状况通常较好，而急诊患者状况往往复杂且不稳定，可能存在高血压、心肌缺血、心律失常、电解质紊乱、肺水肿、神经功能损害及相应的气道保护性反射削弱等，更应充分做好术前评估及相应处理，并在适当的监测、管理下转运至手术室以确保生命安全。以下几方面应注重评估。

（1）静脉输液管理：SAH 会引起广泛交感兴奋，导致高血压、心功能异常、心电图 ST 段改变、心律失常及神经源性肺水肿等。由于卧床休息及处于应激状态而引起血容量不足，常出现电解质紊乱。SAH 后可出现抗利尿激素分泌失调综合征（SIADH）和脑盐消耗综合征。前者因 ADH 异常分泌增多，以正常血容量或轻度高血容量为特征；后者因尿钠排出过多，表现为低钠血症、低血容量和尿中高钠（＞50 mmol/L）三联征，可伴有症状的血管痉挛。治疗上均以正常容量为目标输注等张液体。手术前需开放足够的静脉通路，妥善固定并保持通畅。

（2）血管痉挛：术前应当了解患者是否出现血管痉挛以及进行了哪些治疗。怀疑血管痉挛时，应推迟手术，改行 TCD、血管造影或其他影像学检查。血管确实痉挛时，目前多主张 3N 疗法，即避免低血容量、维持正常血压和适度血稀释。不对患者限水，维持中心静脉压在 5～10 cmH$_2$O 或肺动脉楔压在 12～14 mmHg，并维持血细胞比容在 30%～35%，可有效减少血管痉挛发生。预防性应用钙通道拮抗剂尼莫地平可预防脑血痉挛和改善患者预后，但非治疗脑血管痉挛。一般 SAH 后 3 天内越早应用效果越好。但值得注意的是，由于尼莫地平可降低血压，在麻醉诱导时需补液，必要时应用血管活性药物，并且在手术中和术后均要注意液体平衡。

（3）心功能异常：蛛网膜下腔出血可导致大多可逆性的"顿抑"样心肌损伤，其严重程度与神经功能障碍的严重程度高度相关。其机制被认为是由儿茶酚胺介导的肌钙蛋白常升高，但尚未达到心梗的标准。心电图异常除了典型的"峡谷状 T 波"外，还可出现非特异性的 T 波改变、QT 间期延长、ST 段压低和 U 波。如果心功能良好，虽心电图异常无须特殊干预，警惕发生心律失常即可。需特别注意的是，QT 间期延长（> 550 ms）时患者出现恶性室性心律失常，包括尖端扭转型室性心动过速的风险增加。

2）麻醉前准备

（1）检查：完善检查包括血常规、心电图、胸部 X 线片、凝血功能、血电解质、肝肾功能、血糖等。完成交叉配血试验，对于手术难度大或巨大动脉瘤，应准备足够的血源，并备自体血回收装置。高度怀疑心肌损害的患者可以行血清心肌酶、超声心动图检查和心脏核素扫描检查，必要时请相关科室会诊。

（2）用药：高度紧张的患者可适当应用镇静剂，但对于合并呼吸系统合并症者应酌情使用；适量应用麻醉性镇痛药或镇静药可减少患者的疼痛及焦虑，同时避免过度镇静和过度通气。一般状况较差的患者不用，除非带气管导管的患者。术前抗胆碱药物除非心动过缓，一般不选择阿托品，因加快心率会增加心脏负担。可以酌情使用抑酸药及促进胃排空的药物。可以继续钙通道拮抗剂、抗癫痫药及激素治疗。

2. 术中监测和管理

1）监测

常规监测包括心电图、直接动脉压、SpO_2、$P_{ET}CO_2$、经食管核心体温监测、尿量等。对于临床分级差的患者，最好在麻醉诱导前进行有创动脉压监测，将压力传感器放置脑部水平可反映脑灌注压；明显的心脏疾病需要监测中心静脉压、心输出量及每搏量变异度（stroke volume variation，SVV）。间断监测动脉血气、血糖、电解质、渗透压和血细胞比容，指导输血治疗。有条件可以监测 $rScO_2$ 或颈静脉球血氧饱和度（$SjvO_2$）。

诱发电位监测大脑皮质体感诱发电位及运动诱发电位可以用来指导外科操作及循环管理；脑电图监测用于指导血流阻断期间的管理或指导阻断前降低脑代谢率的麻醉药物使用，如果脑电图明显变慢，常用的处理方法是松开夹钳，升高平均动脉压，以及尽量缩短阻断时间或采用间断性的阻断方式。

为提高手术质量、确保动脉瘤夹闭彻底，术中造影是最有效的方法。术中吲哚菁绿荧光血管造影 1 min 内即可判断出动脉瘤是否完全夹闭、载瘤动脉及其分支血管是否通畅，具有实时、分辨率较高、可多次重复造影、操作简便、对手术操作影响较小等优点。在荧光剂注射后，部分患者会出现几秒的脉搏氧饱和度（SpO_2）降低，少数患者可能出现对吲哚菁绿过敏，应予以注意。

2）麻醉诱导

力求血流动力学平稳，由于置喉镜、插管等操作的刺激非常强，易引起血压升高而使动脉瘤有破裂的危险。因此，在这些操作之前应保证有足够的麻醉深度、良好的肌松，并且血压应控制在合适的范围，保证足够的脑灌注压，降低动脉瘤跨壁压的变化。颅内压在分级较好的患者血压降低 20%～30% 一般不会引起脑缺血；分级较差的患者（Ⅳ、Ⅴ级）已经由于颅内高压存在潜在的脑缺血，这类患者血压的降低会进一步加重脑缺血。加强监测，抑制插管时的交感反应。

（1）丙泊酚：具有诱导迅速平稳，降低 CBF、ICP 和 $CMRO_2$，不干扰脑血管自动调节和 CO_2 反应性等特点，是目前诱导用药的首选。

（2）依托咪酯：曾推荐用于老年患者或体质较差者，但局灶性脑缺血动物模型的研究结果发现，依托咪酯加重脑缺血性损害，并无所想象的那样具有脑保护作用；动脉瘤钳夹手术的临床观察也显示，依托咪酯使脑组织氧分压（$PbtO_2$）降低；进而在血管临时性阻断期间发现，使用依托咪酯导致脑组织中的 pH 值严重降低。由于无实验支持依托咪酯的有效性，不应使用依托咪酯。

（3）阿片类药：对脑血流动力学影响极微，可有效抑制患者对插管及开颅的反应。因为气管插管、放置头钉及开颅（头皮及骨膜切开）是颅内手术刺激最强的操作，所以应在这些操作之前给予足量的镇痛药。芬太尼、舒芬太尼及瑞芬太尼是最为常用的快速高效镇痛药。

（4）肌松药：选择起效较快的非去极化肌松药，如罗库溴铵、顺式阿曲库铵可以迅速完成气管插管。

（5）吸入麻醉药：各种动物实验显示，与清醒状态相比，挥发性麻醉药可提高对脑缺血的耐受能力，如果患者脑组织弹性无明显异常，诱导时可用吸入麻醉七氟烷加深麻醉。

插管后，应用防水贴膜盖眼睛以防皮肤消毒液的刺激，头部定位后需仔细再确认以保证良好的静脉回流。因为神经外科手术操作中接近气道受限，所以应在体位确定后再检查呼吸音和通气，以确认气管内插管位置合适；气管导管已充分保护；并且所有呼吸回路连接确保严密。

3）麻醉管理要点

麻醉管理的原则是保持正常脑灌注压，防治脑缺氧和水肿；降低跨壁压；保证足够的脑松弛，为术者提供良好的手术条件；同时兼顾电生理监测的需要。

全麻诱导后不同阶段的刺激强度差异可导致患者的血压波动，在摆体位、上头架、切皮、去骨片、缝皮这些操作时，应保持足够的麻醉深度，切皮前用长效局麻药行切口部位的局部浸润麻醉或者头皮神经阻滞。术中如不需要电生理监测，静吸复合麻醉可以达到满意的麻醉效果。

（1）体位。

一般采取仰卧位，头稍转向手术部位的对侧。应注意避免颈部过屈或伸位，头部应高于心脏水平 10°～15°。椎基底动脉瘤的手术常需采用侧卧位。手术需要暴露颅中窝和颅后窝，有发生静脉气栓的风险。虽然可能性很小，但也需警惕。

（2）麻醉药物的选择。

最重要的目的是能精确控制血流动力学且苏醒及时。如前所述，依托咪酯并不适用。丙泊酚是较理想的维持药物，各种吸入麻醉药与丙泊酚相比也无太大劣势。地氟烷和七氟烷的优点为苏醒迅速，利于术后早期神经功能评估。丙泊酚联合瑞芬太尼全凭静脉特别适用于神经生理监测，一方面是因为其对诱发电位描记的干扰较小，另一方面是因为运动诱发电位监测要求不使用肌松药，这样既能满足监测需要，也能很好抑制呼吸以维持机械通气。如果术中镇痛药选用瑞芬太尼，则在手术结束前适当给予长效镇痛药，防止手术结束后患者疼痛。

（3）呼吸管理策略。

一般进行气管插管，呼吸机控制呼吸。但对于椎动脉、椎基底动脉连接处和基底动脉中部的手术中保留自主呼吸较为合适。在处理血管的过程中出现的呼吸暂停、喘息或其他呼吸模式的突然改变是脑干血供不足的重要指标。

低碳酸血症作为松弛脑组织的辅助手段，曾一度常规使用。但因其可能加重脑缺血而深受质疑。因此，现在认为，除非存在降低颅内压和保持脑松弛的需要，否则应避免使用。一般按手术野需要维持 $PaCO_2$ 33 ~ 35 mmHg。

（4）循环管理策略。

随着神经外科医师技术的提高，以往常用的控制性降压技术在目前不再常规使用。虽然控制性降压，特别是动脉瘤破裂止血时更易操作，但可能减少脑灌注，尤其是在容量不足情况下加重已发生的脑缺血，使脑血管痉挛发生率增加，导致预后不良，同时也减少其他重要脏器的血供，加重原有器质病变。如需暂时阻断动脉瘤血供，应保持血压在 120 ~ 130 mmHg，或略高于平常血压，以最大限度保证脑供血，同时需避免尚未处理的动脉瘤直接处于血压过高的状态。去氧肾上腺素和多巴胺是常用的升压药，但应警惕在冠状动脉疾病患者中可能诱发心肌缺血。

术中需要防止的是阵发性高血压，应时刻做好降压准备，一旦需要，应立即并精确地降低血压。在诱导前准备好降压药物，麻醉医师应当选择其最熟悉的降压方法，以便精确地控制平均动脉压。活动性动脉出血时，需要将平均动脉压控制在 40 ~ 50 mmHg，如处于低血容量状态，需要维持血容量正常。

（5）液体管理策略。

目的是降低脑组织的水含量，进而降低 ICP 和提供适宜脑松弛，同时保持血流动力学和 CPP 的稳定。血-脑屏障呈选择性通透作用，水和等渗葡萄糖溶液可以自由通过血-脑屏障，增加脑的水含量及升高 ICP，术中不宜多用。大多数离子包括 Na^+ 不能透过血-脑屏障，总渗透压决定了通过血-脑屏障的渗透梯度，因而维持正常高限的血浆渗透压可减少脑水含量。大分子的极性物质难以通过血-脑屏障。若血-脑屏障遭受破坏，对甘露醇、白蛋白及生理盐水通透性增加，使这些分子同样可进入脑组织细胞外液，等渗胶体液和晶体溶液似乎对水肿形成和 ICP 有相似的影响，选用生理盐水和等张溶液优于选择乳酸林格液，因为后者渗透压低于血浆渗透压，可透过受损的血-脑屏障造成脑水肿。严格的液体限制可以产生显著的低血容量，导致低血压、CBF 减少及脑和其他器官缺血，而只有适度限制才能减少脑水含量。容量过度可引起高血压和脑水肿。

液体治疗的总体目标是维持正常血管内容量，同时形成一个高渗状态。禁饮、禁食所缺失的液体给予生理维持量的液体；第三间隙液体量很少，术中不常规补充。2/3 至全部的术中尿量应由晶体液补充。若出现低血容量的征象，再额外补充液体。颅内手术中血液丢失量的评估较为困难，因为相当量的血液隐匿性丢失于手术单，神经外科医生还使用大量冲洗液。对于有备自体血回收的患者，可以从贮血罐中方便地计算出出血量。升高血浆渗透压至 305 ~ 320 mmol/L，可给予甘露醇（1.0 g/kg 静脉滴注）和（或）呋塞米（10 ~ 20 mg 静脉注射），并密切监测血容量和电解质，根据情况给予对症处理。有中枢神经系统缺血风险的患者应避免输入含糖液体。

输注＞500 mL 高分子量羟乙基淀粉可对凝血功能产生影响甚至引起颅内出血。输血或血制品以维持血细胞比容在 30%～35% 范围。

强烈建议实施目标导向液体管理，监测心输出指数（cardiac index，CI）/ 每搏指数（stroke volume index，SVI）/ 每搏量变异度（SVV），按照容量-血压-SVI 流程管理术中血流动力学。

3. 并发症的防治

1）脑血管痉挛的预防

包括维持正常的血压，避免血容量不足，围手术期静脉注射尼莫地平，动脉瘤夹闭后局部使用罂粟碱或尼莫地平浸泡等。对存在脑血管痉挛或者发生脑血管痉挛风险很高的患者，维持其血红蛋白水平高于 9 g/mL。

2）脑容积的控制

减小脑容积可以使术野暴露更充分，使脑松弛，为夹闭动脉瘤提供便利。术中应与术者保持良好沟通，及时打开或停止引流。避免脑脊液引流速度过快并精确控制引流量，否则会使颅内压降低，使跨壁压相对升高，增加动脉瘤破裂风险。脑脊液引流装置应低于头部，否则，颅内高压会导致脑灌注严重受损。

可以通过静注甘露醇 0.5～1 g/kg 或合用呋塞米（10～20 mg）使脑容积减小。甘露醇除了能减轻脑水肿，还有降低血黏度、增加血容量、改善局灶脑血供和自由基清除的作用，在一定程度上可使手术野显露得更清晰，并减轻撑开器对脑组织的压力。此外，甘露醇可能通过降低毛细血管周围组织的静水压和（或）改变血液流变学提高中度缺血区域的脑血流量。在临时阻断血流前 15 min 再次输注 1 g/kg 的甘露醇，可能具有增加脑组织灌注的作用。甘露醇的作用高峰在静注后 20～30 min，判断其效果的标准是脑松弛度而非尿量。腰段脑脊液引流现在用得越来越少，外科医师在手术中可以通过大脑基底池排放脑脊液来达到同样的脑松弛效果。术中合理使用糖皮质激素及甘露醇可预防脑水肿，使用抗癫痫药物预防术后癫痫发作。

3）脑保护策略

脑灌注压（CPP）下降引起脑缺血损伤一般分为三个阶段：脑血容量（CBV）代偿阶段、氧摄取率（oxygen extraction ratio，OER）代偿阶段和失代偿阶段。为防止可能发生的脑缺血损伤，一般通过增加残余 CBF 和提高缺血耐受性进行脑保护措施。

（1）增加残余 CBF。

轻度升高平均动脉压（较术前提高 10%～30%），通过侧支循环可安全地增加阻断血管区域的 CBF。还可通过血液稀释，维持血细胞比容在 30%～32%，虽然红细胞携带氧减少，但 CBF 增加可增加氧的输送能力，从而改善脑血供。但值得注意的是，血细胞比容不宜过低，也应避免脱水剂。

（2）增加缺血耐受性。

通过生理或药物方法以降低脑代谢、预防自由基等损伤，从而达到增加神经组织对缺血的耐受能力。

生理方法：传统认为低温具有一定的脑保护作用，可降低脑代谢率（CMR），减少神经介质的释放、钙离子异常内流和白三烯的产生，以及减轻再灌注损伤。但是低温麻醉会使麻醉药代谢降低，苏醒延迟，增加术后心肌缺血、伤口感染及寒战发生率。研究发现采用浅低温麻醉并不能改善神经功能的预后。

药物方法：①甘露醇：如前所述。此外，也可用 20% 甘露醇 500 mL+ 地塞米松 50 mg+ VitE 300 mg 静滴于暂时脑动脉阻断。②巴比妥类：巴比妥类可引起可逆性、与剂量有关的抑制 CMR 和 CBF。当它引起脑电图显示等电位时，提示达到巴比妥类药物最大作用浓度，在此时，$CMRO_2$ 和 CBF 大约减低 50%。此外，巴比妥类还有自由基清除、减少游离脂肪酸形成和改善局灶脑血供、减轻脑水肿的作用。后两种作用在于巴比妥类可引起正常脑血管收缩，由于缺血区脑血管麻痹，出现血流多流向缺血区，即所谓"反盗血"。由于全脑 CBF 降低 CBV 也降低，引起颅内压降低，从而更改善脑血供和缓解脑水肿。但是，这类药物在血流动力学控制和苏醒方面存在着潜在的不良作用，因而不建议常规使用。巴比妥类药物可用于预计需要长时间血管阻断的手术，并且在这类手术中，当临时血管阻断致使在脑电图上观察到脑缺血时，使用巴比妥类药物的效果较理想。③苯妥英钠：有增加糖原贮存、减少 ATP 消耗和减少缺血对神经元损伤的作用。

4）术中动脉瘤破裂的处理

术中一旦发生动脉瘤破裂，必须迅速补充血容量，可采用短暂控制性降压，将平均动脉压短时降到 50 mmHg 左右，以减少出血。如短时间内大量出血，会使血压急剧下降，此时可适当减浅麻醉，快速补液，输血首先选择术野回收的红细胞，其次可以适当补充异体红细胞及新鲜血浆。如血压过低可以使用血管收缩药维持血压。术前应做好自体血回收准备，出血汹涌时可以采用两个负压吸引器同时回收血液，注意肝素的滴速，避免回收血凝固，回收的红细胞可加压输注。临时手法按压同侧颈动脉可能在未控制的大血管快速破裂的紧急情况下获得较清晰的无血术野，压迫时间不超过 3 min。如需进行临时阻断载瘤动脉，应提高血压以增加侧支循环。

4. 麻醉恢复和苏醒

在无拔管禁忌的患者，术后早期苏醒有利于进行神经系统评估，便于进一步的诊断治疗。静脉给予利多卡因可抑制咳嗽反射但会延迟苏醒。术中使用短效阿片类镇痛药维持麻醉者，应在停药后及时追加镇痛药，可以选择曲马多或小剂量芬太尼、舒芬太尼等，在手术最后 1～2 h 内常避免使用大剂量长效麻醉药和镇静药，以利于术毕神经功能检查及避免潜在的嗜睡和低通气。肌松药常维持到头部包扎完毕，之后给予拮抗药。使用罗库溴铵等甾类非去极化肌松药的患者，有条件可以使用特异性拮抗药舒更葡糖拮抗肌松残余作用。苏醒期常出现高血压，轻度高血压可以提高脑灌注，这对预防脑血管痉挛有益；但血压比术前基础值增高 20%～30% 时颅内出血的发生率增加。对有高血压病史的患者，可以应用心血管活性药物如拉贝洛尔、艾司洛尔、硝普钠及硝酸甘油等控制血压和心率，避免血压过高引起心脑血管并发症。预防性应用适宜的止吐药也可避免手术结束后患者出现恶心、呕吐引起高血压。对术前 Hunt-Hess 分级为 3～4 级或在术中出现并发症的患者，术后不宜立即拔管，应保留气管导管回 ICU 并行机械通气。严重的患者术后需要加强心肺及全身支持治疗。

所有麻醉药停止后仍持续意识不清时，应排除可能出现的情况，包括吸入麻醉药、镇静药、麻醉性镇痛药、肌松药的残留作用，昏迷，低体温，缺氧、高碳酸血症，代谢原因及手术所致的 ICP 升高（出血、水肿及脑积水）。术后 2 h，持续意识不恢复或出现新的神经功能损伤症状，应及时行 CT 检查是否出现血肿、脑积水、颅腔积气、脑梗死或脑水肿。

5. 术后管理

大多数动脉瘤术后患者需在 NICU 密切观察，保证充分的通气和氧合在意识水平降低的患者尤为重要。血清电解质和渗透压应常规检查，并根据结果对症处理。可能出现颅内高压患者，需持续监测 ICP。若癫痫发作，表明可能存在进行性颅内血肿或脑水肿，必须保证气道和静脉通道顺畅

除按一般处理外，还应注意脑血管痉挛的防治：①除补足术中失血量外，可酌情多输部分悬浮红细胞；②在正常血压的情况下应用尼莫地平，每小时 0.25 ~ 0.5 mg/kg 静脉点滴；③保持良好的脑灌注，维持中心静脉压在 5 ~ 10 cmH$_2$O 或肺动脉楔状压在 12 ~ 14 mmHg，收缩压在 120 ~ 150 mmHg，血钠 140 mmol/L，减轻脑水肿。可根据颅内积血情况，进行脑脊液外引流，引流出血性脑积液，有利于防治血管痉挛。

三、脑动静脉畸形切除术

（一）概述

脑血管畸形分为脑动静脉畸形（cerebral arteriovenous malformation, CAVM）、海绵状血管瘤、静脉型畸形、毛细血管扩张症及混合型，其中 CAVM 是脑血管发育异常所致畸形中最常见的一种，占 90% 以上。混合型包括 CAVM 和海绵状血管瘤、CAVM 和毛细血管扩张症、CAVM 和静脉型畸形存在于同一病灶。

1. CAVM 的临床表现和临床分级

1）临床表现

（1）出血：一般多发生于青年人，常在体力活动或情绪激动时突然发病，伴剧烈头痛、呕吐；神志可清醒，亦可有不同程度的意识障碍，甚至昏迷；可出现颈项强直等脑膜刺激症状，亦可有颅内压增高征或偏瘫及偏身感觉障碍等神经功能损害表现。CAVM 出血多见于脑实质内的血管团血管破裂，引起脑内血肿的机会多。通常没有颅内动脉瘤出血凶险，但随着出血次数增多，症状和体征加重，病情恶化。

（2）癫痫：约有一半以上患者癫痫发作，表现为大发作或局灶性发作。癫痫发作可为首发症状，也可发生于出血或伴有脑积水时。

（3）头痛：半数以上患者有长期头痛史，类似偏头痛，局限于一侧，可自行缓解。出血时头痛较平时剧烈，多伴呕吐。

（4）进行性神经功能障碍：主要为运动或感觉性功能障碍。常发生于较大的 CAVM。因大量脑盗血引起脑缺血发作，出现轻偏瘫或肢体麻木。最初短暂性发作，随着发作次数增多，瘫痪可加重并成为永久性。

此外，巨大型尤其是涉及双侧额叶的 CAVM 可伴有智力减退，癫痫及抗痫药物亦可影响智力发育，或促使智力障碍的发展。较大的 CAVM 涉及颅外或硬脑膜时，患者自觉颅内有杂音。

幕下的 CAVM 除 SAH 外，较少有其他症状，不易被发现。

2）临床分级

将 CAVM 进行分级，对于制订治疗方案、确定手术对象和方法、预计手术中的困难程度、估计术后效果及比较各种治疗方法和手术方法的优缺点是十分必要的。以史玉泉 CAVM 分级法为例，根据脑血管造影所示，将 CAVM 的大小、部位、供血动脉和引流静脉等四项因素各分为 4 个等级给予评分（表 5–7），如果有两项因素都为某一级别则定为该级；如果只有一项因素评分高于其他三项时，则该项减去半级。

表 5–7　史玉泉 CAVM 分级标准表

项目	Ⅰ级	Ⅱ级	Ⅲ级	Ⅳ级
大小	小型，＜2.5 cm	中型，2.5～5 cm	大型，5.0～7.5 cm	巨大型，＞7.5 cm
部位和深度	表浅，非功能区	表浅，在功能区	深部，包括大脑半球内侧面，基底节	涉及脑深部重要结构如脑干、间脑等
供应动脉	单根大脑前或大脑中动脉的表浅支	多根大脑前或大脑中动脉的表浅支或其单根深支	大脑后动脉或大脑中和大脑前动脉深支、椎动脉分支	大脑前、中、后动脉都参与供血
引流静脉	单根，表浅，增粗不明显	多根，表浅，有静脉瘤样扩大	深静脉或深、浅静脉都参与	深静脉，增粗曲张呈静脉瘤

2. CAVM 的治疗

CAVM 的治疗目的是防止和杜绝病灶破裂出血、减轻或纠正"脑盗血"现象，改善脑组织的血供，缓解神经功能障碍，减少癫痫发作，提高患者的生活质量。目前 CAVM 的治疗方法主要有 CAVM 病灶切除术、血管内介入栓塞术和立体定向放射外科治疗。由于 CAVM 的大小、部位、供血动脉和引流静脉等因素的影响，不是每一例 CAVM 都能做到全切除，特别是范围广泛或深在重要部位的病灶，具有较高的手术死亡率和致残率。所以对于每一例 CAVM，都要从多方面来权衡手术利弊，严格掌握手术指征。同时可以结合血管内介入治疗和放射外科治疗，减少手术并发症，以取得更好的疗效。

1）手术切除适应证

（1）有颅内出血史，脑血管造影显示 CAVM 属于史氏分级 1～3.5 级者，包括位于大脑功能区、大脑内侧面、外侧裂区、胼胝体、侧脑室、脑室旁、纹状体内囊丘脑区、小脑半球及小脑蚓蚓部等部位均应考虑手术切除。

（2）无颅内出血者，位于大脑浅表非功能区，前中额、顶、枕叶内侧面等部位，有直径＜5 cm 的 CAVM，可选择手术切除。

（3）无颅内出血史，但有药物控制无效的顽固性癫痫或严重的进行性神经功能缺损等症状，病灶切除可能有助于症状改善。

（4）巨大型、高流量的 CAVM，经过血管内介入栓塞部分主要供血动脉后 1～2 周内做病灶切除。

（5）急性颅内出血的患者，当脑内血肿致使脑疝形成、危及生命时应急诊手术，一般情况下以清除血肿、减低颅内压、挽救生命为主。除非术前已做脑血管造影检查，可考虑做CAVM切除。不应为了切除病灶，不顾患者情况强行脑血管造影，这样只会加重病情的发展，延误抢救时机。

2）手术切除禁忌证

老年患者，心肺功能难以忍受麻醉和手术者，伴有其他严重疾患而CAVM切除无助于改善生活质量或生存期限者，应视为禁忌证。

3）并发症

主要并发症为脑过度灌注现象。巨大型高流量的CAVM手术切除术后，脑过度灌注的发生率为12%~21%，一旦发生，致残率和死亡率可达54%左右，因此是CAVM手术治疗的严重危机。术中常发生在病灶切除的最后阶段。而术后则多在手术后的第1~2天发生，表现为手术残壁渗血和出血，周围脑组织水肿。如果发现脑组织创面广泛渗血或出血，脑组织逐渐膨出，在排除脑内血肿发生后应意识到出现脑过度灌注现象。

（二）围术期麻醉管理

大多数颅内CAVM与动脉瘤手术的注意事项相似，麻醉处理的目的在于尽量减少颅内容物的容积，以便清晰暴露手术视野并尽可能减少脑组织牵拉。并特别注意：①应避免出现急性高血压，在出血时能够精准控制血压；②维持一个正常的平均动脉压（灌注压），防止近期受损的、目前灌注接近正常的区域或主要依靠侧支循环的区域的CBF明显减少；③CAVM的一个独特的表现是"灌注压骤增"或脑自主调节功能障碍，应注意调控术中及术后的MAP。

1. 麻醉前评估和准备

除了准确的ASA分级判断和了解重要器官、系统的功能外，还应着重对神经系统进行检查，包括手术前对患者的神志、肢体、活动度、瞳孔对光反射、有无视神经乳头水肿等做出全面判断。有条件者，术前应行CT或MRI等检查，判断有无脑水肿、脑积水、中线移位以及占位性病变的位置，以便对手术时间、方式、风险、困难程度以及术中可能发生的问题做出判断，并做好相应准备。

2. 术中监测和管理

1）监测

除基本的麻醉监测项目外，应进行有创动脉压监测，同时根据患者的年龄、身体情况及手术需求进行一些必要的特殊监测，如术中需要使用大剂量的甘露醇用于保持脑松弛时，可以使用CVP监测。其他特殊监测项目包括脑电生理、诱发电位、心前多普勒、食管听诊器、食管超声心动图、脑血流、颅内压、脑代谢、血浆渗透压等监测。

2）麻醉方式选择及诱导

CAVM切除术应选择气管插管全身麻醉，术中需严密调控呼吸循环。对于患者生命处于垂危状态的患者，可视具体情况不用或少用全身麻醉药，或仅给予小剂量肌松药即行气管插管，术中再根据病情恢复情况确定麻醉药的种类和用量。

适当控制 MAP 的麻醉技术都可以使用。在 ICP 增高或手术野张力增大时，应用吸入性麻醉药不太合适。值得注意的是，许多神经麻醉学专家使用阿片类药物来避免使用吸入剂对脑电图和诱发电位的影响。

3）麻醉管理要点

（1）呼吸管理策略。

过度通气造成的低碳酸血症常伴有 CBF 和 CBV 的减少，并导致 ICP 降低或"脑松弛"。其基本原理是有效的。但是临床医师在应用过度通气时要考虑两个问题：①低碳酸血症的脑血管收缩效应在某些情况下可导致脑缺血；②降低 CBF 和 ICP 的效应不是持续不变的。当过度通气可使低 $PaCO_2$ 低于 25 mmHg 时，则可使脑血管收缩、心输出量减少、氧解离曲线左移，严重时可造成脑组织缺血性缺氧。因此，过度通气不能被列为"神经外科手术麻醉"的常规，过度通气应该有相应的适应证（通常在 ICP 增高或 ICP 不稳定，或需要改善手术野情况，以及同时存在着两种情况时使用）。且在开颅手术中，如果需要低碳酸血症作为一种辅助手段来松弛脑内组织，则当撑开器移去后（如果此时硬脑膜需关闭），应升高 $PaCO_2$，以最大限度减少颅内残余气体。

（2）循环管理策略。

应避免出现急性高血压以及在出血时能够精准控制血压。除出血外，一般不使用控制性降压；维持一个正常的平均动脉压（灌注压），防止近期受损的、目前灌注接近正常的区域或主要依靠侧支循环的区域的 CBF 明显减少。为减少 CAVM 术中及术后的"脑过度灌注"或脑自主调节功能障碍，应注意调控术中及术后的 MAP。一般认为，在正常压力下阻断血管对周围脑组织产生的影响较小。如果出现顽固性脑水肿，严格控制血压非常重要。降低 MAP 有助于控制脑水肿。当发生严重的脑水肿时，可联合使用低碳酸血症、低温和巴比妥类药物控制水肿。

通过循环管理控制脑水肿的方法如下。①控制性降压：常规使用控制性降压越来越少。然而一旦需要降低血压（如急性出血时），麻醉医师应立即准确地降低血压。在出血前应做好降低血压的准备。可选的降压药物很多，但应选择麻醉医师最熟悉的方法，这样有助于精确地控制 MAP。②控制颅内压：麻醉诱导与维持平稳、保持呼吸道通畅、避免缺氧和 CO_2 蓄积是预防颅内压升高的重要措施。此外，合理选用脱水药（如甘露醇）、给药理剂量的皮质激素等均有助于降低颅内压。③血流阻断与脑保护：外科医师有时需要阻断供血动脉甚至是颈内动脉，阻断时间越长，脑缺血损伤会越重。Samson 等通过对神经功能预后的临床观察得出，人体在正常体温、正常血压时可耐受的阻断时间少于 14 min。通常在阻断期间应保持 MAP 在正常值的高限，以促进侧支 CBF。术中需做好脑电生理监测，以便及时观察到脑缺血缺氧变化，有助于避免术后出现严重并发症。

（3）静脉内液体的管理。

液体管理的总原则是：①维持正常的血容量；②避免血清渗透压下降。血清渗透压下降可导致正常和异常的脑组织水肿。术中可选的晶体液包括生理盐水和乳酸林格液。需合理使用晶体液及胶体液，以避免术中血浆渗透压下降造成严重后果。对于神经外科手术患者，也应避免输注高糖液体，避免血糖过高造成术中及术后神经系统的进一步损伤。

对于术中可能会大出血的患者，围术期需进行血液保护措施，包括术前的等容血液稀释及术中血液回收的应用。对于术中有大出血的患者，应及时给予成分输血。必要时术中可进行血栓弹力图检测，以便及时对所缺成分进行补偿。

3. 术后管理

术后患者要平稳缓慢苏醒，避免出现血压猛然升高、屏气、咳嗽或躁动用力，同时人工控制低血压维持 48 h 左右。保持气道通畅和充分的肺泡通气。因意识水平是判断颅内并发症的重要标志，除非有特殊原因，术后一般不保留气管导管，以便尽快地完成神经系统检查和术后病情评估。术后应严密进行动脉血压监测，对于动脉压过高时，应适当降血压，以免造成"脑过度灌注现象"。手术后一旦出现"脑过度灌注现象"，应及时镇静、控制血压，应用脱水剂，必要行气管插管并进行间歇性过度通气。

四、硬脑膜动静脉瘘手术

（一）概述

硬脑膜动静脉瘘（dural arteriovenous fistula，DAVF），又称硬脑膜动静脉瘘样血管畸形，是指动静脉直接交通于硬脑膜及其附属物大脑镰和小脑幕的一种血管性疾病。供血动脉经过硬脑膜的瘘口，引流至硬脑膜静脉窦，或皮质或深部静脉，前者造成静脉窦内涡流和高压并向邻近的桥静脉反流；后者造成脑静脉内压增高、回流障碍、迂曲扩张，甚至破裂出血。DAVF 是一类较少见的血管性病变，占颅内动静脉畸形的 10%～15%，可见于颅内硬脑膜的任何部位，但以横窦、乙状窦、海绵窦部位多见。成人多见，病因有先天性及后天性，多见于创伤、神经外科手术、周围静脉炎、静脉窦炎、硬脑膜窦的慢性闭塞等。

1. 病理生理

病理研究发现，DAVF 的瘘口是由位于静脉窦壁的大量新生的动静脉吻合血管构成的，而周围结构存在缺血性改变。CT 和磁共振灌注成像提示瘘口周围存在血流瘀滞和局灶性脑灌注不足，并可在治疗后恢复。PET 扫描提示脑灌注不足的严重程度可能与自然预后相关，其中脑血流影响较小的患者，病情可以常年保持静止而不必手术治疗。

形成机制如下：①由于动、静脉瘘的存在，动脉血直接向硬脑膜静脉窦灌注，将未衰减的动脉压传递到静脉窦造成静脉窦内压力持续增高，使颅内静脉回流受阻，对脑脊液吸收形成障碍；②静脉窦血栓形成，影响颅内静脉回流并影响到对脑脊液的吸收；③引流静脉呈瘤样扩张，可发生硬膜下静脉湖，产生占位效应；④中枢神经系统症状，可能因扩张静脉或窦的机械压迫，或静脉内高压，回流受阻，引起颅内压增高所致，动脉血直接回流静脉，造成局部脑组织缺血、缺氧。

2. 临床表现

临床表现与静脉引流的部位、方向、流速及流量有关，而与供血动脉关系不大。主要有耳鸣或颅内杂音，头痛，蛛网膜下腔出血后表现，癫痫，视力减退，精神症状，突眼、肿胀和眼痛，轻偏瘫和呕吐，步态障碍，语言障碍和短暂失神，眩晕和脑积水，听觉减退，心功能不全和头皮静脉怒张等。

3. 手术方式

尽管大多数的 DAVF 可以经血管内介入治疗，但显微手术仍占重要的地位。显微手术治疗 DAVF 的指征包括：①需急诊清除颅内血肿的患者，多支供血动脉；②其他技术不能到达供血动脉或供血动脉参与或与重要的脑神经毗邻；③前颅窝内的 DAVF，手术治疗是首选，目的并不是切除瘘，而是将引流静脉分离出来。

（二）围术期麻醉管理

对于手术来说，麻醉的目标是：①在手术切除 DAVF 时保持脑灌注压（CPP）轻微降低（低于正常 10%～20%）；②减少颅内体积，提供最适的颅内外科手术空间；③降低脑代谢耗氧量。

1. 麻醉前评估和准备

除常规的评估外，特别是对伴有颅内出血的患者进行充分的呼吸、循环和神经系统功能评估，完善各项检查；术前可以酌情给予小剂量镇静、镇痛药，但要注意避免呼吸抑制和伴随的 CBF/CBV/ICP 增高以及潜在的神经状况恶化；给予降低胃酸的药物（西咪替丁或雷尼替丁）和促胃排空药。

2. 麻醉方式和药物选择

与其他神经外科手术一样，DAVF 手术采用全身麻醉方式，选择的麻醉药物最重要的目的是能精确控制血流动力学且苏醒及时。

3. 术中监测和管理

1）特殊监测

（1）有创脉压监测：对于实时监测血压是必需的。通常换能器放在头部水平比心脏水平好，因为 CPP 等于动脉压减去 CVP 或 ICP 较高者。

（2）中心静脉压监测：可以确切地评估补液是否适度，以及中心静脉给予血管活性药物。

（3）体温监测：轻微低温（33～34℃）在很多医疗中心用来保护脑以及使脑体积缩小，此水平的体温不会影响凝血与心率，同时能够降低脑代谢率。在患者苏醒前应充分复温，以防止出现寒战和高血压。

（4）经心前区多普勒监测：静脉空气栓塞的发生率与手术操作、手术体位和监测手段有关。如坐位颅后窝手术、矢状窦旁手术等发生率高。联合应用心前区多普勒和呼气末 CO_2 监测可灵敏、特异、快速且定量地监测静脉空气栓塞。

（5）血糖监测：对正常脑组织而言为正常的血糖水平，对脑损伤（脑外伤或蛛网膜下腔出血）的患者而言将导致脑组织"低血糖"和严重的代谢异常。围术期血糖的干预值为 2500 mg/L，目标是将血糖控制在 2000 mg/L。

2）麻醉管理要点

（1）呼吸管理策略。

对于术前 $PaCO_2$ 水平正常的患者，应尽量避免 $PaCO_2$ 快速降低至 25 mmHg 以下。过度通气的使用应有确切的适应证，如颅内压增高，或需要改善手术野的状况，以及同时存在这两种情况。

术中持续过度通气，维持 $PaCO_2$ 在 $30 \sim 35$ mmHg。$PaCO_2$ 过低则优势不明显，有可能引起脑缺血和血红蛋白释放 O_2 障碍。呼气末正压通气（PEEP）和引起平均气道压增高的通气模式（低频高潮气量）使中心静脉压力升高，进而影响颅内压，因此要避免应用。但是有些低氧血症患者需要通过 PEEP 和较高的气道压力来纠正时，PEEP 对颅内压力的影响是可变的。

（2）循环和液体管理策略。

总原则是维持正常血容量，避免血浆渗透压下降。术中补液应在患者液体需要量、失血量、尿量以及 CVP 和 PCWP 等指导下进行，除了维持正常血浆渗透压外，还应防止胶体渗透压明显降低。多数择期手术患者的补液量不大，可不必补充胶体液，但在需要补液的情况下（如出血），联合应用等张晶体液和胶体液可能更为合适。

大剂量高张晶体液可明显加重脑水肿。胶体液一般用来补充血管内容量不足，等张晶体液用来补充液体维持量。严重脑水肿或颅高压患者术中液体用量要少于计算出的维持需要量。神经外科手术引起的可再分布液体丢失量较少，但会有隐性血液丢失，应根据实际情况决定是否需要输血。

（3）控制性降压。

除了出现出血，一般不采用。在正常压力下，断流血管对动静脉畸形血管支配区域的周围脑组织产生的影响较小。如果出现顽固性脑肿胀，则严格控制血压至关重要，可通过降低平均动脉压以控制脑水肿。

4. 麻醉苏醒

苏醒期避免出现咳嗽、屏气和高血压。预防性和（或）针对性地应用利多卡因和血管活性药物，常用拉贝洛尔、艾司洛尔和乌拉地尔。术中应用右美托咪定也可减轻苏醒期的高血压反应。在手术结束时，在患者保持自主呼吸的情况下尽可能多地应用麻醉性镇痛药以防止呛咳，尽可能迟地应用肌松拮抗药，如有需要，可以推注或以 $12.5 \sim 25 \mu g /$（$kg \cdot min$）的速度泵注丙泊酚。

多数患者在手术结束时，只要其神经系统功能完整，就可以拔除气管导管。保留气管导管的患者要给予镇静，避免躁动。剧烈呛咳会引起颅内出血或脑水肿，因此同气管插管一样，拔管也要缓慢有序地进行。

五、脑缺血性疾病手术

脑缺血性疾病见于多种神经外科疾病的病理过程中，如脑血管病、脑肿瘤等，也可见于心搏骤停、休克等全身性病理过程。脑缺血可表现为不同形式，有局灶性和弥漫性脑缺血、永久性和暂时性脑缺血之分。临床可表现为一过性的头晕、头痛、偏身感觉障碍等。患者早期可使用药物治疗，病情加重时可手术治疗。

脑缺血性疾病病因较为复杂，主要与颅内、外动脉狭窄或闭塞、脑动脉栓塞、血流动力学因素以及血液学因素有关。

（一）颈动脉内膜切除术

颈动脉内膜切除术（CEA）是切除增厚的颈动脉内膜粥样硬化斑块，预防由于斑块脱落引起脑卒中的一种方法，已被证明是防治缺血性脑血管疾病的有效方法，适用于表现短暂单眼盲（黑朦）发作或轻型完全性脑卒中，CT无大的梗死或出血性梗死及占位征，增强CT无血-脑脊液屏障破坏表现的患者，经全脑血管造影证实有颈内动脉狭窄，可行颈内动脉内膜切除术，对于双侧狭窄者，应先做引起症状一侧的手术。

1. 术前准备

（1）颈动脉超声波检查，主要适用于颅外段颈内动脉狭窄者。显示颈内动脉有狭窄时，应行脑血管造影。

（2）脑血管造影是确定颈内动脉狭窄最有价值的方法。造影时应包括颈内动脉的起始部，以及全脑血管造影，了解侧支循环。

（3）CT和MRI检查，了解脑梗死、脑萎缩的严重程度。

（4）放射性同位素扫描，对已有脑梗死者可发现脑缺血区域。

（5）心、肺、肾功能评价，并有效控制高血压。

（6）血生化检查包括电解质、血脂等。

2. 术前评估与访视

多数CEA患者为老年人，多数存在器官功能受损，与高龄相关的围术期风险增加。术前糖尿病的患者术中发生神经功能并发症的可能性增加。该类患者术前多数服用抗凝药，增加了术中出血的风险。

（1）评估患者全身情况。

动脉粥样硬化多表现为全身进行性病变，因此对于此类患者，应着重了解患者其他脏器的功能状态，结合术前检查，评估患者手术耐受程度，如评估患者肝肾功能、心肺功能等情况，全面了解患者的全身情况，制订个体化的麻醉管理方案。

（2）了解既往史。

了解患者是否发生过脑卒中等病史，了解既往用药史。对于术前长期服用β受体阻滞剂如倍他乐克等的患者，可继续用药至手术当天，可降低围术期住院死亡率；对于长期服用抗血小板药如阿司匹林的患者，术前无须停药，术前停药将增加围术期脑缺血的发生率；对于长期服用ACEI的患者应在术晨当天停药，否则将增加术中顽固性低血压的风险。

（3）心脏事件风险评估。

CEA患者并发冠脉缺血是导致围术期心脏事件风险增加的重要原因，冠心病也是导致CEA患者围术期死亡的首要原因。有研究显示，对于术前无冠心病症状的CEA患者进行冠脉造影，发现冠脉异常的比例为28%。术前心电图检查异常、心绞痛、心肌梗死、充血性心力衰竭和心律失常的患者，围术期发生心脏事件的可能性更大。急诊CEA患者术前更应该注意冠脉供血不足现象。所有患者术前常规进行ECG检查和超声心动图检查，对可疑冠心病患者，进行冠脉CTA检查，发现异常者进行冠脉造影进一步明确冠脉病变程度。严重冠脉病变者应考虑CEA

和 CABG 通气手术。

（4）神经功能障碍风险评估。

CEA 术前发生同侧和对侧再次脑缺血性或出血性病变是风险评估的最重要方面。有研究显示，无症状性颈动脉狭窄、TIA、轻重度脑卒中和渐进性脑卒中患者 CEA 围手术期再次脑卒中和死亡风险分别为 5.3%、6.4%、7.7%、9.8% 和 21%。术前血压控制不佳者，术后发生神经功能障碍的可能性增加。左侧 CEA、手术对侧颈动脉存在狭窄、狭窄侧脑组织有缺血性改变的患者，发生围术期脑卒中的风险增加。

3. 麻醉方法选择

麻醉医师应当参与手术计划的讨论，了解手术径路和过程。根据患者和手术情况制订完善的麻醉方案，重点在于保持术中脑灌注压稳定，防止脑缺血、缺氧。CEA 麻醉管理的重点是消除疼痛和其他导致应激反应增加的因素，及时发现神经功能异常，控制血压和心率，保护心脑功能，术后较快清醒以判断是否发生神经功能异常。近来的回顾性研究显示，对于 CEA 患者，选择局部颈丛阻滞麻醉与全身麻醉对预后的差异并无显著差异。

（1）颈丛神经阻滞和局部麻醉。

颈丛阻滞和局部麻醉应用于 CEA 手术已经有超过 40 年的历史。应用常规颈丛阻滞达到手术区域完善的无痛，通过对颈丛深支和浅支的阻滞，达到 $C_2 \sim C_4$ 无痛，完全可以满足 CEA 手术的需要。另外，还可通过颈动脉周围组织浸润完善麻醉效果。其优点如下：①可反复进行神经功能评估并及时发现术中发生的神经功能障碍；②减少复杂的神经功能监测设备；③术中可以根据神经功能变化及时调整血压水平和术中处理；④术后恢复快，可减少住院天数及医疗费用；⑤减少了由全麻过程带来的血流动力学波动。同时，局部麻醉下术中应用分流管的概率减少，从而减少由于使用分流管所致术中脑卒中发生率的增加。术中要求医师和患者进行交流，手术操作轻柔。血压控制接近于术前水平。

颈丛阻滞和局部麻醉的禁忌证包括：①拒绝行局部麻醉者；②颈动脉分叉处部位较高，预计手术难度较大者。另外有报道，颈动脉窦周围局部浸润与术后低血压有关。在颈丛阻滞和局部麻醉下辅助使用镇静催眠药物，有利于降低患者术中的应激水平和血压波动。

（2）全身麻醉。

目前较多中心在 CEA 术中应用全身麻醉，全麻尤其适用于严重心血管疾病和再次 CEA 手术患者。选择全身麻醉最大的优点是可以利用某些全麻药物的脑保护作用降低神经功能损伤，有利于气道管理。基本原则是不对血流动力学稳定产生明显影响，尽量使用中短效麻醉药和肌松药，包括丙泊酚、硫喷托纳、咪达唑仑、芬太尼、舒芬太尼、瑞芬太尼、顺阿曲库铵、维库溴铵或泮库溴铵，应用以上药物术后苏醒快，从而进行神经功能评估。使用必要监测设备及早发现术中神经功能障碍。对于术前血压控制不佳的高血压患者，术前应详细了解患者血压水平，尤其是动态血压变化规律，利于确定术中血压水平。术中 $PaCO_2$ 过高可导致脑血管窃血，过低导致脑血管收缩和脑缺血，两者都不利于脑保护，一般调控 $PaCO_2$ 在正常偏低水平，麻醉诱导和苏醒阶段要特别注意血流动力学波动。常用的血压调控药物为去氧肾上腺素、尼卡地平和短效 β 受体阻滞剂。

（3）复合麻醉。

利用全身麻醉同时复合颈丛阻滞或局部浸润，可完善术中无痛，同时减少全身麻醉药物用量，对血流动力学平稳有利，利于术后苏醒过程循环平稳，是目前常用的麻醉方法。

4. 术中监测

1）常规监测

ECG、呼气末 CO_2、动脉血压（arterial blood pressure，ABP）监测、SpO_2、血气分析以及血糖监测都是常规监测项目。有观察显示，21% 的 CEA 围术期脑卒中与血流动力学波动有关，因此，血流动力学监测是最重要的常规监测项目。ECGII 导联和 V5 导联监测心律和 ST 段对及时发现术中心肌缺血具有重要意义，有条件时可进行动态 ST 段监测。中心静脉压（CVP）监测在必要时也可进行。术中高血糖可加重神经组织的缺血性损伤，一般控制术中血糖在 11.1 mmol/L 以下。术中高血糖可用胰岛素控制，但要防止低血糖的发生。对于心功能明显异常或近期发生心肌梗死的患者，可进行经食管超声心动图或肺动脉导管监测。

2）特殊监测

（1）颈内动脉阻断后残端压力监测：该压力实际上是颈内动脉阻断后来自 Willis 环的反流压力，一定程度上反映对侧颈动脉和椎基底动脉构成的侧支循环情况。一般认为当残端压力 <50 mmHg 时，围术期低灌注和脑缺血的发生率增加。此方法的优点包括操作简单，并且可进行术中持续监测。

（2）脑电图（electroencephalogram，EEG）监测：7.5% ~ 20% 的患者在颈动脉阻断后出现缺血性 EEG 改变，对侧颈动脉有狭窄的患者出现缺血性 EEG 改变的发生率更高。分流管失效、低血压和发生脑梗死时 EEG 可出现改变。以下因素影响其临床广泛使用：① EEG 不能发现皮质下或小的皮质梗死灶；②假阳性和假阴性结果较多，影响脑损伤监测的准确性；③除缺血外，低温、麻醉深度和血压波动均可影响 EEG 结果，影响监测结果特异性；④选择 EEG 监测必须在生理功能稳定和麻醉深度合适的条件下进行，避免使用对 EEG 有影响的药物。

（3）脑电双频指数（BIS）监测：BIS 结果可反映大脑前 2/3 和皮质脑电变化，当脑组织出现低灌注、缺血和梗死灶时可出现结果变化。当颈动脉阻断或发生脑缺血时，典型的脑电变化是高频活动的减慢和频谱边缘频率（SEF）的降低。研究显示，BIS 和 SEF 有极好的相关性，这也是 BIS 可用于 CEA 术中监测脑缺血的理论依据。BIS 操作简单，结果易于读取，临床使用方便。双侧 BIS 在 CEA 术中脑缺血监测中的价值正受到学者的关注。影响 BIS 监测结果准确性和特异性的临床因素与 EEG 相似。

（4）体感诱发电位（somatosensory evoked potential，SEP）监测：SEEP 的监测基础是大脑皮质感觉区对外周感觉神经受到刺激后发出的电脉冲信号做出的反应。脑缺血后 SEEP 的表现主要包括波幅降低和潜伏期延长，但目前尚不能确定 SEEP 波幅和潜伏期变化与脑缺血程度的量化关系，与 EEG 不同的是，SEEP 可反映皮质下感觉通路的缺血性改变。由于低温、低血压和麻醉药物均可对 SEEP 的结果产生影响，因此，对于 SEEP 在监测 CEA 术中脑出血的价值目前尚不能完全确定。

（5）经颅多普勒超声（TCD）监测：应用 TCD 不仅可连续监测大脑中动脉血流速度，更重要的是可及时发现血栓发生情况，是目前 CEA 术中应用最为广泛的无创脑血流监测方法。有学者认为，当 VMCA 下降 60%～70% 时即提示必须放置分流管。TCD 监测结果还可对分流管效果和建立分流时是否发生栓子脱落和发生栓塞具有重要的参考价值，TCD 频繁的血栓信号被认为与同侧局灶性脑缺血关系密切，对术后 CHS 有预防和诊断价值。尽管 TCD 可以反映大脑中动脉血流情况，但不能提示侧支及终末支血管以及大脑前后动脉支的情况。有研究显示，颈动脉阻断后不一定导致 BIS 变化，只有当侧支或对侧脑血管代偿不足时方有 BIS 值降低，因此 CEA 操作至影响脑灌注步骤时，将 TCD 和 BIS 联合应用，可提高脑缺血的监测效果。

（6）$SjvO_2$ 和 $rScO_2$：$SjvO_2$ 是监测全脑血流和氧耗的一项重要指标。由于大脑半球之间静脉血的混合，$SjvO_2$ 并不能反映区域脑组织的灌注。$rScO_2$ 的确定数值尚没有定论，阻断后 $rScO_2$ 相对下降 20% 的阴性预测值是 97%，而阳性预测值仅有 33%。

5. 全身麻醉管理目标

（1）控制血压的策略。

颈动脉阻断：①升高的动脉压在基础值的 20% 或以上；②根据 TCD 监测结果调节血压保持 TCD 值不低于基础值的 60%；③升压药物及适当的液体补充；④兼顾重要脏器；⑤有创动脉血压 SBP < 180 mmHg，DBP < 100 mmHg；⑥ SHUNT 的放置。

颈动脉开放：①动脉血压降低基础值的 20% 以内；②根据 TCD 监测结果调节血压，保持 TCD 值不高于基础值的 150%；③推荐适当的血管活性药：α、β 受体阻滞剂如拉贝洛尔，α 受体兴奋剂如可乐定等；④推荐滴定式治疗方式，防止血压骤降；⑤注意兼顾重要脏器的血供。

（2）术中通气策略。

采用小潮气量 + 呼气末正压通气，维持正常碳酸浓度或中度低碳酸血症，保证脑血流灌注。

（3）合理液体管理。

以晶体液为主，胶体液扩容降低血液黏度，以及改善微循环。

（4）调控血糖水平。

高血糖会加重脑组织损伤，影响神经功能。

6. 围手术麻醉期面临的最大挑战

（1）脑灌注不足：尤其是术中阻断颈动脉时最易发生，其次为术中低血压，因此术中应维持较高的动脉血压，以保证脑灌注。

（2）脑过度灌注：术中开放阻断的颈动脉时易发生。

（3）脑梗死：多发生于颈动脉斑块或手术创面的碎片脱落。

7. 围术期常见并发症

（1）心血管并发症。

几乎所有颈动脉粥样硬化者都有冠脉疾病，一旦发生心肌梗死其后果严重。围术期循环波动是 CEA 最为常见的并发症，严重的高血压可导致局部血肿和术后过度灌注综合征。术前高血压缺乏系统治疗，麻醉深度不够以及手术过程对颈动脉窦压力感受器敏感性的影响是导致围术期高血压的常见原因。围术期低血压的发生率约 5%，常见原因是颈动脉窦神经功能异常和血容量不足。严重低血压还应考虑是否发生心肌缺血导致的心功能障碍或心衰。术前长期服用

ACEI类药物也是导致围术期严重低血压的重要原因。

（2）神经功能障碍。

表现为短暂或永久性神经功能障碍，产生原因包括术中微小栓塞形成、颈动脉阻断时低灌注、剥脱后的过度灌注以及由此产生的颅内出血。约25%的围术期卒中发生于术中，50%的神经功能障碍发生于术后4 h内。颅神经损伤是常见的围术期并发症，发生率约10%，多为持续数周至数月的可逆性颅神经功能缺失，常见的颅神经损伤为迷走神经、舌下神经、喉返神经和副神经。喉返神经损伤可抑制喉部保护性反射，并引起气道梗阻。精细的外科操作可减少发生率，发生后神经营养治疗可促进恢复过程。

（3）伤口血肿。

出血来源有：①软组织渗血；②动脉切口缝合不严密漏血。由于术中和术后使用肝素抗凝，若止血不彻底，易形成血肿。当发现血肿进行性增大时，应及时进行外科探查止血，防止严重血肿压迫气管，造成致命性窒息。

（4）脑过度灌注综合征。

脑过度灌注综合征（cerebral hyperperfusion syndrome，CHS）是由于原先低灌注区脑血流显著增加超过脑组织代谢需要而引起的一种严重并发症，其发病机制与长期低灌注导致的脑血管自动调节功能紊乱有关。主要表现为严重的单侧头痛、面部和眼部疼痛、癫痫发作及因脑水肿和颅内出血引起的局灶性神经症状，发生率为0.3%～1%，一般出现在术前有严重颈动脉狭窄导致的脑血管神经自主调节功能异常者。大量研究显示，术前严重高血压患者发生HS的风险更高，严重者可导致围术期脑出血和死亡。

（5）术后血管再狭窄。

文献报告，术后血管再狭窄占所有病例的20%～30%，但仅有2%～3%有临床症状。对于复发者可考虑再次手术，但风险大于第一次手术。

（二）烟雾病及颅内外动脉吻合术

烟雾病（moyamoya disease，MMD）是种原因不明，以双侧颈内动脉末端、大脑中动脉和大脑前动脉起始部慢性进行性狭窄或闭塞为特征，并继发引起颅底异常血管网形成的一种脑血管疾病。由于这种颅底异常血管网在脑血管造影图像上形似烟雾，故称为烟雾病。烟雾状血管是扩张的穿通动脉，起着侧循环的代偿作用。该病可合并动脉瘤及动静脉畸形。烟雾病不同于烟雾综合征和烟雾现象。后两者由某些明确病因所引起，如动脉硬化、放疗后、脑膜炎、镰状细胞病、肿瘤、外伤、神经纤维瘤病、唐氏综合征，以及自发性颈内动脉闭塞等。

颅外-颅内动脉吻合术（extra-intracranial artery anastomosis）是颅内血管重建的一种，指用外科手术方法重新建立脑的侧支循环通路，适用于轻型脑卒中、轻型完全性脑卒中经内科治疗无效者，有严重全身性疾病，如肺、心、肝、肾及严重糖尿病者禁用。目前，绝大多数的烟雾病患者采用颅外-颅内动脉吻合术的外科治疗方法。

1. 病理生理

病变早期表现在颈动脉颅内段的远端、大脑前动脉和大脑中动脉的近端部分，偶然发生在交通动脉和大脑前动脉、大脑中动脉的远端部分。颈外动脉和身体其他部位的动脉有时也可发生类似的病理改变。在病变的早期阶段，通常不累及 Willis 环的后半部分。脑底部出现烟雾状血管是本病的特征。这些异常小动脉管壁的增厚和弹力层的重叠，可导致管腔狭窄，还可使部分弹力层断裂、中间层纤维化和局部呈不规则扩张，形成微小动脉瘤。微小动脉和血管扩张同时伴有不同程度的纤维化常常是导致破裂出血的原因。

烟雾病以动脉内膜缓慢、进行性增厚为特征，发生在单侧或双侧颈内动脉的远端分叉处，逐渐蔓延至邻近的 Willis 环前部，引起前循环近端动脉的狭窄和闭塞，造成正常脑血供减少，缺血部位的脑组织常常发生缩、软化。

影响本病病情发展和预后的因素：①前循环近端主要动脉内膜增生的程度；②侧支循环血管的形成和代偿能力；③患者年龄。

2. 临床表现

儿童及成人烟雾病患者的临床表现各有特点。儿童患者以缺血症状为主要临床表现，包括短暂性脑缺血发作（transient ischemic attack，TIA）、可逆性神经功能障碍及脑梗死。成人患者的缺血症状和体征与儿童患者类似，但成人患者常以出血症状为主，具体症状因出血部位而异。少数患者可无症状，常因体检或其他原因被发现，可能属疾病早期。

（1）脑缺血：可表现为 TIA、可逆性缺血性神经功能缺失（reversible ischemic neurologic deficit，RIND）或脑梗死，运动性障碍常为早期症状，主要表现为肢体无力甚至偏瘫。

（2）颅内出血：近半数成年患者可出现颅内出血，出血往往不仅给患者带来严重的神经功能损害，还面临着反复出血的威胁。

（3）癫痫：一些患者以癫痫发作起病，可部分发作或全身性大发作。

（4）不随意运动：通常出现在一侧肢体表现舞蹈样动作。面部不随意运动在烟雾病较为少见，睡眠时不随意动作消失。

（5）头痛：部分患者伴头痛。头痛的原因可能与颅内血供减少有关。临床上显示许多伴头痛的烟雾病患者在做了血管重建手术后症状即自行消失。

（6）智力改变：烟雾病患者由于脑缺血而不同程度存在智商下降，脑缺血程度越严重，对智商的影响越大。在患者治疗前和治疗后做智商（IQ）测定和发育商（DQ）测定，有助于对手术效果的评价。

3. 诊断

患者出现自发性脑出血，特别是脑室内出血儿童或年轻患者反复出现 TIA，应考虑该病，经辅助检查，可以明确诊断。辅助检查对烟雾病的诊断与判断脑损害的程度和预后很重要，包括各项常规实验室检查、CT、MRI、脑电图、脑血流和脑代谢评价、脑血管造影等，其中脑血管造影是诊断烟雾病的金标准。脑血管造影还可用于评价烟雾病的进展变化，用于血管重建手术后评价。

4. 治疗

（1）药物治疗：用于烟雾病治疗的药物有血管扩张、抗血小板药物及抗凝药等，这些药物有一定的临床疗效，但尚无有效的药物能够降低烟雾病患者的出血率。

（2）外科治疗：绝大多数的烟雾病患者采用颅外 - 颅内动脉吻合术，包括间接血管重建手术、直接血管重建手术以及组合手术。烟雾病有进展性，因此诊断明确后即应手术。

5. 围术期麻醉管理

麻醉实施的目标是：①提供适当的外科麻醉；②缩小颅内体积（血液和组织），以提供颅内操作空间；③提高脑对缺血的耐受力，使用微低温（33～34℃）降低脑氧代谢率（$CMRO_2$），及用巴比妥或异丙酚治疗；④将血压保持在正常或稍高于正常的水平，使缺血区通过侧支血管获得最大流量血液供应。

（1）麻醉前评估。

包括呼吸、循环、神经等系统的功能评估；烟雾病患者术前常使用抗凝血及血小板聚集药，应注意停药，以免术中出血难以控制。术前应尽量消除患者的顾虑，尤其对儿童任何操作都应细心、轻巧，并且恰当使用术前用药，尽量避免患儿因哭叫而发生过度换气。在烟雾病患者手术过程中，细致的麻醉操作非常重要。

（2）麻醉管理。

一般采用全身麻醉，诱导平稳，减少应激，在麻醉过程中应对患者做脑血流测定和特殊监护。烟雾病患者虽然脑血流减少，但仍能保留脑血管对 CO_2 反应的功能。术中监测 $PaCO_2$ 和血压，$PaCO_2$ 保持在 45 mmHg 左右，平均血压保持在 75 mmHg 以上，患者在术中及术后就不易出现脑缺血性问题；应避免过度换气所造成的脑血流减少而加重神经功能的障碍。此外，在手术过程中要防止血压下降、不当脱水、高热等情况，这些都是加重脑缺血的原因。

术中监测动脉压，保持血压稳定，防止发生低血压，尽量避免使用脱水药物。由于依赖于侧支循环，特别是在外科吻合血管间断夹闭血管时，保持正常血压显得非常重要。如果需要使用血管收缩药，单用 α-肾上腺素激动剂，如去氧肾上腺素。首选该药的理由是其引起心律失常的可能性最小。如果血容量在整个麻醉期间能保持正常，血管活性药物是很容易调节的。

（3）麻醉苏醒。

一般情况下，气管内插管可在麻醉结束时拔除，除非手术特殊或复杂。在拔管前 30 min 应给予患者预防性止吐药物（如甲氧氯普胺 10 mg，昂丹司琼 4 mg）。

6. 术后管理

（1）维持血压，保持足够的灌注。

（2）口服肠溶性阿司匹林 0.6 g，每日 3 次，双嘧达莫 25～50 mg，每日 3 次，以防止吻合口血小板凝集形成血栓。

（3）术后行选择性颈外动脉造影，观察吻合口通畅情况。并做脑血流量测定，以了解流量是否增加。

（黄靖豪　林献忠）

第四节　介入神经放射治疗的精确麻醉

介入神经放射治疗的麻醉处理原则，主要是在解除患者痛苦和不适并保障患者安全的前提下，避免各种因素对诊断和治疗准确性的影响。①麻醉前需解除患者的紧张恐惧心理，尽力避免引起交感 - 肾上腺系统的一过性兴奋。②麻醉前应对患者的主要病理生理改变和并存疾病有全面了解，充分估计重要器官如心、肺、肝、肾等的损害程度和代偿能力。对麻醉和检查中可能发生的并发症与意外，要有充分的思想和物质准备。③麻醉方法与药物的选择，除考虑患者机体的情况外，还应适应治疗的环境条件。麻醉的深度必须与诊疗步骤密切配合，切勿过深或过浅，在注射造影剂和透视时，必须避免躯体活动，否则将可能导致诊疗失败。④麻醉医师应熟悉各种检查的主要操作步骤，以密切配合检查，并在检查结束时使患者基本清醒。为此，麻醉医师应主动掌握检查进度、时间长短、灵活调节麻醉深度。

一、颅内动脉瘤栓塞术

（一）概述

颅内动脉瘤的解剖及病理生理如前所述，其手术夹闭的治疗方式，由于历史悠久，发展较为成熟，其安全性和有效性已经得到公认。而随着神经介入材料的进步和发展，介入下颅内动脉瘤栓塞术的安全性和有效性也在不断提高。

介入下颅内动脉瘤栓塞术就是利用血管内导管操作技术，在计算机控制的数字减影血管造影（DSA）的支持下，通过动脉导管到达动脉瘤病变部位，填入弹簧圈栓塞动脉瘤。随着医疗技术的进步，如在载瘤动脉邻近动脉瘤的部位植入支架，扩大了适合进行血管内治疗的动脉瘤范围。介入下颅内动脉瘤栓塞术具有微创、精准度好、成功率高等优点，给很多高龄、多合并症、不能承受开颅手术打击和病变范围过广、手术切除风险过大的重症患者提供了治疗的机会，但同时对麻醉医师提出了更高的要求。

（二）围术期麻醉管理

麻醉的目的是镇静、镇痛、解除不适，保持不动以确保放置微导管和阻塞物期间术野安静和血流动力学稳定，并在术后快速苏醒以进行神经功能检测。麻醉医生需要远离手术室进行麻醉，需要和不熟悉神经外科麻醉的神经介入医生进行沟通，需要完全了解整个介入操作的过程和计划。麻醉医生还需要了解抗凝的计划（程度、时间和拮抗的时机）和术中低血压、高血压、高 CO_2 分压等需求。手术开始后，为了患者的舒适和安全，清醒和全麻的患者均应采取预防措施，如通畅的静脉通路、舒适的头枕、受压部位的保护等。

1. 麻醉前评估与准备

实施栓塞术的术前麻醉评估类似于"颅内动脉瘤夹闭术"（详见本章第三节第二部分）。要注意的是，术中显像时的头部体位可能妨碍术中气道管理，因此对于术前评估认为存在气道高风险的患者，行气道早期监护和全身麻醉可以保障患者安全；对有放射治疗史和显影剂过敏史的患者，这一点尤为重要。由于术中血压管理非常重要，所以术前评估及良好地控制已存在的高血压同样很重要。

2. 麻醉方式的选择

根据患者术前状况、手术需要和麻醉医师经验习惯等，可以选择监护麻醉或全身麻醉。

（1）监护麻醉（monitored anesthesia care，MAC）。

由于介入手术微创、刺激较小，MAC曾被广泛使用。其优势在于：①术中可以全面、有效地监测神经功能状态；②对生命体征影响小，尤其适用于伴有严重系统性疾病不能承受全麻打击的患者；避免了气管插管、拔管带来的循环波动；③使患者处于轻度镇静，减少紧张、焦虑，减轻应激反应。但也有一定的不足：①缺乏气道保护，不恰当运用可有误吸、缺氧、高碳酸血症的潜在危险；②注入造影剂时可能会有脑血管烧灼感及头痛，并且长时间固定的体位也会使患者感到不适，无法避免突然的体动；③一般不适用于小儿及丧失合作能力的患者；④会延迟术中紧急情况的处理。

在应用MAC时应注意：①对术中可能发生脑血管破裂、血栓形成、血管阻塞及心律失常等紧急情况的，应随时做好建立人工气道、循环支持的准备；②术中合理运用口咽或鼻咽通气道，密切观察、防止呼吸抑制或气道梗阻，但值得警惕的是，手术需要抗凝治疗，因此易有出血风险；③术中监测应视同全麻；④股动脉穿刺置管及可解离式弹簧圈解离时都会有一定的头痛、疼痛、发热等不适感；⑤应常规导尿以防止膀胱充盈影响镇静效果。

应用MAC时可选择单独或复合使用短效麻醉药物（如瑞芬太尼、咪达唑仑、丙泊酚）使麻醉深度易于掌控，利于术中神经状况评估。应用阿片类药物出现恶心呕吐时可给予抗呕吐药物。右美托咪啶是选择性受体激动剂，具有抗焦虑、镇静及镇痛的作用，最主要的优点是镇静而不抑制呼吸。但是该药对脑灌注的影响尚不明确，需要警惕苏醒期低血压。

（2）全身麻醉。

介入下颅内动脉瘤栓塞术原则上尽可能采用气管插管全身麻醉，便于术中呼吸、血压等生命体征的管理，也能保证术中使患者静止不动，利于术者完成精细操作。麻醉诱导同"颅内动脉瘤夹闭术"，应力求平稳、气管插管操作轻柔、避免循环波动，术中保证患者制动并控制ICP、脑灌注压，维持生命体征及液体容量于最适合的状态。

全身麻醉具有以下优势：①能保证气道安全并改善氧合，控制通气可加强对$PaCO_2$及ICP的控制；②全麻状态有利于对患者进行循环控制（包括控制性降压、控制性高血压）和脑保护；③发生严重并发症时，已建立的安全气道能为抢救和及时处理并发症赢得更多主动；④使用肌肉松弛药可确保患者制动，提高了重要步骤的操作安全性；⑤对于手术时间长、术中操作困难、不能合作及需要控制运动甚至暂时性呼吸停止以提高摄片质量的患者特别适用。但应注意以下几点：①全身麻醉期间气管插管、拔管引起的循环波动会导致心肌耗氧量增加，打破氧供需平衡；②术中的高血压、呛咳、屏气等最终会升高 ICP；③循环的波动和随之而来的跨壁压增加会直接导致动脉瘤破裂；④外科医师术中不能随时评估神经功能。

近年来，双腔喉罩的使用避免了喉镜对会厌声门感受器、舌根和颈部肌肉深部感受器及气管导管对气管黏膜的机械性刺激，同时明显减少呛咳、应激及心血管反应、减少动脉瘤的破裂的风险，加之神经介入手术刺激小，术中可减少麻醉药用量，从而缩短患者苏醒时间，有利于术后早期神经功能评估，可用于 Hunt-Hess 分级Ⅰ～Ⅱ级的患者，但其可能存在漏气和误吸风险，因此不推荐用于急诊饱胃患者以及Ⅲ级或Ⅲ级以上的动脉瘤患者，也应谨慎用于慢性阻塞性肺疾病的患者。

用药原则应选择起效快、半衰期短、无残余作用、无神经毒性、无兴奋及术后神经症状，不增加 ICP 和脑代谢，不影响血 - 脑屏障功能、CBF 及其对 CO_2 反应性的药物。目前的多数麻醉药，如丙泊酚、地氟烷、七氟烷，均为短效，诱导和恢复迅速，对循环影响较小，术中可快速、平稳地调整麻醉深度。介入手术有创伤小、并发症少、术后恢复快、疼痛轻、疼痛时间短且无需术后镇痛等特点，采用全凭静脉麻醉丙泊酚复合瑞芬太尼尤为适用。靶控输注（TCI）的方法可将血浆或效应室的药物浓度维持在恒定水平，具有起效快、药物浓度维持稳定、可控性好的特点，有利于麻醉深度的稳定。避免使用 N_2O，以尽可能减少动脉气栓的发生。

3. 术中监测和管理

介入手术的基本监护与开颅夹闭术相同。除术中密切观察患者意识状态、语言功能、运动功能及瞳孔变化外，可依需要监测脑电图、体感诱发电位、运动诱发电位等协助了解神经功能。对 SAH 已行脑室穿刺引流的患者，可监测 ICP。对于未插管的患者可在鼻导管的采样口进行 $P_{ET}CO_2$ 监测。脉搏氧饱和度探头夹在患者的趾端以观察是否有股动脉栓塞或远端梗死。可以从神经放射医师导入鞘的旁口进行有创动脉血压监测，也可放置桡动脉导管监测血压。由于大剂量放射性显影剂及渗透性利尿剂的频繁应用，需要放置导尿管。术中常规应用肝素以使活化凝血时间（ACT）达到基础值的 2～2.5 倍，需要进行凝血功能监测。强烈建议实施目标导向液体管理，监测心输出指数 / 每搏指数 / 每搏量变异度，按照容量-血压-SVI 流程管理术中血流动力学。

1）呼吸管理策略

全身麻醉控制气道，术中维持 $PaCO_2$ 30～35 mmHg 利于降低 ICP，还可通过收缩血管，使造影剂流入动脉边缘而提高血管造影质量。高 $PaCO_2$ 在局部脑缺血时可引起脑内窃血，还会增加交感神经活性及心律失常的发生率，并破坏冠心病患者的心肌氧供需平衡，保留自主呼吸时应避免。对于未插管的患者可在鼻导管的采样口进行 $P_{ET}CO_2$ 监测。

2）循环管理策略

术中应根据患者基础血压、手术步骤及病情需要来控制血压。对于 SAH 的患者，缺血区脑血管已丧失自身调节功能，术中控制精确控制极为重要。

（1）控制性高血压：急性动脉阻塞或血管痉挛时，增加脑灌注的有效方法是提高血压。血压升高的幅度取决于患者全身状况及疾病情况，一般可将血压升至基础血压基线以上20%～30%，同时严密监测生命体征，警惕发生脑出血。全麻时可适当减浅麻醉，同时使用升压药。通常首选去氧肾上腺素，依据血压调节用药量。对于心率较慢或其他条件限制可选择多巴胺持续输注。

（2）控制性降压：术中及时、准确地根据需要调控血压，使颅内血流动力学达到最优化，将大大增加栓塞的准确性、降低破裂发生率。应注意的是：①降压的幅度不宜过大，速度不宜过快，降压幅度应比对基础血压并考虑到患者的承受能力。MAP 低于 50 mmHg 时，脑血管对 $PaCO_2$ 的反应性消失，而 MAP 降低大于 40% 时，脑血管的自身调节作用消失；②对于清醒患者突然的降压会让患者感觉不适、恶心、呕吐、难以忍受，以至被迫中断手术。实施降压前须确保充分氧合，预防性给予抗恶心呕吐药，常用药物包括硝酸甘油、艾司洛尔、乌拉地尔。发生低血压时，应停止刺激、减浅麻醉、补充液体，仍无效时宜用肾上腺素受体激动药提升血压。术中的造影剂、冲洗液及利尿剂（甘露醇、呋塞米）都能起到利尿的作用，应监测尿量并严格管理液体。

（3）液体的管理：钠盐的补充可以适当增加含钠胶体溶液的输入，其目的一是吸引血管外细胞外液的水向血管内移动，二是产生一定程度的血液稀释作用，对于提高组织灌注、缓解脑缺血有益。应注意胶体液对凝血功能的干扰。乳酸林格液为轻度低张液过量输入有加重脑水肿危险，可用生理盐水替代。对于葡萄糖的补充，术中和术后不适当给予葡萄糖可加重神经元的损害。

3）并发症的处理

麻醉医师在术前应综合考虑各方面因素并做好术中急救准备。发生紧急情况时，麻醉医师的首要任务是维持气体交换，即保持气道通畅，同时应判断是否出现出血或栓塞等并发症，其次应与外科医师及时沟通、商讨措施并协作处理，必要时及时寻求上级医师的帮助。

如并发症出现于手术刚结束时，可能需要进一步做 CT、MRI 等检查。基于对检查的需要和患者并发症的考虑，无论是全身麻醉还是监护下麻醉，都应继续维持麻醉。

为了防止栓塞并发症，给予肝素 60 U/kg，然后每半小时检查 ACT，追加肝素使 ACT 保持在基础值的 2~2.5 倍；出现血管栓塞时，不论是否直接溶栓，均需要通过升压来增加末梢灌注。出血时，应立即停用肝素，并用鱼精蛋白进行拮抗，维持血压在正常低限。1 mg 鱼精蛋白用来拮抗 100 U 的肝素。通过测定 ACT 来调整用量。在应用鱼精蛋白时的主要并发症有低血压、过敏反应和肺动脉高压。若应用新型的长效直接凝血酶抑制剂，需要新的拮抗方法。

清醒患者在致命性大出血前往往会诉头痛、恶心呕吐及动脉穿破部位的血管疼痛。颅内出血常不会导致意识的迅速消失。造影剂、短暂性局部缺血及癫痫发作后状态均可导致癫痫发作。麻醉状态下或昏迷的患者，若突然出现心动过缓、血压升高（Cushing 反射）或术者发现造影剂外渗，则说明有出血。血管造影术可以发现大部分的血管破裂。手术医师可以填塞破裂的动脉并停止手术，并应紧急行脑室引流。

4. 术后管理

手术结束后应尽快复苏、尽早拔管、尽可能平稳，避免复苏过程中的任何应激、躁动、呛咳和恶心。手术结束前 40 min 也可静脉输注右美托咪啶 0.5~1.0 µg/kg，输注时间至少 10 min，有助于维持气管导管拔管期间的循环稳定。术后患者应送入监护室以监测血压及神经功能。出现并发症后首先应进行 CT 等影像学检查，在运送及进行影像学检查时均应进行监护。

血压的监控依然很重要，对有阻塞或血管痉挛性并发症将 MAP 维持在高于正常值 20% ~ 30% 的水平以维持脑灌注压。由于术中应用的高渗性造影剂有大量利尿的作用，术后维持液体容量很重要，同时要注意这类手术的患者，术后 24 ~ 72 h 是脑水肿高峰期，每天输液量比计算量少 300 ~ 500 mL 比较适宜。术后早期应监测血糖，防止血糖含量超过 8.3 mmol/L（1500 mg/L），必要时给予胰岛素。需要仔细观察穿刺点，及时发现血肿。术后的恶心呕吐发生率高可能与术中应用造影剂和麻醉剂有关，可以给予对症处理。

二、脑动静脉畸形栓塞术

（一）概述

虽然手术切除仍然是脑动静脉畸形（CAVM）首选的治疗方法，但随着神经介入材料的进步和发展，联合应用血管内介入治疗及立体定向放射治疗可扩大 CAVM 手术适应范围和增加手术安全性。

1. CAVM 栓塞术的适应证

CAVM 栓塞术的适应证包括：①巨大 CAVM（＞6 cm）者；②功能区或深部 CAVM；③小脑 AVM；④高流量 CAVM；⑤混合型 CAVM（即 CAVM 合并硬脑膜 AVM）；⑥ CAVM 开颅手术前栓塞治疗。

2. CAVM 栓塞术的并发症

（1）栓塞后脑出血：①微导管穿破血管；②栓塞剂闭塞了引流静脉而畸形团闭塞不完全；③正常灌注压突破：栓塞后畸形血管团周边正常脑组织处于失调状态的血管在短时间内流经高流量的血液造成毛细血管出血，形成脑实质出血。

（2）栓塞后脑水肿：脑水肿一般为迟发性，栓塞后脑水肿在 CT 上可发现非特异性低密度区。其机理是：动静脉畸形所引起长期脑盗血，动静脉畸形周围缺血的血管失去正常调节功能，栓塞后缺血的脑血管突然充血扩张，即所谓血管源性脑水肿；正常血管被误栓，引起脑水肿。

（3）栓塞后脑梗死：①正常血管被误栓；②导管多次反复插入，引起 ICA 或 MCA 等大血管持续痉挛。

（二）围术期麻醉管理

除确保造影剂注入时患者安静不动外，CAVM 栓塞术的麻醉处理原则是尽可能保持患者呼吸道通畅，维持呼吸和循环功能稳定，避免颅内压持续升高。

1. 麻醉前评估与准备

同本章第四节第一部分"颅内动脉瘤栓塞术"。

2. 麻醉方式的选择

同本章第四节第一部分"颅内动脉瘤栓塞术"。

3. 术中监测和管理

与本章第四节第一部分"颅内动脉瘤栓塞术"基本类似。

要注意 CAVM 栓塞术在进行控制性高血压时，提高灌注压与缺血部位出血需要慎重权衡，不过大多数情况下升压对急性脑缺血有保护作用；较大的 CAVM 采用控制性降压时将有利于手术操作时检测脑血管储备，为永久性球囊栓塞做准备，并使放置氰基丙烯酸酯胶更精确，防止胶进入回流静脉或全身静脉系统，也可降低破裂发生率。

当发生严重脑水肿时可，可联合使用低碳酸血症、低温和巴比妥类药物控制水肿（另外可谨慎使用低血压，因低血压可能导致脑缺血）。这三种措施通过减少正常脑组织的容积来起作用，即低碳酸血症直接降低 CBF，巴比妥类药物和低温可以同时降低 CMR 和 CBF。低温也可以减少巴比妥类药物的用量。

4. 术后管理

与颅内动脉瘤栓塞术相比，CAVM 栓塞术后更应防止高血压，因为如果出现高血压，CAVM 部位相邻脑组织的自主调节功能障碍将导致脑水肿和脑出血。

三、硬脑膜动静脉瘘栓塞术

（一）概述

一般认为硬脑膜动静脉瘘（DAVF）首选血管内栓塞治疗。血管内栓塞治疗特别适用于供血动脉粗大的高流量动静脉瘘（arteriovenous fistula，AVF），或 AVF 以颈外动脉系统供血为主，供血动脉与颅内动脉间无危险吻合（即颈外动脉与颈内动脉或椎动脉之间的异常交通）存在，或有危险吻合但超选择插管可避开危险吻合口者。栓塞途径包括经动脉途径栓塞治疗和经静脉途径栓塞治疗，目的是用弹簧圈和凝胶来栓堵 AVF。

DAVF 主要由颈外动脉的分支供血，这些分支往往与颈内动脉或椎体动脉系统之间存在造影可发现的或潜在难发现的危险吻合。如枕动脉与椎基底动脉和颈深动脉肌支在颅外形成重要的血管吻合网，脑膜中动脉的颞骨岩部后支参与同侧面神经血管的供血，咽升动脉的后支与椎基底动脉间的吻合，颈外动脉的鼻侧动脉、内眦动脉、颞浅动脉前支、脑膜中动脉眶支以及颌内动脉眶下支与眼动脉吻合。这些危险吻合的存在是造成误栓塞、产生相应并发症和后遗症的原因，为预防误栓塞发生，插管时最好采用超选择插管，把导管超选择插入瘘的供血动脉并接近瘘口，避开上述危险吻合穿支，以进行完全而有效的血管内栓塞治疗。

AVF 的并发症如下：①由于危险吻合造成的误栓塞产生的并发症。②由于脑膜中动脉颞骨岩部后支参与同侧面神经血管供血，误栓后可致面神经局部缺血而出现周围性面神经麻痹。③由于颈外动脉与颈内、椎基底动脉间危险吻合，误栓塞后产生相应神经功能缺失症状。④栓塞物通过 AVF 致引流静脉栓塞而发生梗死，如表浅的侧裂静脉栓塞可继发出血。⑤由于颈外动脉与眼动脉间的危险吻合，栓塞物通过危险吻合致眼动脉栓塞而突然失明。

（二）围术期麻醉管理

麻醉的目的是在放置微导管和阻塞物期间提供安静的术野和稳定的血流动力学，并在术后快速苏醒以便进行神经功能检测。具体的麻醉前评估和准备、麻醉方式的选择、术中监测和管理以及术后管理等内容可参考颅内动脉瘤栓塞术和CAVM栓塞术。需要再次强调的是，因意识水平是判断AVF栓塞术后是否出现颅内并发症的重要标志，在保证气道通畅和充分的肺泡通气前提下，除非有特殊原因，术后一般不保留气管导管，以便尽快地完成神经系统检查和术后病情评估。

四、脑血栓取栓/溶栓术

（一）概述

脑血栓形成是急性缺血性脑血管病的一种常见类型，是引起脑梗死的重要原因。血栓是由血小板黏附并释放ADP，使血小板相互作用和聚集，形成血小板栓子，然后纤维蛋白沉着，逐渐转化为纤维蛋白栓子。血栓导致动脉管腔闭塞，使其供血区脑局部缺血、缺氧、梗死，引起局灶性神经功能障碍。

1.病理生理

脑血栓形成最常见的病因是动脉粥样硬化和高血压。其多发部位在大脑中动脉、颈内动脉的虹吸部和椎动脉、基底动脉中下段。20%~30%的血栓形成发生于颈部的较大动脉。脑组织对缺血、缺氧非常敏感，当某一动脉完全闭塞时，其供血区域脑组织很快出现缺血性坏死即脑梗死。在动脉闭塞后6h以内，常常看不到明显病变，改变为可逆性的。8~48h出现明显的脑肿胀、脑水肿，4~14天脑软化、坏死逐渐达到高峰，并开始液化。如病变范围较大，脑组织高度肿胀、中线移位，甚至脑疝形成，3~4周后坏死脑组织液化，被吞噬和移走，同时出现胶质纤维增生现象。

神经元本身存储的能力物质为ATP或ATP代谢底物，大脑需持续的脑血流来供应葡萄糖和氧。正常脑血流值为每100g脑组织45~60mL/min。当脑血流下降时，脑组织通过自动调节机制来调节血流，最大限度地减少脑缺血对神经元的影响。但当CBF下降到一定阈值时，脑自动调节机制失代偿，脑最低能量需求得不到满足，则会引起脑功能性或器质性改变。$CBF \leqslant 20$ mL/（100 g·min）时，引起神经功能障碍和电生理改变，此为脑缺血阈值。当CBF为$15~18$ mL/（100 g·min）时，神经递质消耗，突触传递停止，电活动消失，此为神经元电活动缺血阈值。

相对缺血核心区，在其周围的脑组织缺血后，血供减少，但依靠脑侧支循环，神经元尚未发生不可逆死亡，若在一定时限内恢复血流，神经元可恢复功能。在临床中，严格区别半暗区比较困难，目前指的主要是通过药物治疗或恢复脑血流后能够挽救的脑组织。半暗区是脑缺血后病理生理的研究重点，也是脑缺血治疗的核心部分。

（1）能量障碍：脑缺血后主要的病理过程。脑组织完全缺血60 s即可引起高能物质ATP耗竭，导致能量和蛋白质合成障碍，使细胞结构蛋白和功能蛋白缺乏。由于缺氧、无氧酵解增加，乳酸堆积，细胞内外酸中毒，离子膜泵功能障碍，细胞膜通透性增加，细胞内外的离子梯度无法维持，钾外流，钠内流。细胞膜的去极化，又促进钙内流和谷氨酸释放。伴随钠内流，水分开始在细胞内积聚，引起细胞水肿，最终导致细胞死亡。

（2）兴奋性神经毒性作用：脑缺血后细胞膜的异常去极化和大量钙内流可引起神经递质的异常释放，其中包括谷氨酸、多巴胺、GABA、乙酰胆碱和天冬氨酸等。这些物质的合成和摄取再利用都需要能量物质的供应，脑缺血时能量供应障碍，可使这些物质积聚产生毒性作用。

（3）钙平衡失调：Ca^{2+} 是细胞内重要的第二信使，在细胞的分化、生长、基因表达、酶激活、突触囊泡的释放、膜通道状态的维持等方面都起着重要作用。通常细胞内 Ca^{2+} 浓度低于细胞外约 10 000 倍，维持离子梯度需要依靠能量供应来控制离子跨膜进出、细胞内钙池的摄取和释放、与细胞内蛋白结合成结合钙。细胞外钙进入细胞内主要依赖钙通道，而排出则依靠 Ca^{2+}-ATP 酶和 Na^+-Ca^{2+} 交换实现。脑缺血时，能量代谢减慢或停止，细胞膜去极化，细胞外 Ca^{2+} 顺离子浓度内流。同时细胞内钙池也不能维持浓度梯度，将 Ca^{2+} 释放入细胞质内，引起细胞内 Ca^{2+} 升高。此为脑缺血后的主要病理生理改变，可激发一系列反应，导致细胞死亡。

（4）酸中毒：酸中毒可造成神经元损害，使脑水肿形成、线粒体呼吸链抑制、乳酸氧化抑制，增加血-脑屏障的通透性。

（5）自由基：自由基在脑缺血的病理生理过程中也起着重要作用，脑缺血后氧自由基产生增多，特别是脑缺血再灌注后。自由基可改变磷脂和蛋白的结构，引起磷脂过氧化反应，破坏细胞膜完整性和 DNA 结构，造成细胞死亡。

（6）其他：NO 本身可作为一种活泼的自由基，既能作为神经信息分子发挥作用，也可称为神经毒性物质；细胞因子和炎症反应在脑缺血过程中也起着重要作用，炎症因子表达增多，在脑缺血区聚集，引起相应的损伤反应，导致神经系统破坏；凋亡与死亡也是脑缺血后的细胞损害形式，特别是缺血半暗区的神经元或暂时性脑缺血伴再灌注等缺血程度相对较轻处。

2. 临床表现和诊断

其临床表现因病变部位、范围及程度的不同，而有不同的神经功能障碍。诊断根据病史，结合 CT、MRI 等检查一般多无困难，需与其他急性脑血管疾病如脑出血、蛛网膜下腔出血、脑梗死等鉴别。

3. 常用溶栓取栓方法

（1）静脉溶栓。

适应证包括：①年龄 18～80 岁；②发病 4.5 h 以内（重组组织型纤溶酶原激活剂）或 6 h 内（尿激酶）；③脑功能损害的体征持续存在超过 1 h，且比较严重；④脑 CT 已排除颅内出血，其无早期大面积脑梗死影像学改变；⑤患者或家属签署知情同意书。

禁忌证包括：①既往有颅内出血，近 3 个月有头颅外伤史，近 3 周有胃肠道或泌尿系统出血，近 2 周内进行过大的外科手术，近 1 周内有在不易压迫出血部位的动脉穿刺；②近 3 个月有脑梗死或心梗病史；③严重心、肝、肾功能不全或严重糖尿病患者；④体检发现有活动性出血或外伤的证据；⑤已口服抗凝药，且国际标准化比值（international normalized ratio，INR）> 1.5，48 h 内接受过肝素治疗；⑥血小板计数（platelet count，PLT）< 100×10^9/L，血糖 < 2.7 mmol/L；⑦血压：收缩压 > 180 mmHg，或舒张压 ≥ 100 mmHg；⑧妊娠；⑨不合作。

目前，唯一得到临床随机对照试验证实，能改善急性缺血性脑卒中（acute ischemic stroke，AIS）临床转归的治疗方法是在时间窗内对导致缺血的血凝块进行溶栓。

（2）动脉溶栓。

适应证包括：①发病≤6 h，基底动脉闭塞≤48 h；②CT 或 MRI 检查没有发现梗死出血和颅内血肿表现；③大脑中动脉梗死患者，^{131}Xe-SPECT 检查显示每分钟脑组织残存 CBF >15 mL/100 g；④脑血管造影证实颅内血栓及其部位。

禁忌证包括：①溶栓以前临床表现已明显改善；②CT 或 MRI 检查发现出血性梗死、颅内血肿和蛛网膜下腔出血表现；③既往有出血倾向者和出凝血检查异常者；④颅内动脉瘤、动静脉畸形、颅内肿瘤患者；⑤近期内出现活动性消化性溃疡、胃出血、感染性心内膜炎、严重心功能不全、严重肝功能不全等。

动脉溶栓可将纤维药直接注入血栓内部，因此所需剂量相对较小，理论上可降低脑和全身出血并发症的发生风险。动脉溶栓为某些经过精心选择的 AIS 患者提供了一种补充或替代静脉溶栓的治疗方法。在溶栓治疗过程中，正确选择溶栓对象是确保治疗成功和避免出现并发症的关键所在。

（3）血管内取栓。

血管内取栓能够快速取栓，迅速实现脑组织再灌注，已成为治疗缺血性脑卒中的一种有吸引力的技术。目前 FDA 批准的取栓装置主要有 MERCI 取栓系统和 Penumbra 抽吸系统。目前的相关指南认为，在经过选择的严重脑卒中患者中应用 Penumbra 抽吸系统或 MERCI 取栓系统在发病 8 h 内进行动脉内取栓是合理的，尽管目前尚不明确其临床转归。

（4）血管内支架置入取栓。

白膨式支架置入治疗是通过微导管将支架置入血管狭窄处后，释放支架撑开血管，达到血管成形、血流再通的一种治疗方式，目前常用的有 Solitaire FR 和 Trevo 装置。主要适应证为：①大血管的闭塞（大脑中动脉、颈内动脉终末端、基底动脉）；②患者存在神经功能缺损表现；③前循环血管闭塞 6 h 内，后循环血管闭塞 24 h 内。目前的指南认为此类装置的效用尚未明确，但它们可能是有益的。

（5）动静脉联合溶栓或取栓治疗。

静脉内溶栓操作简便、省时，但受药物剂量的限制和药物浓度被动稀释的影响，难以达到理想的溶栓效果，而动脉内溶栓虽操作复杂，但只要技术熟练，便可省时。有多项研究表明，动静脉联合溶栓的安全性和血管再通率较单独使用一种方式而言明显提高，但是对临床转归改善的研究仍在继续。

4. 常见并发症

（1）脑出血：脑血栓动脉内溶栓后继发颅内出血是最危险的并发症，除临床密切观察外，应加强生化检测，定期复查血浆纤维蛋白、凝血酶原时间（prothrombin time，PT）、活动度以及出凝血时间。一旦发生出血，应停止溶栓治疗，同时中和尿激酶，必要时可行开颅手术。

（2）再灌注损伤：溶栓后血管再通，不可避免会出现再灌注损伤，可加重脑水肿或引起出血性转变。早期再灌注的益处大于害处，而发病超过 12 h 出现的过度灌注会加重脑水肿。因此严格掌握治疗时间窗，尽早行溶栓治疗，是减轻再灌注损伤的关键。

（二）围术期麻醉管理

1. 麻醉前评估和准备

麻醉医师术前应详细询问患者病情，观察患者情况，综合分析患者、疾病及手术三方面因素，制订最适宜麻醉方案。脑血栓形成的患者多为高龄且基础疾病多，常合并冠心病、高血压、糖尿病以及心律失常等各种慢性病，术前应了解患者的基本血压、血糖等情况，明确患者日常服用的药物。此类患者在术前还应进行气道评估，为围术期可能出现的紧急情况做准备。必要时可适量使用抗焦虑、抗组胺等药物作用的术前用药。

2. 麻醉方式的选择

（1）局部麻醉。

部分可以配合的患者可在局麻下完成，但风险较大。

（2）监护麻醉（MAC）。

由于介入的手术微创、刺激小，MAC这种麻醉方式目标是镇静、镇痛、缓解不适；保持不动；苏醒迅速。其优点在于：①术中可全面有效地监测神经功能状态；②对生命体征影响较小，尤其适用于伴有严重系统性疾病、不能承受全麻打击的患者；③避免了气管插管、拔管带来的循环波动。同时MAC也存在缺点，其缺乏气道保护，有可能导致误吸、缺氧、高碳酸血症等风险，无法避免突然的体动和患者紧张不适。所以在实施MAC过程中，应加强监护，视同于全麻，注意患者呼吸情况，合理运用口咽、鼻咽通气道等，随时准备好建立人工气道，维持循环支持的准备。此过程中选取的麻醉药物应该短效且易于控制深度，利于术中神经状况评估，例如瑞芬太尼、咪达唑仑、丙泊酚等药物。右美托咪啶是选择性α_2受体激动剂，具有抗焦虑、镇静及镇痛作用，其最主要的优点是镇静而不抑制呼吸，但对脑灌注的影响尚不明确，有可能出现苏醒期低血压，应注意。

（3）全身麻醉。

麻醉诱导应力求平稳、气管插管操作轻柔、避免循环波动，术中保证患者制动并控制ICP、脑灌注压，维持生命体征。全身麻醉下行血管内治疗有利于气道控制，避免误吸和体动，有利于对循环进行控制和脑保护。对于手术时间长、术中操作困难、儿童、不能合作及需要控制运动甚至暂时性呼吸停止以提高摄片质量的患者特别适用。全身麻醉用药原则应选择起效快、半衰期短、无残余作用、无神经毒性、无兴奋及术后神经症状，不增加ICP和脑代谢，不影响血-脑屏障功能、CBF及其对CO_2反应性的药物，如丙泊酚、地氟烷、七氟烷、瑞芬太尼等。

3. 术中监测和管理

1）呼吸管理策略

目标是避免过度通气，研究表明，低$P_{ET}CO_2$水平与卒中患者不良转归有关。推荐维持正常的$P_{ET}CO_2$水平，避免高碳酸血症。吸入氧浓度应该维持$SpO_2 > 92\%$，$PaO_2 > 60$ mmHg。

2）循环管理策略

核心是目标血压管理。推荐血压监测方式采用有创动脉压力监测，如果采用无创血压，至少每3 min测量1次。血管再通前应维持收缩压在$140 \sim 180$ mmHg，舒张压< 105 mmHg。研

究表明，过高（收缩压＞200 mmHg）或过低（收缩压＜120 mmHg）的血压是患者不良预后的独立预测因素。气道管理首选气管插管，麻醉诱导期间避免血压下降幅度超过基础值的20%，对于低血压应根据原因如血容量不足、外周血管阻力下降、心律失常等因素进行及时治疗。血管升压药物的选择应基于个体化，推荐使用去甲肾上腺素、去氧肾上腺素，对于心功能不全患者可给予正性肌力药物，如多巴胺等。闭塞血管再通后，与神经介入医师沟通并确定降压目标，但控制血压下降程度不应低于基础值的20%。

（1）控制性高血压：大脑具有高代谢、低储备的特点。慢性缺血患者依靠逐步建立侧支循环改善血流，而急性动脉阻塞时，增加循环血量的唯一有效方式就是通过提高血压，从而增加灌注压。一般可将血压升至基础血压基线以上20%~30%，或尝试升至神经系统缺血症状得到解决，应在升压的同时密切监测生命体征。通常首选去氧肾上腺素，首剂量 1 μg/kg，而后缓慢静脉滴注，根据血压调控用量。对于心率慢或其他条件限制的患者可使用多巴胺持续输注。

（2）控制性降压：术中及时、准确地根据需要调控血压，使颅内血流动力学达到最优化，有利于手术操作、降低并发症发生。在采用控制性降压时，应注意降压幅度不宜过大，速度不宜过快，对于术前合并心脑血管疾病患者，降压幅度应对比基础血压并考虑患者承受能力。用于降压的药物应能快速、安全地将血压降至合适的预定目标且药效能快速消失，常用药物包括硝酸甘油、艾司洛尔、拉贝洛尔等。

（3）控制颅内压：麻醉诱导与维持平稳、保持呼吸道通畅、避免缺氧和 CO_2 蓄积是预防颅内压升高的重要措施。此外，合理选用脱水药、给药理剂量的皮质激素等均有助于降低颅内压。

（4）液体的管理：建议维持等容量输液，避免使用含糖溶液。术中应检测血糖情况，建议血糖控制目标应维持在 3.9~7.8 mmol/L；若血糖水平＞8.3 mmol/L，应用胰岛素控制血糖。血管内治疗期间应该维持体温在 35~37℃。

4. 术后管理

术后应尽早复苏、尽早拔管，避免剧烈的呛咳、躁动、恶心等，避免造成血压波动。患者应常规监测血压及神经功能。出现并发症后首先应进行 CT 等影像学检查，在运送及检查过程中均应进行监护。

（林柳蓉　林献忠）

第五节　脊髓外科手术的精确麻醉

一、髓内/外肿瘤切除术

（一）概述

脊髓肿瘤（spinal tumor）又称椎管内肿瘤（intraspinal tumor），是指发生于脊髓本身及椎管内与脊髓邻近组织的原发性或转移性肿瘤。原发性脊髓肿瘤的发病率约为 3/10 万，可发生自颈髓至马尾的任何节段，高峰发病年龄为 20～50 岁。除脊膜瘤外，椎管内肿瘤男性较女性发病率略高。

（二）脊髓肿瘤分类

临床上，根据肿瘤的位置及与脊髓、硬脊膜、椎管的空间关系，将脊髓肿瘤大致分为 4 类。①脊髓内肿瘤：多原发于髓内，占脊髓肿瘤的 5%～10%，主要为神经胶质细胞瘤，如室管膜瘤。②髓外硬膜内肿瘤：占脊髓肿瘤的 65%～70%，常见为神经鞘瘤、脊膜瘤、皮样囊肿等。③硬脊膜外肿瘤：约占椎管内肿瘤的 25%，以转移瘤多见，其次为肉芽肿和其他肿瘤。如图 5-2 所示。

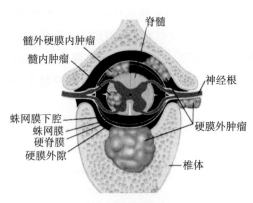

图 5-2　常见的脊髓肿瘤

根据肿瘤发生来源不同，又可分为原发性肿瘤、继发性肿瘤和转移性肿瘤。

1. 神经鞘瘤

（1）发病率：神经鞘瘤是椎管内最常见的良性肿瘤。国内报道占椎管内肿瘤的 40%，以 20～40 岁发病率最高，老年人及儿童少见，男性发病率略高于女性，肿瘤所在节段以胸段为多，颈段、腰段及骶尾段次之。病程缓慢。

（2）病理：神经鞘瘤可发生于颅、椎管内及周围神经干。病理上可分为施万细胞瘤和神经纤维瘤两大类。施万细胞瘤的主要组成是分化异常的施万细胞，一般起源于外周神经的鞘膜。神经纤维瘤由分化异常的施万细胞、神经周围组织样细胞、成纤维细胞等成分组成。恶性神经鞘瘤罕见，占 1%～2%。

（3）临床表现：主要临床表现为疼痛、感觉异常和运动障碍。因脊髓神经鞘瘤多发生于脊髓神经后根，一侧肢体阵发性疼痛常为首发症状，为神经根受刺激所致。位于脊髓后部的神经鞘瘤，可表现为压迫后束或脊髓丘脑束引起的感觉障碍和温痛觉异常，感觉障碍一般自下而上发展。随着肿瘤生长，脊髓受压，临床上易出现脊髓半切综合征，病情进一步发展，最终致脊髓横贯性损害及自主神经功能障碍。

2. 脊膜瘤

（1）发病率：椎管内脊膜瘤占全部椎管内肿瘤的 10%～15%，发病率仅次于神经鞘瘤，多见于 40～60 岁年龄组人群，女性发病率明显高于男性。肿瘤所在节段以胸段最多，颈段次之，腰骶部较少。

（2）病理：目前认为脊膜瘤起源于异常分化的蛛网膜帽状细胞，多为良性病变，间变性及恶性脊膜瘤极为少见。脊髓瘤实体多坚硬、单发，在椎管内局限生长，包膜完整并与硬脊膜紧密附着，基底较宽。肿瘤血供丰富，主要来自蛛网膜或硬脊膜的血管。多数脊膜瘤位于硬脊膜内，约有 10% 位于硬脊膜外或向硬脊膜外浸润生长。

（3）临床表现：主要症状为慢性进行性脊髓压迫症状，早期症状多不明显，常见首发症状为肿瘤所在部位相应的肢体麻木不适，或非持续性轻微疼痛；随着病程进展，主要症状为受压平面以下一侧或双侧肢体运动、感觉、各种反射及括约肌功能障碍，其中肢体麻木最多见，乏力次之，严重者可引起脊髓横贯性损害并导致瘫痪。

3. 室管膜瘤

脊髓髓内肿瘤占脊髓肿瘤的 5%～10%。绝大部分脊髓髓内肿瘤为胶质瘤，最为常见的是室管膜瘤和星形细胞瘤，其中室管膜瘤约占 60%，星形细胞瘤约占 30%。

（1）发病率：室管膜瘤是最常见的成人髓内肿瘤，占神经系统肿瘤的 2%～6%，约占脊髓肿瘤的 15%，发病率男女无显著差异，平均发病年龄为 40 岁。

（2）病理：室管膜瘤起源于脊髓中央管的室管膜细胞或终丝。肿瘤位于脊髓内，沿脊髓纵轴膨胀性生长，可累及多个脊髓节段。肿瘤多呈梭形，灰红色，质地较软，血运不丰富。肿瘤与脊髓组织常有明显分界。典型室管膜瘤好发于颈胸段。

（3）临床表现：脊髓室管膜瘤病程一般较长，早期症状多不明显，首发症状可为肿瘤部位所在水平相应肢体麻木乏力不适，疼痛症状较少见，并逐渐出现脊髓受压症状，常有不同程度的感觉分离现象。自主神经障碍出现较早，早期多表现为小便潴留，受累平面以下皮肤菲薄或汗少。病变累及高颈段甚至延髓时，常出现后组颅神经及膈神经损伤症状。累及小脑蚓部可出现平衡障碍。圆锥部病灶常可在早期出现肠和膀胱功能障碍、会阴和大腿内侧感觉障碍。

4. 星形细胞瘤

（1）发病率：脊髓星形细胞瘤的发病率为（0.8～2.5）/10 万。约 3% 的中枢神经系统星形细胞瘤生长在脊髓内，占脊髓肿瘤的 6%～8%、髓内肿瘤的 30%，多发生于 30 岁以下，女性发病率高于男性，好发于颈、胸段（约 60%）。

（2）病理：脊髓星形细胞瘤起源于脊髓的星形细胞，高级别的星形细胞瘤在脊髓内呈浸润性生长为主，无明确边界，瘤体多呈梭形，常累及多个节段，肿瘤两端可有脊髓空洞或囊腔（较室管膜瘤少见），瘤体坏死、出血较少见。星形细胞瘤按组织结构特点可分为纤维型星形细胞瘤和原浆型星形细胞瘤两类，前者质地较硬，富于胶质纤维；后者质软，富于胞质。

（3）临床表现：与脊髓室管膜瘤类似。病程较长，起病隐匿，早期无特异性症状，大多表现为肿瘤部位以下肢体麻木无力。病情进展可出现脊髓受压症状。感觉障碍常自上而下发展，或出现感觉分离。自主神经功能障碍出现较早。

5. 转移瘤

（1）发病率：脊柱骨质是转移性肿瘤易波及的部位，其中胸椎最常受累，转移至脊髓内或髓外椎管内的肿瘤相对较少。肿瘤转移途径有血行转移、淋巴细胞转移、蛛网膜下腔播散及脊髓附件恶性肿瘤直接侵袭，常见的转移源有乳腺癌、肝癌、肺癌等。淋巴瘤或白血病对脊髓的侵袭多见于中老年人，蛛网膜下腔播散多见于室管膜瘤、髓母细胞瘤等。

（2）症状：脊髓转移瘤起病较急，病情进展快，首发症状常为疼痛，继而出现受累节段以下运动、感觉及自主神经调节功能障碍，多在发病后1个月内出现脊髓休克，呈弛缓性瘫痪，提示预后危重。

（3）治疗：目前，转移性脊髓肿瘤的治疗目标主要为缓解疼痛、改善神经症状以及维持脊柱稳定性。手术目标包括获得理想的肿瘤切除、充分减压、恢复稳定性等。姑息性治疗主要为放化疗。

（三）诊断与治疗

脊髓肿瘤的诊断主要根据病史、临床症状、体征以及神经影像学检查。磁共振可明确病变位置、范围及脊髓形态变化，椎管造影对脊髓肿瘤的定位诊断亦有很大价值。

目前，脊髓肿瘤唯一有效的治疗手段是手术切除。大多数脊髓肿瘤系良性肿瘤，可通过显微手术全部切除，预后与脊髓受压的时间、程度、肿瘤的部位、性质和脊髓受累范围相关。恶性脊髓肿瘤可行手术大部切除并做外减压，术后辅以放化疗，预后较差。脊髓肿瘤除转移瘤、原发病灶不能切除或已有广泛转移及患者处于衰竭状态不能承受手术者，一般均应尽早行手术治疗。

脊髓肿瘤入路以后入路为主，体位可选择侧卧位或俯卧位，如果侧卧位，则肿瘤侧在上方。对于影像学出现潜在脊柱不稳定表现的患者，则应考虑行前路或后路内固定和融合术。术中常应用神经电生理监测技术监测脊髓传导通路的完整与缺失，并根据监测改变及时调整手术操作。

切开硬脊膜前可先行术中超声探查，多数硬脊膜内肿瘤呈强光团影，若合并囊肿，可呈低回声影。应充分暴露肿瘤实质部，保证术野开阔，必要时行两端椎板的扩大切除。肿瘤位置确定后，显微镜下沿中线打开硬脊膜，悬吊硬脊膜，对于既往手术后、放射治疗后的患者，可能需松解与硬脊膜粘连的蛛网膜。若打开硬脊膜后出现脊髓急剧膨出，应及时行肿瘤切除减压，避免灾难性的脊髓缺血坏死。显微镜下，背侧髓外肿瘤易分辨，而腹侧及两侧的肿瘤可能需剪开齿状韧带甚至背侧神经根才能充分暴露。髓内肿瘤多为弥漫性生长，与脊髓实质难以区分，在不损伤正常脊髓组织的情况下，行肿瘤活检或切除。后正中裂及脊髓背根进入脊髓的背外侧裂为入口可以减小对脊髓的损伤。暴露肿瘤后可先行活检，若术中病理提示恶性肿瘤，原则上应行肿瘤减压切除，活检明确诊断，扩大缝合硬脊膜充分减压。术中应酌情力求切除肿瘤至正常组织的交界区，在电生理监测无明显改变的前提下，尽可能多地切除病灶。

（四）麻醉管理

作为中枢神经系统的组成部分，脊髓通过上行性和下行性传导束，联系脑、躯干和四肢。

另外，脊髓本身也完成许多反射活动。当脊髓发生病变或受其他因素影响时，可影响脊髓的上、下传导功能，机体可出现相应部位的感觉或运动功能障碍。脊柱脊髓手术麻醉的目标是在保障患者生命安全的前提下，采用适当的麻醉技术和药物，保证脊髓的血供和氧供，并配合脊髓手术中的神经电生理监测，为外科手术医师提供良好的手术条件，以最大限度地切除脊髓病变、减少脊髓损伤（spinal cord injury，SCI）和尽可能保护脊髓功能。

1. 麻醉前评估

除常规检查项目之外，脊柱脊髓手术患者手术前访视时尤其应注意呼吸系统、循环系统、神经系统和凝血功能等方面的检查结果。手术前访视时应详细了解病史和体格检查资料，并与神经外科医师沟通，了解手术方案，然后制订出适合手术的麻醉方案，包括术前用药、麻醉方式和麻醉中管理，需要特别注意手术体位对患者的影响和术中神经电生理监测对麻醉的要求。

（1）上呼吸道和呼吸系统。

对于实施脊柱脊髓手术的患者，术前气道评估极其重要，特别是颈椎外伤和高位颈髓病变的患者。评估内容包括有无既往困难气道病史，以及颈椎活动度、张口度和口咽部情况等异常，从而判断气管插管的难易程度和气管插管方式，对于困难气管插管患者，必须准备好相应的处理工具，根据患者具体情况术前制订最恰当的气管插管方案。

当脊髓功能失代偿时，位于脊髓高位的肿瘤可影响呼吸功能。若位于 $C_2 \sim C_3$ 水平，可因呼吸肌麻痹而出现呼吸无力，甚至呼吸困难，有随时导致患者死亡的可能。若在 $C_4 \sim C_5$ 水平，膈肌可部分麻痹，肋间肌受累，通气功能明显减小。若位于 C_6 水平以下，虽然膈肌功能得以保存，但肋间肌受累仍可使通气量降低。因此，对于脊髓手术患者，术前影像学检查应包括胸片、头颈部 CT 或 MRI，部分患者应行动脉血气分析和肺功能检查。准确评估患者的呼吸功能，以决定手术后是否予以延迟拔管继续行机械通气。

（2）心血管系统。

脊髓肿瘤患者可出现心血管系统的情况改变。急性脊髓损伤患者早期可出现血压升高，但很快就表现为低血压、心动过缓和心律失常。这与颈胸部脊髓损伤阻断了高级神经中枢对心脏交感神经的支配、使心脏代偿功能受到抑制等因素有关。某些脊髓病变患者易发生心脏功能受损，例如神经肌肉疾病患者容易发生心律失常。手术前常规心电图检查，必要时行动态心电图和超声心动图等检查。

（3）凝血系统功能。

脊柱脊髓手术患者术中出血量大，术前应详细询问患者出血病史、抗凝药物史以及家族史，并完善凝血功能检查，必要时可行血栓弹力图（TEG）检查等。

（4）神经系统。

术前应进行详尽的神经系统检查，了解患者手术前存在的神经功能障碍情况，为手术后神经评估提供基础参照，为术中麻醉药物的选择及操作（例如深静脉穿刺部位的选择）提供依据。神经系统检查的内容包括：①对患者意识状态的判断；②感觉功能检查，包括本躯体感觉以及对触觉和痛觉的反应；③运动功能检查，根据正常的神经支配节段来评价主要肌群的功能和张力；④脑神经检查，常用瞳孔反射、眼球运动、舌运动、三叉神经和面神经功能；⑤反射功能，包括肱二头肌反射、肱三头肌反射、膝反射、踝反射、腹壁反射、提睾反射和巴宾斯基征等。

（5）其他。

截瘫患者的体温调节功能常常受损，肢体呈变温状态。长期卧床的患者可合并肝肾功能不全或肺部感染等。脊柱脊髓手术麻醉时间长，部分患者下肢运动功能受损和下肢肌肉张力降低，从而导致静脉血液流速减慢，另外，麻醉和手术创伤可导致组织因子释放，激活外源性凝血系统而导致高凝状态。所以，此类患者手术后深静脉血栓发生率较高，随之肺栓塞的风险也明显增加。麻醉科医师需要与患者和家属充分沟通，告知其深静脉血栓形成和肺栓塞发生的风险及危害。

2. 麻醉实施与管理

1）麻醉方式的选择

对于脊柱脊髓手术患者，采用局部浸润麻虽安全，但是镇痛不完善，患者痛苦极大，而且疼痛刺激可导致术中心血管系统发生明显改变。椎管内麻醉时，脊柱脊髓肿瘤患者可能存在硬脊膜破裂；硬脊膜外间隙注药后，药液漏至蛛网膜下腔可导致全脊髓麻醉意外。脊柱脊髓占位导致椎管相对狭窄，硬脊膜外间隙阻滞的麻醉平面容易向头端扩散过广，引起呼吸肌麻痹。再者，由于手术时大多采用俯卧位，呼吸功能可能受累，特别是颈、胸段脊髓损伤的患者，肺容量和顺性明显降低，容易发生低氧和高碳酸血症。另外，患者胃排空延迟容易发生反流误吸。因此，脊柱脊髓手术患者常常选用气管插管全身麻醉。

2）术中监测

（1）常规监测：包括无创血压、ECG、SpO_2、$P_{ET}CO_2$、体温等。

（2）有创循环监测：对脊髓手术患者应行直接动脉测压，在麻醉诱导前开始监测较为理想。脊髓休克患者亦可早期置入中心静脉导管，甚至肺动脉导管，以监测 CVP、外周血管阻力、肺毛细血管楔压和心输出量等指标，有助于指导液体和药物治疗，维持循环功能稳定。

（3）颅内压（ICP）监测：伴有颅脑创伤的患者必要时可进行 ICP 监测。

（4）神经电生理监测：手术中是否采用神经电生理监测主要取决于脊髓受损伤的节段、患者的神经功能障碍、手术的复杂性和时间长短以及既往有无基础病变。神经电生理监测包括肌电图、体感诱发电位、运动诱发电位和脑干听觉诱发电位等。

（5）麻醉深度监测：临床常用 BIS 值作为麻醉深度的监测指标，手术中维持 BIS 值在40～60左右。

3）呼吸和循环管理

实施脊柱脊髓手术的患者，多种因素可以影响呼吸功能：①中、高位脊髓急性损伤或脊髓占位病变压迫时，患者手术前的肺通气功能已受到明显的影响。②脊髓手术通常是采用俯卧位或侧卧位，肺顺应性、潮气量、肺活量都会相应降低。③应用肌肉松弛药后，侧卧位上肺通气和血流量增加而下肺容积缩小肺血管扩张度减少，肺通气和血流减少。

麻醉科医师必须了解患者病变以及手术体位对呼吸功能的影响，并通过观察潮气量、PaO_2、$PaCO_2$ 和动脉血气分析等指标进行呼吸管理。急性脊髓损伤、脊髓占位病变，特别是高位脊髓损伤或颈髓占位病变的患者，手术前已存在明显的循环功能紊乱，例如脊髓损伤后的脊髓休克初期，由于交感神经张力降低而出现低血压、心律紊乱、心肌收缩力降低和心输出量减少等。手术操作可引起脊髓反射和脑干反射，能够引起突发性循环系统变化。麻醉药物的应用可使血管舒张，加之体位改变引发的血流引力作用，使体内静脉系统血流呈现重新分布而影响回心血量。不恰当的扩容又可导致肺水肿，甚至在突然搬动患者时可出现循环虚脱。因此，手术中应严密监测心率、有创血压和尿量等。为了保证满意的脊髓血流灌注，舒张压不应低于70 mmHg。手术中输液可采用晶体液或胶体液，但应避免应用含糖液体，因为手术中高血糖症可加重已存在缺血风险的脊髓损伤。由交感神经张力降低所致的外周血管扩张和血压降低（收缩压＜70 mmHg），可根据具体情况使用α受体激动剂等缩血管药物纠正低血压。

4）麻醉恢复期及术后管理

外科医师大多倾向于手术后患者早期拔出气管导管，以利于患者清醒后尽早进行神经功能检查和评估。然而，患者在手术后早期能否拔管则是取决于手术前的呼吸功能、肿瘤部位、大小和手术切除的难易程度。对于高位脊髓内肿瘤患者，手术后48～72 h有因手术部位水肿而导致脊髓再度受压、呼吸功能损害和保护性反射丧失的危险，所以在此期间需密切观察患者病情的变化，对于脊髓手术患者，手术后要密切观察患者的呼吸系统参数，必要时行动脉血气分析检查，并做好再次气管插管的准备。

脊髓手术创伤较大，需要切开椎板，实施操作可刺激脊神经根，所以是手术后疼痛最剧烈的神经外科手术。特别是后路脊髓手术。因此，手术后需要采取有效的镇痛措施，以利于患者早期活动和咳痰。可采用患者自控镇痛技术（PCA），镇痛药物使用强效阿片类药物，如舒芬太尼、芬太尼等，但要注意防治呼吸抑制。急性神经性疼痛可短期应用地塞米松治疗。同时观察患者是否出现恶心呕吐，以防发生误吸危及生命。

二、脊髓损伤手术

脊髓损伤（spinal cord injury，SCI）是一种严重危害人类的疾病。大多源于交通伤、坠落伤、暴力或运动伤，其发生率为（20～40）/10万。患者多数为健康的青壮年，损伤后常出现截瘫、功能障碍甚至死亡。除原发性损伤如脊柱骨折或脱位压迫、冲击、牵拉脊髓，后期的继发性损伤是造成脊髓功能障碍的主要原因。

（一）脊髓损伤分类

（1）根据损伤后硬脊膜是否破裂，可将脊髓损伤分为闭合性损伤和开放性损伤两种。急性闭合性脊髓损伤常伴椎管连续性破坏。开放性损伤因伴有硬脊膜破裂，导致脊髓与外界相通。

（2）根据脊髓损伤程度，可分为：①完全性损伤：损伤平面以下所有感觉、运动和括约肌功能均消失；②不完全损伤：损伤平面以下尚有一些感觉和运动功能存在。

（3）根据脊髓损伤部位，可分为上颈段、下颈段、胸段、胸腰段和腰骶段脊髓损伤。其中胸腰段最为常见，下颈段次之，上颈段、胸段和腰段则较少见。

（二）病理生理改变

在脊髓损伤的当时，由于脊髓的下行交感神经受到直接压迫，造成自主神经短暂的爆发性放电，患者的血浆儿茶酚胺水平快速明显升高，从而引起严重的高血压和心律失常，这一阶段可开始于损伤后几秒钟，持续大约 $2 \sim 3$ min。5 min 后则进入"脊髓休克期"，主要表现为低血压和心动过缓，持续几天至 $6 \sim 8$ 周。3 个月后进入慢性阶段，大多伴有多个重要器官系统的功能紊乱。

（1）心血管系统：脊髓损伤对心血管系统的影响取决于损伤的脊髓节段。T_6 水平以下的脊髓损伤患者主要发生不同程度的低血压，由功能性交感神经阻断所致。T_6 水平以上的完全性脊髓损伤可导致心动过缓、低血压、心室功能障碍和心律失常等更为严重的症状。

（2）呼吸系统：脊髓损伤可导致腹肌、肋间肌、膈肌及其他呼吸辅助肌发生瘫痪，根据损伤的脊髓节段及严重程度，其对呼吸系统的影响各异。主要表现有呼吸功能衰竭、反复肺不张、通气不足、通气 / 血流比例失调、肺水肿（神经源性、心源性）、细菌性肺炎、误吸性肺炎以及并存的胸部钝伤等。

（3）消化、泌尿系统：在脊髓损伤急性期，消化系统因失去自主神经传入冲动的支配而缺乏张力，麻痹性肠梗阻（以胸腰段脊髓损伤最为明显）和胃弛缓可导致胃扩张，患者发生呼吸道误吸的风险增大。另外，胃肠道扩张亦可使膈肌上移而影响肺通气。置入胃管可减轻胃膨胀和降低呼吸道误吸的风险。脊髓损伤急性期可发生膀胱弛缓，应间歇性或留置导尿排空膀胱。患者尿量大于 0.5 mL/（kg·h）且无肾功能损伤时可充分补液。不推荐抗生素预防尿路感染。

（4）体温：T_6 水平以上脊髓损伤时，自主神经系统严重破坏，患者丧失了通过血管舒缩活动调节体温的能力，即患者在低温环境中无法通过血管收缩来维持体温，在高温环境中也不能通过出汗散热，所以体温可受外周环境温度的严重干扰。

（三）临床表现

急性期脊髓损伤均可表现为伤后立即出现的损伤平面以下运动、感觉和括约肌功能障碍，应注意检查患者损伤平面。

（1）脊髓震荡：表现为损伤平面以下感觉、运动和括约肌功能不完全障碍，持续数分钟或数小时后恢复正常。

（2）脊髓休克：损伤平面以下感觉完全消失、肢体弛缓性瘫痪、尿潴留、大小便失禁、各种深浅反射消失。这是损伤水平以下脊髓失去高级中枢控制的结果。一般 24 h 后开始恢复，完全度过需 $2 \sim 8$ 周。

（四）诊断

根据损伤病史、相应体征及神经系统检查结果，对脊髓损伤进行早期诊断并非难事。同时应做全身检查，及时发现休克及胸、腹腔脏器合并损伤，掌握病情变化，以便及时做出正确处理。

X 线平片可观察脊柱连续性、椎体骨折或脱位类型；脊髓造影可发现 X 线平片不能发现的脊髓压迫因素，显示蛛网膜下腔有无梗阻及其受压程度。磁共振能清楚显示脊髓损伤的部位、程度及其病理变化，对早期诊断、临床治疗方案制订及预后判定均具有重要价值。

（五）手术治疗

手术的目的是解除脊髓压迫，整复骨折脱位，恢复和维持脊柱的曲度和稳定性，避免脊髓继发性损伤。

1. 适应证

（1）脊髓不完全性损伤，症状进行性加重。

（2）影像学显示椎板骨折，椎管内有碎骨片、椎体后缘突入椎管压迫脊髓。

（3）脊髓损伤功能部分恢复后又停顿。

（4）脊髓损伤伴小关节交锁，经闭合复位失败。

（5）腰以下骨折脱位，马尾损伤严重。

2. 禁忌证

（1）伤势严重有生命危险或合并有颅脑损伤、胸腹部脏器损伤伴有休克，在休克没有得到纠正之前不宜手术。

（2）X线平片、CT检查无明显骨折脱位压迫，且症状逐渐好转。

（3）当骨折脱位严重、超过前后径1/2，临床表现为完全性截瘫者。

3. 手术方法

（1）切开复位和固定。

对于不稳定性骨折和脱位或由于关节交锁，行闭合复位困难，需行手术复位。整复关节交锁仍有困难，可切除上关节突使之复位。脊柱固定方法和材料有多种，以钢丝固定骨折上下方的棘突多用于胸椎骨折，亦可采用骨片行椎板融合固定。

（2）椎板切除术（脊髓后方减压术）。

传统上试图用此法来迫使脊髓后移，缓解前方的压迫，结果是无效的。此外，广泛切除椎板对中青年患者而言大大增加了术后脊柱的不稳定性。但对于下列情况，可行椎板切除术：①棘突、椎板骨折压迫脊髓；②合并有椎管内血肿；③需行脊髓切开术；④需行马尾神经移植、缝合术后。

（3）脊髓前方减压术。

颈髓损伤可根据脊髓受压方向以及椎管间隙选择相应入路及术式。胸腰段脊髓损伤，若胸椎椎管前方压迫＞40%，腰椎椎管前方压迫＞50%，MRI示椎间盘突出压迫脊髓或神经根，无论有无神经压迫症状者均应行预防性或治疗性的椎板减压。

（六）麻醉管理

掌握脊柱脊髓创伤患者围术期的病理生理变化，充分评估麻醉风险，制订完善的麻醉计划及围术期严密监测对于保护脊柱脊髓、维护患者生命安全至关重要。脊柱脊髓创伤患者手术麻醉管理的基本原则是：尽可能防止脊柱脊髓的进一步损伤、保持呼吸道通畅、保证氧供、合理补液和用药、维持循环功能稳定、保护重要脏器功能、使患者安全度过围手术期和促进脊髓功能最大限度恢复。

1. 手术前麻醉准备

（1）常规检查。

包括血常规、尿常规、凝血功能、肝肾功能等实验室检查。同时，手术前还应行心电图、动脉血气分析、X线胸片和肺功能测试。

（2）气道评估。

脊柱脊髓创伤，尤其是颈椎创伤，潜在的脊髓病变或手术卧位均增加了气道管理风险，充分的麻醉前准备至关重要。评估患者气道包括张口度、口咽结构分级（Mallampati分级）和颈部活动度，尤其应注意因疼痛或神经症状所致的活动受限及颈部活动异常。必须注意，寰枢关节半脱位、创伤性颈段脊髓损伤合并面部损伤、脊柱严重侧弯或畸形、脊髓不稳定患者最易出现气道问题。当患者带有环形支架或颈部固定器使颈部活动及张口受限时，应实施清醒气管插管，以保证气道通畅。

（3）心肺功能评估。

详细评估脊髓损伤患者心血管功能受累的程度，明确直立性低血压及自主神经过度反射的严重程度。评估时应考虑脊髓损伤的节段，例如颈段脊髓损伤可导致限制性通气障碍，显著降低肺容量，从而使患者发生低氧血症。颈段和高位胸段脊髓损伤时，患者呼吸道分泌物排出受阻，易出现低氧血症和高碳酸血症。

（4）术前用药。

由于脊髓损伤，尤其是高位脊髓损伤患者的呼吸功能已受抑制，并且对药物敏感，所以镇静、镇痛药物非必需。术前可给予抗胆碱药物预防心动过缓，尤其是手术前心率低于60次/分的患者。

2. 术中管理

（1）常规监测。

包括 ECG、SpO_2、$P_{ET}CO_2$、无创血压、体温和尿量等。

（2）神经电生理监测。

为了提高术后的神经功能，预防、鉴别和治疗脊髓损伤，应用神经电生理监测非常重要。常用的神经生理监测包括术中唤醒试验、体感诱发电位（SEP）和运动诱发电位（MEP）。麻醉方法、肌松药和生理的改变均可影响神经电生理监测的结果，因此，在脊柱手术的麻醉管理中减少对神经电生理监测的影响即可减少 SCI 的发生率和严重程度。

（3）麻醉诱导。

基本原则是保证气道安全且不引起或加重脊髓损伤。估计无困难气道的患者，麻醉诱导常规选用静脉快速诱导法。插管时应在头部牵引、固定的情况下进行，动作要轻柔，避免暴力和头过度后仰，减少颈部后展或屈曲。采用颈部垫枕，保持颈部水平位插管，对脊髓有一定的保护作用，该体位下经口或经鼻轴与经喉轴线可成为一条直线。有文献报道，颈椎患者在气管插管过程中因未制动而导致颈髓损伤。

对于预计困难气道、术前已行颈托固定、术前访视颈部活动严重受限或轻微颈部活动即引起明显神经症状的患者，可行纤维支气管镜引导下清醒气管插管。操作过程需要轻度镇静，进行充分的鼻咽喉部局部麻醉，插管过程需要患者的理解和配合。插管过程应尽量避免颈部的移动，插管后可以即时对患者进行神经功能检查。关于清醒插管过程的镇静药物，传统药物如咪唑安定、芬太尼、异丙酚等对呼吸有一定的抑制作用，右旋美托咪啶是一较好的选择。

（4）麻醉维持。

脊柱和脊髓手术麻醉的维持方式主要取决于术中是否需要行脊髓功能监测。

当术中计划采用唤醒实验时，麻醉维持主要选择快速短效的麻醉药和肌肉松弛剂。术中应当密切关注手术进程，在内固定操作完成前的适当时间停用肌肉松弛剂。唤醒的时候虽然减浅麻醉深度让患者恢复意识，但同时要维持一定程度的镇痛以免患者清醒时因疼痛导致烦躁、剧烈挣扎、恐惧记忆、血压升高等不良反应。唤醒试验结束应迅速加深到合适麻醉深度，给予咪唑安定可能有助于减少不良记忆。

当术中采用神经电生理监测脊髓功能时，麻醉医生应将麻醉深度控制在合适的程度同时不影响诱发电位水平。目前尚无理想的麻醉药物可以完全不影响诱发电位，强效吸入麻醉药使体感诱发电位（SEP）的潜伏期明显延长，幅度下降，且随吸入浓度的增加抑制作用增强。麻醉维持可全凭静脉麻醉或静吸复合麻醉，应避免使用高浓度吸入麻醉药，一般主张小于 0.5 MAC以减少对神经电生理监测的影响。肌松采用非去极化肌松剂维持。

估计出血多的手术可行自体血回收和控制性降压。避免过度通气，因为 $PaCO_2$ 过低可减少脊髓血流。

（5）容量、体温管理。

由于高位胸段和颈段脊髓损伤患者发生肺水肿的风险较大，所以合理容量管理至关重要。术中可监测 CVP 指导补液。此外，由于含糖液可加重脊髓损伤，所以应绝对禁忌。脊髓损伤时，损伤节段以下支配区的体温调节功能破坏，应积极采取措施预防术中低温，如保温毯、输液加温等。然而应注意的是，体温过高可加重神经损伤。

（6）术后管理。

手术结束后应尽快让患者恢复意识，以便进行症状、体征的检查，及时发现神经损伤及其他并发症，必要时可使用肌松拮抗剂及催醒药物。麻醉医生在复苏过程尤其应关注患者的四肢活动情况，如发现异常现象应及时与外科医生沟通，以确认有无发生脊髓功能异常并尽早处理。脊柱手术由于体位及手术操作等原因，容易造成术后气道水肿、反流误吸、颈部梗阻性血肿等，术后应充分评估患者气道情况，在确保安全的情况下拔除气管导管。困难气道患者应完全清醒后方可拔除气管导管。

三、先天脊柱、脊髓畸形手术麻醉管理

（一）概述

脊柱畸形是一种严重的脊柱病变，影响患者的外观和生活质量，甚至产生严重的心理问题；

病变晚期，还可能引发严重的肺功能障碍，导致呼吸衰竭或肺源性心脏病，危及患者生命。手术治疗可以在一定程度上纠正畸形，阻止畸形进展，对防止心肺功能恶化和远期肺功能的恢复具有积极作用。

常见的先天性畸形如下。

（1）小儿先天性脊柱破裂：其中根据病变的程度不同，大体上将有椎管内容物膨出者称显性或囊性脊柱裂，反之则称隐性脊柱裂。其中，显性脊柱裂根据病理形态又可分为脊髓脊膜膨出、脊髓外翻、脂肪脊髓脊膜膨出、背侧单纯脊髓膨出。

（2）脊髓栓系综合征：指由于先天因素造成脊髓纵向牵拉、圆锥低位、末端脊髓发生缺血、缺氧、神经组织变性等病理改变，进而引起的一系列神经损害症状。

（3）脊髓空洞症：脊柱畸形患者的平均年龄小、程度差异大，矫形手术复杂，具有创面广、失血多和手术时间长等缺点，围术期处理难度大。

（二）麻醉管理

1. 术前评估

（1）肺功能评估。

呼吸系统并发症是脊柱畸形矫形术后极为常见且凶险的并发症，包括肺不张、胸腔积液、气胸、肺炎和低氧血症等。有研究结果显示，对于同时患有呼吸系统疾病和脊柱侧弯，用力肺活量（forced vital capacity，FVC）< 30%，年龄 < 19 岁的青少年患者，术后严重呼吸系统并发症发生率为58%，远高于肺功能正常组。因此，当患者 FVC < 40% 时，应慎重考虑手术治疗，谨慎制订麻醉方案；低 FVC 不是手术的绝对禁忌，但对于此类患者，围术期呼吸功能的调整和支持尤为重要。术前肺功能重建训练对提高患者术前肺功能和改善术后效果具有积极的意义。

建议肺功能低下的脊柱侧弯患者接受术前训练：①颅骨 Halo 牵引，用以提高胸廓高度，牵引重量不超过自身体重的 1/3 ~ 1/2，每天牵引时间一般在 12 h 以上，持续 1 ~ 3 个月；②呼吸练习，用以锻炼呼吸肌，改善通气能力，包括缩唇和吹气球练习；③严重呼吸功能不全可使用无创双水平气道正压通气（bilevel positive airway pressure ventilation，BiPAP）支持，纠正低氧和 CO_2 潴留，复张肺泡，改善有效通气量。

（2）困难气道的评估。

通过术前胸部 X 线摄片、颈胸部 CT 三维重建、MRI 等影像学检查和术前访视对困难气道进行评估，提前对气管插管做出应急预案，对于 Holo 头环 + 颈椎僵硬或上胸椎严重畸形 + 颈短的患者，建议行清醒纤维支气管镜引导气管插管时采用局部利多卡因气道表面麻醉 + 静脉注射右美托咪定麻醉。

（3）恶性高热风险评估。

根据病史、家族史、疾病体征、影像学特征等可以明确脊柱畸形的诊断和分类。神经肌源性、先天性合并综合征和间质发育异常等原因致脊柱畸形的患者为恶性高热高危人群，需告知其恶性高热风险。同时注意麻醉方式和药物的选择，禁用吸入麻醉和去极化肌肉松弛药物，并给予显著提示标注，特别强调重在预防。

2. 术中麻醉管理

1）麻醉方法及用药

常规选用气管内插管全身麻醉。有恶性高热高危因素患者建议采用全凭静脉全身麻醉。术中常用麻醉药物剂量：丙泊酚 80～120 mg/（kg·min）术中维持（给药速率的个体差异较大），瑞芬太尼 0.05～2.00 mg/（kg·min）、右美托咪定 0.2～0.5 mg/（kg·h）等维持。若无禁忌，常规使用非甾体抗炎药。

2）术中监测

术中常规监测连续有创动脉血压、心电图、SpO_2、$P_{ET}CO_2$ 和体温。强调监测术中体温、凝血功能、神经电生理和血流动力学。

（1）术中体温监测。

临床指南中指出，对全身麻醉持续时间超过 30 min 和总体手术持续时间超过 1 h 的患者应进行体温监测，尤其是在大型手术中，全身麻醉药可使机体核心温度产生剂量反应降低，其主要原因为正常体温调节障碍，以及由此引发的机体热量再分配。对于复杂脊柱畸形矫形术患者，术中应避免体温过低，以防出现关键生命体征改变，故术中使用输液加温和体表温毯保护极为必要。除发生恶性高热外，还可能有感染、不匹配的输血、过敏反应和类恶性高热反应导致的体温异常升高，应该及时进行鉴别诊断和处理。

（2）术中神经电生理监测（intraoperative neurophysiological monitoring，IONM）。

脊柱手术引起的医源性神经损伤是一种罕见但危害极大的并发症，其发生率为 0.25%～1.75%。IONM 对神经功能损害具有预测作用，有助于减少矫形术中神经功能并发症的发生。

（3）血流动力学监测。

对于容易失血的患者或手术患者，仅监测血压是不够的。对于生长发育较小、胸廓严重畸形导致心肺功能严重不全的患者，当血压下降时，失血可能已经比较严重，建议使用 Vigileo 血流动力学监测。

3）围术期血液管理和保护

在手术开始切口暴露和安全置钉时可以进行控制性降压，全程进行血液保护，采用术中自体血和术后床旁自体血回输技术，维持血红蛋白＞70 g/L、血细胞比容＞0.25。

3. 围术期疼痛管理

随着手术技术的提高，以及对多模式镇痛策略的广泛认可和应用，术后联合应用硬脊膜外腔镇痛管置入（关切口前直视下操作）或罗哌卡因切口渗透式置管镇痛、患者自控静脉镇痛（羟考酮＋右美托咪定）、非甾体抗炎药，能够安全有效地将术后 48 h 的视觉模拟评分（visual analogue score，VAS）控制在 4 分以下，并减少了术后并发症的发生，缩短了患者的住院天数。

4. 术后并发症防治

由于脊柱畸形矫形术的手术时间长、失血多，并且可能影响呼吸、神经功能，故术后并发症发生率也高于一般手术。由于脊柱畸形患者术前存在中、重度肺功能障碍，加上术中长时间机械通气可能导致或加重相关的肺损伤，术后应转入 ICU 进行严密监护；手术时间长、切口创伤大、失血多均容易导致低蛋白血症发生，造成重要脏器组织水肿，应及时纠正，尤其对于肺功能不全患者在胸廓成形术中应常规静脉输注白蛋白。此外，围术期应该注意规范、合理地使用抗生素，以防止术后感染的发生。

（黄焕森　刘浩）

第六节　颅脑创伤手术的精确麻醉

颅脑创伤（traumatic brain injury，TBI）是指头部遭受撞击或贯穿伤引起的脑功能障碍。TBI 包括颅骨骨折、脑挫伤和颅内血肿，根据受击部位、冲击量和受伤方式的不同，可造成不同部位脑组织不同程度的损伤和出血。TBI 的原因包括车祸、跌伤、棍棒伤、家庭暴力、产伤、自杀以及与工作或运动有关的外伤，其中车祸引起的外伤占所有颅脑创伤的 50% 以上，占所有致命性颅脑创伤的 70% 以上。

TBI 一直是全球范围内一个十分严重的公共卫生和社会经济问题，是 44 岁以下人群的第一死因，存活患者的长期残疾也十分常见。全世界每年有 5000 多万人遭遇 TBI，大约一半的世界人口在其一生中可能患有一种或多种 TBI。在美国，疾病控制和预防中心的数据显示，TBI 每年急诊就诊和住院的发生率分别为 403/100 000 和 85/100 000。欧洲关于 TBI 的流行病学数据很少，但也有表明 TBI 每年住院和死亡的总发生率约为 235/100 000。截至 2017 年底，中国人口超过 13.9 亿，约占世界人口的 18%，中国 TBI 患者的绝对数量超过了大多发达国家，给社会和家庭造成了巨大的负担。而颅脑创伤是年轻人主要的致残和死亡原因，最常见于 15～24 岁的年轻人。男性患者为女性患者的 2～3 倍，颅脑创伤程度也较严重。50% 以上重症颅脑创伤患者常合并有全身其他多处损伤，可引起严重失血、低血压和缺氧。

一、颅脑创伤的分类和特征

按照创伤发生的时间，TBI 可分为原发性颅脑损伤和继发性颅脑损伤。原发性颅脑创伤是创伤即刻发生，对颅脑和脑组织的机械撞击和加速减速挤压引起的颅骨骨折和颅内损伤，主要有脑震荡、弥漫性轴索损伤、脑挫裂伤和原发性脑干损伤等。原发性颅脑创伤又包括局限性脑损伤和弥漫性脑损伤。局限性脑损伤主要指脑挫裂伤和脑干损伤。弥漫性脑损伤指脑震荡和弥漫性轴突伤。另外，又可按受伤后脑组织与外界的关系分为闭合性脑损伤和开放性脑损伤。继发性颅脑创伤发生于创伤后数分钟、数小时或数天后，表现为源于原发性损伤的一系列复杂的病理生理进程，主要有脑水肿和颅内血肿。颅内血肿按部位和来源又可分为硬脑膜外、硬脑膜下或脑内血肿。二次脑损伤因素（secondary brain insult factor，SBIF）是指在原发性脑损伤后，诸如颅内压（ICP）、脑灌注压（CPP）、体温、血压等指标，若发生异常改变可引起脑组织再次损伤，从而加重继发性脑损伤；这些异常改变的指标也可称之为加重继发性脑损伤的危险因素。SBIF 可存在于颅脑损伤后的各个阶段，如伤后即刻、复苏期、院间、院内转运，外科手术及监护时期。临床上常见的 SBIF 主要有 ICP 升高、CPP 降低、低血压、低氧血症、发热、心动过缓或心动过速等；其中 ICP 变化与疾病进展及预后有着密切的关系，也是临床判断颅脑损伤伤情的重要参考数据，对于了解伤者病情、决策手术时机等有重要意义。及早发现，有效地监测、防治这些 SBIF，可提高颅脑损伤的救治水平，并改善伤者的预后。

颅脑损伤造成的瞬间，由于脑受损伤的方式不同，可造成脑震荡、脑挫裂伤、斑状出血和脑白质受伤等病理改变。脑震荡的特点是意识消失，但不伴有病灶性体征，且在 24 h 内完全恢复。脑挫伤是较严重的脑损害，肉眼可见脑出血和坏死区，先从脑浅层皮质回开始，然后扩展到脑实质。它是最常见的一种损伤，通常为多发并伴有其他类型的颅脑创伤。脑挫裂伤可发生于受暴力直接作用的相应部位或附近，产生冲击伤；但是通常发生严重的和常见的是脑挫裂伤出现在远离打击点的部位，在暴力作用点的对应点，产生严重的对冲伤。对冲性脑挫裂伤的发生部位，与外力的作用点、作用方向和颅内的解剖特点密切相关。以枕顶部受力时，产生对侧额极、额底和颞极的广泛性损伤最为常见，而枕叶的对冲性损伤却很少有。脑挫裂伤的治疗以非手术治疗为主，目标为减少脑损伤后的病理生理改变，维持机体的生理平衡，防止颅内血肿及各种并发症的发生。对有发生 ICP 增高风险者，可给予 ICP 监测，如出现 ICP > 25 mmHg，应尽早应用脱水、高渗治疗，以控制脑水肿的进一步发展，亦可进行脑室外引流控制颅内高压，如 CT 示有占位效应，非手术治疗效果欠佳或 ICP 持续高于 25 mmHg，应及时实施开颅脑挫裂伤清除术和（或）去骨瓣减压术。

硬脑膜外血肿通常是由车祸引起，原发性创伤撕裂脑膜中动、静脉或硬脑膜窦，可导致患者昏迷。受损血管发生痉挛和血栓时出血停止，患者可重新恢复意识，在接下来的几小时内血管再次出血，特别是动脉出血时，患者病情可迅速恶化，应立即开始治疗，常需紧急清除颅内血肿。静脉出血性硬脑膜外血肿发展相对比较缓慢。

急性硬脑膜下血肿的临床表现差异较大，轻者无明显表现，重者出现昏迷、偏瘫、去大脑状态和瞳孔放大，也可有中间清醒期。虽然硬脑膜下血肿的最常见原因是创伤，但是亦可源于凝血功能障碍、动脉瘤和肿瘤。72 h 内患者出现症状称为急性，3 ~ 15 d 内患者出现症状为亚急性，2 周后患者出现症状为慢性。亚急性或慢性硬脑膜下血肿大多见于 50 岁以上患者，有可能无头部创伤史。这些患者临床上表现为局部脑功能障碍、意识障碍或器质性脑综合征，急性硬脑膜外血肿多伴有 ICP 升高。在血肿清除前后需要积极治疗以纠正 ICP 升高以及控制脑肿胀和水肿。

脑内血肿患者轻者无明显症状，重者可深度昏迷，大的孤立性血肿应及时清除。新鲜出血引起延迟性神经功能障碍者也应清除，但有可能预后不佳。根据脑损伤的程度，脑内血肿患者需要积极治疗以控制颅内高压和脑水肿。撞击伤和对冲伤通常导致脑挫伤和脑出血，一般不需要切除挫伤脑组织，但偶尔会切除挫伤的额叶或颞叶脑组织，以控制脑水肿和预防脑疝。

二、颅脑创伤的病理生理

TBI 后的典型表现为颅内血肿形成、脑血管自主调节功能障碍、ICP 升高和脑血流量（CBF）降低。

颅腔为一无伸缩性的密闭容器。在颅缝闭合后，颅腔容积已相对固定，成人颅腔容积是颅腔内容物脑组织、单位时间脑血管内贮血容量及颅内脑脊液（CSF）容量 3 种内容物的体积之和。因此造成 ICP 增高的因素不外乎颅腔内容物体积增加、颅内出现异常内容物和颅腔变小 3 种因素。对创伤而言，颅腔内容物体积增加包括因创伤引起的脑水肿、脑充血和脑积水；创伤后颅内出现的异常内容物主要为血肿，如硬膜外血肿、硬膜下血肿和脑内血肿等；颅腔容积变小主要为大面积颅骨凹陷性骨折。但并非所有这些能够引起 ICP 增高的发病因素都会立即引起 ICP 增高。

ICP 由正常转为持续超过正常上限需经过一个从代偿到失代偿的过程。颅内容积代偿的基本概念是：3 种不可压缩的颅腔内容物中任何一种发生体积增加，均可导致其他一种或两种内容物代偿性减少，使 ICP 维持在正常范围内。CBF 可通过颅内静脉系统使血容量减少进行代偿。CSF 可通过减少分泌、加快吸收以及流出颅腔（进入脊髓蛛网膜下腔）而产生代偿作用；脑组织可通过缓慢的缺血、软化过程而起代偿作用。其中 CSF 和 CBF 的流动性对颅腔容积的代偿作用较为重要。另外，对于颅缝未闭或囟门未闭的婴幼儿者，通过颅腔变大亦可产生代偿作用。代偿途径可因病因不同而有所不同。当代偿严重不足时，CBF、平均动脉压（MAP）、ICP 和脑灌注压之间的正常关系破坏，CBF 取决于 MAP，MAP 过高或过低均可导致高灌注压甚至脑水肿、ICP 升高或脑缺血。颅脑创伤常伴有缺氧、高 CO_2 血症，而脑组织仍保持对 $PaCO_2$ 的敏感性，$PaCO_2$ 升高导致脑血管扩张，加剧了颅内高压。颅脑创伤后脑顺应性降低，脑容量的轻微增加即可引起 ICP 急剧升高，导致继发性脑损害。需积极采取降颅压措施防止颅内代偿衰竭的发生。

ICP 本可在一定的范围内波动，并与血压和呼吸密切相关，ICP 的调节主要是通过 CSF 量的增减调节。当 ICP 低于 0.7 kPa 时，CSF 的分泌增加、吸收减少，颅内 CSF 量增多以维持 ICP 不变。相反，当 ICP 高于正常范围时，CSF 分泌减少吸收增多，颅内 CSF 量相对减少以代偿增加的 ICP。在 TBI 后发生颅高压时，首先通过挤压一部分 CSF 进入脊髓蛛网膜下腔，缓解高 ICP。研究显示，可代偿排出颅外的 CSF 量约占颅腔容积的 5%。如果 ICP 继续增高，则通过减少 CBF 代偿，为保障最低的代谢所需的 CBF，可代偿排出颅外的脑血容量约占颅腔容积的 3%。因此，一般情况下允许颅内增加的临界容积约为 8%，即约 100 mL 的代偿容积，超过此范围，则会产生严重的颅高压。在临床上，由于创伤后颅内出血的速度、血肿量的大小、部位以及患者的年龄不同，对颅内高压的代偿也有所不同。青壮年脑组织饱满，创伤后急性颅内血肿大于 30 mL 时即可发生严重的颅内高压甚至出现脑疝；而老年人由于有不同程度的脑萎缩，对颅内高压代偿的容积相对增加，颅内血肿大于 30 mL 时可能仍无明显的颅内高压症状。颅腔容积代偿有其特殊规律。在发病早期，虽然导致增高的因素已经出现，但由于容积代偿能力尚存，故 ICP 不增高或增高不明显。随着病情的加重，容积代偿能力有限，全脑脑血流进一步降低，形成缺血-脑水肿恶性循环，ICP 开始增高并迅速上升。对发生脑疝的患者，若能够迅速钻孔释放部分颅内血肿或 CSF 减压能够有效缓解颅内高压，为后续的治疗赢得时间。

根据 ICP 增高的病理生理变化过程，对 ICP 增高的处理要争取在颅内高压失代偿前控制好，防止病情加重进展至脑疝。对重型颅脑损伤患者推荐使用 ICP 监测，可有效降低院内及伤后 2 周死亡率；不推荐对 CT 检查未发现颅内异常情况的轻中型颅脑创伤患者行有创 ICP 监测，但需密切观察病情；如格拉斯哥昏迷评分（GCS）快速下降超过 2 分，或复查头颅 CT 发现颅脑损伤恶化时，可考虑使用 ICP 监测。对颅内损伤有手术指征时应及早手术清除病灶降低 ICP；在采取各种降颅压措施时要保障脑灌注压，防止继发缺血缺氧损害。要避免各种使 ICP 升高的因素，如躁动、头位过低、呼吸不畅、高热、低钠或高钠等，可予镇静、气管切开、呼吸机等对症治疗。一旦发生脑疝，亦应迅速手术，尽可能在出现双瞳孔散大、呼吸 / 循环衰竭前解除脑疝以挽救生命。

此外，TBI 导致的脑细胞缺血缺氧和不同程度的血 - 脑屏障破坏均能导致脑水肿的发生。颅脑创伤后的脑水肿是目前神经外科十分棘手的问题，其病理改变特点是过多的水分积聚在脑细胞内外间隙，导致脑体积增大，从而引发和加重 ICP 增高，是目前颅脑创伤患者致死、致残的主要原因。1967 年，脑水肿被分为血管源性（细胞外水肿）和细胞毒性（细胞内水肿）两大类。但动物实验和临床研究结果均显示，在创伤性脑水肿的病理过程中两种水肿类型常并存，仅是在不同阶段所表现的程度不同而已。已经发现，在 TBI 亚急性期可合并低渗性脑水肿，而慢性期则可发生脑积水并间质性脑水肿。

创伤性脑水肿发生的主要因素包括：①炎症反应：颅脑创伤后损伤区免疫炎症反应，可导致小胶质细胞过度激活，受损的脑组织细胞启动损伤相关分子模式，造成脑组织细胞损伤。②血-脑屏障渗漏：颅脑创伤后血-脑屏障损伤的第一阶段在伤后即刻出现，主要由外力引起的机械损伤所致；血-脑屏障损伤的第二阶段在伤后 5～7 天出现，主要由小胶质细胞激活介导的炎性反应造成。③创伤后微循环障碍：颅脑创伤后血管性血友病因子释放，形成血小板聚集，甚至导致损伤区脑组织微血栓形成，同时微循环血流减慢或停滞，损伤区脑组织渗出增加。TBI 治疗的主要目标之一即防止脑水肿形成和加重，促使脑水肿吸收。主要措施包括改善全身情况，控制出入量平衡与补盐，同时予以脱水药物、Ca^{2+} 拮抗剂、氧自由基清除剂、神经保护剂以及高压氧等治疗。

TBI 后还可引起全身其他器官系统的并发症，包括心脏和肺［例如气道阻塞、低氧血症休克、急性呼吸窘迫综合征（acute respiratory distress syndrome，ARDS）、神经源性肺水肿、心电图改变）］、凝血系统（凝血功能障碍）、内分泌（垂体功能障碍、尿崩症、抗利尿激素分泌失调综合征）、代谢（非酮症高渗性高血糖昏迷）和胃肠道（应激性溃疡、出血）。由于出血、呕吐和脱水利尿治疗等，绝大多数 TBI 患者伴有不同程度的容量不足。

合并颅内高压的 TBI 患者常常出现 Cushing 反射，表现为缓脉、血压升高、呼吸缓慢等，严重时呈呼吸间断停顿。这是由于脑的代偿和脑自动调节机制衰竭、脑血流下降，为了维持适当的脑灌注压，机体通过血管压力反应，释放儿茶酚胺，兴奋交感神经引起血管收缩和血压升高、脉搏变慢、脉压增宽和呼吸逐渐减慢所致。随着 ICP 的继续增高，血压进一步升高，一直到 ICP 升到接近于动脉的舒张压时，血压即骤然下降，脉搏增快，最后呼吸停止。对于急性颅脑创伤而有 ICP 增高的患者，出现 Cushing 反射时若不及时处置，预后多不良。另外，颅高压患者常有心律失常，轻度 ICP 增高以窦性心律失常如窦性心律不齐、窦房内游走节律、窦性静止及窦性停搏为主。中度 ICP 增高时，除窦性心律失常明显增多外，并可有交界处逸搏，偶有室性早搏。ICP 重度增高在 60 mmHg 以上时，心律失常以各种室性心律失常为主。若心电图出现高 P 波、P-R 和 Q-T 间期延长以及深 U 波、ST 段和 T 波改变、严重室性早搏或传导阻滞时，提示患者预后不佳。室性早搏可以频繁而多源性。最后可因心室颤动而致死，这与下丘脑内自主神经中枢不平衡有关。神经源性肺水肿可能与ICP增高作用于下丘脑、延髓、四脑室底和颈髓有关。研究显示，交感神经异常兴奋可引起神经源性肺水肿，儿茶酚胺引起周围血管收缩，导致肺动脉压和全身血压升高。因为肺内的液体静脉压升高，肺内皮细胞受损均促使肺部血管通透性增大，引发和加重肺水肿。

吸入性肺炎、液体超负荷和创伤相关的ARDS是TBI患者肺功能障碍的常见原因，也可出现突发性肺水肿。神经源性肺水肿主要表现为肺循环显著充血、肺泡内出血和蛋白水肿液，特点是发病迅速，与下丘脑病变、α肾上腺素受体阻滞和中枢神经抑制密切相关。现认为，神经源性肺水肿是由创伤后颅高压造成交感神经强烈兴奋所致。而且针对心源性肺水肿的传统治疗方法常常对此无效，其结局往往致命，治疗包括药物或手术解除颅高压、呼吸支持和液体治疗等。

TBI患者可能存在凝血功能异常，重度TBI和缺氧性脑损伤后有可能发生弥散性血管内凝血，TBI后血-脑屏障破坏，大量组织因子的暴露使得机体的凝血、纤溶和抗凝途径异常激活，破坏出血和凝血平衡，导致凝血功能障碍，并可加重继发性脑损害，影响预后，是重要的SBIF。该类患者建议常规监测凝血酶原时间（PT）、活化部分凝血酶原时间（activated partial thromboplastin time，APTT）、血浆纤维蛋白原（fibrinogen，FIB）、国际标准化比值（INR）、血红蛋白、血小板计数（PLT）、血栓弹力图（TEG）；建议对接受或可能接受过抗血小板治疗的患者进行血小板功能筛查。针对病因治疗通常可使凝血功能障碍自然恢复，偶尔需要输入冷沉淀、新鲜冷冻血浆、浓缩血小板和全血。

垂体前叶功能不全是TBI后的一个罕见并发症，创伤后尿崩症可引起延迟性垂体前叶激素障碍并需要进行替代治疗。TBI后易出现垂体后叶功能障碍，颅脑损伤后应激反应作用于下丘脑、垂体、肾上腺皮质，可使抗利尿激素（ADH）、促肾上腺皮质激素（adrenocorticotropic hormone，ACTH）及醛固酮分泌改变。抗利尿激素分泌失调综合征（SIADH）与低钠血症、血浆和细胞外液低渗透压、肾脏钠排泄和尿渗透压大于血浆渗透压等相关，患者出现水中毒表现（例如厌食、恶心、呕吐、烦躁、性格改变、神经系统异常等）。当血钠 < 130 mmol/L，血浆渗透压 < 270 mOsm/L，尿钠 > 80 mmol/L，尿渗透压 > 血浆渗透压，血浆ADH > 1.50 ng/L，而肾及肾上腺功能正常，常诊断为SIADH。这种综合征通常是出现于伤后3～15天，如果治疗得当，病程一般不超过15天，治疗主要基于液体治疗包括限制液体，可考虑输入高渗盐水。

血糖增高作为SBIF之一，可加重颅脑损伤，影响预后。血糖增高可使血浆渗透压增高，发生渗透性利尿，导致失水，抑制白细胞的吞噬能力，利于细菌生长。糖尿病常并发血管病变、血管功能障碍、血流量减少，并因组织缺血/缺氧、延缓伤口愈合而易发生感染及血管血栓形成。糖尿病神经病变易引发神经性膀胱，尿潴留导致泌尿系感染，甚至发生败血症；神经性下肢溃疡易发生下肢坏疽及严重感染。治疗原则是控制血糖，防止酮症，减少糖尿病手术并发症，提高治愈率，减少死亡率。高血糖症通常对小剂量胰岛素的反应良好，对于患有2型糖尿病或有肾功能损害的老年患者可间断应用呋塞米预防脑水肿。

三、颅脑创伤的治疗

脑实质的原发性损伤或生物力学创伤包括脑震荡、挫裂伤和血肿。必须指出，并非所有的严重 TBI 患者均需要手术治疗。虽然患者可能不需要手术处理的创伤，但是大多数患者均有脑水肿和脑挫伤，突发脑梗死或充血可引起弥漫性脑肿胀。原发性损伤 24 h 后脑白质可出现细胞外间隙水肿。弥漫性脑水肿的非手术治疗包括过度通气、应用甘露醇或呋塞米、巴比妥类药物和 ICP 监测等。

TBI 的急性期手术治疗主要包括颅内血肿清除术、去大骨瓣减压术、脑室外引流术等，而其中颅内血肿清除术又包括急性硬膜外血肿清除术，急性硬膜下血肿清除术以及脑内血肿清除术等，去大骨瓣减压术主要应用于 TBI 合并严重的广泛脑挫裂伤或脑内血肿，占位效应明显；或出现脑疝瞳孔改变；或合并弥漫性脑肿胀、恶性颅高压的患者。另外，TBI 患者可能还常常会进行一些监测性的手术，如 ICP 监测术等，用于 ICP 的监测，是目前 TBI 患者越来越常规实施的监测手术，往往与上述其他手术一起实施。国内外指南均推荐对于血肿量 > 30 ml 的急性硬膜外血肿均有急诊手术清除的指征，对于血肿厚度 > 10 mm 或中线移位 > 5 mm 的急性硬膜下血肿也均有急诊手术清除的指征。对于急性脑实质损伤（脑内血肿、脑挫裂伤）的患者，如果出现进行性意识障碍和神经功能损害，药物无法控制高颅压，CT 出现明显占位效应，应该立刻行外科手术治疗；或额颞顶叶挫裂伤体积 > 20 mL，中线移位 > 5 mm，伴基底池受压，应立刻行外科手术治疗；若通过脱水等药物治疗后颅内压仍大于 25 mmHg，脑灌注压小于 65 mmHg，也应行外科手术治疗。

TBI 亚急性期的手术治疗主要包括慢性硬膜下血肿钻孔引流术等，通常临床上出现高颅压症状和体征，或 CT 显示单侧或双侧硬膜下血肿 > 10 mm、单侧血肿导致中线移位 > 10 mm 时施行。慢性硬膜下血肿钻孔引流术有大部分患者是在局麻 + 基础麻醉的状态下实施，为了克服患者恐惧及焦虑的心情，这时就需要给予合适的镇静和镇痛麻醉以利于手术的顺利实施。

TBI 后期或康复期的手术治疗主要包括颅骨修补术等，通常在创伤 3 个月后施行，对于较大颅骨缺损导致临床症状和体征者，在临床病情允许条件下可以适当提前。如合并脑积水的患者可能需要实施脑室腹腔分流术等，而这些手术的实施同样需要良好的围手术期麻醉管理。脑积水合并颅骨缺损患者常常合并有局部骨窗缺损处的脑膨出，实施颅骨修补术时就需要麻醉良好气道与呼吸管理。

四、麻醉管理要点

（一）术前评估

颅脑创伤后患者死亡有 3 个时间高峰：第 1 个时间高峰发生在伤后数秒至数分钟，相当于颅脑创伤的原发性损伤期；第 2 个高峰为伤后数分至数小时，相当于继发性损伤期，该时间段被称为"黄金时间段"；第 3 个高峰为伤后数天至数周，多继发于全身感染和器官衰竭。对颅脑创伤患者的诊治要争分夺秒，应在最短的时间内对患者的创伤程度、呼吸和循环状态进行快速评估。

1. 神经系统评估

格拉斯哥昏迷评分（GCS）：从睁眼反应、言语对答和运动反应三方面全面评估患者的意识和神经系统状态，对预后具有很好的预测价值。根据格拉斯哥昏迷评分，TBI可以分为：重度，GCS 3~8；中度，GCS 9~12；轻度，GCS 13~14；正常，GCS 15（表5-8）。

表5-8　格拉斯哥昏迷评分

项目	评分
睁眼反应	
自动睁眼	4
对呼唤有反应	3
对疼痛有反应	2
无反应	1
言语对答	
正常	5
时有混淆	4
不确切	3
不理解	2
无反应	1
运动反应	
能听指挥	6
对疼痛能够定位	5
对疼痛有收缩动作	4
对疼痛有不正常的屈曲反应（去皮质反应）	3
对疼痛有伸展动作（去大脑反应）	2
无反应（弛缓）	1

2. 呼吸系统评估

TBI患者可能存在饱腹、颈椎不稳、气道损伤和面部骨折等情况，这些问题都增加了反流误吸、颈椎损伤、建立气道时通气或插管失败的风险。反流误吸原因主要有：患者伤前进食，口鼻伤口出血，压力引起胃排空延迟，意识不同程度的损害等。颅脑创伤患者气道阻塞、通气不足和低氧血症十分常见，一些患者可能有不正常的呼吸模式（如自发性过度通气）。多发伤患者应注意潜在的肺挫伤，此时机械通气有可能引起张力性气胸。

大约2%~3%的TBI患者合并颈椎骨折，此类患者进行气管插管操作有可能导致进一步的脊髓损伤，在插管过程中都应该注意颈椎保护。插管过程中患者头部应固定于中立位，保持枕部不离开床面、头颈部不过度后仰。颈椎活动度低明显增加了气管插管难度，必须预先做好困难插管的准备，紧急时可快速气管切开。有颅底骨折的患者经鼻插管和置入鼻咽通气道容易损伤脑组织，属于禁忌证。

3. 循环系统评估

创伤早期阶段常存在由颅内高压引起的继发交感神经兴奋和（或）Cushing 反射。闭合性颅脑损伤合并低血容量的患者常出现高血压和心动过缓，这是机体为了提高脑灌注而产生的重要保护性反射，所以此时不可盲目轻易地进行降压治疗。由于镇静/镇痛药物、甘露醇和呋塞米的使用，或合并其他器官损伤导致的大出血，所以 TBI 患者容易出现严重低血压、心律失常、低心输出等情况，颅高压患者若合并低血压会导致严重的低脑灌注。对于颅脑创伤患者，纠正低血压并控制出血优先于放射学检查及具体的神经外科治疗。

脑血管自主调节范围是 MAP 50～150 mmHg，在此范围内机体通过自主调节可使 CBF 保持相对稳定，但 TBI 患者脑自主调节功能受损，部分患者 CBF 可随 CPP 呈同步改变，因此此时维持 CPP 在 60 mmHg 以上对改善 CBF 十分重要。手术减压即骨瓣或硬膜打开时，ICP 可迅速降至 0，脑组织压迫缓解，此时 CPP 等于 MAP，Cushing 反射可消失，导致患者血压突然降低和心率增快。但是减压后血压降低的程度难以预料，故临床上不提倡预防性升压药使用，但应保持循环血容量充足。TBI 患者的低血容量常被反射性高血压掩盖，此时以血压作为指导容易补液不足，需实时监测尿量和中心静脉压（CVP）等的变化，尤其是在复合其他部位出血的情况下。围术期应避免血浆渗透压降低以加重脑水肿，高血氨糖也与神经外科术后不良结局明显相关。维持血细胞比容 30% 以上，不足时应输入浓缩红细胞，有适应证时可使用自体血回收技术。

脑心综合征（cerebrocardiac syndrome）是因急性脑病主要为脑出血、蛛网膜下腔出血（SAH）、急性颅脑创伤累及下丘脑、脑干自主神经中枢所引起类似的急性心肌梗死（acute myocardial infarction，AMI）、心内膜下出血、心肌缺血、心律失常或心力衰竭的统称。脑心综合征的病理生理学机制可能为 ICP 迅速升高，引起使血浆儿茶酚胺显著增多，心肌对儿茶酚胺类物质反应异常，出现心肌抑顿、冠脉小血管痉挛或微梗死。

4. 内环境的评估

发生创伤后，由于恐惧、疼痛、失血和低血容量，交感神经兴奋，血浆中儿茶酚胺浓度急剧升高，机体蛋白质和脂肪分解加速，血糖升高。水电解质、酸碱平衡紊乱可出现高钾、低钠等严重情况，应及时进行动脉血气、生化分析以了解患者的代谢和氧合状况。

（二）麻醉管理

1. 麻醉诱导

麻醉诱导的原则是快速建立气道，维持循环稳定，避免呛咳。大多数轻、中度颅脑创伤患者的呼吸功能仍可维持稳定，无须实施紧急气管插管，应尽早给予面罩高流量吸氧，并密切观察，待麻醉诱导后进行气管插管。对明显通气不足、咽反射消失或 GCS < 8 分的颅脑创伤患者，应立即施气管插管以保护呼吸道通畅，防止误吸，保证足够的通气，避免缺氧、低碳酸血

或高碳酸血症。

所有颅脑创伤患者都应该被认为"饱胃"。麻醉助手采用颈椎保护器或颈椎保护手法，在轴向上稳定颈椎。在预先给予患者充分吸氧后，麻醉科医师采用传统的环状软骨按压即 Sellick 手法，即上提患者下颌，且不移动其颈椎，向后推环状软骨关闭食管。在诱导用药与气管插管之间避免任何通气，从而最大限度地防止因正压通气使气体进入患者胃内而引起的反流误吸。然而，TBI 患者氧消耗增加，或因面部创伤或躁动导致预吸氧困难时，传统的 Sellick 手法可导致患者氧饱和度快速下降。在这种情况下，麻醉科医师可在诱导阶段进行正压通气，以确保患者氧合。推荐使用可视喉镜暴露下行气管插管。存在鼓室出血、耳漏、乳突或眼部周围有瘀斑的患者，麻醉科医师应高度警惕患者可能存在颅底骨折。当怀疑患者存在颅底骨折或严重颌面部骨折时，麻醉科医师禁止行经鼻气管插管。气管插管前必须准备好应对困难气管插管的措施，如可视喉镜、光棒以及纤维支气管镜等，紧急时应迅速实施气管切开。

根据颅脑创伤患者的心血管情况，除氯胺酮外，几乎所有静脉麻醉药均可用于麻醉诱导，例如丙泊酚、依托咪酯或咪达唑仑等。而气管插管时的肌肉松弛药选择则一直是存在争议，琥珀胆碱可引起肌肉抽搐和 ICP 升高，预注少量非去极化肌松药可减少上述不良反应的发生。对存在困难气道的 TBI 患者，琥珀胆碱仍是最佳选择。罗库溴铵是现临床应用中起效最快的肌肉松弛药，静脉注射 0.6 ~ 1.0 mg/kg 后，起效迅速，方便麻醉科医师快速建立气道，对血流动力学影响小。

2. 麻醉维持和管理

麻醉维持的原则是不增加 ICP、脑代谢率（CMR）和 CBF，维持合理的血压和 CPP，提供脑松弛。除氯胺酮外，所有静脉麻醉药均可收缩脑血管，而吸入麻醉药则可引起不同程度的脑血管扩张、ICP 升高。因此，麻醉宜采用静脉麻醉方法，如果使用吸入麻醉药，浓度应低于 1 MAC。气颅和气胸患者应避免使用 N_2O。

（1）呼吸管理。

大多 TBI 患者均需要气管插管及机械通气。对于 TBI 患者，应维持 $PaCO_2$ 在 33.5 ~ 37.5 mmHg（4.5 ~ 5 kPa），PaO_2 > 95 mmHg（13.0 kPa）。其中，氧合最低限度为 PaO_2 > 60 mmHg（8.0 kPa）。目前的研究证实，TBI 患者创伤区域脑组织内 CBF 急剧下降，过度通气（$PaCO_2$ < 25 mmHg）可加重患者局灶性脑缺血的程度，因此不主张在 TBI 患者中采用过度通气。在对 TBI 患者实施过度通气（$PaCO_2$ 为 28 ~ 33.5 mmHg）时，医护人员必须同时进行脑血流和脑灌注监测，以警惕脑缺血的发生。对可疑或实际存在脑疝的患者，采用急性短暂的过度通气治疗是相对安全和有效的。虽然研究表明，在合适的 PEEP 值范围内，PEEP 每增加 5 cmH_2O 会使 ICP 增加 1.6 mmHg，CPP 减少 4.3 mmHg，但对未合并严重肺损伤患者的 ICP 和 CPP 均无明显影响，即使在严重肺损伤患者中使用 PEEP 后 ICP 和 CPP 有所增加，但增幅并无临床意义，因此 PEEP 可安全应用于大多数严重脑损伤患者的机械通气改善氧合。PEEP 的安全限值未有确定范围，可以根据 CPP 进行调控，大多指南建议保持 CPP > 60 mmHg，以降低继发性脑损伤恶化的风险。如果能够在维持动脉血压及 CPP 稳定的前提下，对脑损伤患者使用合适的 PEEP 是有利的。

（2）循环和液体管理。

颅脑创伤患者液体管理的目标是维持血浆渗透压和循环血容量、防治低血压，维持 CPP 在 50 ~ 70 mmHg，收缩压 > 90 mmHg。应当避免采用过于积极的手段（如液体复苏和升压药）来维持 CPP > 70 mmHg，后者将增加急性呼吸窘迫综合征的发生率。围术期低血压（收缩压 < 90 mmHg）可增加 TBI 患者术后死亡率，因此麻醉科医师必须严格控制患者术中血压。颅脑损伤脑血管自动调节功能受损时，耐受颅内压升高的能力降低；当 CPP < 50 mmHg 时，无论持续时间长短，所有颅内压升高都与预后不良相关；与成人相比，儿童继发性损伤发生在较低的颅内压阈值。因此，50 mmHg 可能是脑灌注压可接受的最低阈值。

目前推荐使用无糖的等张晶体液和胶体液可维持正常的血浆渗透浓度和胶体渗透压，减少脑水肿的发生。高渗盐水已被用于 TBI 患者的液体复苏。4% 的白蛋白可增加 TBI 患者的病死率。含糖液体的使用与神经功能的不良预后密切相关，应当避免使用。建议血红蛋白浓度小于 80 g/L 和（或）血细胞比容低于 25% 时进行红细胞输注，而输注储存红细胞与输注新鲜红细胞相比并不增加病死率。

（三）术中监测

1. 常规监测

常规监测的项目包括心电图、袖带血压、SpO_2、$P_{ET}CO_2$、有创动脉血压、中心静脉压、体温、尿量和肌松监测。定期进行动脉血血气分析、血细胞比容、电解质、血糖、渗透压等监测。如果患者血流动力学不稳定或对容量治疗及血管活性药物无效，应进行有创或无创心输出量监测。

2. 特殊监测

（1）ICP 监测：适用于所有重度 TBI 患者（GCS 为 3 ~ 8 分）及 CT 显示脑外伤、颅内血肿或具有颅高压征象的患者。如果重度 TBI 患者没有 CT 影像学的变化，但具有年龄超过 40 岁、神经系统阳性体征或收缩压 < 90 mmHg 等高危因素，也应该继续 ICP 监测。监测探头置于脑室内最精确，其次为脑实质、蛛网膜下腔、硬膜下及硬膜外腔。

（2）脑氧监测：包括 $SjvO_2$ 及 $PbtO_2$。$SjvO_2$ 可连续监测全脑的氧供情况，$SjvO_2$ < 50% 持续 15 min 以上与不良的神经功能预后相关。$PbtO_2$ 通过置于脑组织中的有创探头监测局部脑组织的氧供，$PbtO_2$ < 15 mmHg 提示可能存在脑缺氧的风险。

（3）脑血流监测：包括经颅多普勒超声（TCD）和近红外光谱技术（NIRS）。TCD 主要用于 TBI 患者脑血管痉挛、ICP 恶性升高、脑灌注压（CPP）降低、颈内动脉内膜剥脱及脑循环停止的诊断；TCD 衍生的搏动指数（PI）可用于识别脑脊液压力 ≥ 20 cmH_2O 的患者，并可能作为监测工具发挥重要作用。NIRS 除了能够监测脑血流外，与 $SjvO_2$ 类似，也能够监测脑氧供情况，但其精确度较差，临床应用有限。

（4）电生理监测：脑电图用于监测昏迷深度、瘫痪或使用肌松剂患者的癫痫大发作或亚临床小发作及诊断脑死亡。感觉诱发电位（SEP）可以评价 TBI 患者残存的神经功能，但其临床意义有限。

（5）脑温监测：TBI 后脑组织温度较体温高 3℃。升高的脑组织温度是已知的继发性脑损伤

神经外科精确麻醉

诱因之一。目前，无创和有创的脑组织体温探头在临床上均有应用。

（四）麻醉恢复期的管理

开颅血肿清除手术患者手术后应进行机械辅助通气，因为术后 12~72 h ICP 达到高峰。应避免高血压、咳嗽以及气管内刺激，以免引起或加重颅内出血，可用艾司洛尔治疗高血压，追加巴比妥类药物使患者镇静。

患者术前意识存在，呼吸正常，术中脑组织干扰不大，麻醉处理得当，麻醉后应恢复到术前水平，并能拔出气管导管。拔管时机以患者呼之能应或能睁眼为好。应避免麻醉过浅吸痰和拔管时剧烈呛咳，以防引起颅内压增高和颅内创面出血。早期拔管的好处是术毕能及时进行神经系统检查。

最常用的安全拔管指标为：①自主呼吸充分；②血氧饱和度达到可接受的水平；③意识恢复；④吸氧时间够长，足以排出 N_2O，避免弥漫性缺氧；⑤气道压力可达 5~10 cmH_2O；⑥患者应呼能睁眼或张口，充分吸痰；⑦产生被动咳嗽。对于颅脑创伤患者，由于多为昏迷状态，颅内压常增高，关键要看患者的氧饱和度情况、通气功能和吞咽反射。吞咽反射是上呼吸道的保护性反射，对于避免误吸有重要作用，且吞咽反射的完整还反映着呼吸中枢和复合脑神经自主功能的情况。术毕拔管指征为正常的氧饱和度、足够的通气量和完整的吞咽反射。

对于术毕尚未清醒、意识抑制较深和颅内创伤严重的患者，宜保留气管插管或作气管切开，便于术后呼吸管理，多送专科 ICU 和综合性 ICU。对于神经外科急诊患者术毕苏醒延迟，除麻醉因素外，颅内病变本身和手术操作造成的脑组织干扰及脑功能损害也是术后苏醒延迟的重要原因。术毕未醒患者应首先排除麻醉因素，并及时与神经外科医师沟通。

（黄焕森）

第七节 功能神经外科手术的精确麻醉

功能神经外科手术即使用外科手段治疗神经系统功能性疾病，以及虽有结构异常但以功能障碍为主的疾病。神经系统功能障碍以其发生部分进行区分，可分为中枢神经功能障碍如癫痫、帕金森病等；外周神经功能障碍如三叉神经痛、面肌痉挛等；自主神经功能障碍；神经系统支持结构病变导致的神经功能障碍，如小关节综合征、椎间盘突出症等4类。功能神经外科手术重视多学科合作，要求从业者对神经系统功能有深入细致的了解。本节选取对中枢神经功能障碍及外周神经功能障碍中的代表性疾病如癫痫、三叉神经痛、面肌痉挛等，重点进行介绍。

一、癫痫的外科治疗

（一）癫痫与癫痫发作定义的更新

WHO对癫痫（epilepsy）的定义是：癫痫是多种病因导致的脑内异常过度或同步的神经元活动所产生的、具有短暂发作性症状和体征的脑病。脑内异常放电的位置不同及其扩散网络不通，患者的发作形式不一，感觉、运动、精神、行为、意识、自主神经症状或兼有之。癫痫的类型分为：①局灶性；②全面性；③全面性合并局灶性；④不明分类的癫痫。

癫痫综合征（epilepsy syndrome）是指由一组特定的临床表现和脑电图改变组成的癫痫疾患，可包含多种病因产生复杂的症状和体征，可以包括多种发作类型。其特征包括起病年龄、病因分类和遗传机制、发作性体征和症状、间歇期和发作期脑电图形式及自然演变等。癫痫综合征病因极其复杂，可分为以下3类：①遗传因素；②结构性/代谢性改变，其中获得性疾病包括卒中、外伤、感染、缺血缺氧等，先天性疾病包括畸形、肿瘤、线粒体病等；③未知的病因。

（二）治疗癫痫的常用药物

抗癫痫药物（antiepileptic drugs，AEDs）治疗仍然是目前癫痫患者的主要治疗手段。早期的抗癫痫药物主要包括1912年应用于临床的苯巴比妥和1938年应用于临床的苯妥英钠等。从20世纪60年代起，基于对脑内电化学活动，尤其是兴奋性及抑制性神经递质的进一步了解，抗癫痫药物的研发大大加速。在过去的20年中，十余种新一代抗癫痫药物陆续上市，使得癫痫初始药物的选择变得复杂起来。

根据对不同癫痫发作类型与癫痫综合征的疗效，可将抗癫痫药物而分为广谱和窄谱药物。广谱抗癫痫药物对于多数成人癫痫或癫痫综合征患者是有效的，包括丙戊酸钠、拉莫三嗪、托吡酯、左乙拉西坦与唑尼沙胺。相对而言，窄谱抗癫痫药物仅对部分性癫痫患者有效，包括卡马西平、苯妥英钠、加巴喷丁、替加宾、奥卡西平与普瑞巴林等。常见抗癫痫药物的应用方法和不良反应如**表5-9**所示。通常术前部分性发作（包括继发性全身性发作）首选卡马西平和苯妥英钠,次选丙戊酸钠和新型抗癫痫药奥卡西平、左乙拉西坦、托吡酯、拉莫三嗪等。失神发作首选乙琥胺和丙戊酸钠。非典型失神发作与失张力发作的首选药物是丙戊酸钠,次选为拉莫三嗪。肌阵挛发作的首选药物是丙戊酸钠,次选为拉莫三嗪、氯硝西泮。全身性强直-阵挛发作首选丙戊酸钠和苯妥英钠,新型抗癫痫药物如左乙拉西坦、托吡酯、拉莫三嗪和唑尼沙胺也可选用。开始时应单药治疗,最大耐受剂量仍不能有效控制时,再考虑联合用药。注意药物的相互作用以及不良反应,必要时做血药浓度监测(卡马西平、苯妥英钠、丙戊酸钠、苯巴比妥、左乙拉西坦)。

表5-9 各种抗癫痫药物的应用方法及不良反应

药物	术前	术中	术后	适应证	不良反应	预防后仍出现癫痫的治疗方法
苯妥英钠	0.2 g/次,3次/天,口服7~10天,或静脉注射6 mg/kg	全麻停止前30 min,6 mg/kg静脉推注	0.1 g,每8 h静脉注射,2~3天后改口服	各种癫痫	过敏反应常见,并有骨髓抑制,肝肾功能损伤	可立即加0.1 g肌注或静注,但需注意监测血药浓度。如仍无效者可改用他药
丙戊酸钠	德巴金缓释片1 g/次,2次/天,口服5~7天,或静脉推注15 mg/kg	全麻停止前30 min,15 mg/kg静脉推注	每小时1 mg/kg维持,患者清醒后可改用口服片剂	各种癫痫	镇静,认知损害,甲减,肝肾功能异常,过敏反应,纤维蛋白原和血小板减少	可立即15 mg/kg剂量静脉推注,静脉维持剂量可增高至每小时2 mg/kg,无效可重复一次。18 mg/kg剂量静脉推注,如仍无效可改用他药
卡马西平	初始剂量口服0.1~0.2 g/次,1~2次/天	通常使用使用静脉注射丙戊酸钠进行替代	通常使用使用静脉注射丙戊酸钠进行替代,患者清醒后可恢复口服片剂	单纯或复杂部分性发作、原发或继发性全身强直-阵挛发作	低血压,肝功能损害,骨髓抑制,瘙痒、皮疹,甚至严重皮肤反应(中毒性表皮坏死松解症、Stevens-Johnson综合征)	尽可能使用单药治疗,可逐渐加量,通常可达到单次0.4 g,2~3次/天
奥卡西平	初始剂量口服0.3 g/次,2次/天	通常使用使用静脉注射丙戊酸钠进行替代	通常使用使用静脉注射丙戊酸钠进行替代,患者清醒后可恢复口服片剂	复杂部分发作、原发性全面性强直-阵挛发作	嗜睡,低血压,皮疹,复视,眼震,便秘,甲减	每隔一周增加剂量,每次增加不超过0.6 g,每日维持剂量为0.6~2.4 g。如增加剂量无效可改用他药

药物	术前	术中	术后	适应证	不良反应	预防后仍出现癫痫的治疗方法
左乙拉西坦	初始剂量口服0.5 g/次，2次/天	静脉给药与口服给药每日剂量和次数维持不变，将浓缩液稀释后在15 min静脉推注	静脉给药，患者清醒后可恢复口服片剂	部分性发作和全面性强直-阵挛发作	嗜睡，乏力，头晕，恶心，记忆力减退	每2～4周增加0.5 g/次，每日剂量可达到1.5 g/次，2次/天
托吡酯	初始剂量25 mg/天，口服1周，之后每间隔1～2周加量25～50 mg（至100 mg/天，分2次口服）	通常使用使用静脉注射丙戊酸钠进行替代	通常使用使用静脉注射丙戊酸钠进行替代，患者清醒后可恢复口服片剂	初诊癫痫的单药治疗或曾经合并用药现转为单药治疗，成人及2～16岁儿童部分性癫痫发作	嗜睡，乏力，头晕，易激惹，感觉异常，厌食，腹泻	常用日剂量可达到200～400 mg，2次/天
拉莫三嗪	初始剂量25 mg/天，口服两周，随后增加剂量至50～100 mg/天	通常使用使用静脉注射丙戊酸钠进行替代	通常使用使用静脉注射丙戊酸钠进行替代，患者清醒后可恢复口服片剂	简单部分性发作、复杂部分性发作、继发性全身强直-阵挛性发作、原发性全身强直-阵挛性发作	头痛，疲倦，眩晕，嗜睡，皮疹，复视，结膜炎，皮肤损害	常用维持剂量可达到100～200 mg/天，1次或2次/天

（三）癫痫患者麻醉前评估与准备

对于经过药物治疗无效或者不能耐受药物不良反应的局限性病灶患者，癫痫的神经外科手术治疗（癫痫灶切除术、癫痫放电传导通路阻断术或提高癫痫放电阈值的手术等）也是治疗措施之一。同时，合并癫痫的患者也可能需要接受非神经外科手术。癫痫患者的术前评估和麻醉准备包括以下几方面的内容。

1. 了解患者一般情况

对于癫痫患者需要常规进行全身各系统的评估，评价患者的 ASA 分级、MET 分级、气道情况、既往手术史、药物过敏史等问题。明确手术方式，是否需要皮质脑电图（ECoG）监测或者术中唤醒，小儿患者还需要评价发育情况、有无近期的气道高反应问题。

2. 明确癫痫的病因、发作类型和特点

麻醉医生在术前访视过程中，一方面应询问并了解患者癫痫发作的特点及表现，这有助于识别患者围术期癫痫发作。另一方面应当明确，某些罕见疾病患者也会具有癫痫症状，当这类患者接受非神经外科手术的时候，应针对不同疾病的特点予以相应的关注。比如约50%神经纤维瘤病患者会合并神经系统病变，其中部分患者合并癫痫发作。此类患者可能合并上呼吸道神经纤维瘤甚至纵隔内肿瘤，表现为口唇、上颚、舌乳头状瘤、吞咽困难、呼吸困难等。另外，结节性硬化症是一种涉及多个器官，引起脑、心、肺、肾、皮肤和眼多发良性肿瘤的疾病，其中枢神经系统病变表现为大脑皮质、脑室壁硬化灶及钙化、肿瘤等，大部分患者合并癫痫发作。结节性硬化患者心脏横纹肌瘤可引起顽固性心律失常、左室流出道梗阻以及心功能不全等，是其猝死的主要原因。

3. 术前抗癫痫药物的应用

首先，对于即将接受的手术类型与癫痫无关、术中不需要接受术中脑电图等电生理学检查的患者，原则上为了维持抗癫痫药物的有效血药浓度、控制强直 - 阵挛发作，抗癫痫药物均应服用至手术当天早晨。麻醉术前访视过程中应全面了解服用抗癫痫药物的种类及剂量、服药是否规律、对各种抗癫痫药物的反应及药物的不良反应等。对于服药后无发作的患者建议术前继续原有的药物治疗方案。对于服药后仍有发作的患者，建议根据患者的发作类型调整药物种类，选择对患者疗效最确切的药物。尽量选择起效快、服用方法简单的药物，并且尽可能单药治疗。如对于部分性发作或继发全面性发作，药物调整的时候可选择卡马西平或奥卡西平。

另外，对于即将接受的手术类型与癫痫有关、术中需要接受脑电图等电生理学检查的，比如受癫痫病灶切除术等的患者，术前应对抗癫痫药物进行调整，并尽可能避免使用苯巴比妥及苯二氮䓬类等可能影响术中脑电监测的药物，手术中应避免使用对脑电图影响较大的麻醉药物。其目的是在视频脑电图监测时易于记录到典型的发作表现，为癫痫源定位及术后抗癫痫药物的选择提供依据。术前调整抗癫痫药物的方法如下：对于在现有抗癫痫药物治疗下发作频繁者，容易监测到自然的发作，可保持原来的用药状态，不减量使用或停用抗癫痫药物；对于发作无规律、不频繁的患者，在视频脑电图监测一天取得基本数据后，为能监测到多次发作，可在充分告知并取得患者及家属知情同意的情况下，逐渐减少或停用抗癫痫药物，以便于术中记录到发作，术前减药期间可选用短效抗癫痫药物（例如咪达唑仑、丙泊酚或硫喷妥钠等）预防或控制癫痫发作。

还应注意，长期服用抗癫痫药物的患者可能有药物性肝损害、骨髓抑制（粒细胞减少或再生障碍性贫血）及皮疹、嗜睡等不良反应。长时间应用抗癫痫药物可能存在凝血功能异常，较多见的是应用丙戊酸钠可能存在纤维蛋白原降低。

4. 明确患者脑电图监测的方式

如果监测深部电极脑电图，通常采用机器人引导和立体定向引导两种方式，后者在术前需要在头部固定框架便于定位靶点，该头架会妨碍面罩通气，因此需要制订好气道解决方案。相对的，如果采用 ECoG 监测则不存在上述问题。

5. 患者知情和配合

术前应明确交代患者，因为术中电生理监测时有可能减少镇静药的用量，术中知晓是可能发生的，但是该过程短暂而无痛。如果手术需要患者术中唤醒，应交代手术大致流程、患者需要短时清醒并配合医务人员进行相关的操作。还应告知患者及家属，术中唤醒期间除了术中知晓外，还可能发生如围术期惊厥发作、恶心、呕吐及气道损伤等并发症。

癫痫患者的认知功能障碍情感紊乱、自杀、神经官能症及人格紊乱的发生率均较高。麻醉医师术前访视期间应了解患者的精神状态，尽可能消除患者的焦虑情绪。

（四）麻醉药物的选择

根据手术特性、手术中是否应用脑电生理监测和诱发电位监测以及患者的特点，可选用吸入麻醉、静脉麻醉和静吸复合麻醉。大多数麻醉药物具有抗惊厥的作用，但是一些麻醉药物仍具有双重效应，具体如**表 5-10** 所示。

表 5-10   麻醉药物抗惊厥和促惊厥特点

麻醉药物	促惊厥作用	抗惊厥作用
异氟烷	++	+++
七氟烷	++	
地氟烷	—	
苯二氮䓬类		+++
氯胺酮	++	+
丙泊酚	++	++
阿片类	+++	

注："—"代表无该作用，空格处代表该作用未知。

1. 镇静催眠药

总体来讲，镇静催眠药对癫痫活动的影响作用是多样化和非常容易混淆的。大多数药物小剂量使用时有神经兴奋作用，大剂量使用时有神经抑制作用。一些诱导药物，例如丙泊酚和硫喷妥纳，能够引起肌强直和脑电图的兴奋性活动。而其他药物，如依托咪酯和美索比妥，能够引起肌阵挛和脑电图中癫痫样活动。在癫痫患者和非癫痫患者诱导过程中，都可能会发生刺激性运动现象，例如肌阵挛、角弓反张和强直性痉挛。

苯二氮䓬类药物和苯巴比妥类药物有很强的抗癫痫作用，可以用来治疗顽固性癫痫发作状态。此类药物在需要 ECoG 定位癫痫灶的手术中应避免使用。

丙泊酚是癫痫手术和清醒开颅术全麻诱导和维持的常用药物。丙泊酚可以抑制电生理监测记录、减少棘波频率，对于自发性发作间期癫痫活动（interictal epileptiform activities，IEAs）的影响很小。丙泊酚可以减少癫痫样棘波频率和抑制癫痫灶放电，尤其是在外侧颞叶和内侧颞叶。有一项研究显示，低剂量的丙泊酚可以引起棘波反应。据报道，丙泊酚会引起有些患者发生强直性痉挛和肌强直，并没有相关的兴奋性脑电波显示。丙泊酚停止输注以后可以掩盖20 min 的棘波活动，应该在电生理监测前停止用药。

依托咪酯在诱导时可以激发有癫痫病史患者脑电图的癫痫发作，也会产生肌强直活动，在颅内电极测试时也能够引起棘波活动。大剂量应用时会产生暴发抑制，打破癫痫状态。到目前为止，它在脑电监测中的应用并没有相关研究，但对于有癫痫病史的患者，应用依托咪酯要慎重。

美索比妥可以引起癫痫患者的癫痫发作，电生理监测时会促发癫痫灶放电，伴发高比例的棘波活动（50%～85%），然而特异性可疑。

右美托咪啶可被安全应用于清醒开颅手术中，不影响脑电监测或者 IEAs，没有运动刺激作用，也无呼吸抑制，主要起到镇静、镇痛和抗焦虑作用。

氯胺酮会引起非特异性 IEAs，尤其是在边缘结构，能够诱发癫痫患者发生癫痫。它通常被用于术中电生理监测时促进癫痫灶放电。氯胺酮产生癫痫发作有剂量依赖性阈值，在大多数的报道中，给予大于 4 mg/kg 的剂量应用时会诱发癫痫活动。

2. 阿片类药物

人工合成的阿片类药物如阿芬太尼、芬太尼、舒芬太尼和瑞芬太尼在神经外科手术麻醉中是常用的，其作用时间短，且持续输注对脑皮质作用影响很小。大剂量的合成阿片类药物有促癫痫发作的作用。标准维持剂量的阿片类药物不会显著增加术中诱发癫痫的可能性，或者影响术中电生理监测。然而推注这些药物，例如阿芬太尼和瑞芬太尼，会增加癫痫患者术中电生理监测时的棘波反应。由于它们的高效性和特异性，通过刺激棘波反应现象和脑电图上的抑制作用，推注这些药物可以用于癫痫灶辅助定位。芬太尼会在脑组织的非发作区促进癫痫样活动，伴发对侧电活动。阿片药物有在大量进行消融手术的癫痫患者中的临床应用历史，意味着这些药物通常可以安全地进行使用而不增加术中癫痫发作的风险。吗啡和二羟吗啡酮的临床应用剂量并没有明显的促癫痫发作作用。

3. 吸入麻醉药

地氟烷、异氟烷和氟烷的潜在诱发癫痫作用是较小的，单独应用时并没有癫痫发作的报道。其中异氟烷是癫痫灶切除患者常用的麻醉维持药，地氟烷和异氟烷可以用于控制癫痫持续状态。

据报道，七氟烷在癫痫和非癫痫患者中能够产生癫痫发作和脑电棘波。随着浓度的增加和过度通气，七氟烷诱发棘波的频率也会增加。有报道指出，七氟烷相关的广泛的神经电活性，并不利于颞叶癫痫患者进行癫痫灶定位。过度通气降低了发作棘波预测的特异性，在电生理监测时要谨慎使用。

安氟醚具有剂量依赖性的脑电图棘波反应，低碳酸血症增强其激发癫痫的作用，癫痫患者中应该禁用安氟醚。尽管安氟醚已经很少应用于临床了，仅在电生理监测时用于激发癫痫发作。

单纯吸入 N_2O 不诱发脑电图的明显改变。但在癫痫和非癫痫患者中，单独使用或者联合 N_2O 应用安氟醚都有术中和术后肌强直和脑电图癫痫发作的报道。目前无论单独应用 N_2O 还是与其他吸入麻醉药合用，均不推荐用于 ECoG 监测。

4. 肌松药

一般认为肌松药对癫痫活动无明显影响。因为大部分 AED 是肝脏药酶诱导剂，可以加快非去极化肌松药的代谢，所以 AED 和非去极化肌松药之间具有拮抗作用，比如使用苯妥英钠进行长期抗癫痫治疗，会产生对非去极化肌松药的抵抗作用，包括泮库溴铵、维库溴铵、氯二甲箭毒和罗库溴铵，但对阿曲库铵的抵抗作用稍小，这个现象的原因可能与药效动力学和药代动力学有关。

（五）外科手术治疗癫痫的麻醉原则

治疗癫痫的外科手术首选气管插管全身麻醉，喉罩全身麻醉也可以用于术中唤醒的癫痫患者。应根据手术特点和患者的具体情况综合考虑，有反流误吸风险的患者禁用喉罩全麻。对于手术具有特殊要求的患者，可以实施术中唤醒麻醉，详见第四章第一节。总体上，麻醉管理和监测的基本原则包括：①避免应用可诱发癫痫的药物；②适当增加麻醉药物用量；③长时间手术应考虑给予抗癫痫药物；④过度通气可诱发癫痫发作，除非手术需要，应尽量予以避免；⑤由于麻醉药物和手术中生理状态改变可影响抗惊厥药物的血浆浓度，手术后有发生癫痫的可能。

1. 注意麻醉药物与抗癫痫药物的相互作用

镇静和嗜睡是许多抗癫痫药物常见的不良反应，包括新药如拉莫三嗪和奥卡西平，均可以增强麻醉药物对中枢神经系统的抑制作用。故术前服用此类药物的患者应减少麻醉中镇静催眠药物的用量。苯巴比妥类有肝药酶诱导作用，可使肝药酶浓度升高，导致氟化烷类麻醉药体内分解代谢增多而引起肝肾损害。另外，苯妥英钠及卡马西平均可导致患者对非去极化肌松药和麻醉性镇痛药的抵抗性，对此类患者应增加用量。卡马西平可导致术中代谢性酸中毒。卡马西平偶可导致造血系统的严重抑制及心脏毒性，术中可能应用的红霉素及西咪替丁可明显使该药物的代谢减慢。丙戊酸钠可导致剂量依赖性的血小板减少及血小板功能障碍。

2. 麻醉诱导和气管插管

癫痫手术患者的麻醉诱导大多采用复合用药的方法，基本同普通神经外科手术患者，但应适量降低影响脑电生理监测药物的用量（例如苯二氮䓬类药物），常用的药物组合是镇静催眠药物、减轻气管插管心血管反应的药物和肌肉松弛药。气管插管操作应迅速轻柔，防止血压升高和心率增快。必要时可考虑应用纤维光导喉镜实施气管插管。较大手术应进行中心静脉置管和动脉置管监测。手术中出血较多者应充分备血和准备手术中自体血液回收装置。

3. 头皮神经阻滞

对于术中唤醒的患者，建议手术开始前按照手术切口和头颅环固定钉的位置有选择地施行头皮神经阻滞，包括耳颞神经、颧颞神经、眶上神经、滑车上神经、枕大神经和枕小神经等。对于非术中唤醒的全麻患者，亦可进行头皮神经阻滞，对于完善围术期镇痛、减少术中阿片类药物剂量、加速患者苏醒、降低术后全麻药物不良反应等方面均有益处。

4. 麻醉维持

传统抗癫痫药物如苯妥英钠、加巴喷丁、苯巴比妥等药物，可以抵抗非去极化肌松药的作用。因此麻醉维持过程中适量应用肌肉松弛药，以中短效非去极化肌肉松弛药为主，避免患者可能因不能耐受气管导管而出现肌肉紧张或呛咳，导致患者受到伤害。此外，服用抗癫痫药物的患者需要更高剂量的芬太尼维持足够的镇痛深度，其具体机制尚不清楚，可能的原因包括受体数量的改变和（或）药物代谢动力学的改变。

已经证明，应用 0.7～1.3 MAC 七氟烷/异氟烷实施吸入麻醉是安全的，并且对脑电生理监测影响较小；丙泊酚和瑞芬太尼/芬太尼/舒芬太尼组合的全凭静脉麻醉（TIVA）是安全有效的麻醉维持方法，瑞芬太尼 0.2～0.4 μg/（kg·min）可以提供足够的镇痛深度并且对脑电生理监测的影响小。手术中进行硬脑膜外或皮质脑电图（ECoG）监测时，应适当降低麻醉药物浓度。

手术中皮质电刺激可能引起癫痫发作，应做好预防准备。手术台上应备有冰盐水，脑表面冰盐水处理可以抑制癫痫样电活动。麻醉药品应备好咪达唑仑或丙泊酚静脉推注。手术后癫痫发作与血液中抗癫痫药物水平改变有关，据报道癫痫患者手术后的血浆药物浓度可明显降低，所以手术后立即应用抗癫痫药物并及时监测血浆药物浓度具有重要意义。应用药物控制癫痫发作时，如果发生呼吸抑制，应立即气管插管给氧和人工呼吸，出现循环功能抑制的须应用血管活性药物。

5. 麻醉苏醒

TIVA 苏醒快而平稳，有利于神经功能的观察。如果无特殊要求，可在手术室内拔管，指征同其他神经外科手术，但应注意避免过度呛咳和诱发癫痫发作。手术近结束缝合硬脑膜时，可适当应用抗呕吐药物，如昂丹司琼、托烷司琼等。同时做好镇痛衔接，以避免停用短效镇痛药物而引起的躁动。

（六）特殊类型的癫痫外科手术

1. 难治性癫痫的诊断性手术

准备手术切除前常需要放置硬膜下电极，用来辨别癫痫灶。开颅手术和电极植入需要在全麻下进行。通常的麻醉要点在开颅阶段还是需要关注。过度通气可以实现术野暴露时脑组织松弛，但是可使癫痫更易于发作，所以对于有癫痫病史的患者应该慎重选择。另外，由于复杂的部分性癫痫患者的脑血流对 CO_2 的反应性比正常人低，所以过度通气对于该类患者可能效果较差。术中应留置较粗的静脉内导管，并行动脉内置管。因在术中不进行脑电图的监测及刺激，所以术中不需要考虑麻醉对脑电图的影响。应使患者术后尽快苏醒，以利对其神经功能的评估。

该类手术因需放置的硬膜外电极的数量较多，可能所需时间较长。该手术常无特别事件并且出血不多，但常需全麻，除非因其他并发症的需要，否则仅行常规的无创监测即可。

2. 全麻下癫痫源性脑区切除

首先，对于不需术中定位、不行脑电图监测的癫痫灶切除术的麻静原则与其他开颅手术相似，术前可给予苯二氮䓬类药物，但是为了避免刺激癫痫灶，术前不应给予抗组胺药。准备有创动脉压监测和足够的静脉通路以便于应对静脉窦出血时的液体补充，保证充足的脑灌注而不引起脑充血。保证足够的麻醉深度防止术中知晓和疼痛刺激引起体动，保持理想的脑组织松弛状态以利于术野暴露和手术切除，比如用丙泊酚和瑞芬太尼的 TIVA 可能比吸入 0.5 MAC 的异氟烷或七氟烷更能降低颅压及获得更好的脑松弛，同时，TIVA 还有利于实现术后快速苏醒和术后早期神经功能评估。

另外，对于如果术中需要进行脑功能定位和脑电图监测，额外的麻醉目标和计划需要考虑入内。如上所述，许多麻醉药物可以增强或者抑制癫痫活动。麻醉医师要确保麻醉用药不影响术中电生理监测和癫痫灶定位，术前不使用巴比妥类及苯二氮䓬类药物，术中避免应用巴比妥类药物和静脉使用利多卡因，低剂量的七氟烷、异氟烷或地氟烷是较理想的吸入麻醉剂，同时可应用东莨菪碱、氟哌利多及增大阿片类药物剂量的方法来防止患者对术中情况的回忆而对脑电图则无任何影响。若术中需行皮质运动区的刺激，则应特别注意肌松药的用量。一般的原则为使用最小剂量的肌松药以保证运动刺激的成功。若有中度肌松作用残留，可应用小剂量的抗胆碱酯酶药物使其完全逆转。

皮质刺激、浅麻醉以及对脑组织的操作均可能导致术中癫痫发作。使用冰盐水刺激脑皮质表面从而抑制癫痫发作。

当术中脑电图描记无法发现癫痫波时，经术者、电生理医师协商后，麻醉医师可应用具有促进癫痫样放电作用的药物。包括美索比妥（25～50 mg）、阿芬太尼（20μg/kg）及依托咪酯（0.2 mg/kg），所有这些药物均有助于激活休眠的癫痫灶。阿芬太尼是其中最有效的药物，其可使83%的患者激发出异常棘波，而美索比妥只对50%的患者有效。但对药物引出的癫痫棘波与患者原有癫痫灶之间的相关性还有争议。扁桃体-海马切除术中曾有严重心动过缓的报道，但在常规颞前叶切除术中则没有类似报道，这可能与术中对边缘系统的刺激使迷走神经活性增强有关。

3. 大脑半球切除术

有时癫痫病灶很弥散，需行大脑半球切除术。该类手术常在小儿中进行，可因术中大出血、电解质及代谢紊乱凝血功能障碍、脑出血及癫痫发作而出现较高的致残率和致死率。该类手术需大骨瓣开颅，而这有可能增加出血及撕破静脉窦的风险。也曾有过可致命的空气栓塞的报道。有研究比较了三种不同的半球切除术，发现侧半球切除术术中失血量、ICU停留时间及术后并发症的发生率均最低。功能性半球切除术的二次手术率最高，而行解剖半球切除术的患者住院时间最长，脑脊液分流率及术后发热率均最高。皮质发育不良的患者术中失血最多。术中需监测有创动脉血压及中心静脉压，应放置动脉置管和中心静脉导管。另外，应备好升压药及正性肌力药以对抗低心输出状态。

4. 迷走神经刺激器植入术

难治性癫痫患者又不适于行癫痫灶切除术者可施行迷走神经电刺激（vagus nerve stimulation，VNS）植入术。VNS产生电搏动，通过埋置的电线，到达包裹迷走神经节的电极，从而调节脑内电活动。可减少癫痫发作频率，作用机制包括激活边缘系统、蓝斑核和海马。

通常在气管插管全麻下进行VNS植入，麻醉管理原则参考癫痫患者的管理原则。术前常规服用抗癫痫药物，应考虑到术前和术中使用抗癫痫药物可能会出现嗜睡和术后苏醒延迟。术毕避免呛咳，因为会引起出血和脑脊液漏。因过度通气可能会诱发癫痫发作，所以VNS植入术中应保持正常通气量，避免低氧血症和低 CO_2 血症。术中由于手术刺激迷走神经和颈动脉，可能发生心动过缓、房室传导阻滞以及血压波动，处理措施包括暂停手术、静脉注射阿托品/肾上腺素等药物。如果术中应用了超短效镇痛药，术后应该及时使用长效镇痛药。麻醉医师应该警惕恢复阶段患者的意识改变可能意味着癫痫发作、出血或者血肿形成。癫痫手术后轻微并发症的发生率是5.1%～10.9%，包括语言、记忆、运动和视觉缺失。

二、疼痛的外科治疗

（一）三叉神经痛

三叉神经痛是一种罕见疾病，大多数在50岁以后起病。总患病率＜0.1%，发病率随着年龄增加逐渐上升，女性患者多于男性患者。国际头痛疾病分类（International Classfication of Headache Disorder）第3版将三叉神经痛分为由神经血管性压迫引起的经典型和由一些其他情况引起的两类。经典型三叉神经痛即疼痛症状典型，同时又有影像学支持血管压迫的三叉神经痛。较为常见的继发因素有听神经瘤、脑膜瘤、表皮样囊肿等。

三叉神经痛的病理生理机制复杂，临床表现多为反复发作、突发突止的电击样疼痛，位于三叉神经的一条或多条分支分布区，通常由非伤害性刺激诱发，如咀嚼、讲话、微笑、刷牙、饮水等，可伴自主神经症状，如流泪、结膜充血、流涕等。慢性病程、进行性加重，存在间歇性症状缓解期，偶见双侧疼痛，可呈周期性发作。辅助检查可利用影像学检查如头部计算机体层成像、磁共振成像等方法明确颅内病变及血管神经解剖学关系，也可利用电生理检测鉴别其是否为经典型三叉神经痛。在鉴别诊断方面，应注意与可能引起三叉神经分布区域疼痛的其他原因相鉴别，如带状疱疹、创伤等引起的三叉神经病变，同时应注意与牙源性疼痛、丛集性头痛等其他头面部疼痛相鉴别。

三叉神经痛在病因明确前、暂不考虑外科手术时，可选择药物治疗。目前，经典型三叉神经痛的一线治疗药物首选卡马西平，根据患者耐受情况由起始量 100~200 mg，一次两次，逐渐增加至维持量 600~800 mg/d，最大量为 1200 mg/d。若疼痛缓解，可考虑逐渐减量。卡马西平的药物不良反应常见嗜睡、头晕、恶心、腹泻、呕吐、低钠血症、瘙痒、皮疹，共济失调、复视、头痛等；较为严重的罕见并发症见于粒细胞缺乏、再生障碍性贫血、Stevens-Johnson 综合征、中毒性表皮坏死松解症、肝衰竭等。对于不适用卡马西平的患者，可选择奥卡西平，其耐受性更好，且药物相互作用风险降低。奥卡西平的起始剂量为 600 mg/d，每日分 2 次给药。根据患者耐受情况，可每 3 日增加 300 mg，直至达到总剂量 1200~1800 mg/d。与卡马西平相同，对于具有遗传风险的亚裔人群，建议在开始治疗前检测 *HLA-B*15：02* 等位基因，携带该等位基因患者不应使用奥卡西平和卡马西平，除非评估获益明确超过风险。奥卡西平的不良反应与卡马西平类似。对于一线药物治疗无效或无法耐受的三叉神经痛患者，目前有少量证据支持使用巴氯芬、拉莫三嗪、匹莫齐特、加巴喷丁、普瑞巴林、苯妥英钠等辅助用药。肉毒素注射亦可能对三叉神经痛患者有益。

在功能神经外科手术治疗方面，需针对个体差异评估手术适应证。如存在三叉神经痛的继发因素，如颅内占位，则需要手术切除病变组织。针对经典型三叉神经痛的手术治疗，目前认为三叉神经注射/射频术、经皮半月神经节手术、伽马刀放射手术、血管减压术等均存在一定疗效，下面进行简单介绍。

（1）三叉神经注射/射频术：经皮穿刺，使用局部麻醉药物等进行三叉神经分支或半月神经节周围注射，阻断神经纤维传导，达到止痛效果。亦可利用脉冲射频技术对三叉神经进行调制，不良反应为三叉神经覆盖区域感觉缺失。

（2）三叉神经半月神经节毁损术：常用的方法有射频热凝、球囊压迫和无水乙醇/甘油毁损。在透视引导下经卵圆孔穿过一根套管，随后使用射频热凝、机械球囊压迫或甘油等化学物质损毁三叉神经节或三叉神经根，90% 左右的患者均可获得初步缓解，但存在疼痛复发风险。围术期常见并发症为脑膜炎、三叉神经支配区感觉缺失等。由于此类方法创伤小、风险低，适用于年老体衰、有系统疾病者。

（3）三叉神经立体定向放射外科治疗：即采用 γ 射线破坏三叉神经颅内段神经纤维，对于半月神经节毁损效果不佳。采用立体定向框架和 MRI 进行照射束定向，使用剂量为 70~90 Gy，可导致轴突变性和坏死。此疗效多有 1 个月的滞后期。术后患者可出现面部感觉障碍。

（4）三叉神经微血管减压术：如影像学检查发现三叉神经根部存在血管压迫，则可考虑三叉神经微血管减压术，从三叉神经处移除、分隔多种血管结构，通常为扩张的小脑上动脉。此术式为显微外科手术，疗效显著，常见并发症为无菌性脑膜炎、脑脊液漏、脑卒中或血肿。

（5）三叉神经感觉根部分切断术：对三叉神经的分支行切断术，包括眶上神经、眶下神经、牙槽神经、舌神经等，止痛效果较为确切，不良反应为三叉神经覆盖区域感觉缺失。

（二）面肌痉挛

面肌痉挛多局限于单侧，为面部肌肉间断性不自主阵挛性抽动，分为精神性面肌痉挛和器质性面肌痉挛。精神性面肌痉挛是由于精神因素引发的面肌不自主抽搐，本部分重点介绍器质性面肌痉挛。器质性面肌痉挛又可分为继发性面肌痉挛与原发性面肌痉挛。贝尔面瘫、面神经损伤、桥小脑脚占位性病变、动脉瘤、后颅窝畸形等为继发性面肌痉挛的常见病因。原发性面肌痉挛假说众说纷纭，有学者认为面神经脱髓鞘病变和血管压迫为引起该病的两个必要条件。面肌痉挛多中年后起病，发病早期多为眼轮匝肌间歇性抽动，后逐渐缓慢扩散至一侧面部其他肌肉，以口角抽搐最为明显，严重时可累及同侧颈阔肌。紧张、疲倦、紧张时抽搐加重，入睡后停止，少数患者可伴有面肌轻度瘫痪及耳鸣。影像学检查可协助排除颅内是否有占位性病变及颅内血管性病变等继发因素，并协助观察面神经根部与血管之间的关系。一些特殊的电生理检查亦可帮助诊断。正确诊断是面肌痉挛治疗成功的前提条件。在鉴别诊断方面，需与癫痫、Meige 综合征、抽动症、功能性睑痉挛、锥体外系疾病等加以鉴别。

面肌痉挛的治疗策略包括解除继发性面肌痉挛患者的继发因素，以及治疗精神性面肌痉挛患者的致病精神因素，其中暗示疗法对于精神性面肌痉挛具有积极的治疗效果。对于原发性器质性面肌痉挛，治疗策略包括药物治疗、肉毒素注射治疗、手术治疗等。常用药物包括抗癫痫药物、镇静药物等，通常适用于疾病初期症状较轻的患者。肉毒素能够作用于神经肌肉接头处的突触前受体，阻断神经递质的传递，抑制乙酰胆碱释放，导致肌肉松弛性麻痹，缓解肌肉痉挛，创伤小、安全系数高，对大部分患者疗效显著，常见不良反应为面部表情肌无力。外科显微血管减压术因其安全、有效也被广泛应用于临床。此外，电刺激疗法、射频术、局部注射阿霉素即化学性面神经根切断术等也被认为是治疗面肌痉挛的有效方法，且临床应用较为安全。

三、锥体外系的立体定向治疗

（一）锥体外系疾病

广义上的锥体外系是指锥体系以外所有躯体运动的传导通路，包括皮质-纹状体系和皮质-脑桥-小脑系两个系统。其主要功能是调节肌张力、配合锥体系协调随意运动、维持姿态平衡、担负半自动的刻板运动和反射性运动等。锥体系与锥体外系两者不可截然分割，功能是协调一致的。狭义上的锥体外系主要指纹状体，包括纹状体（尾状核、壳核和苍白球）、红核、黑质及底丘脑核，总称基底节。

锥体外系疾病即运动障碍性疾病，是一组以大脑基底节为主的锥体外系病理改变引致的独特的运动疾患病，日常常见症状为特发性震颤、扭转痉挛等。

（二）常见的锥体外系疾病以及药物治疗方案

1. 帕金森病和帕金森综合征

原发性帕金森病，简称帕金森病（Parkinson's disease，PD），又名震颤麻痹，是一种神经系统变性疾病，主要病理改变为黑质多巴胺能神经元进行性退变和路易小体形成，导致纹状体多巴胺递质减少。帕金森病的典型发病年龄通常在 40～70 岁，男性略多，起病隐袭，发病缓慢，主要临床特征为运动迟缓、静止性震颤、肌强直、姿势和步态异常，同时伴各种非运动症状，如嗅觉障碍、便秘、睡眠障碍等。诊断主要依靠详尽的病史和完整的神经系统体格检查，目前尚无确诊的特异检查。

帕金森病根据临床特征可分为 3 型。①震颤型：主要以肢体震颤为主，肌肉强直很轻或不明显；②强直型：主要以肌肉僵硬、强直表现为主，可以没有震颤或伴轻微震颤；③混合型：同时有肢体震颤和肌肉强直的表现，即震颤-强直型或强直-震颤型，此型占帕金森病的大多数。根据起病年龄又可分出早发型帕金森病（发病年龄≤50 岁）和晚发型帕金森病（发病年龄＞50 岁）。

继发性帕金森又称帕金森综合征，是由多种病因引起的一种常见的具有帕金森症状的锥体外系综合征，病因包括药物、感染、中毒、脑血管病、外伤等。其临床特点具备下列四大主症中两项以上：①静止性震颤；②肌僵直；③运动减少或缓慢；④姿势反射消失。

帕金森综合征鉴别诊断的关键在于了解病史的基础上结合不同疾病的临床特征：①血管性帕金森综合征患者有高血压、动脉硬化及卒中史，症状对称，以下肢步态障碍较突出，震颤少见，常伴锥体束征；②药物诱导的帕金森综合征患者常正在服用丁苯那嗪、利血平、甲基多巴、氟桂利嗪和桂利嗪等药物；③正常压力脑积水可出现步态障碍，常伴认知障碍和尿失禁，影像学常显示脑室扩大，腰穿放液后症状减轻有助于鉴别。

治疗帕金森的常用口服药物如**表 5-11** 所示。

表 5-11 抗帕金森病药物的应用及注意事项

药物种类	药物名称	用法用量	不良反应	注意事项
复方左旋多巴	左旋多巴	起始剂量：125～187.5 mg/d；有效剂量：375～750 mg/d；最大剂量：1000 mg/d；服药次数：3～4次/d	运动并发症、恶心、呕吐、食欲减退、体位性低血压、心律失常、精神障碍	餐前1 h或餐后1.5 h服用，避免突然停药；对左旋多巴过敏、消化道溃疡、严重心律失常及心力衰竭、严重精神疾患、惊厥史、闭角型青光眼、孕妇及哺乳期妇女禁用
多巴胺受体激动剂（DAs）	普拉克索	起始剂量：0.375 mg/d；有效剂量：1.50～2.25 mg/d；最大剂量：4.5 mg/d；服药次数：3次/d	恶心、呕吐、便秘、低血压、外周水肿、眩晕、嗜睡、失眠、幻觉、精神错乱、冲动控制障碍	小剂量开始，逐渐增加剂量。与左旋多巴联用时，应根据运动症状控制效果，调整左旋多巴剂量。避免突然撤药，与抗精神病物合用易引起帕金森综合征，抗高血压药利血平、H_2 受体拮抗剂以及三环和四环类抗抑郁药联用会降低疗效

药物种类	药物名称	用法用量	不良反应	注意事项
单胺氧化酶B型抑制剂（MAO-BI）	司来吉兰	起始剂量：5 mg/d；有效剂量：5~10 mg/d；最大剂量：10 mg/d；服药次数：2次/d	恶心、肝酶升高、意识模糊、运动异常、心动过缓、与左旋多巴联用可能会增强左旋多巴不良反应	有胃及十二指肠溃疡、不稳定高血压、心律失常、心绞痛或精神病患者慎用；禁止与MAO抑制剂联用；禁止与SSRIs、SNRIs以及三环类抗抑郁药联用
抗谷氨酸能药物	金刚烷胺	50~100 mg/次，2~3次/d	头昏、恶心、食欲减退、失眠、噩梦、白细胞减少、体位性低血压、下肢网状青斑和踝部水肿	肾功能不全、癫痫、严重胃溃疡、肝病患者慎用，哺乳期妇女禁用

2. 亨廷顿病

亨廷顿舞蹈症（Huntington chorea），又称为亨廷顿病（Huntington disease，HD）、慢性进行性舞蹈病，是由于第4号染色体基因突变导致的大脑变性疾病，为常染色体显性遗传，即无论父亲还是母亲为患者，其子女的患病率都为50%，故每代均有发病者。

本病的病理学特征为脑内广泛的神经元变性，可见不同程度的脑萎缩，脑重量与正常脑相比减少约30%。主要的病理改变位于基底节和大脑皮质，其中尾状核的萎缩最明显，尾状核萎缩导致双侧侧脑室前角扩大，壳核、苍白球也有不同程度的萎缩。

本病好发于30~40岁，也可见于儿童和老年人，男女无明显差异。起病隐袭，逐渐进展，主要临床特征是舞蹈样动作和进行性认知障碍。临床表现包括：①锥体外系症状，如全身的舞蹈样不自主运动，首发症状多始于颜面部及上肢，表现为皱眉、挤眼、咧嘴等，上肢出现舞蹈样动作，以后逐渐扩展至全身；患者的舞蹈样动作常以肢体近端和躯干部为重，行走时上肢、腿部的异常运动如同跳舞一样；患者往往精细动作困难、动作笨拙；到疾病晚期舞蹈样动作逐渐减少，可以出现帕金森病样表现，如运动减少、肌张力增高、动作缓慢等。②认知障碍和精神症状认知障碍，早期表现为记忆力减退、注意力不集中，反应减慢，对事物缺乏判断力，言语缓慢、不流利；精神障碍早期常见有失眠、焦虑、抑郁、恐惧、性格改变；随病情进展，还可出现幻觉、妄想、烦躁、易怒、有冲动行为等，自杀倾向也不罕见；晚期认知障碍和智力减退逐渐加重，终致痴呆。

目前对于本病尚无有效的治疗措施。控制舞蹈症状可应用多巴胺受体阻滞剂如氟哌啶醇、氯丙嗪、奋乃静、硫必利，此外还可应用利血平、毒扁豆碱、异烟肼、丙戊酸钠、丁苯那嗪等；有抑郁症状者，宜给予抗抑郁药物治疗；有精神症状者，应给予抗精神病药物（氯氮平、利培酮等）治疗。

3. 肌张力障碍

肌张力障碍是以颈、躯干、四肢近端为主的部分或全身肌肉缓慢、持续、强烈、不规则的扭转样不自主运动，造成一种难以模仿的异常姿势。根据疾病的发展程度，分为肌张力障碍运动、肌张力障碍姿势及扭转痉挛三个时期。按病因分类可分为：①原发性肌张力障碍（畸形性肌张力障碍）：病因不明，部分属常染色体显性或隐性遗传，但大部分为散发性。②继发性肌张力障碍：包括由核黄疸或吩噻类、双羟苯丙氨酸等药物引起的中毒性或药物诱导性肌张力障碍，大脑梗死、出血引起的血管性肌张力障碍，产伤引起的外伤性肌张力障碍或肝豆状核变性引起的代谢性肌张力障碍。③局限型或异型如痉挛性斜颈、书写痉挛等。

4. 其他锥体外系疾病

常见的有特发性震颤（家族性或散发型）、多发性抽动症、颤搐等。

（三）脑深部电刺激术的麻醉

近年随着功能性立体定向神经外科的迅速发展，以往依靠药物治疗的各类锥体外系疾病，包括帕金森病、特发性震颤、肌张力障碍等，如果出现口服药物疗效减退或发生运动并发症，可以选择脑深部电刺激术（deep brain stimulation，DBS）进行治疗，即在脑内核团或特定脑区植入刺激电极，通过脉冲电刺激调控相关核团或脑区的功能，达到改善症状的目的，因此DBS也被称为"脑起搏器"。DBS手术主要包括两个步骤：①患者可在病房、手术室或者磁共振室内，在局麻监测、头皮神经阻滞或者清醒镇静麻醉下，安装调试头架，进行头部MRI扫描，并植入、调试脑内电极；②患者进入手术室，在全身麻醉下将由电池供电的脉冲发生器埋置在锁骨下或腹部的皮下，二者之间通过延长线相连接。后期将神经刺激器调节至最佳频率改善患者症状，并控制相关不良反应。

1. 术前评估和准备

术前访视过程中应关注以下方面：①患者基础疾病（帕金森病、肌张力障碍、癫痫、慢性疼痛等）的病情程度、治疗用药及其与麻醉药物间的相互作用、停药后可能发生的情况，必要时与神经内科会诊，确定治疗用药的剂量及是否停药。②合并症及其治疗情况：围术期高血压增加术中颅内出血的风险，所以应详细了解合并高血压患者的血压控制情况及治疗用药，手术当日可使用 β 受体阻滞剂等药物避免术中血压过高。术前和术后应尽可能停止抗血小板治疗。慢性抗凝治疗不应作为手术禁忌，但须在围术期关注凝血状态。严重的帕金森病患者可能出现严重但无症状的吞咽困难，容易发生误吸。③呼吸道评估：因为部分手术操作时，患者需使用头架固定头部，麻醉医生难以进行气道操作，所以即使在清醒状态下也应仔细、全面地评估气道，制订气道管理的方案和计划，尤其对术前合并阻塞性睡眠呼吸暂停的患者更应重视。

2. 局部麻醉和镇静处理

DBS术的第一步即安装调试头架、头部MRI扫描以及植入调试脑内电极，通常可在局麻监测和（或）神经阻滞下完成，例如眶上神经阻滞和枕大神经阻滞等。术中患者应采取合适的体位，寰枕关节伸展以利于气道通畅；下肢弯曲，在头颈抬起至坐位的时候仍保持稳定性。密切监测血压，必要时可使用血管活性药维持血压稳定。可以通过鼻导管或面罩吸氧，有阻塞性睡眠呼吸暂停的患者可采用术中持续正压通气。

如患者过度紧张，可给予适当镇静，但应选择短效、停药后作用迅速消失、对术中微电极记录（microelectrode recordings，MERs）影响小的药物，并避免在MERs和刺激测试时停止使用。目前常用药物有丙泊酚 $50\,\mu g/(kg\cdot min)$、阿片类药物如芬太尼 $50\sim80\,\mu g$、舒芬太尼

2.5 ~ 5μg、瑞芬太尼 0.03 ~ 0.05μg/（kg·min）以及右美托咪啶 0.3 ~ 0.6μg/（kg·h）。由于大剂量镇静用药和镇痛药可能造成呼吸和循环抑制，而术中头架限制了麻醉医生对患者气道的管理，同时电极刺激效果的判断要求患者处于清醒、依从和配合状态，所以应避免中、重度镇静。

3. 全身麻醉

如患者恐惧清醒手术、慢性疼痛综合征、癫痫、严重的停药后震颤、严重肌张力障碍以及儿童，则需要全身麻醉。应选择对 MERs 和刺激测试影响小的药物。此外，手术第二步，即植入脉冲发生器，更换起搏器电池以及将 DBS 与植入起搏器连接过程，需要在头皮下以及颈部打通皮下隧道，手术刺激较大，通常需要全麻下完成。

麻醉诱导：丙泊酚 1 ~ 2 mg/kg 或依托咪酯 0.3 ~ 0.4 mg/kg+ 芬太尼 25μg/kg 或舒芬太尼 0.3 ~ 0.5μg/kg+ 维库溴铵 0.08 ~ 0.1 mg/kg 或罗库溴铵 0.6 ~ 0.9 mg/kg 均可满足喉罩置入或气管插管。麻醉维持：丙泊酚复合瑞芬太尼全凭静脉麻醉（TIVA）或靶控输注（TCI）或复合使用 0.2 ~ 0.4 MAC 的七氟烷或地氟烷。需要注意的是，DBS 手术患者的基础疾病及治疗用药可能影响患者的血流动力学状态和麻醉药物的药代动力学，所以在全麻时应加强监测及用药个体化。

4. 并发症的预防和处理

麻醉医生应加强生命体征的监测，及时发现并发症并迅速治疗。DBS 术中并发症的发生率为 12% ~ 16%，常见的有如下几种。

（1）静脉气体栓塞（venous air embolism，VAE）：临床指征包括突发剧烈咳嗽、$P_{ET}CO_2$ 迅速降低以及无法解释的低氧血症和低血压。预防措施包括降低头部位置，适当补液。若发生 VAE 应迅速将患者置于头低脚高体位、止血、盐水冲洗术野、在暴露颅骨边缘应用骨蜡阻止气体进一步进入以及中心静脉导管抽出气体，同时应快速静脉补液并使用血管活性药维持组织灌注。

（2）体位性低血压：多由抗帕金森药物引起，也可因麻醉药的扩血管作用、围术期低血容量以及自主神经功能紊乱而加重。处理措施：维持适当的麻醉深度避免麻醉过深，补充容量，维持有效循环血量，使用血管活性药等。

（3）上呼吸道梗阻：过度镇静、体位不当、颅内出血导致的意识障碍均可引起上呼吸道梗阻。此外，患者的基础疾病尤其是帕金森病，可引起呼吸肌功能不良造成限制性通气功能障碍、上呼吸道梗阻、构音障碍以及阻塞性睡眠呼吸暂停，术中应密切观察患者的血氧饱和度，必要时调整体位或置入喉罩进行气道管理。

（4）高血压：术前高血压控制不良、术中焦虑等因素均可以引起围术期高血压。因其可能引起颅内出血，所以在继续术前降压药物治疗的基础上，可以给予适当镇静药物，或者使用血管活性药物，将收缩压控制在 140 mmHg 以内或不高于基线水平的 20%。

（5）神经系统并发症：表现为意识或言语障碍，包括疲劳、药物戒断、震颤、颅内出血或气颅。局灶性抽搐可以初始使用小剂量咪达唑仑和（或）丙泊酚，等症状控制后再手术。颅内出血是严重的并发症，会导致永久性神经功能损伤，需迅速处理和进一步治疗。

（四）合并亨廷顿病患者的麻醉注意事项

亨廷顿病患者由于延髓麻痹、咽喉部肌肉功能障碍，会出现构音障碍、吞咽困难、饮水呛咳等，容易发生误吸、窒息、吸入性肺炎等并发症。为避免误吸，术前应严格禁食和禁饮，采用快速顺序诱导麻醉，术后应待患者完全清醒后拔除气管导管或保留气管导管。另外，本病患者也存在呼吸暂停延长、颤抖、全面强直阵挛、对麻醉药物（如巴比妥类、琥珀酰胆碱）反应异常、对咪达唑仑高度敏感的情况，围术期容易出现相关并发症。

很多亨廷顿病患者口服抗精神病药物、抗抑郁药、苯二氮䓬类药物、抗癫痫药物等。麻醉科医师应知晓这些药物与麻醉用药之间的相互作用。围术期还应避免应用加重舞蹈症状的药物，如作用于中枢多巴胺受体的促动力药甲氧氯普胺等。理论上，全麻可能会加重精神症状，导致术后兴奋、舞蹈动作和精神错乱。术前、术中不能停用抗精神病药物。

通常情况下，应用丙泊酚全麻诱导是安全的，有报道认为此类患者对巴比妥类药物和苯二氮䓬类药物敏感性增加。对于这类疾病患者，麻醉诱导药物剂量不能过大，否则可能导致苏醒延迟。有报道亨廷顿病患者血浆胆碱酯酶水平较低，应用琥珀酰胆碱时发生肌肉麻痹的时间延长。非去极化神经肌肉阻滞剂尚未见报道导致肌肉麻痹、苏醒延迟等异常反应。低剂量罗库溴铵是安全的，可以选用丙泊酚、瑞芬太尼全凭静脉麻醉，利于快速苏醒。

（许楠　陈思　申乐）

参考文献

［1］韩如泉，王保国，王国林. 神经外科麻醉学［M］. 北京：人民卫生出版社，2018.

［2］COTTRELL J E, PATEL P. Neuroanesthesia［M］. Amsterdam: Elsevier, 2017.

［3］BAJWA S J, KAUR G. Endocrinopathies: The current and changing perspectives in anesthesia practice［J］. Indian J Endocrinol Metab, 2015, 19: 462-469.

［4］NAIR A S, NIRALE A M, SRIPRAKASH K, et al. Dilated cardiomyopathy in acromegaly: Case report and anesthesia management［J］. Anesth Essays Res, 2013, 7: 411-414.

［5］GLEZER A, BRONSTEIN M D. Pituitary apoplexy: pathophysiology, diagnosis and management［J］. Arch Endocrinol Metab, 2015, 59: 259-264.

［6］JOHNSTON P C, HAMRAHIAN A H, WEIL R J, et al. Pituitary tumor apoplexy［J］. J Clin Neurosci, 2015, 22: 939-944.

［7］KUMARESAN A, KASPER E, BOSE R. Anesthetic management of supratentorial tumors［J］. Int Anesthesiol Clin, 2015, 53(1): 74-86.

［8］VUTSKITS L. General anesthetics in brain injury: friends or foes?［J］. Curr Pharm Des, 2014, 20 (26): 4203-4210.

［9］SHANDER A, FLEISHER L A, BARIE P S, et al. Clinical and economic burden of postoperative pulmonary complications: patient safety summit on definition, risk-reducing interventions, and preventive strategies［J］. Crit Care Med, 2011, 39(9): 2163-2172.

［10］HANKEY G J. The global and regional burden of stroke［J］. Lancet Glob Health, 2013, 1(5): e239-e240.

［11］ZHOU M, WANG H, ZENG X, et al. Mortality, morbidity, and risk factors in China and its provinces, 1990-

2017: a systematic analysis for the Global Burden of Disease Study 2017［J］. Lancet, 2019, 394(10204): 1145-1158.

［12］《中国脑卒中防治报告2018》编写组. 我国脑卒中防治仍面临巨大挑战——《中国脑卒中防治报告2018》概要［J］. 中国循环杂志, 2019, 34(2): 105-119.

［13］中华医学会神经病学分会, 中华医学会神经病学分会脑血管病学组. 中国脑出血诊治指南(2019)［J］. 中华神经科杂志, 2019, 52(12): 994-1005.

［14］李浩, 张帆, 刘文科, 等. 高血压脑出血手术适应证分析及疗效探讨［J］. 中华神经外科杂志, 2011, 27(3): 240-243.

［15］XI G, KEEP R F, HOFF J T. Mechanisms of brain injury after intracerebral hemorrhage［J］. Lancet Neurol, 2006, 5(1): 53-63.

［16］KAZUI S, NARITOMI H, YAMAMOTO H, et al. Enlargement of spontaneous intracerebral hemorrhage. Incidence and time course［J］. Stroke, 1996, 27(10): 1783-1787.

［17］DOWLATSHAHI D, DEMCHUK A M, FLAHERTY M L, et al. Defining hematoma expansion in intracerebral hemorrhage: relationship with patient outcomes［J］. Neurology, 2011, 76(14): 1238-1244.

［18］ARIESEN M J, CLAUS S P, RINKEL G J, et al. Risk factors for intracerebral hemorrhage in the general population: a systematic review［J］. Stroke, 2003, 34(8): 2060-2065.

［19］O'DONNELL M J, XAVIER D, LIU L, et al. Risk factors for ischaemic and intracerebral haemorrhagic stroke in 22 countries (the INTERSTROKE study): a case-control study［J］. Lancet, 2010, 376(9735):112-123.

［20］GONZÁLEZ-DUARTE A, CANTÚ C, RUÍZ-SANDOVAL J L, et al. Recurrent primary cerebral hemorrhage: frequency, mechanisms, and prognosis［J］. Stroke, 1998, 29(9): 1802-1805.

［21］KURAMATSU J B, BIFFI A, GERNER S T, et al. Association of surgical hematoma evacuation vs conservative treatment with functional outcome in patients with cerebellar intracerebral hemorrhage［J］. JAMA, 2019, 322(14): 1392-1403.

［22］FALLENIUS M, SKRIFVARS M B, REINIKAINEN M, et al. Spontaneous intracerebral hemorrhage［J］. Stroke, 2019, 50(9): 2336-2343.

［23］YAO Z, MA L, YOU C, et al. Decompressive Craniectomy for spontaneous intracerebral hemorrhage: a systematic review and meta-analysis［J］. World Neurosurg, 2018, 110: 121-128.

［24］XU X, ZHENG Y, CHEN X, et al. Comparison of endoscopic evacuation, stereotactic aspiration and craniotomy for the treatment of supratentorial hypertensive intracerebral haemorrhage: study protocol for a randomized controlled trial［J］. Trials, 2017, 18(1): 296.

［25］HEMPHILL J C 3RD, GREENBERG S M, ANDERSON C S, et al. Guidelines for the management of spontaneous intracerebral hemorrhage: a guideline for healthcare professionals from the American Heart Association/American Stroke Association［J］. Stroke, 2015, 46(7): 2032-2060.

［26］ZHENG J, LI H, GUO R, et al. Minimally invasive surgery treatment for the patients with spontaneous supratentorial intracerebral hemorrhage (MISTICH): protocol of a multi-center randomized controlled trial［J］. BMC Neurol, 2014, 14: 206.

［27］MENDELOW A D. Surgical trial in intracerebral haemorrhage (S.T.I.C.H)［J］. Acta Neurochir Suppl, 2000, 76: 521-522.

［28］游潮, 李浩. 进一步重视和规范高血压脑出血的外科治疗［J］. 中华神经外科杂志, 2011, 27(8): 757-758.

［29］ 高永涛,刘红林,陈小兵,等.基底节区脑出血破入脑室的治疗方法［J］.中华神经外科疾病研究杂志,2014,13(3):268-269.

［30］ 张施远,曾春,蒋永明,等.重型脑室出血并铸型的不同手术方式临床分析［J］.中国临床神经科学,2015,23(4):450-453.

［31］ 周良辅,陈衔城,毛颖.现代神经外科学［M］.2版.上海:复旦大学出版社,2015.

［32］ 段国升,朱诚.手术学全集(第二版):神经外科手术学［M］.北京:人民军医出版社,2004.

［33］ MILLER R D, COHEN N H, ERIKSSON L I,等.米勒麻醉学(第8版)［M］.邓小明,曾因明,黄宇光,主译.北京:北京大学医学出版社,2016.

［34］ 邓小明,姚尚龙,于布为,等.现代麻醉学［M］.4版.北京:人民卫生出版社,2014.

［35］ BUTTERWORTH J F, MACKEY D C, WASNICK J D.摩根临床麻醉学(第6版)［M］.王天龙,刘进,熊利泽,译.北京:北京大学医学出版社,2020.

［36］ JAFFE R A, SAMUELS S L.斯坦福临床麻醉全书［M］.陈宁,韩建阁,主译.天津:天津科技翻译出版公司,2005.

［37］ PINO R M.麻省总医院临床麻醉手册［M］.王俊科,马虹,张铁铮,主译.北京:科学出版社,2018.

［38］ 韩如泉,李淑琴.临床麻醉系列丛书:神经外科麻醉分册［M］.北京:北京大学医学出版社,2010.

［39］ 熊利泽.西京麻醉科临床工作手册［M］.西安:第四军医大学出版社,2012.

［40］ 中华医学会麻醉学分会神经外科麻醉学组.中国颅脑疾病介入治疗麻醉管理专家共识［J］.中华医学杂志,2016,96(16):1241-1246.

［41］ 赵继宗,周良辅,周定标,等.神经外科学［M］.北京:人民卫生出版社,2007.

［42］ 吴承运,刘玉光.临床神经外科学［M］.2版.北京:人民卫生出版社,2017.

［43］ 凌峰,李铁林.介入放射神经影像学［M］.北京:人民卫生出版社,2002.

［44］ 王忠诚.王忠诚神经外科学［M］.武汉:湖北科学技术出版社,2005.

［45］ MAZZONI P, PEARSON T S, ROWLAND L P. Merritt 神经病学手册(原书第2版·翻译版)［M］.李军杰译.北京:科学出版社,2010.

［46］ 马廉亭.介入神经外科学［M］.武汉:湖北科学技术出版社,2003.

［47］ 郭曲练,姚尚龙.临床麻醉学［M］.4版.北京:人民卫生出版社,2016.

［48］ LEVINE W C.麻省总医院临床麻醉手册(原书第8版)［M］.王俊科,于布为,黄宇光,主译.北京:科学技术出版社,2012.

［49］ HEITMILLER E S, SCHWENGEL D A.约翰·霍普金斯麻醉学手册［M］.黄宇光主译.北京:人民军医出版社,2013.

［50］ 中华医学会麻醉学分会神经外科麻醉学组.中国颅脑疾病介入治疗麻醉管理专家共识［J］.中华医学杂志,2016,96(16):1241-1246.

［51］ 周良辅.现代神经外科学［M］.2版.上海:复旦大学出版社,2015.

［52］ 段国升,朱诚.神经外科手术学［M］.2版.北京:人民军医出版社,2004.

［53］ 凌峰,李铁林.介入放射神经影像学［M］.1版.北京:人民卫生出版社,2002.

［54］ 赵继宗.神经外科学［M］.北京:人民卫生出版社,2014.

［55］ ARNAUTOVIĆ K I, GOKASLAN Z L. Spinal Cord Tumors［M］. Cham: Springer International Publishing AG, 2019.

［56］ ELIA-PASQUET S, PROVOST D, JAFFRÉ A, et al. Incidence of central nervous system tumors in Gironde, France［J］. Neuroepidemiology, 2004, 23(3):110-117.

［57］ GOTTFRIED O N, GLUF W, QUINONES-HINOJOSA A. Spinal meningiomas: surgical management and outcome［J］. Neurosurgical Focus, 2003, 14(6):e2.

［58］ RAVINDRA V M, SCHMIDT M H. Management of Spinal Meningiomas［J］. Neurosurg Clin N Am, 2016, 27(2): 195-205.

［59］ DAVARSKI A, KITOV B, APOSTOLOV G, et al. Correlations between preoperative clinical factors and treatment outcome of spinal meningiomas-A retrospective study of a series of 31 cases［J］. Surg Neurol Int, 2021, 12:236.

［60］ APOSTOLOV G, KEHAYOV I, KITOV B. Clinical Aspects of Spinal Meningiomas: A Review［J］. Folia Med (Plovdiv), 2021, 63(1):24-29.

［61］ HONGO H, TAKAI K, KOMORI T, et al. Intramedullary spinal cord ependymoma and astrocytoma: intraoperative frozen-section diagnosis, extent of resection, and outcomes［J］. J Neurosurg Spine, 2018, 30(1):133-139.

［62］ MECHTLER L L, NANDIGAM K. Spinal cord tumors: new views and future directions［J］. Neurol Clin, 2013, 31(1): 241-268.

［63］ MAHER D, YUMUL R, HEMAYA E. Anesthetic management of an orthopedic patient with a suspected occult spinal cord tumor: a review of spinal cord coning［J］. J Neurosurg Anesthesiol, 2014, 26(4): 410-412.

［64］ American Society of Anesthesiologists Task Force on Perioperative Visual Loss, et al. Practice Advisory for Perioperative Visual Loss Associated with Spine Surgery 2019: An Updated Report by the American Society of Anesthesiologists Task Force on Perioperative Visual Loss, the North American Neuro-Ophthalmology Society, and the Society for Neuroscience in Anesthesiology and Critical Care［J］. Anesthesiology, 2019, 130(1): 12-30.

［65］ COX J B, WEAVER K J, NEAL D W, et al. Decreased incidence of venous thromboembolism after spine surgery with early multimodal prophylaxis: Clinical article［J］. J Neurosurg Spine, 2014, 21(4): 677-684.

［66］ HOSKING M P, MONGAN P D, PETERSON R E. removal of a large intrathoracic tumor in a child: neurogenic motor-evoked potential monitoring of spinal cord integrity and anesthetic management［J］. Anesth Analg, 1992, 74(3): 460-463.

［67］ BASU P S, ELSEBAIE H, NOORDEEN M H. Congenital spinal deformity: a comprehensive assessment at presentation［J］. Spine (Phila Pa 1976), 2002, 27(20): 2255-2259.

［68］ CHAN G, DORMANS J P. Update on congenital spinal deformities: preoperative evaluation［J］. Spine (Phila Pa 1976), 2009, 34(17): 1766-1774.

［69］ MISHRA S S, PANIGRAHI S, DHIR M K, et al. Tethered cord syndrome in adolescents: report of two cases and review of literature［J］. J Pediatr Neurosci, 2013, 8(1): 55-58.

［70］ Shang A J, Yang C H, Cheng C, et al. Microsurgical efficacy in 326 children with tethered cord syndrome: a retrospective analysis［J］. Neural Regen Res, 2019, 14(1): 149-155.

［71］ TAKADA T, HAYASHI M, MIYASHITA J, et al. Syringomyelia［J］. BMJ, 2017, 358: j3811.

［72］ KLEKAMP J, MADJID S. Syringomyelia: Diagnosis and Treatment［M］. Berlin: Springer, 2002.

［73］ PLURAD D, BLASCHKE G, JONES S, et al. A case of malignant hyperthermia in a child encountered during a humanitarian assistance mission to the Philippines［J］. Mil Med, 2008, 173(8): 805-808.

［74］ NORTON J. IONM Protocols［J］. J Clin Monit Comput, 2021, 35(5):957-958.

［75］ SUNDERLIN R J. IONM Troubleshooting in Spinal Procedures［J］. Neurodiagn J, 2021, 61(1): 11-26.

［76］ JIANG J Y, GAO G Y, FENG J F, et al. Traumatic brain injury in China［J］. Lancet Neurol, 2019, 18(3): 286-295.

［77］MOLLAYEVA T, MOLLAYEVA S, COLANTONIO A. Traumatic brain injury: sex, gender and intersecting vulnerabilities［J］. Nat Rev Neurol, 2018, 14(12): 711-722.

［78］MAAS A I, STOCCHETTI N, BULLOCK R. Moderate and severe traumatic brain injury in adults［J］. Lancet Neurol, 2008, 7(8): 728-741.

［79］CAPIZZI A, WOO J, VERDUZCO-GUTIERREZ M. Traumatic Brain Injury: An Overview of Epidemiology, Pathophysiology, and Medical Management［J］. Med Clin North Am, 2020, 104(2): 213-238.

［80］LELE A V, HOEFNAGEL A L, SCHLOEMERKEMPER N, et al. Perioperative Management of Adult Patients With External Ventricular and Lumbar Drains: Guidelines From the Society for Neuroscience in Anesthesiology and Critical Care［J］. J Neurosurg Anesthesiol, 2017, 29(3): 191-210.

［81］刘佰运,侯立军,张赛,等.中国成人重型颅脑损伤大骨瓣开颅手术标准技术专家共识［J］.中华神经创伤外科电子杂志, 2020, 6(2): 68-75.

［82］贺亚龙,刘文博.颅脑创伤后加重继发性脑损伤的危险因素防治专家共识［J］.临床神经外科杂志, 2020, 17(3): 241-249.

［83］CARNEY N, TOTTEN A M, O'REILLY C, et al. Guidelines for the Management of Severe Traumatic Brain Injury, Fourth Edition［J］. Neurosurgery, 2017, 80(1): 6-15.

［84］BRANDNER S, KELLERMANN I, HORE N, et al. Clinical Course Score (CCS): a new clinical score to evaluate efficacy of neurotrauma treatment in traumatic brain injury and subarachnoid hemorrhage［J］. J Neurosurg Anesthesiol, 2015, 27(1): 26-30.

［85］LEE J K, BRADY K M, DEUTSCH N. The Anesthesiologist's Role in Treating Abusive Head Trauma［J］. Anesth Analg, 2016, 122(6): 1971-1982.

［86］TOBIN J M, VARON A J. Review article: update in trauma anesthesiology: perioperative resuscitation management［J］. Anesth Analg, 2012, 115(6): 1326-1333.

［87］黄焕森,高崇荣.神经外科麻醉与脑保护［M］.河南科学技术出版社, 2012.

［88］中国医师协会神经外科医师分会,中国神经创伤专家委员会.中国颅脑创伤外科手术指南［J］.中华神经创伤外科电子杂志, 2015, 1(1): 59-60.

［89］中华医学会麻醉学分会. 2020版中国麻醉学指南与专家共识［M］.北京:人民卫生出版社, 2022.

［90］中国抗癫痫协会.临床诊疗指南癫痫病分册(2015修订版)［M］.北京:人民卫生出版社, 2015.

［91］FISHER R S, CROSS J H, FRENCH J A, et al. Operational classification of seizure types by the International League Against Epilepsy: Position Paper of the ILAE Commission for Classification and Terminology［J］. Epilepsia, 2017, 58(4):522-530.

［92］SCHEFFER I E, BERKOVICS S, CAPOVILLA G, et al. ILAE classification of the epilepsies:Position paper of the ILAE Commission for Classification and Terminology［J］. Epilepsia, 2017, 58(4):512-521.

［93］YOON H H, KWON II L, MATTSON R H, et al. Long-term seizure outcome in patients initially seizure-free after resective epilepsy surgery［J］. Neurology, 2003, 61(4):445-450.

［94］PAUL F, VEAUTHIER C, FRITZ G, et al. Perioperative fluctuations of lamotrigineserum levels in patients undergoing epilepsy surgery［J］. Seizure, 2007, 16(6):479-484.

［95］WIESER H G, HÄNE A. Antiepileptic drug treatment before and after selective amygdalohippoampectomy［J］. Epilepsy Res, 2003, 55(3):211-223.

［96］KWAN P, SPERLING M R. Refractory seizures: try additional antiepileptic drugs (after two have failed) or go directly to early surgery evaluation?［J］. Epilepsia, 2009, 50 Suppl 8:57-62.

［97］李勇杰.功能神经外科学［M］.北京:人民卫生出版社, 2018.

［98］CRUCCU G. Trigeminal Neuralgia［J］. Continuum (Minneap Minn), 2017, 23(2, Selected Topics in Outpatient Neurology):396-420.

［99］CRUCCU G, DI STEFANO G, TRUINI A. Trigeminal Neuralgia［J］. N Engl J Med, 2020, 383(8):754-762.

［100］Headache Classification Committee of the International Headache Society (IHS) The International Classification of Headache Disorders, 3rd edition［J］. Cephalalgia, 2018, 38(1):1-211.

［101］DI STEFANO G, LA CESA S, TRUINI A, et al. Natural history and outcome of 200 outpatients with classical trigeminal neuralgia treated with carbamazepine or oxcarbazepine in a tertiary centre for neuropathic pain［J］. J Headache Pain, 2014, 15(1):34.

［102］SHEEHAN J, PAN H C, STROILA M, et al. Gamma knife surgery for trigeminal neuralgia: outcomes and prognostic factors［J］. J Neurosurg, 2005, 102(3):434-441.

［103］ZAKRZEWSKA J M, AKRAM H. Neurosurgical interventions for the treatment of classical trigeminal neuralgia［J］. Cochrane Database Syst Rev, 2011(9):CD007312.

［104］ARIAI M S, MALLORY G W, POLLOCK B E. Outcomes after microvascular decompression for patients with trigeminal neuralgia and suspected multiple sclerosis［J］. World Neurosurg, 2014, 81(3-4):599-603.

［105］PRZYBYLOWSKI C J, COLE T S, BARANOSKI J F, et al. Radiosurgery for multiple sclerosis-related trigeminal neuralgia: retrospective review of long-term outcomes［J］. J Neurosurg, 2018:1-8.

［106］MARTIN S, TEO M, SUTTNER N. The effectiveness of percutaneous balloon compression in the treatment of trigeminal neuralgia in patients with multiple sclerosis［J］. J Neurosurg, 2015, 123(6):1507-1511.

［107］中华医学会, 中华医学会杂志社, 中华医学会全科医学分会, 等. 帕金森病基层诊疗指南(实践版·2019)［J］. 中华全科医师杂志, 2020, 19(1): 18-26.

［108］POSTUMA R B, BERG D, STERN M, et al. MDS clinical diagnostic criteria for Parkinson's disease［J］. Mov Disord, 2015, 30(12): 1591-1601.

［109］CHAUDHURI K R, HEALY D G, SCHAPIRA A H, et al. Non-motor symptoms of Parkinson's disease: diagnosis and management［J］. Lancet Neurol, 2006, 5(3): 235-245.

［110］STEBBINS G T, GOETZ C G, BURN D J, et al. How to identify tremor dominant and postural instability/gait difficulty groups with the movement disorder society unified Parkinson's disease rating scale: comparison with the unified Parkinson's disease rating scale［J］. Mov Disord, 2013, 28(5): 668-670.

［111］中华医学会神经病学分会帕金森病及运动障碍学组, 中国医师协会神经内科医师分会帕金森病及运动障碍学组. 中国帕金森病治疗指南(第四版)［J］. 中华神经科杂志, 2020, 53(12): 973-986.

第六章

小儿神经外科手术的精确麻醉

第一节　小儿中枢神经系统解剖、生理与麻醉

一、小儿中枢神经系统解剖和生理

（一）概论

儿科患者给神经麻醉医生和神经重症监护科医生带来了独特的挑战。儿童中枢神经系统的解剖学和生理学与成人患者有显著差异。由于儿童颅顶的软骨含量较高，其比成人更柔软、更柔韧。儿童颅顶的骨头也有丰富的血管供应，特别是婴幼儿患者。随着儿童患者的成长和成熟，中枢神经系统的解剖结构和生理反应发生了快速的变化，这也提出了进一步的挑战。本节回顾了需要麻醉的神经外科手术儿童的年龄相关的中枢神经系统生理学。

（二）囟门

婴儿在出生时有两个囟门，对医生来说，了解他们的自然过程是至关重要的，有助于认识到可能面临的挑战。后囟通常 1～2 cm，2 月龄时关闭。前囟通常 4～6 cm，4～26 月龄时关闭。应在患者直立位时检查囟门，触诊时应感到微凹，可扪及脉搏。

（1）稍微饱满的囟门可见于迷走神经活动如哭泣、咳嗽或呕吐，但饱满的囟门可能是颅内压升高的迹象，或是脑室-腹腔分流阻塞或功能不良的结果。

（2）囟门凹陷可能是脱水的迹象，或是脑室-腹膜分流过度引流的结果。严重脱水的婴儿有静脉窦血栓形成的风险，可能导致颅内压升高；在这种特殊的情况下，即使存在严重脱水，也可能观察到饱满的囟门。可采用无创趋势监测仪来评估颅内压增加引起的囟门饱满度。

（3）颅缝和囟门延迟或提前闭合可能是全身性疾病或遗传综合征的征兆，如甲状腺功能减退和颅缝早闭。

（三）颅内组成

颅骨可以比作一个坚硬的容器，含有几乎不可压缩的内容物。正常情况下，儿童大脑的颅内组成与成人相似，其中脑组织和间质液的体积占比为 80%，脑脊液（CSF）为 10%，血液为 10%。

在病理状态下，占位性病变如水肿、肿瘤、血肿或脓肿都改变了这些比例。19 世纪的 Monroe-kellie 假说指出，所有颅内体积的总和是恒定的。一个成分的增加必须伴随着其他成分的大致减少，除非头颅可以扩张以容纳更大的体积。未融合的颅缝和开放囟门的存在改变了 Monroe-kellie 原理，当其被应用于儿童时（图 6-1）。颅顶顺应性的增加降低了曲线的斜率，所以即使颅内体积增加很大，也不一定会观察到颅内压的快速增加。生长缓慢的肿瘤或者慢性出血时，可以通过囟门和颅缝扩张，使颅内体积代偿性增加，因此占位效应往往被掩盖。但是，颅内大量出血或者脑室梗阻引起颅内容积的急剧增加，则同成人一样，未成熟的颅骨无法代偿，可以引起致命的颅内高压。未融合的颅缝和开放的囟门并不能排除儿童患者在颅内容积和压力快速增加时出现脑疝。在非急性情况下，大脑可以通过细胞内脱水和间质液的减少来弥补颅内体积的病理增加。

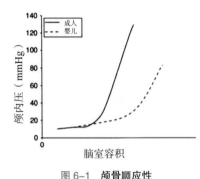

图 6-1　颅骨顺应性

注：婴儿颅骨顺应性增加（虚线）。

（四）脑脊髓液

在正常情况下，脑脊液的产生和吸收处于动态平衡状态。成人脑脊液的产生速率约为 0.35 mL/min 或 500 mL/天。成人平均有 100～150 mL 的脑脊液分布在整个大脑和蛛网膜下腔。脑脊液在成人和儿童中占颅内容积的百分比相似。虽然儿童的实际脑脊液体积较小，但脑脊液的日产量可以与成人相似。脑脊液由位于脑室系统（侧脑室、第三脑室和第四脑室）的脉络膜丛产生。脑脊液的吸收尚不清楚，但蛛网膜绒毛似乎是脑脊液重新吸收到静脉系统的重要部位。脑脊液的产生仅受到颅内压改变的轻微影响，并且在脑积水儿童中通常没有变化。脑积水可能是参与脑脊液调控相关的因素在不同条件下的结果。

脑脊液的产生增加易导致脉络丛乳头状瘤，脑室系统循环阻塞易导致中脑导水管硬化，而蛛网膜绒毛的吸收减弱可能导致颅内出血。

（五）颅内压

儿童的正常颅内压小于 15 mmHg。对于足月新生儿，正常的颅内压为 2～6 mmHg；而早产儿则可能更少。有颅内病变但 ICP 值正常的儿童偶尔会出现压力波，可视为异常。在囟门开放的儿童中，尽管颅内病变明显，但颅内压仍可能保持正常；头围增大可能是最先出现的临床症状。

颅内压升高引起脑缺血导致继发性脑损伤，最终引起疝。当 ICP 升高，脑灌注压（CPP）降

　　　　　　　　　　　　　　　　　　　　　　　　　　　神经外科精确麻醉

低时，就会发生缺血。随着脑血流（CBF）和营养物质供应减少，细胞损伤和死亡，导致细胞内和细胞外水增加，ICP进一步增加。当ICP增加时，CPP减少，大脑缺血，随后可能导致细胞死亡。在几种疝综合征中，最常见的是小脑幕切迹疝，患儿的颞叶钩部从幕上移位到幕下，第三颅神经和脑干受压导致瞳孔扩张、偏瘫和意识丧失的症状体征。如果这种压迫没有及时解除，就会出现呼吸暂停、心动过缓和死亡。在小脑疝中，小脑扁桃体通过枕骨孔从后窝突出到颈椎间隙。这可导致脑脊液血液循环阻塞，并最终导致脑积水。脑干的受压会导致心肺衰竭和死亡。

儿童颅内压升高的临床体征各不相同。尽管有颅内高压，但可能没有视盘水肿、瞳孔扩张、高血压和心动过缓，或这些症状可能发生在颅内压正常时。当与ICP升高相关时，它们通常是晚期和危险的信号。ICP的慢性升高通常表现为头痛、易怒和呕吐，尤其是在早晨。即使在因颅内高压死亡的儿童中，视盘水肿也可能不存在。意识水平的降低和对疼痛刺激的异常运动反应通常与颅内压的增加有关。计算机体层成像（CT）或磁共振成像（MRI）可显示小的或闭塞的脑室或基底池、脑积水、颅内肿块和中线移位。当闭合性脑损伤、脑病或脑炎合并ICP升高时，弥漫性脑水肿是一种常见的表现。

（六）脑血流和自动调节

脑血流已被观察到与年龄有关。脑血流与脑代谢紧密耦联，出生后脑血流和脑代谢均成比例地增加。研究发现，新生儿和早产儿的CBF约为40 mL/（100 g脑组织·min），低于儿童和成人，婴儿的脑血流量为55 mL/（100 g脑组织·min），与成人相似。脑血流量随着年龄的增长而升高，并在3～8岁之间达到峰值，约70 mL/（100 g脑组织·min）。然后在青春期的中后期下降到成人水平。这些变化与神经解剖学的改变是一致的。虽然婴儿和成人的脑血流量相似，但需要注意的是，成人和婴儿的CBF占心输出量的比例不同。小于6月龄婴儿的CBF占心输出量的10%～20%，2～4岁时达到峰值，为55%。7～8岁时CBF占心输出量的15%，达到成人的水平。婴儿和儿童头部的体表面积和血容量占全身的比例相对较大，因此，小儿的神经外科手术中容易发生血流动力学的不稳定。

维持脑血流量，以满足大脑的代谢需求，被称为自动调节。自动调节有几个方面。压力自动调节是指在一定平均动脉压范围内维持脑灌注以满足脑代谢。

在成年人中，这个范围在50～150 mmHg。自动调节的压力限制随年龄而变化，较小儿童人群的阈值较低。在健康新生儿中，这一平均值低于48 mmHg，而在早产儿中更低。正常新生儿血压自动调节的范围是20～60 mmHg，反映了围产期的脑代谢率和血压相对较低，更重要的是，自动调节曲线的斜率在曲线的下限和上限范围内，下降和上升均很显著，脑血流的自动调节范围很窄，因此，新生儿特别容易发生脑缺血和脑室内出血。

自动调节的确切下限还不为人知，事实上，早产儿可能有一种被动模式的脑血流。Tsuji等指出，早产新生儿的CBF与血压呈线性相关。未足月、低体重和低血压的早产新生儿的脑血流变化模式为血压依赖性。因此，必须严格控制新生儿的血压，使脑缺血和脑出血的可能性降至最低。Vavilala等指出，较小儿和较大儿的脑血流自动调节低限是相同的，而小于2岁的小儿由于基础血压相对较低，其自动调节的储备能力较差，所以发生脑缺血的风险较大。在对患有严重颅脑损伤的儿童患者使用脑灌注压力定向治疗时，必须考虑到这一点。

化学自动调节描述了$PaCO_2$和PaO_2与脑血流水平之间的关系，通常是线性的。在成人中，$PaCO_2$增加1 mmHg可使CBF增加约2 mL/（100 g脑组织·min），$PaCO_2$的变化对CBF的直接影响以及其随后对CBV的影响是过度通气降低ICP的基础。与成人一样，$PaCO_2$的增加会引起CBF的增加，尽管新生儿的上限与成人不同。没有数据表明$PaCO_2$对人类婴儿和儿童CBF的影响有下限。同样，关于脑损伤和危重儿童脑血管对过度通气的反应程度和持续时间的信息也很少。中度过度通气已被用于快速降低颅内压，但一些报告显示，脑灌注受损的儿童脑缺血会恶化。

动脉CO_2的升高会导致脑间质pH值的减少，从而导致脑血管的扩张，以及脑血流量和脑血容量的增加。一般来说，健康的儿童比成年人更好地耐受高碳酸症引起的全身影响。然而，对于儿童脑血管的影响，遵循与成人相同的原则。而动脉氧不影响脑血流量，除非低于50 Torr及以下，低于该水平时，会引起脑血管扩张。

值得注意的是，麻醉药物可能会改变大脑的自动调节。在这种情况下，脑血流依赖于灌注压力（被动），并且在危重患者中化学自动调节（如CO_2调节）可能发生改变。一般来说，强效吸入麻醉药比静脉药物更能影响自动调节。大多数，但不是全部，芬太尼的衍生物都保持了自动调节。

（七）脊髓

脊髓的解剖结构在儿童发育过程中也会发生变化。婴儿的脊髓圆锥（脊髓末端）较低（L_3），直到1岁与成人相同（L_1）。在儿童中，骶骨更窄、更平，可以更直接地进入蛛网膜下腔。骶部小凹可能是潜在脊髓异常的一个迹象，需要进一步的诊断测试（超声和磁共振成像）。由于颈部肌肉组织较弱，儿童也更容易受到颈部和颈部脊髓损伤。

（八）对神经外科患者的影响

在儿童患者中，头部与身体质量比远高于成人。再加上较弱的颈部肌肉组织，使儿童比成人面临更大的头部受伤风险。由于轴突的髓鞘化不完全，星形胶质细胞和少突胶质细胞数量较少，儿童大脑与成人大脑相比也具有更高的含水量和不同的黏弹性质。这些特性，加上颅骨更有弹性和蛛网膜下腔丰富的血管供应，导致年幼儿童在颅脑创伤后以弥漫性轴索损伤和蛛网膜下腔出血为主。随着中枢神经系统的成熟，硬膜外、硬膜下以及实质内血肿等病变在颅脑创伤后变得更加普遍。必须特别考虑早产婴儿，因为其血-脑屏障尚未完全成熟，其脆性使早产新生儿脑室出血风险更高。

除了头体质量比增加，儿童患者的体表面积与质量比也更高。这在手术室内有重要的意义，儿科患者发生低体温的风险较高，必须小心谨慎地调节温度。与成人相比，碘和氯己定等冷却的清洁溶液可使儿童患者的体温产生显著的下降。

（九）关注和风险

颅顶血管分布的增加为儿科患者的护理提供了独特的挑战。在颅顶重建过程中可能观察到大量的血液置换需求。当硬脑膜被破坏，血-脑屏障受损时，术中和术后可能出现弥散性血管内凝血级联反应，需要使用新鲜冷冻血浆、冷沉淀和其他成分疗法进行复苏。颅内血肿是一种骨膜下出血，在婴儿期很常见，但如果伴有线性颅骨骨折和（或）凝血功能障碍时，可能会导致危及生命的出血。

在儿童（特别是在婴儿和幼儿）中，非意外事件（摇晃婴儿或摇晃冲击综合征）是颅脑创伤发生率和死亡率高的主要原因。医生必须熟悉非意外头部创伤的典型特征，并且对进一步的调查有较低的阈值。

非意外性头部创伤在 3 岁以下的儿童最常见，其中大多数为 1 岁以下儿童。通常情况下，病史是模糊的或随着时间的推移而变化，包括轻微的头部钝挫伤，而损伤的机制并不一致。婴儿呈现的症状也可能是模糊的。嗜睡、易怒或喂养不良可能是寻求医疗照顾的最初主诉。婴儿也可能表现为癫痫、张力亢进或减退，或囟门饱满。

颅外缺损并不总是存在，但可能包括瘀伤、烧伤痕迹或骨折。

视网膜出血可在大多数患者中被发现，可能是单侧或双侧，但不是特异性的诊断。例如，经阴道分娩的婴儿可能在分娩后 1 个月出现视网膜出血。视网膜出血的非创伤性原因包括败血症、凝血功能障碍、半乳糖血症和恶性高血压，如果不考虑整体临床情况很难区分。颅内出血提示应进行凝血检查，包括纤维蛋白原、PT、INR、血小板计数和 PTT，当没有凝血功能障碍时，视网膜出血与 CPR 无关，尽管这存在争议。如果怀疑是非意外性颅脑创伤，也应进行骨骼调查，因为在很大比例的病例中发现了颅外异常。同样，也有成骨不全等情况，可能很像非意外骨折。此外，其他隐匿性损伤，如钝性腹部外伤，应根据实验室数据和（或）CT 和外科检查进行调查咨询。一旦有非意外创伤的可能，就应咨询社会服务机构。

（十）关键点

（1）儿童患者的中枢神经系统解剖学和生理学不是静态的，并随年龄而变化。

（2）开放的囟门和未融合的缝线并不能排除患儿发生脑疝。

（3）脑血流量随年龄发生变化，并在学龄儿童达到峰值。

（4）压力自动调节的限制随年龄而变化，婴儿的压力阈值低于成人。

（5）儿童蛛网膜下腔有丰富的血管供应，颅骨更具顺应性，颅脑创伤后容易发生蛛网膜下腔出血和弥漫性轴索损伤。

脑循环的控制随着年龄和危重疾病的变化而变化。对于没有明确的意外外伤病史或机制的儿科患者，必须始终考虑婴儿发作的头部外伤。

二、麻醉药物对小儿中枢的影响

（一）概论

儿童和成人之间最明显的差异是大小，但除了解剖上的差异，药物的药代动力学和药效学也存在显著差异。早期的快速生长和发育可能导致药物摄取、分布、代谢和消除的改变。这些儿童人群的药代动力学和动力学差异取决于年龄、发育阶段和遗传因素。

身体成分决定了亲水和亲脂性药物的体积分布。新生儿和婴儿有较大的全身和细胞外水含量，导致水溶性药物的分布体积增加。身体脂肪含量在出生时开始增加，在9个月时达到顶峰，然后再次开始下降。血浆蛋白结合减少可能导致游离药物增加，从而增强疗效。肾小球滤过率和肾小管分泌分别在8~12个月和6~12个月达到成人水平。一些麻醉药物依赖于肝脏来清除。在头3个月，肝细胞色素酶的活性明显较低，1年后逐渐增加到成人水平。新生儿的肝血流量也低。

卤化剂的最低肺泡浓度（MAC）在第一个月开始上升，在1年后达到峰值，之后开始下降。七氟烷是一个例外，因为其MAC在新生儿中最高。

由于道德约束，大多数儿童药物使用的证据都是从在成人中进行的研究得出的结果推断出来的。对接受神经外科手术的儿童的麻醉管理，麻醉医生需要了解药物对不同系统（特别是中枢神经系统）的作用及其代谢。在这一节我们主要讨论神经外科麻醉的常用药物。

（二）吸入麻醉药物

吸入麻醉药是儿童麻醉诱导和维持最常用的药物。解剖和生理上的差异影响吸入麻醉药物的诱导剂量，因此它随年龄而变化。与年龄稍大的儿童和成年人相比，婴儿的诱导量更高。血液溶解度低的药剂受影响最小。

1. N_2O

N_2O 在血液中高度不溶，这使得它能够迅速诱导和恢复。当与其他药物联合使用时，其具有较弱的麻醉和镇痛作用。其性能及系统效应如表6-1所示。由于 N_2O 会增加脑血流量（CBF）、脑代谢率（$CMRO_2$）、颅内压（ICP）和损害大脑自身调节功能，对其使用特别是在神经外科患者中使用仍有持续的争议。$PaCO_2$ 反应性在使用 N_2O 麻醉中是得以保留的。通过过度通气和给予静脉麻醉药物如丙泊酚、硫喷妥钠能抵消 N_2O 的扩血管作用。然而，在临床使用中，这些效果大多是可变的，并取决于合用的吸入麻醉药和动脉血 CO_2 水平。ICP的增加使其在颅内顺应性的情况下不适用，尽管这还没有得到各种研究的证实。使用 N_2O 也没有显示会增加坐位时空气栓塞的发生率，但一旦发现应立即停用。N_2O 能扩散到含有空气的空腔中并使其扩大。停用 N_2O 并不保证不会发生颅内积气。即使手术完成后，一定量的颅内积气也可能会持续几天。因此，4~6周内再次开颅手术应避免使用 N_2O，以免在硬膜打开前它扩大含气空腔。关于脑缺血儿童使用 N_2O 的情况，目前尚未有研究报道。从动物研究和成人群体结果推断，未显示其对神经功能的有害影响。在术中记录诱发电位时，最好避免使用 N_2O，因为它可以降低信号幅度。长期暴露于 N_2O 可抑制维生素 B_{12} 依赖性酶类，影响髓磷脂形成、DNA合成、同型半胱氨酸和叶酸代谢。短时间的术中暴露不太可能导致毒性。然而，在有蛋氨酸合成酶缺乏症的儿童应避免。根据目前的文献，仍没有强有力的证据表明在儿童神经外科中应避免使用 N_2O。

2. 卤代麻醉药物

这些药物的作用机制包括拮抗 N-甲基-D-天冬氨酸（NMDA）受体，激活 γ-氨基丁酸（γ-aminobutyric acid，GABA）和甘氨酸受体，抑制离子通道，改变细胞蛋白质。所有挥发性吸入剂均以剂量依赖的方式降低全身血压和心率（氟烷除外，氟烷会导致心率增加）。所有这些都会抑制呼吸动力和减少潮气量。这些药物都能使支气管扩张，但地氟烷的证据还不够充分。它们都可能在易感儿童中引发恶性高热。用异氟烷、七氟烷和地氟烷进行预处理可提供神经保护。然而，所有这些也都在不同程度上与神经毒性有关。

（1）异氟烷。

其是维持全身麻醉最常见的挥发性麻醉剂。然而，它并不用于诱导麻醉，因为它有一种刺激性的气味，可能会刺激气道，甚至可能引起喉痉挛。所有卤代吸入麻醉剂都增加 CBF 和降低 $CMRO_2$。在 1 MAC 时，能保留 CO_2 的反应性和大脑的自动调节。它并不影响脑脊液的生产，但促进了脑脊液的再吸收。在低浓度下，它增加脑电图频率，降低电压。在较高的浓度下，它会降低频率，并增加波幅。它甚至可以在脑电图上产生爆发性抑制和等电位波。异氟烷是皮质体感诱发电位（SEP）最有效的抑制剂，想要成功记录到 SEP，其使用浓度应低于 0.5 MAC。即使在 0.2 ~ 0.5 MAC 时，运动诱发电位（MEP）也会降低。许多脑缺血的实验和临床模型表明，异氟烷具有神经保护作用。

（2）七氟烷。

七氟烷已成为吸入诱导的金标准药物。因为它具有令人愉快和无刺激性的气味和低血液溶解度，使其能够快速诱导和恢复。与异氟烷相比，七氟烷的恢复情况更好。复苏时七氟烷的快速排出可能引起苏醒期谵妄，这与地氟烷相当。它引起剂量依赖性的脑血管舒张，导致 CBF 升高。它减少 $CMRO_2$，并保持脑血管对 CO_2 的反应。它能在 1.5 倍 MAC 时维持大脑的自动调节。在高浓度七氟烷时，可见癫痫样脑电活动。与年龄相关的大脑发育过程如突触发生和髓鞘形成，影响了应用七氟烷时的脑电图，特别是 1 岁以下的儿童。七氟烷降解产生的无机氟化物及复合物 A 在临床实践中很少导致问题。在 1 ~ 1.5 倍的较高 MAC 浓度下，七氟烷降低 SEP 的振幅，增加潜伏期。七氟烷对 MEP 的作用类似于异氟烷。在特定条件下产生抗凋亡作用，增加线粒体磷酸化，激活双孔钾通道（TREK-1），抑制半胱天冬酶-3，从而起到神经保护作用。与其他卤化麻醉药相比，七氟烷与更高的苏醒期谵妄发生率相关。

（3）地氟烷。

由于其血气分配系数最低，因而在现有吸入麻醉剂中诱导和复苏最快。它不用于麻醉诱导，因为它具有的刺激性气味可能引起喉痉挛和屏住呼吸。它在室温（23.5 ℃）下沸腾，因此需要一个特殊的加热蒸发器来输送它。与其他吸入药物类似，它能引起脑血管舒张，1.0 MAC 时损害大脑的自动调节，增加颅内压，保持 CO_2 反应性。0.5 ~ 1.0 MAC 异氟烷、七氟烷和地氟烷与 N_2O 合用于儿童均可呈剂量依赖性增加颅内压，降低最小肺泡浓度（MAC）和脑灌注压（CPP）。颅内压升高的程度依次为：地氟烷 > 异氟烷 > 七氟烷。在 1.24 MAC 时，能抑制脑电图活动，并诱发爆发性抑制。在 1.5 MAC 地氟烷时，SEP 和 MEP 均被抑制。在干苏打、石灰或钡存在下，地氟烷产生的一氧化碳（CO）最多，七氟烷产生的 CO 最少。在几项研究中，观察到了地氟烷对神经和心脏有保护作用。虽然在初生动物研究中，很少有研究报告地氟烷引起的神经细胞凋亡多于七氟烷或异氟烷，但另一些研究则是模棱两可的。

表 6-1　吸入性麻醉剂的性能与系统效应

吸入麻醉剂	MAC(2岁)	血气分配系数	代谢(%)	MAP	CBF	ICP	CMRO$_2$	CPP	SEP	MEP
N$_2$O	未知	0.47	—	0	↑	↑	↑↓	↓	0↓	↓
氟烷	0.97	2.4	20	↓	↑↑	↑↑	↓	↑↑	↓	↓
异氟烷	1.6	1.4	0.2	↓	↑	↑	↓	↑	↓	↓
七氟烷	2.6	0.66	5	↓	↑	0~↑	↓	↑	↓	↓
地氟烷	8.7	0.42	0.02	↓	↑	↑	↓	↑	↓	↓
氙	未知	0.115	0	0	↑↓	↑	↓	↑	未知	未知

MAC，最小肺泡浓度；MAP，平均动脉压；CBF，脑血流；ICP，颅内压；CMRO$_2$，脑氧代谢率；CPP，脑灌注压；SEP，体感诱发电位；MEP，运动诱发电位；↓，降低；↑，升高；0，无影响。

（三）静脉麻醉药

大多数静脉麻醉药物通过与 γ 氨基丁酸 A 型（GABA$_A$）受体的不同亚基结合并加强其抑制作用来发挥作用。GABA$_A$ 受体形成氯通道，当被激活时，它们会导致突触后超极化和抑制神经元活性。各药物对脑血管的作用如表 6-2 所示。

1. 硫贲妥钠

硫贲妥钠是一种超短效巴比妥酸盐，常用于诱导。它具有高脂溶性和蛋白质结合（80%）特性。它是一种直接的心肌抑制剂，降低 MAP，导致压力感受器激活和心率增加。对气道反射的抑制程度比丙泊酚小，易引起喉痉挛和支气管痉挛。它具有降低 CBF、脑血容量、CMRO$_2$ 和颅内压的良好特性。它不损害大脑的自动调节和 CO$_2$ 反应性。它降低皮质 SEP 的振幅和潜伏期，并抑制 MEP。已发现它在治疗局灶性脑缺血中具有神经保护作用。新生儿硫喷妥钠诱导剂量（ED$_{50}$ 为 3.4 mg/kg）低于婴儿（ED$_{50}$ 为 6.3 mg/kg）。儿童有更多血管丰富的组织，加速摄取，起效迅速，并及时再分配和消除。单次静脉注射后的早醒是通过从大脑重新分配到其他组织而实现的。它也可以用于治疗有难治性癫痫的儿童。负荷量 3~5 mg/kg，然后输注速率 3~5 mg/（kg·h）。低血压是一种重要的不良反应，需要使用血管升压药。在持续输注后，从脂肪组织中消除时间可能会延长。卟啉症是巴比妥类药物的绝对禁忌证。

2. 丙泊酚

丙泊酚是 1% 水乳剂，含有大豆油、鸡蛋卵磷脂和甘油，添加乙二酸二钠有助于控制细菌的生长。其通过肝葡萄糖醛酸化和其他肝外机制迅速重新分配和代谢。其可降低心脏收缩力、全身血管阻力（SVR）和前负荷，导致低血压和心率的代偿性增加；抑制呼吸和减弱上呼吸道反射，降低 CBF、CMRO$_2$ 和 ICP，保留大脑的自动调节和 CO$_2$ 反应性。作为全凭静脉麻醉技术的一部分，它是躯体感觉和 MEP 监测的首选药物，有助于控制癫痫发作，可持续输注，还有止吐作用。大龄儿童丙泊酚的 ED$_{50}$ 为 2.4 mg/kg，婴儿为 3 mg/kg。然而，这些剂量会导致对未受刺激的新生儿和婴儿低血压长达 30 min。如果在危重患者中使用丙泊酚输注超过 10 mg/（kg·h），持续超过 48 h，可能会导致丙泊酚输注综合征，表现为代谢性酸中毒、横纹肌溶解、肾功能衰竭和心力衰竭。由于这个原因，以及相关的低血压，丙泊酚不用于 ICU 头部损伤患儿的镇静。注射痛是常见的不良反应，因此常与利多卡因混合以减轻疼痛强度。

3. 依托咪酯

依托咪酯是一种短效非巴比妥类药物，主要用于麻醉诱导。当用于此目的时，它引起的血流动力学波动可以忽略不计，但通常会引起肌肉阵挛性运动。它还与注射部位疼痛有关，使用含有中链和长链甘油三酯的配方可将疼痛减至最低。脑血管作用包括降低 CBF、$CMRO_2$ 和 ICP。无负离子效应使血压能够维持，并有利于颅内压维持。在诱发电位监测过程中，它增加了大脑皮质 SEP 和 MEP 的振幅。依托咪酯有促惊厥作用，可产生癫痫样放电。它一个主要的不良反应是肾上腺抑制，这可能发生在持续输注甚至单次诱导剂量后。它阻断 11β-羟化酶，从而抑制类固醇合成，使用剂量为 $0.2 \sim 0.3$ mg/kg。

4. 氯胺酮

氯胺酮是一种有效的镇静药和镇痛药，可产生分离麻醉。它是一种非竞争性的 NMDA 受体拮抗剂。它保持上呼吸道反射，维持呼吸和血压。使用剂量为 2 mg/kg，需要量随年龄减少而增加。在 3 个月以下小儿，其代谢和清除率降低，半衰期延长。它可以通过口服、静脉和肌肉注射给药。它是一种脑血管扩张剂，可以增加眼压、CBF、$CMRO_2$ 和 ICP。由于这些原因，在有颅内高压风险的神经外科患者中通常不首选这个药物。氯胺酮增加了皮质 SEP 的振幅，能监测肌源性运动诱发电位（MEP）。在低剂量时，它通过阻断抑制性中间神经元产生脑电图癫痫活动。高剂量时，它也会阻断兴奋性神经元，因此起着抗惊厥的作用。它已作为一种有效的抗癫痫药物，用于小儿难治性癫痫持续状态患者，且无任何并发症。然而，关于其对 ICP 和神经毒性的影响存在重大争议。甚至有研究表明，当其用于机械通气和丙泊酚镇静的头部创伤患者时，具有降低 ICP 的作用。对 101 例成人和 55 例儿童重型颅脑损伤患者评估氯胺酮对严重颅脑损伤颅内压的影响发现，当患者处于镇静并进行通气时，使用氯胺酮不增加颅内压。氯胺酮可能通过 NMDA 受体拮抗、抗凋亡作用和干扰损伤后的炎症反应来提供神经保护。在一些动物模型中，它已被证明可诱导神经细胞凋亡，但这尚未在临床接受更低剂量和暴露时间的人类中得到证实。幻觉、欣快和烦躁是氯胺酮使用后常见的兴奋性反应，可通过联合使用咪达唑仑而减轻。

5. 苯二氮䓬类药物

苯二氮䓬类药物是 GABA 激动剂，会产生镇静和遗忘效果。咪达唑仑是一种短效苯二氮䓬类药物，常用作术前用药、镇静、诱导和抗癫痫药。它能引起抗焦虑、镇静和顺行性遗忘，是一种理想的术前用药。它以剂量依赖的方式引起呼吸抑制，会降低 SVR 和血压，增加心率。它降低 CBF 和 $CMRO_2$，但有平台效应，超过平台效应不能进一步降低 $CMRO_2$，会产生等电位脑电图。CO_2 反应性保持不变，对 ICP 无影响。它可以通过口服、舌下、鼻内、静脉、肌肉注射和直肠等各种途径给药。咪达唑仑对皮质 SEP 的影响很小，但即使是小剂量也能抑制 MEP。它是一种有效的抗惊厥药，可以持续输注用于控制儿童癫痫持续状态。静脉注射和口服的剂量分别是 $0.05 \sim 0.1$ mg/kg 和 $0.3 \sim 0.75$ mg/kg。矛盾反应在儿童中发生率较低，这可能需要使用其他药物如丙泊酚、氯胺酮和苯二氮䓬类拮抗剂氟马西尼（$0.3 \sim 0.5$ mg）。然而，氟马西尼应避免用于有癫痫发作史或 ICP 升高的儿童，因为咪达唑仑效应的快速逆转可能导致 CBF 和 ICP 的反弹性增加。

6. 右美托咪定

右美托咪定是一种 α_2 肾上腺素受体激动剂，具有抗焦虑、镇静和镇痛作用，诱导正常睡眠而无任何呼吸抑制。它用于程序性镇静、监护性麻醉、ICU 镇静和作为全麻期间的辅助用药。它也被证明可以有效预防麻醉后苏醒期谵妄的出现。以 $0.5 \sim 1\ \mu g/kg$ 的负荷量给药 10 min 以上，$0.3 \sim 0.5\ \mu g/kg$ 滴注维持。由于其直接刺激 α_2 肾上腺素受体，快速给药会引起短暂性高血压。更常见的反应是心动过缓和低血压。动物研究显示，CBF 的减少并不伴随着 $CMRO_2$ 的减少。后来，Drummond 等人发现，它在健康受试者中同时降低 CBF 和 $CMRO_2$。应避免低血压，因为低血压会导致 CBF 减少。如果维持 MAP，对 ICP 的影响可以忽略不计。右美托咪定的神经保护作用可能是通过降低儿茶酚胺水平，增加神经营养因子的产生，减少细胞坏死和凋亡来实现的。它对诱发电位无抑制作用。在接受脊柱手术的儿童中，与七氟烷一起使用，其恢复效果更好，疼痛和兴奋反应更少。FDA 批准其可用于 ICU 插管和通气患者，长达 24 小时的镇静和住院镇静。在儿科重症监护病房患者中，如果接受了较长时间的用药，可能会出现停药反应。

表 6-2　静脉麻醉药物的系统效应

麻醉剂	MAP	CBF	ICP	$CMRO_2$	CPP	SEP	MEP
硫喷妥钠	↓↓	↓↓↓	↓↓↓	↓↓↓	↑↑↑	↓A↑L	↓↓
丙泊酚	↓↓↓	↓↓↓	↓↓	↓↓↓	↑↑	↓A	↓
依托咪酯	0-↓	↓↓	↓↓	↓↓↓	↑↑	↑A	↑
氯胺酮	↑	↑↑	↑↑	↑	↓	↑A	0
苯二氮䓬类	0-↓	↓↓	0	↓↓	↑	0	↓↓↓
阿片类	0-↓	↓	0-↓	↓	↓↑	↓A↑L	0

MAP，平均动脉压；CBF，脑血流；ICP，颅内压；$CMRO_2$，脑氧代谢率；CPP，脑灌注压；SEP，体感诱发电位；MEP，运动诱发电位；↓，降低；↑，升高；0，无影响；A，振幅；L，潜伏期。

（四）阿片类药物

儿童常用的阿片类药物是芬太尼和瑞芬太尼。芬太尼的效力是吗啡的 150 倍，但作用时间更短，维持血流动力学更稳定。它对血压几乎没有影响，但高剂量可以抑制压力感受器对心率的控制，以应对血压的升高或降低。瑞芬太尼是一种超短效阿片类药物，即使经过很长时间的手术，也能保证快速唤醒。需要在手术结束时补充另一种镇痛药，以防止爆发性疼痛。低剂量时，阿片类药物不影响大脑血流动力学。在高剂量时，阿片类药物会减少 CBF 和 $CMRO_2$。大脑自动调节和 CO_2 反应性在所有剂量下都能保持。一般认为，如果维持 MAP，总体上阿片类药物对 ICP 无影响。使用芬太尼并不能降低患有严重颅脑损伤患儿的 ICP。阿片类药物作为全凭静脉麻醉技术的组成部分，在记录诱发电位时使用。晚期皮质反应的振幅略有降低，潜伏期略有增加。大剂量瑞芬太尼可使 SEP 振幅降低。在临床使用剂量下，阿片类药物不影响 MEP。芬太尼可通过口服、鼻腔和静脉给药，但由于可预测性，静脉注射被认为更安全。芬太尼和瑞

神经外科精确麻醉

芬太尼的镇痛剂量分别为 1～2 μg/kg 和 0.05～2 μg/kg。快速给药可导致胸壁僵直或肌阵挛。阿片类药物的其他不良反应是恶心、呕吐、呼吸抑制、瘙痒和便秘。

（五）肌松药

神经肌肉系统在出生时发育是不完善的。6 个月以下的婴儿有更多的慢肌纤维，2 个月以下的婴儿有较低的 TOF 比率和消退增快。这使得新生儿和婴儿对肌肉松弛剂非常敏感。一般来说，肌肉松弛剂没有镇静、催眠或镇痛作用，对大脑血流动力学没有任何直接影响。琥珀胆碱是一种快速和短效的去极化肌肉松弛剂，60 s 即可产生理想的插管条件。婴幼儿初始剂量为 2 mg/kg，较大儿童为 1 mg/kg。它与心动过缓、眼内压升高、颅内压升高、神经肌肉障碍患者可能诱发高钾血症、易感患者恶性高热等有关。颅脑损伤后最早可在损伤后 24～48 h 发生高钾血症。由于这些原因，除紧急情况和快速顺序插管外，一般不用于儿童。此外，在紧急情况下，保证气道安全优于任何暂时性的颅内压升高风险。维库溴铵和罗库溴铵是非去极化肌肉阻滞剂（NDMBs），在新生儿和婴幼儿中作为长效制剂。罗库溴铵起效快，是替代琥珀胆碱插管很好的选择。NDMBs 对 CBF 和 ICP 没有直接影响，但如果与组胺释放相关，可能导致 MAP 降低和脑血管舒张和 ICP 升高。瘫痪侧肢体通常对非去极化剂耐受，不应用于神经肌肉阻滞监测。维持剂量通常为插管剂量的 1/4～1/3。在接受抗惊厥药物的患者中，对神经肌肉阻滞剂（NMBA）的反应取决于它是急性用药还是慢性用药。急性用药增加阻滞时间，而慢性用药因酶诱导作用缩短阻滞时间。这种效应适用于苯妥英、卡马西平和苯巴比妥。阿曲库铵由非特异性酯酶和霍夫曼降解代谢，不受这些相互作用的影响。非去极化药物的主要不良反应与组胺释放、支气管痉挛和过敏反应引起的心血管变化有关。儿童的组胺释放量比成人少。

综上，对神经药理学和各种麻醉药物的作用及其相互作用的基本了解，在管理有神经问题的患儿时是必不可少的。除直接的脑血管作用外，大多数麻醉药物都能降低血压，如果不加以注意，可能会降低脑灌注压并导致脑缺血。这些知识对于降低围手术期的发病率和死亡率是非常重要的。

三、其他影响因素

（一）机械通气

环状软骨和气管支气管的发育差异对儿童气道的管理有显著影响。婴儿的喉部呈漏斗形，在环状软骨水平处最窄，使其横截面积在婴儿气道中最小。这一特征使婴儿在长时间留置气管插管后面临因黏膜肿胀而继发声门下阻塞的风险。由于气管相对较短，如果婴儿的头部弯曲，气管插管可以迁移到主支气管，可见于枕下入路进入后颅窝或颈椎手术。因此，在体位摆放完毕后，麻醉医师需听诊双肺以排除导管误入一侧主支气管。当患者需要俯卧位或者预期术后需要继续机械通气的情况下，经鼻气管插管是最合适的。此外，当头部弯曲时，气管导管可能在舌头底部扭曲，也会导致口腔黏膜的压力性坏死。

在头部损伤后，儿童可能因几种不同的原因需要气管插管或机械通气。意识水平降低的儿童可能需要进行 CT。在头部损伤或者使用镇静剂、镇痛药后，一些儿童可能会有呼吸抑制。当然也可能有相关的肺损伤，对于颅内压升高的患者，控制 PaCO$_2$ 是维持足够的脑灌注压的重要组成部分，应保持在稍低至正常范围内。在颅内压升高患者，呼气末正压（PEEP）通常不用于成人，但是儿科护理的一个重要组成部分。几项追溯到 20 世纪 80 年代和 70 年代末的研究表明，PEEP 对 ICP 的影响很小，而这被认为与临床无关。总的来说，当 PEEP 设置为低于 ICP 的水平时，它对 ICP 没有显著影响。当然，这种治疗必须个体化，包括血流动力学、颅内压和神经系统状态，并在适当时进行调整。

（二）液体治疗

限制液体和利尿治疗可能会引起血流动力学不稳定，如果术中突然失血，甚至可导致心血管衰竭。因此手术过程中应维持正常血容量。生理盐水通常在神经外科手术中被用作维持液，因为它是轻度高渗的（308 mOsm/kg），理论上它可以减轻脑水肿。然而，以 30 mL/（kg·h）快速输注生理盐水与高氯性酸中毒相关。这种酸中毒涉及细胞外液而非细胞内液，其生理意义尚不明。至少当酸中毒存在时，它可能混淆诊断。过度通气和通过抬高头部来最大限度地实现脑静脉引流，可以尽量减少脑肿胀。如果这些操作失败，可以静脉滴注甘露醇，剂量为 0.25 ~ 1.0 g/kg。这将短暂地改变大脑血流动力学，并提高血浆渗透压 10 ~ 20 mOsm/kg。然而，反复给药可导致极端的高渗性、肾功能衰竭和进一步的脑水肿。呋塞米是减少脑水肿有效的辅助用药，在体外已经被证明可以防止甘露醇引起的反弹肿胀。所有的利尿剂都会干扰利用尿输出作为指导血管内容量状态的能力。

在神经外科患者中，尿量作为替代指标评估容量状态应非常谨慎，因为尿量可能是受抗利尿激素（ADH）水平的变化影响，而不是单纯受血管内容量状态和肾灌注状态的影响。任何神经外科少尿患者都可能有抗利尿激素分泌失调综合征（SIADH）参与其中，并有容量超负荷；在 SIADH 消失之前，患者将受益于液体限制，而不是额外的容量注射。另一方面，多尿患者可能患有尿崩症，并在不受控制的排尿后容量减少。患者将受益于细心的液体复苏和血管升压素的使用。应结合临床评估容量状态，重点是临床检查和生命体征。中心静脉压或超声心动图可提供有用的关于左房压和左心室前负荷的额外信息。

（三）热平衡

婴儿和儿童在任何手术过程中都特别容易出现体温过低，因为他们的体表面积与重量比很大。在麻醉诱导、插入导管和为患者准备以及体位摆放时，通过增加环境温度和使用辐射光源加温是预防低温的预防措施。床垫加热器和吸入气体加湿也可以防止术中温度损失和术后寒战。强制空气加热装置仍然是保持婴幼儿体温的最有效手段。

低温麻醉：在实验室研究中，诱导性低温已被明确证明可以减少神经损伤。它在临床实践中的有效性一直存在争议。头部冷却和轻度低温已被证明对窒息的新生儿具有保护作用。然而，诱导性低温治疗成人颅脑创伤的结果好坏参半。最近，Adelson 等在一项 Ⅱ 期试验中证明，诱

神经外科精确麻醉

导性低温可能是颅脑创伤儿童的一种安全的治疗选择。NIH 赞助的 III 期试验正在进行中。最近，一项关于儿童患者诱导性低温的国际多中心试验报告称，低体温并没有改善神经预后，并可能增加死亡率。

（四）体位

患者的体位需要仔细的术前计划，以便使神经外科医生和麻醉医生都能充分接触到患者。儿科神经外科常见的手术体位及其生理效应如**表 6-3** 所示。这些问题应该被考虑到，因为如果体位问题不被发现，大多数神经外科手术期间都会导致严重的生理障碍或损伤。所有受压点均应加保护垫，并检查外周血管搏动，以防止挤压和拉伸损伤。除了挤压和拉伸损伤外，俯卧位还会损害呼吸和心血管系统。减少腹部压力很重要，因为腹内压增加会影响通气，导致腔静脉受压，增加硬膜外静脉压和术中出血。软卷可用于提升和支撑胸、腹部，以减少腹部和胸部压力的增加。在俯卧手术中，气道通常处于依赖位置，这可能导致明显的气道水肿。可导致拔管后气道阻塞或喘息。

表 6-3　患者体位的生理效应

体位	生理效应
头高位	脑静脉引流增加
	脑血流量减少
	下肢静脉容量增加
	体位性低血压
头低位	脑静脉压和颅内压升高
	功能残气量下降
	肺顺应性减小
俯卧位	面部、舌头和颈部静脉充血
	肺顺应性减小
	腹压增加可导致腔静脉受压
侧卧位	下侧肺顺应性减小

神经外科手术经常采取头部轻微抬高的体位，以促进静脉和脑脊液引流。然而，上矢状窦压力随着头部高度的升高而降低，这增加了静脉空气栓塞的可能性。对于后颅窝有病变的患者，如肿块或 Arnold-Chiari 畸形，头部极度屈曲可使脑干受压。它也可导致气管内导管阻塞，因为弯曲或者移位到主支气管，头部和舌头也可由于静脉或淋巴引流受损导致肿胀。头部的极端旋转可阻碍静脉通过颈静脉回流，导致脑灌注受损、颅内压升高和脑静脉出血。

常见患儿体位摆放及保护如**图 6-2** 和 **6-3** 所示。

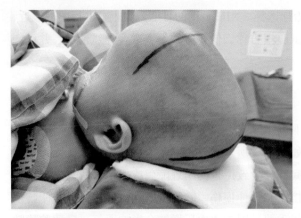

图 6-2　仰卧位

注：即使处于仰卧位，由于婴儿的头部比其他部位更高，会增加术中静脉空气栓塞的可能性。

新生儿和婴儿的头骨较薄，容易发生骨折，头部放置在带泡沫填充物的马蹄形头枕上。

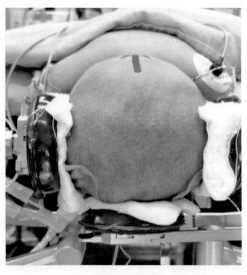

图 6-3　俯卧位

注：儿童在手术前处于俯卧位，某些术式需要极度伸展头部。与框架接触部位需要使用凝胶垫来支撑下颌、耳朵和前额。

神经外科精确麻醉

第二节 小儿神经外科术中监测的精确管理

一、概论

小儿神经外科麻醉最基本的监测需要包括听诊器（心前区或食管）、心电图、脉搏氧饱和度仪、血压计、CO_2 分析仪和温度计。神经肌肉阻滞程度监测也很重要，但如果神经刺激仪连接到了去神经支配的肢体上，对肌松程度可能会给出误导信息。患儿如有肢体瘫痪，神经刺激仪需连接到神经功能正常的一侧。心前区的多普勒超声被推荐使用于开颅手术的患儿，尤其是头高位，因为儿童相对头大，他们发生空气栓塞的风险更高。小儿的颅内压监测指征与成人相同。术中脑电图与电生理监测需要神经外科医生、麻醉科医生、电生理医生的合作。手术时间长、预期出血多以及使用利尿药时需要监测尿量。

二、血流动力学监测

大型开颅手术或脊髓手术有可能因大出血、VAE、脑疝形成或者脑神经刺激，导致患儿突然出现血流动力学的不稳定。放置动脉导管可以连续监测血压，及时发现脑灌注减少，还可用于术中监测血气、电解质、血糖和红细胞压积。由于小儿对失血的耐受能力不如成人，所以小儿放置动脉导管的指征应适当降低。

在正压通气时，反常动脉压力波形的增加通常很好反映了血管内容量欠缺和需要液体治疗。即使在小婴儿，也可以经桡动脉、足背动脉或者胫后动脉放置动脉导管，很少需要进行手术切开。如果头和心脏不在同一水平，动脉传感器调零应以头部为准，以便准确评估脑灌注压。眼角外侧或者外耳道水平二者之一都是很好的定位标志。在小儿出生后第一天，可以置管到脐动脉和脐静脉。一旦可替代的通道建立后，这些导管都应该尽快拔除，因其可能发生严重的并发症。

即使在最小的婴儿，使用 Seldinger 技术放置中心静脉导管（例如颈外静脉、颈内静脉、股静脉或锁骨下静脉）也是可能做到的。在接受神经外科切除手术的儿童，应考虑颈部血管以外的部位，如股静脉，从而避免置管期间的头低脚高位以及颈动脉意外穿刺和血肿形成的风险，这可能会损害脑血流量和颅内静脉引流。如果颅内压没有问题，锁骨下静脉是一个合理的选择。

然而，小儿是否应放置中心静脉导管一直存在争议。成人经常放置颈静脉或者锁骨下静脉多腔导管，尤其对于可能发生 VAE 的患者。但是这种多腔导管对于婴儿和大多数小儿来说太大了，不适合应用。而且，较小儿监测中心静脉压并不能反映血容量的状况，尤其是俯卧位时。当婴儿发生 VAE 时，经单腔中心静脉导管抽出气体的成功率不高，这可能与小儿单腔导管的阻力大有关。在大多数神经外科手术过程中，麻醉医生通常可以使用插入股静脉的导管。多腔中心静脉导管不足以进行快速输血。手术结束后，所有的中心静脉导管均应尽快拔除，以尽量降低静脉血栓形成的风险。

许多婴幼儿的开颅手术都可以监测到 VAE，主要是由于小儿的头部较大，无论仰卧位还是俯卧位，头部位置都高于心脏的水平。标准的神经外科手术的体位通常抬高患儿的头部，以利于静脉引流，但是，在手术中颅骨和静脉窦开放的情况下，这种体位会增加空气进入静脉系统的风险。有心脏缺损和潜在的右向左分流的患儿，如卵圆孔未闭和动脉导管未闭，有发生反常气体栓塞导致脑梗死和心肌梗死的可能。心前区多普勒超声探查可以监测到微小的 VAE，因此，所有的开颅手术这个都应当常规监测呼气末 CO_2 和直接动脉压，以便于在血流动力学产生明显变化之前，尽早发现 VAE。多普勒探头应当放置在前胸壁，通常位于胸骨右侧第四肋间隙（即乳头连线处）。体重不超过 6 kg 的婴儿，在俯卧位手术时，还可以将探头放置在后胸壁。发生 VAE 时，除了多普勒超声的特征性改变外，还可以见到呼气末 CO_2 突然降低、心律不齐、心电图缺血改变，或者几种情况同时存在。

三、神经电生理监测

脑和脊髓病变功能区病变的手术，使用先进的神经电生理监测技术可以更精确地切除病灶。但是许多麻醉药物对这些监测有抑制作用，因而限制了这些技术的应用。术前制订麻醉计划时，应当考虑到术中应用的神经电生理监测技术的种类和特点。

（一）体感诱发电位

激外周神经引发的感觉冲动经脊髓上传至脑，在整个传导通路上的不同部位放置记录电极，所记录的神经传导信号放大后的波形即为体感诱发电位（SEP）。SEP 主要用于评估脊髓外侧和后侧柱、部分脑干、腹后外侧丘脑核及其与皮质的联络和部分敏感皮质的神经功能。

SEP 目前为神经外科术中神经生理监测最常用的方法。SEP 对特异性神经损伤非常敏感，尤其是脊髓后柱介导的神经通路。通常选择胫后神经和正中神经作为刺激点，需要监测的神经通路和记录点取决于手术部位及其可能损伤的区域。采集基线数据后，在手术过程中监测诱发电位的波幅和潜伏期变化，波幅降低 50% 和（或）潜伏期延长超过 10%，提示发生神经损伤。除手术因素外，还需要考虑其他因素，包括低血压、低体温、麻醉方案、体位和监测技术等。Helmers 和 Hall 报道了他们在小儿整形外科手术和神经外科手术中 SEP 监测的经验，他们监测的数据表明，小儿对全麻药物的抑制作用较为敏感。年龄小于 10 岁、脊髓发育不良或脑瘫的患儿，大脑皮质的反应可靠性低。虽然皮质的波幅减小. 但在颈髓记录到的信号相对较强。Helmers 和 Hall 建议，监测时异氟烷和 N_2O 的吸入浓度应分别低于 0.6% 和 50%。

（二）运动诱发电位

运动诱发电位（MEP）监测用于评估通过内囊、脑干、脊髓和周围神经等下行运动神经通路的功能完整性。刺激电极放置于运动皮质的相应位置，通过一系列电刺激后，由置于相应神经支配的肌肉、脊髓节段以及周围神经的电极加以记录。根据手术类型和脊髓受累程度选择记录肌肉，最常使用的记录点包括上肢的鱼际肌、下肢的胫前肌和踇展肌。

类似于 SEP 监测，与基线相比，波幅下降 50% 和（或）潜伏期延长 10% 有可能发生神经损伤。神经损伤的原因包括缺血、代谢变化、机械性损伤或压迫。需要注意的是，较高刺激强度引起的咬肌剧烈收缩会导致舌裂伤、牙齿损伤甚至颌骨骨折。适当降低刺激强度，可以将发生不良事件的风险降到最低或消除。MEP 监测禁用于癫痫、皮质损伤、颅骨缺损、颅内压增高以及使用颅内植入物的患者。所有的吸入麻醉药（包括 N_2O），对运动诱发电位都有剂量依赖性抑制作用。静脉应用氯胺酮、丙泊酚或依托咪酯，对运动诱发电位无影响，可以进行常规监测。

（三）脑干听觉诱发电位

脑干听觉诱发电位（BAEP）可用于监测听觉系统传导通路的完成性，包括第Ⅷ对颅神经、耳蜗核、部分延髓脑干、下丘脑和听觉皮质。BAEP 用于监测颅内听觉神经（听神经的耳蜗部分）的完整性。耳蜗电图可以独立识别刺激传导通路，波Ⅰ和波Ⅴ是最稳定的听觉诱发电位波形，波Ⅰ来自耳蜗神经本身，此通路一般不会直接损伤。波Ⅲ起源于耳蜗核，波Ⅴ起源于下丘脑，内侧膝状体的水平。通常根据潜伏期和（或）波幅来解释 BAEP 数据，将波幅降低超过 50% 和（或）潜伏期延长超过 1 ms 视为术中神经损伤和术后听力障碍的风险指标。足月婴儿将有与成人相似的Ⅰ波潜伏期；Ⅲ和Ⅴ波潜伏期在 18～36 个月大时达到成人值。脑干听觉电位基本不受麻醉药物影响。

（四）视觉诱发电位

闪光刺激从视网膜的传输到视神经、视交叉、视束、外侧膝状体、视放射和视觉皮质，从光信号转化为电传导，术中从枕叶区域提取的诱发电位波形和数据称为闪光视觉诱发电位（flash visual evoked potential，F-VEP）。其价值是可以在患者术中意识消失的状态下客观地评估视觉功能，监测到从视网膜到视觉皮质的视觉通路中任何部位的功能障碍。如果术中 F-VEPs 波形持续消失超过 3 min，提示存在永久损伤，往往预示着术后严重的视觉功能损伤。然而，F-VEPs 的波形、波幅和潜伏期的个体差异性极大，因此关于波幅降低而非消失的结果一定要慎重评估。目前为止，仍推荐使用丙泊酚、瑞芬太尼和肌松药复合的全凭静脉麻醉方法进行全麻下 F-VEPs 监测。术中需密切关注血压、脉搏氧饱和度（SpO_2）、Hb、$PaCO_2$、pH 值、体温等相关因素的变化情况。

（五）肌电图

术中肌电图（EMG）监测通过识别神经结构并降低手术损害的风险。EMG 监测有三种基本技术，包括自发 EMG、诱发 EMG 和术中肌电图监测。自发肌电图无需电刺激，可监测可能受损的神经根，通常用于监测由机械和（或）代谢引起的神经损伤。自发肌电图可以观察到两种具有不同临床意义的放电模式：强直性放电和阶段性放电。前者经常在与牵引有关的神经缺血和电灼以及盐水冲洗引起的刺激中观察到，后者主要与神经挫伤有关。诱发肌电图主要用于运动神经的监测，通过电刺激神经并记录所支配肌肉的动作电位，可以为手术医师提供有关运动神经解剖变化的信息，区分运动神经和感觉神经。术中肌电图可用于监测颅内和周围神经，评估神经完整性并根据神经支配的肌肉定位神经。婴儿的肌电图与青少年不同，因为婴儿和较年长儿的肌肉质量比成人要少；刚出生时单个纤维的直径大约是成年人的四分之一。纤维直径在青春期逐渐增大。此外，婴儿期和儿童早期运动的动作电位平均持续时间明显短于 20 岁。

（六）脑电图

脑电图（EEG）用于监测手术期间的脑功能，对早期发现脑缺血和麻醉深度变化具有一定价值。脑电图在血管损伤风险高的手术、心血管手术、颞叶癫痫激光消融术中具有重要意义。

四、颅内压的监测

监测成人 ICP 的技术已成功应用于儿童。虽然几种新型的监测仪器已经上市，但在大多数情况下，脑室造瘘导管仍然是监测 ICP 的最佳设备。脑室造瘘导管的尖端位于侧脑室的前角，通过充液管与外部压力传感器连接，该传感器可以重置为 0，并根据外部标准重新校准。这种方法提供了在正常和病理范围内最可靠的 ICP 测量。此外，脑室造瘘导管可以通过间歇性的脑脊液引流来治疗颅内压升高。然而，脑室造瘘术发生脑室炎症和颅内出血的风险最高，对于脑室小且受压的患者，在侧脑室正确的位置放置导管尖端可能是困难的。微型换能器导管是取代脑室造瘘导管的另一种选择，更容易插入，发生并发症的风险较低，但测量值可能会随着时间的推移而漂移。ICP 监测期间脑室炎发生率可高达 10%。降低脑室炎风险的因素包括放置导管时的严格无菌技术，使用抗生素浸渍导管，以及尽量缩短监测时间。治疗导管诱发的脑室炎是在可行情况下拔除导管并使用适当的抗生素。放置 ICP 监测器导致颅内出血的风险较低（1%～2%），但如果血肿较大，可能需要手术清除。

五、脑氧合的监测

婴幼儿发生脑缺血的主要原因是低血压引起的脑灌注减低，尤其出现颅内高压时。脑氧合的监测，如 $SjvO_2$ 或 $PbtO_2$ 被用作脑灌注的替代指标，因为它们能反映 CBF 相对于脑代谢需求是否充足。由于神经系统疾病患者的脑代谢需求可能会降低，正常的 CBF 值可能不适用。当 CBF 较低，为 25～30 mL/（100 g·min）时，很难判断这是对低脑代谢需求的适当反应，还是大脑灌注不足。脑氧合的监测有助于区分这种情况。但由于通常在手术区域附近监测，因此作为常规监测技术上存在一定难度。

（刘新贺　魏涧琦）

第三节　小儿神经外科手术的精确麻醉各论

一、颅内肿瘤切除术

颅内肿瘤是儿童比较常见的肿瘤之一，其发生率在 15 岁以下儿童肿瘤中居第 2 位。与成人颅内肿瘤不同，小儿颅内肿瘤以胚胎残余组织发生的肿瘤为主，40%～60% 发生在幕下。由于小儿恶性颅内肿瘤较良性肿瘤位置深，常常导致手术切除困难，可危及小儿生命。现将小儿患者常见的颅内肿瘤及相关麻醉管理详述如下。

（一）髓母细胞瘤

髓母细胞瘤（medulloblastoma）是颅内恶性程度最高的胶质瘤，属原始神经外胚叶肿瘤，具有向神经元及神经胶质细胞等分化等潜能。肿瘤呈浸润生长，边界不清楚，具有生长迅速、手术不易全切、易沿脑脊液播散种植的特点。发病年龄多在 20 岁以内，主要见于儿童（80%），男女比为（1.5～2）：1。典型的发病部位为小脑蚓部，容易突入第四脑室，常致梗阻性脑积水。患儿常表现为躯体平衡障碍、颅高压征或神经根受刺激引起斜颈。

1. 临床表现

肿瘤高度恶性，生长快，病程短，平均约 8 个月。主要表现如下。

（1）颅高压症状：肿瘤主要位于小脑蚓部，突入并阻塞第四脑室引起脑积水及颅内压增高。可出现头痛、呕吐、视盘水肿等症状和体征。幼儿可出现头颅增大。病程晚期可出现强直性发作及枕大孔疝。肿瘤直接刺激第四脑室底的迷走神经核也可以导致患儿频繁呕吐。

（2）小脑症状及颅神经症状：肿瘤破坏小脑蚓部，可导致躯体平衡障碍，走路不稳，闭目难立。肿瘤累及小脑半球，患儿可出现持物不稳、指鼻试验阳性、构音不良或眼球震颤。当肿瘤侵犯脑干时，患儿可出现复视、视力减退、外展麻痹、面瘫、颈部抵抗等。

（3）转移症状：髓母细胞瘤的肿瘤细胞容易脑脊液循环沿蛛网膜下腔产生播散，广泛种植于脑室系统、蛛网膜下腔和椎管，也可发生肺及骨骼等颅外转移。多数出现在术后 1 年之内。

2. 诊断方法

（1）脑脊液检查：蛋白量及白细胞数增多。若检出肿瘤细胞，常提示放疗的必要性。

（2）头颅 X 线平片：当存在颅内压时，可出现颅缝增宽、头颅增大、骨质变薄等。

（3）脑室造影：显示导水管以上的脑室系统均匀性扩大，第四脑室可有充盈缺损甚至不充盈。导水管和第四脑室的充盈情况对术前评估肿瘤的大小和部位有重要的价值。

（4）头颅 CT：肿瘤多呈均匀一致的高或等密度病灶，边界较清楚，钙化及囊变少见；增强检查呈均匀一致强化。病灶常位于后颅窝中线小脑蚓部，第四脑室常被向前推移，可伴有梗阻性脑积水征。

（5）头颅 MRI：病灶信号强度均匀，瘤体实质部分表现为 T1W 为低信号，T2W 为高信号（67%）或等信号（33%）。瘤周可有明显水肿带。MRI 矢状位或冠状扫描对发生沿脑脊液播散性种植者更有诊断价值。

3. 治疗

主要治疗原则是手术彻底切除病灶，解除颅高压；术后常规放疗和化疗等综合措施，以延长患者生存期和改善生活质量。一般强调手术后早期对全中枢神经系统进行放疗，5 年生存率可达 40%~60%。化疗期间应随时监测血常规，一旦发现全血细胞减少应予以及时处理或暂停化疗。

4. 麻醉注意事项

麻醉管理原则如下：髓母细胞瘤患儿术前常因梗阻性脑积水伴有严重的颅高压症状，大多数肿瘤位于后颅窝增加了手术时间和难度。因此，围术期应严格控制颅内压，及时纠正术前呕吐和术中出血等导致的水电解质紊乱和容量不足。坐位手术时，需警惕空气静脉栓塞和反常性空气栓塞的发生。

1）麻醉前评估

（1）患儿是否存在梗阻性脑积水，从而出现颅内压升高；术前是否已经实施脑室外引流术等降颅压手术。

（2）患儿是否存在频繁的恶心呕吐，从而导致水电解质的紊乱和体液的大量丢失，术前应予以评估和纠正。

（3）患儿是否存在转移病灶及相关症状，如脊髓转移导致的感觉运动障碍、肺转移导致的呼吸功能减退、骨转移导致的疼痛等。

（4）详细了解患儿的术前用药。

2）麻醉前用药

由于患儿通常存在颅内高压，不建议术前使用镇静药。

3）麻醉诱导和维持

常规使用静脉诱导。若患儿年龄太小，建立静脉通道无法配合，可以考虑使用七氟烷吸入麻醉诱导后再建立静脉通道。采用经口或经鼻气管插管，听诊确定无单肺通气后，用胶布固定牢固，防止术中气管导管移位。

肿瘤大多数位于后颅窝，位置深，手术操作易出血多。建议全麻诱导后需要行深静脉置管，监测中心静脉压；建立有创动脉压监测，动态监测血气；留置导尿管，计算出入液量。注意术中保温。

若患儿术前已经出现颅高压症状，围术期必须严格控制颅内压，具体措施如下：①避免通气不足导致的高碳酸血症，后者可使脑血管扩张导致颅内压升高。②挥发性麻醉药（如 N_2O、异氟烷、七氟烷等）具有增加脑血容量和颅内压的潜在风险，应尽量避免使用。推荐麻醉诱导和维持期采用全凭静脉麻醉，如丙泊酚联合瑞芬太尼的靶控输注。③氯胺酮和琥珀胆碱可引起颅内高压，应该避免使用。④使用甘露醇、高渗溶液和利尿剂，减少血容量来降低颅内压。⑤头高位有利于脑静脉回流，但增加静脉空气栓塞的风险。⑥过度通气（$PaCO_2$ 维持于

30～35 mmHg）可收缩脑血管进而降低脑血容量，有效地降低颅内压，但会增加脑灌注不足的风险。

根据术中是否进行电生理检查，决定是否选用非去极化肌松药，如罗库溴铵、顺式阿曲库铵等。由于儿童含水量较成人相对较高，分布容积相对较大，因此建议在肌松监测指导下使用肌松药。

手术体位通常采用俯卧位或坐位。放置患儿体位时需要特别注意避免胸腹部受压和气管导管移位（过深或过浅），听诊和气道峰压有助于判断。同时，摆放体位时应避免颈部过度屈曲，后者可导致颈静脉回流受阻，使颅内压增高。坐位手术可降低颅内压，但增加静脉空气栓塞的风险。围术期必须密切关注有无 $P_{ET}CO_2$ 的下降；心前区多普勒、经食管超声可明确诊断。适度的呼气末正压（PEEP）可能降低空气栓塞的风险。

卵圆孔一般在小儿出生后第 1 年闭合，若大于 3 岁的幼儿卵圆孔仍不闭合，称卵圆孔未闭，成年人中有 20%～25% 的卵圆孔不完全闭合。对于行开颅肿瘤切除术的患儿，麻醉医生还必须关注反常性空气栓塞的发生和后果（空气经未闭卵圆孔通过房间隔进入左心系统引起脑血管或冠状动脉栓塞）。对于拟在坐位下行开颅手术的患儿，术前应常规行超声心动图检查，如发现存在卵圆孔未闭，应改用其他体位。

4）苏醒期

若肿瘤未累及脑干，术毕待患儿完全清醒、生命体征平稳、口咽部及呼吸道分泌物清理干净后考虑拔除气管导管。若考虑术后脑水肿或病变累及脑干，则保留气管导管至术后 24～48 h 再考虑拔管。

（二）室管膜瘤

室管膜瘤（ependymoma）是起源于脑室与脊髓中央管的室管膜细胞或脑内白质室管膜细胞巢的中枢神经系统肿瘤，呈膨胀性生长，边界清楚；间变者可浸润生长，并沿脑脊液播散种植。肿瘤主要发生在脑室系统，少数瘤体在脑组织内，以四脑室多见，侧脑室其次，三脑室少见。该肿瘤好发于儿童及青年，占儿童颅内肿瘤的 6%～10%，男多于女，男女比为（1.2～1.5）∶1。

1. 临床表现

肿瘤发生部位不同，临床表现存在很大的差异。病程平均为 12 个月。一般来说，幕下室管膜瘤（约 75%）主要表现为颅高压症状（如恶心呕吐、头痛、视盘水肿等），随后可出现小脑症状和体征（如共济失调、言语障碍、颅神经障碍与肌力/腱反射异常）。幕上室管膜瘤（约 25%）除了颅高压症状，还可伴有癫痫、偏瘫、腱反射亢进和视野异常等。2 岁以下的儿童可表现为头围增大、前囟饱满、颈项强直、发育迟缓等。比较典型的室管膜瘤表现如下。

（1）第四脑室室管膜瘤：极易阻塞脑脊液循环，早期即出现颅高压症状。当肿瘤压迫第四脑室底部神经核团（如迷走神经及前庭神经核）或小脑脚时，可引起颅神经刺激症及小脑症状。颅高压症呈阵发性，与体位相关，表现为剧烈的头疼、眩晕、呕吐、脉搏、呼吸改变、意识突然丧失，及复视、眼球震颤等症状，又称为 Brun 征。此外，患儿还可出现颅神经损伤和小脑症状（如共济失调和肌力减退）。

（2）侧脑室室管膜瘤：肿瘤生长缓慢，可以长满全部侧脑室，少数瘤体可经过室间孔进入第三脑室内。发病早期，肿瘤对脑组织压迫轻微，症状不明显；待肿瘤增大侵犯丘脑、内囊和基底节或脑实质时，可表现对侧轻偏瘫、偏侧感觉障碍和中枢性面瘫。癫痫发作很少见。

（3）第三脑室室管膜瘤：较少见，多位于腔隙狭小的第三脑室后部，极易造成梗阻性脑积水。患儿在疾病早期就出现颅内压增高并呈进行性加重，可伴有眼球上视运动障碍。位于第三脑室前部的肿瘤可出现视神经压迫症状及垂体、下丘脑症状。

（4）脑内室管膜瘤：位于脑实质内，多见于额叶和顶叶内，常位于大脑深部临近脑室。临床表现与脑各部位占位症状相似。

2. 诊断方法

（1）头颅 CT：呈呈边界清楚的等密度或混杂密度影，瘤周呈轻至中度水肿带。肿瘤内常有高密度钙化表现。

（2）头颅 MRI：T1 加权呈低或等信号影，T2 加权呈高信号。注射增强剂后肿瘤呈中度至明显的强化影，部分为不规则强化。

（3）脑脊液检查：蛋白量及细胞数增多。常可检出肿瘤细胞。

3. 治疗

手术全切肿瘤是室管膜瘤的首选治疗方案。对于未能行肿瘤全切除的患者，术后应行放射治疗。对复发或不宜行放疗的患儿，可考虑给予化疗。

4. 麻醉注意事项

麻醉管理原则如下：室管膜瘤好发于脑室系统，尤其是第四脑室，在疾病早期即可出现梗阻性脑积水和严重的颅高压症状。幕下肿瘤位置较深，也增加了手术时间和难度。因此，围术期应严格控制颅内压，及时纠正术前呕吐和术中出血等导致的水电解质紊乱和容量不足。第四脑室底部操作可刺激脑干下部或颈髓上段引起一系列心血管紊乱事件，必须及时与主刀医生沟通避免损伤重要神经核团，并备好血管活性药物。幕上肿瘤可能伴有癫痫，需做好术前评估和术中抗癫痫预案。

1）麻醉前评估

（1）脑室内室管膜瘤常导致梗阻性脑积水。评估患儿是否出现颅内压升高；术前是否已经实施脑室外引流术等降颅压手术。

（2）患儿是否存在频繁的恶心呕吐，从而导致水电解质的紊乱和体液的大量丢失，术前应予以评估和纠正。

（3）幕上室管膜瘤可导致癫痫、偏瘫等症状。了解患儿术前肌力 / 肌张力，有无癫痫及抗癫痫药物使用情况。

2）麻醉前用药

由于患儿通常存在颅内高压，不建议术前使用镇静药。

3）麻醉诱导和维持

常规使用静脉诱导。若患儿无法配合建立静脉通道，可以考虑使用七氟烷吸入麻醉诱导后再建立静脉通道。采用经口或经鼻气管插管后行机械通气，避免通气不足导致的高碳酸血症，后者可加重颅高压。肿瘤大多数位于脑室系统，位置深，手术操作易出血多。建议全麻诱导后需要行深静脉置管，监测中心静脉压；建立有创动脉压监测，动态监测血气；留置导尿管，计算出入液量。注意术中保温。

围术期必须严格控制颅内压，尽量避免使用 N_2O 和卤素吸入麻醉药。麻醉诱导和维持推荐采用丙泊酚联合瑞芬太尼的全凭静脉麻醉。避免颈部过度屈曲导致的颈静脉回流受阻；也可使用甘露醇、高渗溶液或利尿剂等。

第四脑室底部操作可刺激脑干下部或颈髓上段引起一系列心血管紊乱事件，如心动过缓和低血压、心动过速和高血压、心动过缓和高血压，同时可伴或不伴室性心律失常。麻醉医师必须认真观察心电图及直接动脉压的变化，当临近的脑神经核和循环呼吸中枢有受损危险时，应立即提醒神经外科医师暂时停止操作。抗心律失常药物的治疗可能减弱这类体征，但不利于早期发现上述重要结构的损伤。

根据不同的肿瘤部位，手术体位采用仰卧位、侧卧位或俯卧位。放置体位后必须仔细听诊，避免气管导管移位。颈部过度屈曲可导致颈静脉回流受阻，使颅内压增高。

4）苏醒期

术毕待患儿完全清醒、生命体征平稳、口咽部及呼吸道分泌物清理干净后考虑拔除气管导管。若考虑术后脑水肿或病变累及脑干，则保留气管导管至术后 24～48 h 再考虑拔管。

（三）松果体区肿瘤

松果体区肿瘤（pineal body tumor）多发于儿童期，常见的肿瘤有松果体细胞瘤、松果体母细胞瘤、胶质瘤、畸胎瘤、生殖细胞瘤、精原细胞瘤、星形细胞瘤等。不同类型的肿瘤发病年龄略有差异，如生殖细胞瘤的发病高峰年龄为 12～14 岁，畸胎瘤的发病高峰为 7～8 岁，此部位的胶质瘤的发病高峰为 13～15 岁。松果体区肿瘤除畸胎瘤有完整包膜，为局限性非侵袭性生长，其余肿瘤大多呈侵袭性生长，并可沿脑脊液发生播散种植或远处转移（如骨、肝及淋巴结等）。

1. 临床表现

松果体区肿瘤的临床表现取决于肿瘤的性质和所在部位。

（1）颅高压症状：肿瘤突向第三脑室后部阻塞导水管引起梗阻性脑积水，出现头痛、呕吐、视盘水肿和意识状态改变等颅高压症状。

（2）神经系统症状：若肿瘤压迫四叠体上丘，可导致双眼不能上视（四叠体上丘综合征）；若压迫四叠体下丘及内侧膝状体，可出现耳鸣、听力减退；若压迫小脑上脚和上蚓部，可引起小脑征（如共济失调、肌张力降低和意向性震颤等）；若压迫丘脑下部，可表现为多饮多尿、嗜睡和肥胖等。

（3）内分泌症状：性发育异常（如性早熟或性发育迟缓）、尿崩症。

2. 诊断方法

（1）头颅 CT：肿瘤呈低密度、等高混杂密度或均一稍高密度影，边界清楚，可伴有侧脑室及第三脑室扩大。

（2）头颅 MRI：T1 加权呈等信号或低信号，T2 加权呈高信号，矢状位扫描有助于了解肿瘤的生长方向以及中脑受压的程度。

（3）内分泌功能检查：血浆或脑脊液中检测睾酮、黄体激素、促卵泡激素、泌乳素、生长激素、褪黑激素等。

3. 治疗

手术全切是松果体区肿瘤的主要治疗手段，可明确病灶性质及减轻肿瘤压迫导致的神经症状和颅高压症状。也可行伽玛刀治疗。根据肿瘤类型，再辅以放疗或化疗。如松果体母细胞瘤和畸胎瘤对化疗敏感；生殖细胞瘤对放疗敏感。

4. 麻醉注意事项

麻醉管理原则如下：松果体区肿瘤可阻塞导水管引起梗阻性脑积水和严重的颅高压症状。肿瘤位置较深，也增加了手术时间和难度。因此，围术期应严格控制颅内压。术前详细评估患儿是否合并内分泌紊乱所致的水电解质异常和体液丢失（如尿崩症），应予以及时纠正。

1）麻醉前评估

（1）松果体区肿瘤常导致梗阻性脑积水。术前需仔细评估患儿是否出现颅内压升高。

（2）评估患儿有无频繁的呕吐或尿崩症，是否存在水电解质的紊乱和体液的大量丢失，术前应予以及时纠正。

（3）患儿有无内分泌紊乱导致的肥胖，评估是否存在困难气道。

2）麻醉前用药

由于患儿通常存在颅内高压，不建议术前使用镇静药。

3）麻醉诱导和维持

常规使用静脉诱导，经口或经鼻气管插管后行机械通气。由于肿瘤位置较深，手术操作难度大，建议围术期监测中心静脉压和有创动脉压，指导输液和输血。留置导尿管，计算出入液量，警惕有无尿崩发生。注意术中保温。

同样，围术期必须严格控制颅内压，措施如下：避免通气不足导致的高碳酸血症；采用全凭静脉麻醉替代吸入麻醉药维持麻醉深度；避免颈部过度屈曲导致的颈静脉回流受阻；也可使用甘露醇、高渗溶液或利尿剂（如呋塞米）等。

4）苏醒期

此类手术患儿往往苏醒延迟，保留气管导管至术后 24~48 h 再考虑拔管。若术毕患儿完全清醒、生命体征平稳、口咽部及呼吸道分泌物清理干净，可考虑拔除气管导管。

（周正雨　余琼）

二、颅颈交界区疾病手术

颅颈交界区疾病是指枕骨大孔至上颈椎区域骨性结构先天发育异常或某些后天因素（外伤除外）所致形态的改变，由此产生的一系列神经症状和体征。现将小儿患者常见的颅颈交接区疾病及相关麻醉管理详述如下。

（一）小脑扁桃体下疝畸形

1. 概述

小脑扁桃体下疝畸形又称 Chiari 畸形。该畸形是指后脑部的先天性发育畸形，主要特征是颅后窝容积减小、小脑扁桃体通过枕骨大孔疝入颈椎管内，严重者除小脑扁桃体向下进入椎管腔外，小脑蚓部、下位脑干和第四脑室等亦随之下移，造成导水管和第四脑室变形，枕骨大孔与上颈椎管蛛网膜增厚、蛛网膜下腔狭窄等一系列变化。这些改变的结果可造成脑干和上颈髓受压，后组颅神经和上颈段脊神经根受牵拉和移位，以及脑脊液循环受阻，产生脑积水和脊髓空洞症等继发性改变。

Chiari 畸形分为 4 种类型。

（1）Ⅰ型（也称为小脑外疝）：指小脑扁桃体及部分小脑蚓部疝入椎管内，但第四脑室位置在枕骨大孔以上，约 50% ~ 75% 的病例合并脊髓空洞，约 3% 合并脑积水，50% 以上合并颅底和颅颈关节畸形。此型最为常见，据估计，大约每 1000 名新生儿中就有 1 例发生，男女比例为女性∶男性为 1.3∶1。

（2）Ⅱ型（也称为 Arnold-Chiari 畸形）：是一种更加严重和广泛的后脑部异常。脑干、小脑扁桃体、蚓部、小脑后下动脉和第四脑室均向尾部移位，常会使颈髓弯曲和脑神经根向上方走行。脑干功能障碍是其典型表现。Chiari Ⅱ畸形伴有脊髓脊膜膨出和脑积水，并常伴有脊髓空洞症。Chiari Ⅱ畸形在没有性别优势的情况下发生在 0.44/1000 的新生儿中。

（3）Ⅲ型：是后颅窝内容物可疝出到颈枕部的脑膜膨出中，颈部有脊柱裂。Ⅲ型是 Chiari 畸形中最严重的类型的，此型罕见，多在新生儿时期就发生死亡。

（4）Ⅳ型：是最少见也是症状最轻的一种类型。该类型以小脑发育不全为特征，但没有疝形成。

2. 病理生理学

（1）神经体征和症状可能由两种机制引起：①神经结构对周围枕大孔和椎管的直接压迫；②脊髓空洞症，充满液体的空洞在脊髓或脑干内形成，当空洞扩大时会导致神经症状，其成因为脑脊液流出受阻。

（2）在 Chiari Ⅰ型畸形患者中，颅底的骨骼往往发育不足，导致后颅窝体积缩小，不足以容纳整个小脑；因此，小脑扁桃体通过枕大孔移位。

（3）Chiari Ⅱ型畸形的后颅窝比 Chiari Ⅰ型畸形还要小。脑脊液池发育不良是由于缺乏第四脑室扩张，这是由于 CSF 循环在宫内派生到神经管缺损，所有这些都导致后脑结构向下突出，随后这些结构被压在枕大孔上。

（4）在 Chiari Ⅰ型和Ⅱ型中，由于枕大孔的拥挤，脑脊液流动受阻，因此，随着时间的推移，脑积水和（或）脊髓空洞症的形成是可能的。

3. 临床表现

与其有关的神经功能障碍可归结为 3 个综合征。

（1）枕骨大孔综合征（20%）：头痛（40% ~ 60%）是儿童 Chiari 畸形患者的常见症状，还有共济失调、运动和感觉功能障碍、小脑体征和后组脑神经功能障碍（表现为饮水呛咳、吞咽困难和声音嘶哑或说话带鼻音等症状）。

（2）脊髓中央综合征（60%）：其特征与脊髓空洞症有关，表现为分离性感觉丧失、下运动神经元综合征伴肌肉萎缩和锥体束征。

（3）小脑受压综合征（10%）：表现为共济失调、眩晕、眼球震颤、构音障碍。

其他临床表现如下：①延髓、颈髓受压症状，主要表现为四肢尤其是下肢运动和感觉的障碍，包括肌张力增高、肌力下降、出现病理反射，以及感觉减退等；②伴有脑积水时可有头痛、呕吐及视力下降等颅内压增高症状；③椎基底动脉供血不足可出现头昏、晕厥等表现；④在Ⅱ型、Ⅲ型畸形患儿中，由于常在婴儿期出现症状，多表现为吞咽困难、进食后食物从口、鼻腔反流，出现误吸并发生肺炎等症状。

4. 诊断评估

（1）头部和颈椎 MRI 是诊断 Chiari 畸形的首选检查：可清晰显示小脑扁桃体下疝的程度及其周围的组织结构。

（2）X 线：普通 X 线检查不能直接发现是否存在小脑扁桃体下疝畸形，但可发现同时存在的颅颈交界区骨性异常。

（3）CT：CT 的意义主要是通过图像三维重建，以显示颅颈交界区骨性结构的异常。

Chiari 畸形的影像学评估各不相同，Chiari Ⅰ 通常在儿童或成人中使用 MRI 进行评估，而 Chiari Ⅱ 至Ⅳ型通常首先通过宫内超声进行评估，然后进行胎儿 MRI 评估以进一步定性。

5. 治疗

1）非手术治疗

没有症状的 Chiari 畸形患者可以通过非手术手段进行治疗。头痛和颈部疼痛可以用肌肉松弛剂、非甾体抗炎药和暂时使用颈圈来治疗。

2）手术治疗

（1）手术目的。

通过头颈交界处重建脑脊液流量，并通过减压后颅窝来缓解小脑和后脑的压力。

（2）手术指征。

对于有持续症状并确诊为扁桃体突出症的患者，建议手术治疗。在无症状扁桃体疝的情况下，无论有无空洞，除非出现症状，否则建议进行观察。如果在症状出现后 2 年内进行手术，效果会更好。

（3）外科手术。

①Chiari Ⅰ 型：采用后颅窝减压术。通过枕下颅骨切除术扩大枕大孔，通常与 C1 联合，也可能是 C2 椎板切除术。硬脑膜可能被打开，也可能不被打开，如果有蛛网膜粘连的话，随后会进行蛛网膜粘连的解剖。根据可用的硬脑膜扩张和后颅窝的大小，可能需要进行硬脑膜成形术。硬脑膜移植物可以是自体移植物，如枕筋膜或阔筋膜张肌（TFL）肌腱，或人工硬脑膜。在脊髓空洞的患者中，如果单独减压无效，也可以放置分流术。硬脑膜移植物可以是自体移植物，如枕筋膜或阔筋膜张肌腱，或人工硬脑膜。扁桃体烧灼也可以进行。②Chiari Ⅱ 型：

通常在最初的 48 h 内，采用脊髓脊膜膨出的矫正手术。也可以通过子宫切开在子宫内完成。脊柱闭合不全可以通过多种方式完成，根据严重程度、受累层面和可利用的邻近组织，可以采用一期皮肤缝合、肌皮瓣或筋膜皮瓣。在脑积水的情况下，绝大多数患者最终将需要脑室分流进行脑脊液分流。如果需要，稍后会进行后路减压，以允许枕下扩张。③ Chiari Ⅲ：手术策略与 Chiari Ⅱ 相似。首先矫正枕部 / 高位脑膨出，切除突出物，然后是硬脑膜缝合和颅骨成形术。如果突出组织的数量大于颅内内容物，患者被认为是非手术候选者。如果患者合并脑积水，则放置脑室分流术。

（二）枕颈交界处脑膨出

1. 概述

脑膨出是指脑组织、软脑膜和脑脊液通过骨和硬脑膜缺损处突出颅骨以外，以上述成分的任意形式组合，可以出现在颅骨的任何部位。最常见的部位是枕部（75%），其次是额部（13%～5%），顶骨（10%～12%）或蝶骨。目前主要依据颅骨缺损的解剖位置进行划分，分为前组脑膨出和后组脑膨出。前组脑膨出可位于前顶（额骨和面部骨骼之间）或基底（从颅底向下突出），后组脑膨出可位于枕部、枕颈交界处、颞部或顶部。枕颈交界处脑膨出是后组脑膨出的一种，表现为颅骨及颈椎的同时缺损。前部脑膨出在男性更常见，而 70% 的后部或枕部脑膨出发生在女性。

2. 发病机制

脑膨出是由于初级和次级神经胚形成过程中，外胚层的不完全分离，导致神经系统的发育异常所致。在妊娠的第 3～4 周形成初级神经胚，通过胚胎折叠和中线融合而形成未来的大脑和大部分脊髓。神经管在头颅神经孔的初始闭合期间出现异常，可导致无脑畸形而表现为神经组织暴露且结构紊乱的疾病。初级神经胚形成后，外胚层（未来的表皮）和神经上皮（未来的大脑和脊髓）开始分化。因为膨出组织中通常含有发育良好的、被正常皮肤包裹的神经和间充质组织，所以它们必须在初级经胚形成之后才能发育。神经组织的特征性突出是中胚层分化过程中形成的。形成脑膜和骨的中胚层通常在外胚层和神经上皮质之间迁移。然而，这些外胚层的瘢痕形成和随后出现的粘连可阻碍中胚层嵌入。在端脑的快速生长过程中，即使是一小部分间充质组织的缺乏或薄弱，也可能导致脑组织向外突出。

3. 临床表现

临床表现取决于脑膨出的大小和内容物。此类患者常出现脑积水，但局灶性的神经系统症状并不突出。

4. 诊断

（1）MRI 检查：对脑膨出进行分类、了解神经组织突出的程度、预测囊内功能性脑组织的数量、评估是否存在脑积水及其程度，并确定颈部的其他畸形。

（2）磁共振血管造影 / 静脉造影（MRA/MRV）：用来评估囊内容物是否存在神经血管结构，了解脑膨出物与周围血管的关系。

（3）三维 CT 成像：可获得更多信息，还有助于制订颅面重建方案。

5. 手术治疗

（1）原则。

①切除肿块；②保留有功能的神经血管组织；③仔细缝合脑膜和发育不良的皮肤，预防脑脊液漏；④矫正畸形。

（2）手术时机。

应根据膨出物表面覆盖的皮肤是否完整、是否有其他系统畸形和总体预后来决定手术时机。

（3）手术体位。

患者俯卧位，并在患者头部和胸部垫马蹄形头枕和两个有衬垫的胸卷，以缓冲面部和身体着力点的压力。要特别注意保护眼睛，防止受压。适当屈曲颈部以充分暴露膨出的病变，此外，应将脑膨出囊固定，以防膨出物意外移动和囊内容物扭转。

（4）手术方法。

对于颈部膨出者，应切除少许椎板以暴露正常颈椎的下端和缺损部位，然后辨别硬脑膜和颅骨缺损区域，此时可通过引流脑脊液来减轻膨出囊压力，以便探查膨出囊的内容物。保留正常的神经血管结构切除胶质组织和异常神经组织并留取样本进行培养。情况允许时，可一期缝合硬脑膜或进行硬脑膜修补以防止脑脊液漏（修补时可选用骨膜或胶原硬脑膜替代物）。骨缺损通常较小，无须修补；对于一些较大的颅骨缺损，则可延迟修补，待骨发育充分后再行皮片移植修补术；若缺损面积很大且需早期修复，可从肋骨或正常骨区域获取自体移植物进行修补，也可用其他修补材料，如甲基丙烯酸甲酯、羟基磷灰石骨水泥和脱钙骨基质等。若膨出囊中含有大量有功能的神经组织和血管结构，可行骨扩张成形术以保护脑组织。在能够于缺损处再生新骨的患者中，可行向外扩张的栅状截骨手术，并将皮肤切口延长到邻近顶骨区域，选取符合缺损形状的全层供体颅骨。供体部位有成骨功能的硬脑膜，可在2~6个月内骨化并产生新骨。

另外，有多种方案可扩大颅腔：其中一种方法是用钽网来扩大骨并将突出的脑组织回纳到颅腔内，每日对钽网进行压缩，将膨出的脑组织缓慢地压入颅腔内，此过程需要3~4个月的时间；另一种方法是脑室减容术，首先用硬脑膜补片移植物闭合脑膨出的缺损，使脑室内压力升高达到脑积水的状态，随后进行脑室-腹腔分流手术，使膨出的神经组织回移到扩大的颅腔内。在修复颅骨缺损或缝闭硬脑膜后，若推迟骨成形手术，则要切除多余的皮肤以便对位良好、无张力地缝合皮肤。

（三）其他颅颈交界区异常

1. 概述

其他的颅颈交界区异常主要包括颅底凹陷症、扁平颅底、寰椎枕化、寰枢椎脱位、颈椎融合等。

（1）颅底凹陷症：是一种发育异常，指以枕骨大孔为中心，周围的颅底结构向颅内陷入，枢椎齿状突增高并突入枕骨大孔内，枕骨大孔前、后径缩短和颅后窝狭小，因而使延髓受压和局部神经受牵拉。分为两种类型：①斜坡-齿状突型，主要病理改变是枕骨大孔前缘内陷导致的斜坡变平、齿状突向上移位，寰椎前弓和齿状突之间的距离增大，这些骨性结构改变占据了枕骨大孔的前部空间，从而使通过枕骨大孔的延髓下部和颈髓上部从腹侧受到压迫。②寰枕型，此型的主要病理改变是由于枕骨大孔后缘内陷和寰椎后弓上移，导致延-颈髓背侧受压。

（2）扁平颅底：指蝶骨体长轴与枕骨斜坡构成的颅骨基底角变大。基底角是蝶鞍中心点和鼻根部及枕骨大孔前缘连线构成的角度，正常值是123°～143°，超过143°即为扁平颅底。

（3）寰椎枕化：指枕骨与寰椎部分或完全融合，寰椎成为枕骨的一部分，引起寰椎旋转或倾斜，颈椎位置上升，枢椎齿状突亦随之上升，重度者可造成延髓或颈髓的压迫。

（4）寰枢椎脱位：由于寰椎韧带或枢椎齿状突发育不良或齿状突分离，寰椎向前、枢椎向后脱位，以致该段椎管管腔狭窄。

（5）颈椎融合：这一病变颈椎数目减少，颈项缩短，颈部运动受限。头颅重心前移使头颅倾斜或旋转。

2. 临床表现

该病表现为非常缓慢的进展性过程，早期患者常无任何症状，当疾病进展到超过自身代偿能力时，即可逐级出现进展性神经功能障碍症状。也可因外伤等其他诱发因素而导致急性发病。

患者多有短颈、后发际低等特征，可能伴有颅面畸形和耳郭不对称以及斜颈等。头部转动常不同程度地受限。除此之外，根据受影响神经组织的不同而出现相应的临床表现，其中最常见的是延-颈髓受压症状。主要表现为进行性肢体无力、麻木，体检可见肌张力增加，腱反射亢进，出现病理反射等锥体束症状，严重者甚至发生肌肉萎缩。其次是小脑症状，临床上出现为小脑性共济失调和平衡障碍，表现为走路不稳、易倾倒，以及小脑性语言等。检查可发现眼球震颤、肌张力下降。椎动脉受压症状也较常见，患者表现为头昏、眩晕，甚至出现短暂性脑缺血发作（TIA）症状。当上颈部神经根受累时，可出现颈部活动障碍、颈痛和枕颈部放射性疼痛。后组颅神经受累时可出现声音嘶哑、吞咽困难和饮水呛咳，有时伴有不同程度的舌肌萎缩。

该病多合并存在小脑扁桃体下疝畸形和颅颈交界区蛛网膜下腔梗阻，导致脑脊液循环受阻而出现不同程度的脑积水，多为正常压力性脑积水。相当一部分患者合并有脊髓空洞症，从而使症状表现更为复杂多变。

3. 检查

（1）初步检查。

对颅颈交界区畸形的患儿进行初步的全面检查，主要包括完整神经和非神经系统的症状/体征。查体时要注意寻找面部、颈部、肢体、胸部、背部、内脏异常等与综合征有关的迹象。应采集每个患者的家族史。询问有关发育迟缓，尤其是运动功能相关的问题。

（2）体格检查。

①高达85%的颅颈交界区畸形患儿会出现颈部或枕部疼痛。②斜颈可能是婴幼儿颅颈交界区畸形的一个重要临床表现。③儿童头部翘向一侧（"知更鸟"样畸形）可提示存在寰枢椎旋转半脱位（atlantoaxial rotatory subluxation，AARS）。④脊髓病变是颅颈交界畸形患儿最常见的神经系统缺陷。⑤25%因基底动脉内翻压迫椎基底动脉和（或）延髓异常引起疼痛和神经功能障碍的患者，会出现基底型偏头痛。

（3）影像检查。

①CT：CT能进行颅颈交界区的多角度断层及矢状位重建，可直接观察局部骨结构情况，并进行骨结构径线测量。但CT对软组织的分辨率较差，难以分辨软组织受压、移位等情况。②MRI：MRI检查的优点在于它对软组织的分辨率极高，不仅能清晰地显示枕骨大孔附近神经组织的发育情况和骨质受压移位情况，还能清楚地显示伴随的其他畸形和继发性异常，如小脑扁桃体下疝畸形、脊髓空洞症以及脑积水等。缺点是不能清晰地显示骨皮质结构，只能从髓质骨周围的低信号区域判断骨皮质的异常情况。

4. 诊断

根据临床表现，结合CT、MRI等影像学检查可明确诊断。

5. 治疗

1）非手术治疗

（1）对神经系统正常的轻度颅底凹陷患者，可尝试进行临床及影像学随访。

（2）因炎症后反应（通常为感染）引起的活动性寰枢椎旋转半脱位患者，应使用抗炎药物保守治疗。

（3）对进行封闭式颈椎复位的寰枢旋转半脱位患者，可用颈托固定治疗。

2）手术治疗

（1）适应证与禁忌证。

适应证：有颅颈交界畸形的患儿，若出现神经功能受损必须进行手术干预。①严重的颅底凹陷症儿童，不仅具有影像学特征，且出现包括脑干和上颈髓、后组颅神经、椎动脉等受压临床表现；②合并有小脑扁桃体下疝畸形、脊髓空洞症、脑积水等；③伴有因先天或后天因素继发的寰枢椎不稳定。

禁忌证：无症状的患者不需手术治疗，但应注意随访。

（2）术前及手术准备。

①术前详细了解神经影像学检查结果，认真观察有无合并其他畸形，尤其是是否存在寰-枕和寰-枢关节不稳定现象、延-颈髓受压的程度及方向，是来自前方的齿状突还是后方的寰-枕交界区，是否伴有小脑扁桃体下疝畸形和脊髓空洞症等，以制订最佳手术方案。②对伴有寰-枕或寰-枢关节不稳定但又必须进行前路减压的患者，术前应预备合适的外固定装置或准备颅骨牵引装置，以防止减压术后局部不稳定因素加重。③决定行经口咽入路进行减压的患者，术前3天应用抗生素预防感染，保持口腔清洁。

（3）手术方法。

颅底凹陷症施行手术的目的是消除神经组织受压、扩大颅后窝容积、疏通颅-颈交界处蛛网膜下腔梗阻，预防由此引起的继发性改变。在手术入路的选择上，分为前路减压、后路减压和枕-颈或寰—枢关节固定术。

前路减压术：适用于斜坡-齿状突型颅底凹陷症，最常采用的手术方式是经口咽入路、切除环椎前弓和齿状突。手术在全身麻醉下进行，采用经口腔气管插管，然后用口腔拉钩将舌和气管导管一并牵开。也可采用气管切开的方法，但实践证明无此必要。应避免经鼻腔进行气管插管，因为经鼻腔插管会使气管导管在咽部的位置非常固定，难以牵开而影响手术操作。手术需在手术显微镜下进行，在环椎前结节的引导下作咽部中线切口，分离并显露寰椎前弓、下斜坡和部分枢椎后，用高速气钻磨除环椎前弓，切开环-齿关节，磨除齿状突，并去除齿状突周围的关节韧带和增生的纤维结缔组织。当骨性结构去除后，即可见到位于齿状突周围和斜坡下方的大量增生的结缔组织，应尽量将其去除，但由于结缔组织质地非常坚韧，去除相当困难。用电磁刀切除这些组织可收到非常满意的效果。位于硬脊膜前方的横韧带影响硬脊膜的膨起，也应将其切除。横韧带和前纵韧带去除后，即可充分解除受压的硬脊膜。单纯去除环椎前弓和齿状突而不去除增生的纤维结缔组织和横韧带，不能达到充分的减压效果。

后路减压术：适用于寰-枕型颅底凹陷症。后路减压的要点：①切除枕骨大孔周围骨质，扩大颅后窝容积。②去除环椎后弓，对深深陷入延-颈髓的环椎和枕骨大孔后缘，可小心地使用高速气钻将其磨除。③打开硬脑膜，分离或切断颅颈交界处增厚的硬脑膜和纤维束带，很多寰-枕型颅底陷入症患者的颅-颈交界处硬脊膜异常增厚，并有大量、致密、增厚的纤维结缔组织，单纯去除骨性压迫而不切开硬脑膜，实际上达不到减压目的。对伴存的颅-颈交界区蛛网膜下腔梗阻，应进行疏通，以预防可能因颅-颈交界区蛛网膜下腔梗阻所造成的继发性脊髓损害。④止血应彻底，止血后用筋膜或人工硬脑膜进行扩大硬脑膜的修补，以扩大颅后窝容积和减少切口内血性液体反流入蛛网膜下腔。

枕-颈或寰-枢关节固定术：相当一部分颅-颈交界区畸形的患者合并枕-颈或寰-枢关节不稳定，其中又以寰-枢关节不稳定最为常见。对经后路减压者，减压和枕-颈或寰-枢固定可在一次手术中完成。但对经前部入路手术者，由于术前尚无确切方法判断究竟哪些患者术后会发生颅颈交界不稳定现象，加之手术切除了寰椎前弓、齿状突、环-齿关节囊和韧带，使枕-颈或寰-枢椎之间不稳定因素更为加重。因此，最好进行枕-颈固定术，以策安全。

（4）术中注意事项。

①不管是经口咽入路还是经后路减压手术，由于枕骨大孔区的骨结构往往深深嵌入延-颈髓交界的神经组织，手术过程中应格外小心，避免因器械使用不当而造成加重性神经组织损伤。在经口咽入路减压、磨除齿状突尖时，如发生硬脊膜破损，应尽量采用纤维蛋白胶将其封闭，以防止术后出现脑脊液漏。②对严重寰-枕型颅底凹陷症行后路减压术的患者，将硬脑膜切开，对有束带形成者将其充分地予以切断，并且将上颈髓周围粘连的蛛网膜下腔予以分离、疏通，然后切取切口处筋膜或用硬脑膜补片行硬脑膜的扩大修补。③对同时存在小脑扁桃体下疝畸形的患者，应探查第四脑室出口，将脑脊液循环径路疏通。④术中仔细止血，手术结束时彻底清除蛛网膜下腔内积血，防止因血液刺激导致的无菌性炎症反应而再次造成的局部广泛性蛛网膜下腔粘连。

（5）术后处理。

①预防感染，尤其是经口咽入路手术后，应用抗生素预防感染。②饮食，经口咽入路减压术后，在手术结束时，借助喉镜常规放置鼻胃管，术后鼻饲3～5天，待切口愈合后拔除。③对伴有寰-枕或寰-枢关节不稳定的颅底凹陷症，已经施行颈前路减压手术，后续仍需后路固定的患者，在等待再次手术期间，可行颅骨牵引，或用Holo氏支架等外固定装置固定头部，防止因前路手术后颅-颈不稳定因素加剧而造成症状加重，甚至出现突然呼吸障碍等并发症。对已

行前路或后路骨融合固定的患者，仍应采用外固定装置或行颈-胸石膏固定 3~6 个月，以保证融合能充分地愈合。

（6）并发症及其防治。

①脑脊液漏的处理，对经口咽入路减压术后、因手术中损伤硬脊膜造成术后脑脊液漏者，可反复进行腰椎穿刺引流脑脊液；脑脊液漏严重者，可在腰池内置管持续引流脑脊液，一般 2~3 天即可痊愈。②对手术后发生严重枕-颈或寰-枢关节不稳定的患者，应立即卧床并行颅骨牵引，待症状改善后施行固定手术。

（四）颅颈交界区疾病手术的麻醉

1. 麻醉评估应考虑的问题

（1）患儿颅颈交界区异常是否合并 Arnold-Chiari 畸形伴发脑积水，从而出现 ICP 升高，术前是否需要先实施脑室外引流术降低 ICP。

（2）患儿是否合并先天性心脏病、早产等。脑膨出部位有无皮肤缺损，皮肤的缺损可导致第三间隙液体的大量丢失和体温的丧失，术前应予以评估和纠正。

2. 麻醉前用药

应根据小儿生理状况、意识状态、预计手术时间、麻醉诱导方式等制订个体化方案。

（1）术前存在意识改变和（或）呼吸抑制，避免使用术前药。

（2）术前意识状态良好的患儿可给予抗焦虑药物进行镇静，缓解小儿恐惧情绪，避免哭闹、抵抗导致的 ICP 升高。可首选口服咪达唑仑（推荐剂量 0.25~0.33 mg/kg，最大剂量 20 mg，气道畸形小儿慎用）。右美托咪定能够产生良好的术前镇静作用，对呼吸影响小，患儿术前 30~50 min 口服 1 μg/kg（推荐 3~4 μg/kg）镇静效果满意。

（3）抗胆碱药物的选择。东莨菪碱有导致谵妄等不良反应，影响术后神经功能的判断，须谨慎使用。盐酸戊乙奎醚能通过血-脑屏障，有中枢和外周双重抗胆碱作用，抑制腺体分泌的作用较强且不增加心率，不良反应少。临床最为安全的用药选择是给予阿托品，推荐剂量为 0.01~0.02 mg/kg。

3. 麻醉诱导

对于年龄较小、建立静脉通道无法配合的患儿，目前临床上常使用七氟烷吸入麻醉诱导建立静脉通道。Chiari 畸形和脑积水需要严格的颅内压管理，吸入诱导可引起高碳酸血症和颅内压升高，在七氟烷麻醉诱导过程中可通过辅助呼吸进行过度通气，以抵消吸入麻醉药的脑血管扩张作用和高碳酸血症导致的 ICP 升高。液体通路建立后，麻醉诱导可采用静脉麻醉药丙泊酚、阿片类镇痛药物（芬太尼、舒芬太尼）、肌松药。避免使用引起 ICP 升高的氯胺酮和琥珀胆碱。其中由于所有肌松药都是水溶性的，而小儿本身含水量相对较高，肌松药在小儿的分布容积相对较大，因此以千克体重计算给药量时小儿用量大于成人，因此需加强神经肌肉传递监测以指导肌松药使用剂量。

4. 气管插管

插管前可静脉利多卡因/咽喉部利多卡因表面麻醉来控制气管插管引起的心血管反应。枕颈部脑膨出因体位问题影响正常的气管插管操作，需在侧卧位下实施完成，体位摆放应避免损伤膨出的脑或脊髓组织。对于 Chiari 畸形患儿，颈部的快速弯曲和伸展可能会加重呼吸和吞咽中心的损害，在这些患者中，尽量避免颈部活动的麻醉管理是很重要的。

5. 手术体位

颅颈交接区疾病的手术体位为俯卧位，摆放完体位后，应确保胸腔和腹腔有一定的活动空间以保证呼吸运动的顺应性，再次听诊双肺呼吸音是否对称、清晰。预计颈部有弯曲时，可考虑将气管导管深度变稍浅，防止其滑入过深导致单肺通气。

6. 麻醉维持

常规建立有创动脉压监测，动态监测血气，若出现明显血容量减少，应及时输注红细胞悬液增加携氧能力。小儿围术期输血指征如下：术前显著贫血，血红蛋白浓度低于 7 g/L；血红蛋白浓度低于 8 g/L，伴有贫血症状，正接受放化疗的患儿，患有先天性或后天性症状性贫血的患儿；急性失血伴低血容量对其他治疗方法无效；血细胞比容＜40% 伴严重肺部疾病。术中应用肌电图监测来确定有功能的神经根结构，因此术中通常不追加肌松药。术中在打开和修补硬脑膜时保持头部低位，可最大限度地减少术中脑脊液漏。除血流动力学监测外，还应密切关注脑脊液漏失量。以警惕发生一种不可预见的表现为全身麻醉后未苏醒的神经并发症。麻醉维持可选用多种药物，但要警惕大剂量阿片类药物致术后呼吸抑制的问题，对术前 ICP 高且伴有神经功能受损的患儿，应减少阿片类用药量，可通过局部浸润麻醉提供术中和术后镇痛。拔管指征要严格掌握。

7. 麻醉苏醒期

是否拔除气管导管取决于患儿的术前状态、手术类型、术中情况等。通常待患儿完全清醒、生命体征平稳、口咽部及呼吸道分泌物清理干净后考虑拔管。对于经口咽入路手术，考虑到术后可能会因切口肿胀而影响呼吸，小儿患者应尽可能地将气管导管保留到术后 24～48 h 再拔除。

三、脑血管疾病手术

脑血管疾病在小儿患者较少见，主要以缺血性或出血性脑卒中起病。根据血管病理改变，可分为 3 类：①血管结构病理性改变，包括动静脉畸形（AVM）、Galen 大脑大静脉动脉瘤样扩张、动静脉瘘（AVF）和海绵状血管畸形；②血管结构异常，包括动脉瘤、动脉夹层；③进行性动脉末端闭塞、狭窄病变，即烟雾病。现将小儿常见的脑血管疾病及相关麻醉管理内容介绍如下。

（一）脑血管畸形疾病

1. 脑动静脉畸形

1）概述

脑动静脉畸形（cerebral arteriovenous malformation，CAVM）是一种先天性脑血管疾病，儿童的发病率为 12%～18%。CAVM 导致 35%～55% 的儿童发生出血性卒中，发病率为每年 1.4/100 000，且病死率高。据报道，儿童 CAVM 破裂的年出血风险为 2.71%，当与动脉瘤和深静脉引流相关时会增加出血风险。在新生儿期或婴儿期被诊断为 CAVM 的患者数量非常少，尽管放射诊断技术取得了进步，包括现在常规使用高质量的超声成像，但到目前为止还没有在子宫中被诊断出来。最近的另一项研究报告了 CAVM 破裂的平均年龄为 11.3 岁。因此，绝大多数儿童出现 CAVM 破裂是在青春期开始前后。

正常情况下在胚胎发育期第 3 ~ 4 周，中胚叶的血管母细胞分化出原始脑血管网、血管丛，进而分化为动脉、静脉和毛细血管。CAVM 是因为毛细血管发育障碍而仅形成异常血管团，使得脑动、静脉直接保持原始交通，形成数量不等的瘘管；自供血动脉流入畸形血管团的血液通过瘘管直接进入静脉，再汇聚成引流静脉回流入静脉窦。CAVM 的基本结构包括供血动脉、畸形血管团以及引流静脉。

2）病因

CAVM 的确切病因尚不清楚。目前存在以下几种观点。

（1）CAVM 代表原始血管丛内的动脉和静脉之间的直接连通。

（2）CAVM 是动态变化的，来源于无序的血管生长，即增殖性毛细血管病。

（3）CAVM 源于重塑过程中毛细血管和静脉结合部的功能障碍。

（4）CAVM 可能代表瘘性的脑静脉瘤。

3）病理生理

CAVM 引起脑循环的病理生理改变如下。

（1）血流动力学特性。

①高流量低阻力：快速分流引起颅内自发性出血、畸形占位效应的增加（出血、血肿、水肿、血管组织异常增大、血管瘤）和颅内高压。②脑窃血现象：在某些情况下，血液流过未破裂动静脉畸形时，分流增加，引起脑动脉周围压力降低、畸形团周围脑组织低灌注，导致脑萎缩、脑梗死等病理改变；病变周围脑组织可能发生自动调节的适应性改变；在婴儿及儿童中，因颅内血液循环短路，可极大增加脑血流量，从而加重心脏负担，出现充血性心力衰竭。③供血动脉和引流静脉压力逐渐增高（流出道狭窄）与出血有关。

（2）功能区移位。

CAVM 的进展可能导致功能组织重构或位移。

4）临床表现

（1）多达 75% 的儿童 CAVM 患者表现为出血，15% 表现为癫痫发作。

（2）出血：①任何有自发性颅内出血的儿童，都应考虑是否有 CAVM，直到完全排除；②儿童可能比成人更容易表现为出血；③ 63% 的儿童以颅内出血症状就诊，13.4% 以癫痫发作症状就诊。

5）诊断

主要依赖于神经影像学检查，包括 CT、MRI、DSA、PET 等检查。

（1）CT：CT 平扫可以明确 CAVM 是否发生颅内出血。CAVM 未破裂时，CT 表现为稍高密度、散发钙化、形态呈楔形，且楔形 bAWM 的顶端多指向脑室系统。增强 CT 可见供血动脉畸形团血管及扩张引流静脉。CT 血管造影可以初步明确有无 CAVM，不但能具体描述其立体结构，而且能显示与颅底骨骼的位置关系。由于 CT 血管造影扫描时间短，多应用于出血急性期的检查。

（2）MRI：MRI 常用于 CAVM 的筛查，不仅能检测到畸形血管团，而且还能确定其大小与部位。

（3）DSA：脑血管造影是 bAWM 诊断的金标准。它能显示详细的血管结构，包括供血动脉来源及数目、畸形血管团的解剖结构、引流静脉方向及是否伴发动脉瘤等，有助于指导制订手术策略。

（4）其他：氙 CT、单光子发射计算机体层成像（SPECT）、PET 扫描等，有助于评估术前、术后脑血流灌注改变及明确围手术期可能发生灌注压相关并发症的风险并减少血流相关性脑出血或缺血并发症的风险。

6）治疗

（1）保守治疗：主要用于未破裂 CAVM 患者，尤其是 Spetzler-Martin 分级高、手术风险高的患者。保守治疗的内容包括避免不良生活方式及情绪激动、控制癫痫及对症处理等。

（2）外科治疗：①显微手术切除，是 CAVM 最常用的治疗方法，主要优点是一次手术可能完全彻底根除 CAVM。手术切除的主要步骤包括暴露、分离、确认供血动脉畸形团及引流静脉、完整切除。遵循的原则是先阻断或切除供血动脉，分离畸形团与周围正常脑组织，最后切除引流静脉并完整切除 CAVM。手术风险包括围手术期出血、感染、脑水肿、卒中甚至死亡。②血管内介入治疗，通过使用栓塞材料闭塞供血动脉及畸形团内的血管，从而缩小 CAVM 体积，改变大型 CAVM 的血流动力学，改善周围脑组织的供血、降低引流静脉压力使临床症状得以缓解甚至改善。同时，能够减少后续的开颅切除 CAVM 的术中出血并缩短手术时间。血管内介入治疗的优点是创伤小、恢复快，缺点是治愈率不高、X 射线辐射造成人体危害等，主要并发症是脑出血与脑梗死。

（3）立体定向放射治疗：通过立体投递高能射线于畸形团内，避免了手术切开，包括伽马刀、射波刀、质子束、直线加速器等。它的优点是能够准确定位外科手术难以到达、深部的CAVM。主要的缺点是起效慢，一般需要至少 2 年才可能让 CAVM 完全消除。

（4）多模式治疗：适用于大型、复杂的 CAVM，即将外科切除、血管内介入、立体定向放射进行有机的结合，最大限度地消除 CAVM，降低并发症。具体的方法为术前辅助性血管内介入治疗＋显微手术切除，术前先进行血管内介入栓塞能降低 CAVM 的血流量，有效地降低了外科手术难度及提高了手术安全性。显微手术切除＋立体定向放射或血管内介入栓塞＋立体定向放射治疗，体现了立体定向放射治疗在手术无法彻底治愈 CAVM 时起到辅助性治疗的重要作用。

2. Galen 静脉畸形

1）概述

Galen 静脉畸形少见，占颅内血管畸形的比例 ≤1%，但约占儿童年龄组所有血管畸形的30%。病情轻重不一，可能在出生时、婴儿期或童年后期发病。正常 Galen 静脉的胚胎前体是前脑中静脉，其在原始血管床内有动静脉间的瘘管连接。该瘘管连接通常在胚胎发育的第 5～7周闭合，在 3 个月时，前脑中静脉的后部汇入大脑内静脉和基底静脉，形成 Galen 静脉。前脑中静脉的永久化及其原始动静脉连接导致了 Galen 静脉畸形。高流量血流、低阻静脉引流导致供血动脉增多和扩张。

2）分型

Lasjaunias 等将先天性 Galen 静脉病变分为 3 种类型。

（1）脉络丛型：供血动脉网，类似于血管巢，通过脉络丛动脉供血。

（2）壁型：一支或多支供血动脉直接连接到扩张的 Galen 静脉。

（3）继发型：Galen 静脉扩张是由于相邻的血管畸形、瘘或静脉梗阻。

Yasargil 提出了以下分型方案。

（1）Ⅰ型：供血动脉相对较少，主要来自胼周和大脑后动脉。

（2）Ⅱ型：供血动脉主要来自丘脑穿支和大脑后动脉。

（3）Ⅲ型：又名真性或脉络丛型，是最常见的类型。混合型供血动脉，源于胼周动脉、丘脑穿支和大脑后动脉。

（4）Ⅳ型：又称继发型。Galen 静脉瘤样扩张（曲张），继发于相邻脑实质的动静脉形，或硬脑膜动静脉瘘（DAVF），或直窦流出口梗阻。

3）病理生理

Galen 静脉畸形是中线结构，从室间孔延伸到脉络裂，外侧至三角区。动脉供血通常呈双侧对称。在大多数病例中，所有的脉络膜动脉都参与供血。起自 Willis 环后部室管膜下动脉网。丘脑穿支动脉少见。

静脉引流到前脑中静脉，再进入镰窦，然后进入上矢状窦或后静脉窦。大多数患者没有直窦。可能存在静脉梗阻，与大脑深部静脉系统没有连接。正因为如此，脑深部结构才能使用另一静脉通路，通常包括丘脑、颞下或中脑外侧静脉，侧位造影呈现 E 形。

4）临床表现

Galen 静脉畸形患者的临床表现，可表现在心脏和神经系统两方面。患者可分为三个年龄组：出生～2 个月的新生儿；2 个月～2 岁的婴儿；青少年和成人。其中，新生儿通常出现心力衰竭，婴儿通常出现脑积水和头部增大，稍大的患者常表现为脑积水、头痛、发育迟缓。

（1）高输出心力衰竭。

①颅内动静脉分流的血流动力学表现显著，可造成右心房扩张、肺动脉高压、左心衰竭。②头部和胸部可闻及响亮的机器样杂音。③可通过产前超声检查确诊，22% 产前确诊的患儿因出生伴有不可逆的脑损伤而死亡。④心脏症状的严重程度差异较大，从无症状性心脏扩大到心源性休克。

在一些病例中，出生后有一个相对稳定的时期（3 天），随后急性失代偿。有些患者需要急诊栓塞颅内病变，而另一些则可能需要稳定一段时间，再行栓塞治疗。

（2）神经系统表现。

神经系统症状是由于：①颅内动静脉分流和静脉流出受阻所致的颅内静脉压增高。②心力衰竭，这可能导致产前和产后脑损伤。MRI 可显示脑白质病变或弥漫性脑损害（脑溶解综合征）。③脑积水，正常内静脉系统通常具有压力梯度，以便于脑脊液吸收。颅内静脉高压干扰了这一过程。

5）治疗

（1）新生儿。

对 Galen 静脉畸形的新生儿治疗评价应包括以下内容：体重和头围；肾功能和肝功能检查；头颅和心脏超声检查；脑 MRI 检查，可提供有关病变的解剖和髓鞘形成状态信息。

介入策略包括动脉栓塞，减少分流。新生儿经静脉栓塞导致并发症的概率较高，当动脉途径不可用时才考虑。胶（如 n-BCA）是比较合适的栓塞剂，因为其再通率比颗粒或弹簧圈低。如果计划栓塞，可不做血管造影。栓塞的最佳年龄是 ≥ 5 个月，治疗应尽可能延迟到这个时间。

Galen 静脉畸形新生儿治疗的预后不太理想：de Bicetre 医院治疗的 23 例新生儿中，栓塞无效或相关的病死率为 52%；存活新生儿中，36.4% 神经功能正常，63.6% 中度或重度智力低下。

（2）婴儿。

Galen 静脉畸形患者脑积水的原因是颅内静脉高压，病变治疗后，一般会好转。脑脊液分流术应在血管内介治疗完成后。不到 50% 的脑积水患者需要分流，但这些患者进行脑脊液分流可能会出现问题：分流可导致静脉瘀滞性脑水肿，并有出现硬膜下血肿的风险。对于部分患者，内镜下三脑室造瘘可替代脑室分流。

婴儿治疗的预后相对新生儿较好：de Bicetre 医院治疗的 153 例婴儿中，栓塞无效或相关的病死率为 7.2%；存活婴儿中，78.9% 神经功能正常，21.1% 中度或重度智力低下。

（3）儿童。

由于持续的长期颅内静脉高压和脑积水，未经治疗的症状性 Galen 静脉畸形自然病史患者中有一部分存在发育迟缓。所有 Galen 静脉形的患者都有颅内静脉高压。有些学者认为栓塞应该使静脉压正常，并治疗脑积水，之后进行脑脊液分流。

儿童治疗的预后相对新生儿也较好。de Bicetre 医院治疗的 40 例儿童中，无死亡病例，67.5% 神经功能正常，32.5% 中度或重度智力低下。

（4）栓塞的并发症。

①一过性神经功能障碍：1.6%；②永久性神经功能障碍：2.1%；③非致残性非神经系统并发症：6.7%；④出血：5.6%。

3. 软脑膜动静脉瘘

1）概述

软脑膜动静脉瘘（intracranial pial arteriovenous fistula，PAVF），又称非 Galen 软脑膜动静脉瘘，是一种区别于其他颅内血管畸形的先天性血管异常，常与动静脉畸形混淆。该疾病常见于儿童，在儿童脑血管病变中占 4% ~ 7.3%。该疾病主要表现为皮质动脉与静脉直接吻合（无静脉巢）。在胚胎发育至 20 mm 时，动脉、静脉是交错成直角的内皮管，从而使两者表面接触最小。如果这些内皮管交错形成增加接触面积的锐角，原始动脉与静脉之间便易于形成连接。如果这些连接在后期未形成成熟的交错毛细血管网，就会导致瘘的形成。PAVF 患者的动静脉连接发育停止在动静脉畸形之前就已出现。

2）造影特征

PAVF 主要表现为以下特征。

（1）单孔瘘（多见于＞2 岁的患者）：一条大动脉与一条大静脉直接相连接。

（2）多孔瘘（多见于＜2 岁的患者）：①多条供血动脉汇聚到一条引流静脉；②该类型治疗困难且预后差。

（3）多瘘：20% 的病例存在多个且部位相互独立的瘘；多瘘型患者常存在基因异常，例如 *RASA1* 基因突变或者 Osler-Weber-Rendu 综合征。

（4）静脉瘤：①引流入瘘的扩张静脉直径在 14～70 mm；②90.6% 的儿童 PAVF 患者出现静脉瘤而成人仅为 62.5%；③占位效应明显；④治疗后易于形成血栓，增加术后出血风险及死亡率。

（5）25% 患者存在颈静脉球发育不全或闭塞。

（6）相关供血动脉动脉瘤：在 2 岁以上的患者中可占 15%。

（7）75% 的 PAVF 位于幕上。

3）临床表现

PAVF 的临床表现可以分为心脏及神经系统损伤，可以将其分为 4 个年龄段：新生儿（出生～2 个月）、婴儿（2 个月～2 年）、儿童和成人。

（1）高输出量心衰。

新生儿典型表现为心衰。新生儿颅内动静脉分流可能导致右心室扩张、肺动脉高压及左心衰，头部及胸部可闻及响亮的机械性杂音，产前超声可确诊。心脏综合征严重程度不同，从无症状的心脏扩大至心源性休克均可发生。在一些病例中，出生后经历简短的稳定期（3 天），随即出现急性失代偿。一些病例需要急诊栓塞，而有些病例暂时稳定可以后期栓塞。

（2）神经功能损伤。

婴儿主要表现为癫痫、出血或局灶性损伤；年龄较大患儿（＜15 岁）主要表现为癫痫，大于 15 岁及成人患者主要表现为出血。

神经系统症状可归因于：①颅内静脉高压，多由动静脉分流及静脉流出道受阻引起；②动脉盗血；③静脉迂曲导致占位效应；④脑水肿，颅内静脉系统正常存在压力梯度，易于脑脊液吸收，而颅内静脉高压干扰了此过程。

4）相关综合征

（1）PAVF 患者中约 25% 存在遗传性出血性毛细血管扩张症（hereditary hemorrhagic telangiectasia，HHT）。诊断 HHT 需基于家族史，因为许多 HHT 并未出现临床表型。主要表现为鼻出血，皮质毛细血管扩张，脑、脊髓、肺、肝动静脉畸形及家族史。

（2）29% 的病例存在毛细血管畸形-动静脉畸形（capillary malformation-arteriovenous malformation，CM-AVM）伴随 *RASA1* 基因突变。脑脊液由于高流量动静脉畸形可见葡萄酒样皮肤染色。

（3）其他并发症：包括 Ehlers-Danlos 综合征、神经纤维病 1 型、Klippel-Trenaunay Weber 综合征、脑血管脂肪瘤综合征、主动脉弓狭窄等。

5）诊断

（1）脑 MR 和 MRA 可以提供病变解剖及形成状态。

（2）血管造影并非常规推荐，除非计划行手术治疗。

6）治疗

（1）栓塞最佳年龄为＞12 个月。

（2）一旦病变确诊，可以通过包括夹闭和烧灼为主的外科治疗阻断动静脉连接。

（3）血管内治疗包括动脉栓塞。有些病例通过包括单纯栓塞在内的不同技术可以成功治疗。治疗效果最佳的为 nBCA 胶，可合并或不合并弹簧圈治疗以阻断动脉瘤或者供血动脉。

（4）开颅治疗主要为切除瘘的血管组成，这是基于治疗 CAVM 的经验。

7）预后

因疾病见及报道的缺乏，导致该疾病自然史不详。一篇对 PAVF 治疗效果的回顾分析发现，31 例患者中，有 30 例在外科手术术后出现血管闭塞；而 37 例血管内治疗的患者中，有 32 例发生血管闭塞。

8）治疗后并发症

总体病残率为 33.7%。皮质 PAVF 治疗后的严重并发症为水肿及出血。早期文献报道损伤脑自主调节功能造成"正常压力突破"，因此推荐术后降压治疗。近期研究发现严重术后并发症为静脉血栓，原因在于手术将高流量瘘快速闭塞后，会导致大的引流静脉阻塞致血栓形成。对于血管内治疗者，可术后抗凝以预防血栓形成。

4. 脑血管畸形手术麻醉

1）术前评估

评估项目包括患者的意识水平、精神状态，患者的体格、营养状况，以及患者的生命体征。其中，气道评估是麻醉相关体格检查中最为重要的一项。

2）麻醉监测

（1）ECG：发现并及时处理心律失常和心肌缺血。

（2）直接动脉压：对于预计手术中有较大循环波动或手术中需要实施控制性低血压、患者，应监测直接动脉压。另外，使用共轴或三轴导管系统，可监测颈动脉、椎动脉和大脑末梢循环的情况。

（3）血氧饱和度（SpO_2）。

（4）呼气末 CO_2 分压（$P_{ET}CO_2$）监测。

（5）体温：在神经介入治疗中患者可出现低温，应监测并保证核心温度接近正常。目前尚无证据表明轻度低温在神经介入治疗过程中有益。

（6）中心静脉压（CVP）：对于心肺功能差、手术中循环极不平稳和需要应用药物控制血压的患者，应监测 CVP。可通过颈内静脉或骨下静脉穿刺置管。但要注意在颅内顺应性下降的患者，头低位行穿刺和置管时，可导致 ICP 突然增高。

（7）尿量：术中应用的造影剂、冲洗液以及利尿剂（例如甘露醇、呋塞米）均具有利尿作用。所以，围手术期应监测患者的尿量，并严格管理液体，以防止肾功能损害的发生。

3）麻醉管理目标

包括：①术中维持循环稳定；②维持满意的脑灌注压和脑氧合；③防止脑水肿和血管充血所致的颅内脑压增高。

（1）麻醉诱导。

总原则是维持诱导期血流动力学稳定，避免高血压导致脑血管畸形破裂出血。①无 ICP 增高的患儿，静脉和吸入诱导均可。②有 ICP 增高的患儿，建议选用静脉诱导，但要避免低血压和低脑灌注的发生。③有充血性心衰的患儿，麻醉诱导时可适当减少全身麻醉药用量，选择对循环抑制轻的阿片类药物，辅以正性肌力药维持血流动力学稳定，避免因对循环抑制、心输出量下降导致心搏骤停。

（2）麻醉维持。

总目标是维持正常的血容量和血流动力学稳定。①维持正常的 $PaCO_2$，因为 $PaCO_2$ 过低会导致正常脑血管收缩，从而使更多血液从正常脑组织分流到脑血管畸形处，增加脑缺血和脑血管畸形出血的风险；对伴有颅内压增高的患儿，需通过过度通气降低颅压时，时间应尽可能短暂。②防止脑血管畸形栓塞期间破裂出血，可通过尼卡地平、硝普钠等适当降低血压。但对于伴有充血性心衰的患儿，不适合控制性降压。③术中预防严重高血压的发生。Morgan 氏于1999 年报道，在小儿 CAVM 结扎后突然发生高血压并伴随充血性脑水肿，此现象称为正常灌注压突破（normal perfusion pressure breakthrough，NPPB）综合征，表现为病灶周围脑组织大面积水肿和灶性出血。NPPB 在术后也可能发生，因此术中、术后预防严重高血压对于防治术后脑充血非常有效。

（3）麻醉苏醒和恢复。

手术结束后拔除气管导管应满足以下条件：全麻药物作用消除，神经肌肉阻滞恢复，呼吸功能恢复，咽反射恢复，无神经功能受损。

对于伴有充血性心衰的患儿，在满足以上条件下，若循环稳定可以考虑术后立即拔管。术前患儿已有心衰且存在神经功能缺损高风险（如明显脑回缩或明显脑水肿），应充分镇静、镇痛、保留气管导管入 ICU。

（二）颅内动脉瘤

1. 颅内动脉瘤

1）概述

小儿颅内动脉瘤较罕见，在所有报告的颅内动脉瘤中，儿童的发病率占 0.5% ~ 4.6%。男孩发病率是女孩的 2 倍。发病年龄在临床上有两个高峰：从出生到 6 岁为第一个高峰，峰值为6 个月；8 岁到青春期为第二个高峰。儿童颅内动脉瘤好发于更容易发生在颈内动脉或大脑中动脉分叉、后循环。此外，和成人颅内动脉瘤相比，复杂儿童颅内动脉瘤（如巨大、梭形、夹层、真菌性、外伤性颅内动脉瘤）较为多见。

2）病因、发病机制及分类

儿童颅内动脉瘤的病因目前尚未完全清楚，按照病因可分为以下几种类型：

（1）特发性颅内动脉瘤：此类动脉瘤可占45%。是除外创伤、感染、血流动力学异常、动脉病、肿瘤、家族史异常的不明原因的最常见的儿童颅内动脉瘤。

（2）创伤性颅内动脉瘤：占儿童颅内动脉瘤的5%～10%，也有报道为5%～40%。创伤部位常位于大脑前循环及颈内动脉海绵窦段，好发于男孩，男女比例为（8～10）:1。

（3）血流动力学异常性颅内动脉瘤：此类动脉瘤多发于较年长的儿童，颅内动静脉畸形是最主要的病因，一般为慢性进展。此类患儿主要有两种类型：①颅内血管的血流量负荷增大，如动静脉分流、先天性颈总动脉病理性狭窄及阻塞等的患儿；②颅内血压异常升高，如青少年高血压、滥用拟交感神经类药物、胸腹主动脉狭窄以及镰刀型红细胞贫血症等的患儿。

（4）血管病型颅内动脉瘤：先天性血管病变是此类动脉瘤的主要原因。先天性血管病变主要有两大类：①胶原病及其他结缔组织病，如Ehlers-Danlos综合征、Alport综合征、成骨不全病等；②先天性血管发育不良，如多发性神经纤维瘤病、PHACES综合征、硬化病、常染色体显性的多囊肾病等。

（5）感染性颅内动脉瘤：占儿童颅内动脉瘤的5%～15%，好发于具有免疫功能缺陷或者低下的儿童，如患有风湿性疾病、蝶窦炎、骨髓炎、先天性心脏病合并心内膜炎、脑膜炎等的儿童。

（6）其他：较少见，包括医源性颅内动脉瘤、非感染性的炎症性动脉瘤（如颅内血管炎引起的颅内动脉瘤）、家族性颅内动脉瘤等。

3）病理生理学

（1）一些疾病与儿童动脉相关。如细菌性心内膜炎、脑肿瘤、烟雾病、多囊肾等。

（2）特发性小儿动脉瘤与成年人动脉瘤病理不同。成人动脉瘤的某些特征（如动脉粥样硬化性病变和动脉瘤颈的内弹力层的突然中断）在儿童动脉的尸检中均未被发现。

（3）与成人不同，儿童动脉瘤可能更为复杂。

（4）闭合或穿透性损伤后产生的外伤性动脉瘤占所有儿科动脉瘤的14%～39%。

（5）小儿动脉瘤中的20%为巨大动脉瘤。

4）临床表现

（1）儿童动脉瘤通常表现为症状性。主要分为3类：出血症状、局灶症状及缺血症状，其中主要以出血症状及缺血症状多见。

（2）蛛网膜下腔出血（subarachnoid hemorrhage，SAH）是最常见的临床表现，是其他症状的4倍。

（3）儿童蛛网膜下腔出血后血管痉挛的发生率较低，同时儿童对痉挛的耐受力也较高。

（4）其他临床症状包括头痛症状、癫痫样发作、短暂性意识丧失、神经麻痹、功能障碍、呕吐、视觉障碍、上眼睑下垂或眼球突出。

5）治疗

治疗原则除优先考虑治疗的安全性和有效性，治疗的持久性也是非常重要的要求，应综合考虑到手术并发症、术后恢复速度及复发率等因素。

目前临床上主要有2种治疗方法：显微外科手术治疗和血管内治疗。显微外科手术治疗主要包括动脉瘤颈夹闭、动脉瘤包裹、载瘤动脉夹闭、动脉瘤直接孤立或颅内-外血管旁路移植术后孤立等方法，血管内治疗主要包括单纯动脉瘤囊内栓塞、球囊或支架辅助的动脉瘤栓塞、载瘤动脉闭塞、置入覆膜支架隔绝动脉瘤等方法。随着导管技术和栓塞材料的不断改进，血管内治疗方法在颅内动脉瘤治疗中日趋成熟。近 10 年来，儿童颅内动脉瘤的治疗逐渐向血管内治疗转变，其原因主要有两个：一方面是患儿病变较为棘手，这对于外科夹闭造成困难，如巨大、梭形、后循环动脉瘤及严重的并发症等；另一方面可能是受蛛网膜下池粘连的影响，致显微外科手术中颅内动脉瘤的暴露较困难，尤其是在亚急性期发生 SAH 或发生感染的患儿中。此外，血管内治疗具有一些优势，如平均住院日短、创伤小、恢复快、能有效防止再次出血发生等。

手术和血管内治疗后必须进行严格细致的终身随访。由于儿童患者治疗后新发动脉瘤的比例高达 19%，相比于成人治疗后复发发生率更高，因此应定期进行 MRA 成像随访。

6）颅内动脉瘤手术的麻醉

（1）术前准备。

总的原则是降低 ICP，控制高血压，预防治疗癫痫，镇静、止吐，控制精神症状。颅内动脉瘤破裂的患儿应绝对卧床休息、镇静。除完成相关的脑部影像学检查外，术前准备要完善的检查包括：血常规，凝血功能，血电解质，肝、肾功能，血糖，心电图，胸部 X 线片等。完成交叉配血试验，对于手术难度大或巨大动脉瘤，应准备足够的血源，并备自体血回收装置。

（2）麻醉前用药。

镇静药物的使用有助于稳定血压，预防颅内动脉瘤再次发生破裂，但应结合患者的具体情况而定。对存在有呼吸系统并发症的患者，应在进入手术室后开放静脉、监测血压和 SpO_2 的情况下应用镇静药物。术前呼吸道干燥剂的选择要根据患儿的心率等情况，除非患者心动过缓，一般不选择阿托品，因其可导致心率增快和心脏负担加重。

（3）麻醉监测。

常规监通常包括心电图、直接动脉压、SpO_2、$P_{ET}CO_2$、体温和尿量等。对 ASA 分级差的患者，最好在麻醉诱导前就建立直接动脉压监测，明显的心脏疾病需要监测中心静脉压。出血较多者，进行血气分析检查，指导输血治疗。

（4）麻醉诱导。

麻醉诱导应力求平稳，避免高血压、呛咳和屏气。阿片类药物、β 肾上腺素受体阻滞剂和利多卡因等对抑制气管插管心血管反应效果明显，但同时需要注意避免低血压，以保证满意的 CPP，尤其是 ICP 升高的患者。对已有颅内高压的患儿，应避免采用吸入麻醉药，以防止 ICP 进一步升高。

喉镜显露、气管插管、摆放体位和上头架等操作的刺激非常强，可使交感神经兴奋性增强，引起血压剧烈升高，增加颅内动脉瘤破裂的危险。因此，在这些操作前应保证有足够的麻醉深度、良好的肌肉松弛，并将血压控制在合理的范围。另外，在上头钉的部位行局部浸润麻醉是一种减轻血流动力学波动的简单、有效的方法。

异丙酚具有脑保护及维持心血管状态稳定的效应，是目前诱导用药的首选。异丙酚的注射速度不宜太快，否则会引起血压下降。选择起效较快的非去极化肌松药，如罗库溴铵，可以迅速完成气管插管。

（5）麻醉维持。

麻醉中应把预防颅内动脉瘤破裂放在首位。颅内动脉瘤的跨壁压（TMP）=MAP−ICP。MAP过高（浅麻醉、通气障碍）或ICP过低（脑室引流、过度通气、脑过度回缩）均可增加TMP，使动脉瘤破裂的危险性增高，另外，也要防止MAP过低，因其可影响脑灌注，有导致脑缺血的可能。因此，麻醉中既要保证适当的CPP，又要降低TMP。

开颅手术中为了使术野显露更满意，通常是在手术前实施蛛网膜下腔穿刺置管，以便于手术中CSF。为了避免脑移位和血流动力学改变，CSF引流应缓慢，并需控制引流量，术中应与神经外科医师保持良好沟通，及时打开或停止引流。术中维持$PaCO_2$ 30～35 mmHg有利于防止脑肿胀。也可以通过静注甘露醇0.5～1.0 g/kg或合用呋塞米（10～20 mg，静注）使脑容积减小。甘露醇的作用高峰在静注后20～30 min，判断其效果的标准是脑松弛度而非尿量。

控制血压分为动脉瘤处理前和处理后两个阶段。在动脉瘤处理前，控制血压的目的是降低高血压相关再出血的风险，减少低血压造成的缺血性损害；处理动脉瘤后，脑水、ICP增高及脑血管痉挛为临床主要问题，血压管理则要以保持脑组织灌注，防止缺血性损伤为目标，维持正常血压和维持液体正平衡，以预防术后脑血管痉挛。尼莫地平常用于预防脑血管痉挛，但会引起部分患儿血压下降，需要严密监测血压水平。

在处理巨大颅内动脉瘤或复杂颅内动脉瘤时，为了减少出血和便于分离瘤体，常常采取对载瘤动脉近端夹闭的临时阻断技术，可静脉注射去氧肾上腺素升高血压，改善其供血区的侧支循环，以最大限度地保证脑供血。手术中补液应根据失血量、尿量和CVP进行。手术中动脉瘤破裂可导致急性大量失血和血压急剧降低，此时可适当减浅麻醉，并快速补液，输血应首选自体血回收装置回收的红细胞及新鲜血浆，其次可适当补充异体红细胞。如果血压过低，可应用血管收缩药物维持血压。出血汹涌时可以采用两个负压吸引器，同时血液回收注意肝素的滴速，避免回收血凝固，回收的红细胞可加压输注。

（6）麻醉苏醒和恢复。

①无拔管禁忌的患者，手术后早期苏醒有利于进行神经系统评估，以便于进一步的诊断治疗。②对术前Hunt-Hess分级为Ⅲ级、Ⅳ级或在术中出现并发症的患者，术后不宜早期拔管，应保留气管插管，转运回ICU行机械通气，进行观察治疗。③术中使用短效阿片类镇痛药维持麻醉者，应在停药后及时追加镇痛药，可以选择曲马多或小剂量芬太尼、舒芬太尼等，同时应注意药物对呼吸的抑制。预防性应用适宜的止吐药也可避免手术结束后患者出现恶心、呕吐而引起高血压。

（三）烟雾病

1. 概述

烟雾病（MMD）是一种罕见的原因不明的慢性脑血管疾病，影像学上以双重床突上颈内动脉远端、Willis环及大脑中动脉、大脑前动脉近端发生慢性和进行性发展的狭窄直至闭塞和颅底部及软脑膜逐渐形成由烟雾状细小穿动脉构成的侧支循环为主要指特征。在儿童卒中中，MMD占已确诊的脑动脉病变的22%。小儿MMD通常出现在3～10岁，也有报道说它发生在

2个月～18岁，性别比例为1∶1。全球烟雾病的平均年发病率约为每年0.54/10万人，亚洲多发，发病率最高的国家是日本，为0.3～0.94/（10万人·年），中国发病率约为0.41/（10万人·年），是东亚地区儿科最常见的脑血管疾病。

2. 病理生理学

烟雾病患者颅底形成的异常血管网是颈内动脉狭窄或闭塞导致脑缺血的一种代偿性变化。其主要来源于：①颈内动脉、大脑后动脉已狭窄或闭塞的末端；②眼动脉和筛动脉与颅外血管吻合；③硬脑膜血管的代偿。

3. 临床表现

烟雾病发生在儿童期的患者临床表现中以脑缺血症状居多，出血性卒中烟雾病病例相对少见。儿童MMD临床表现各异，包括肢体麻木无力、失语、智力减退、头痛、意识障碍等多种形式，但首发症状主要以肢体麻木无力、偏瘫、癫痫、头痛为主。超过50%的患儿病程呈反复、多次发作。儿童TIA和癫痫的发生率显著高于成人。

4. 诊断标准

MMD的诊断主要依据临床表现和影像学检查。

（1）临床表现：脑缺血症状。

（2）影像学检查：①数字减影血管造影（DSA）：DSA是诊断烟雾病的金标准，可以准确显示颈内动脉末端、大脑前动脉、大脑中动脉、大脑后动脉及Willis环狭窄或者闭塞的程度，由于空间分辨率高，能够清楚显示烟雾血管及血管网的分支，是否伴发小动脉瘤以及颅内外侧支循环的建立，可动态观察颅内血液循环。②CT和CTA：多层螺旋CT血管造影（MSCTA）作为一种无创的血管病变的检查方法，多用于高危人群的筛查。③MRI和MRA：MRI和MRA因其无创伤性、无须动脉插管、无辐射性、安全、便捷、多序列及费用低等特性，被越来越多地应用于烟雾病患者的筛查和复查，儿童患者尤其受益良多。④经颅多普勒超声（TCD）：TCD是一种廉价、无创的检测手段，操作方便，可以动态监测或者反复检查，对烟雾病的诊断与DSA有良好的一致性。此外，TCD对侧支循环开放的判断有很高的特异性和敏感性。

5. 治疗

保守治疗应用血小板抑制剂、抗凝剂、钙离子通道阻滞剂、糖皮质激素等，但疗效往往不确切。外科手术治疗MMD的主要目标是逆转脑缺血和脑梗死。

手术适应证如下：存在的神经症状和体征可能与MMD的脑缺血和血管造影结果相关；反复发作的脑缺血或进行性智力下降；额叶或枕叶脑血流量低，CT显示额叶或枕叶脑萎缩；一过性肢体乏力或脑灌注不足；不可逆的病程进展等。除手术禁忌（如最近发生的梗死、感染或出血）外，一旦诊断为MMD，血管重建手术应尽快施行。

手术方式有以下几种。

1）直接血管重建术

直接血管重建术是指直接颅内外动脉的吻合，主要指颞浅动脉-大脑中动脉吻合术（superficial temporal artery-middle cerebral artery anastomosis bypass，STA-MCA bypass），及枕动脉-大脑中动脉吻合术（occipital artery-middle cerebral artery anastomosis bypass，OA-MCA bypass）等术式。

Yasargil 和 Donaghy 在 1967 年实施了第一例直接颅内外血管吻合术用以治疗脑局部缺血，随后 Yasargil 在治疗儿童 MMD 中首次使用 STA-MCA。

STA-MCA 术的主要手术操作如下：选取合适的浅动脉额支或顶支并将其分离，开额皮瓣以暴露浅动脉，将待吻合的血管断端剪成三角形斜面行血管吻合术。此术式多适用于年龄较大的儿童。对于年龄偏小的患儿，其脑皮质动脉及颞浅动脉纤细、管壁菲薄导致吻合困难，操作难度较大，因此受到一定的制约。

2）间接血管重建术

（1）脑-颞肌血管贴敷术（encephalo-myosynangiosis，EMS）。

手术主要操作如下：将颞肌直接敷在剥离了蛛网膜的大脑皮质，使血供丰富的颞肌在经过一段时间后可以与缺血的脑组织建立侧支血管吻合，以此增加缺血脑组织的血供。但因颞肌直接压迫脑组织，不能直接缓解缺血部位的血供，易致术后癫痫，现已少用。

（2）脑-硬膜-颞浅动脉血管连通术（encephalo-duro-arte-rio-synangiosisi，EDAS）。

手术主要操作如下：将颞浅动脉的帽状腱膜通过细长的骨窗与切开的硬膜边缘缝合。此术式操作简单，不破坏原已形成的侧支循环，是目前间接颅内外血管重建最常用的方法。在治疗儿童 MMD 方面，EDAS 联合双侧额叶帽状腱膜（骨膜）敷术比单纯 EDAS 更有效，因为它能有效增加大脑中动脉和前动脉供血区域血供。

（3）脑-硬膜-颞浅动脉-颞肌血管连通术（encephalo-duro-myo-arterio-synangiosis，EDMAS）。

同直接血管吻合术相比，EDAMS 更适合于 MMD 患儿，临床有效率也更高。此法的优点是将颞浅和脑膜中动脉及供应颞肌的颞前中后深动脉均作为供血动脉，有利于形成更为广泛的侧支循环。Scott 等同样对 EDAMS 过程做了一些改动，倡导不仅要打开硬脑膜，还要广泛敞开蛛网膜，移除新生血管进入大脑的屏障；同时将供体动脉外膜与软脑膜缝合，使蛛网膜去除后血管与大脑保持接触。经长期随访，证明该手术安全、有效、效果持久，可作为 MMD 患儿的首选治疗方式。

（4）脑-大网膜血管连通术（encephalo-omental-synangiosis）。

手术操作如下：将游离的大网膜片上的动、静脉分别与颞浅动静脉吻合，再将大网膜覆盖在缺血的脑表面，日后大网膜与脑表面发生粘连和血管的连通，改善脑组织供血。此术式的有效率高达 70%，但术中出血相对较多，且可能并发肠梗阻、肠穿孔及腹膜炎等并发症，目前已较少采用，主要用于 SA-MCA 及 EDAS 治疗失败的患儿。

（5）颅骨多点钻孔术（multiple cranial burr hole，MCBH）。

此术式分为两种：①颅骨多点钻孔骨膜贴敷术。术中行多处颅骨钻孔后剪开硬膜并环行切除，将暴露的蛛网膜撕开、剥离，将带蒂骨膜瓣贴敷于脑表面并与硬膜固定。②颅骨多点钻孔硬膜翻转术。颅骨间隔钻孔，将骨孔下硬膜弧形切开，开放其下蛛网膜，将硬膜瓣翻转贴敷于脑表面。此术式操作简单，术中及术后并发症少，可根据脑缺血区域决定钻孔位置及数目，不单纯局限于大脑中动脉的供血区域，对大脑前及大脑后动脉的缺血区域也能建立侧支循环。此术式可作为单独的术式或其他血管吻合术的辅助治疗。

（6）其他术式。

分离硬脑膜-脑血管吻合术（split dur-encephalo-synangiosis，split DES）是将脑膜中动脉附近的硬脑膜分离成内外两层，内层向内翻转至硬膜下，外层脏层面贴附于脑表面的方法。此外还有颈动脉交感神经切断与上神经节切除术（cervical carotid sympathectomy and superior cervical ganlionectomy）。这几种术式近来报告较少。

3）联合血管重建术

联合血管重建术是指直接与间接血管重建术或几种不同的间接血管重建术合用，覆盖的脑表面积更广，侧支循环建立的机会更多，既可改善局部脑灌注不足，尤其是改善大脑前动脉和大脑中动脉供血区的血供，又能最大限度地利用颈外动脉系统供血，减少再出血率，是目前提倡的 MMD 治疗方案之一。手术方式有 STA-MCA+EMS，STA-MCA+EDAMS，split DES+EDAS，EDAS+EMS 等。

6. 烟雾病手术的麻醉

1）术前准备

MMD 患儿术前禁食水，易导致循环容量不足、CBF 降低，一般术前 4~6 h 可服用轻饮食，术前 2 h 可服用清流质，麻醉诱导前应进行充分容量补充或在病房经静脉容量补充。合并癫痫的患儿术前不宜停用抗癫痫药物，以免癫痫发作时 $CMRO_2$ 增加，导致脑缺血或神经功能障碍发生。

2）麻醉前用药

儿童患者可在诱导前 30~45 min 给予口服咪达唑仑糖浆 0.5 mg/kg（最大口服剂量 20 mg），预防因焦虑或哭闹导致的 $CMRO_2$ 增加和低碳酸血症，以免增加 MMD 患儿脑血流量下降和发生脑缺血的风险。

3）麻醉监测

除常规监测外，MMD 患儿须行有创动脉压监测、体温、尿量监测等。此外，围术期的特殊监测如下。

（1）近红外光谱（NIRS）监测局部脑氧饱和度（$rScO_2$）：烟雾病术中监测 $rScO_2$ 能够直接反映脑氧供需平衡（$CMRO_2/CBF$）状态的改变，间接了解额叶 CBF 的变化。

（2）颈静脉球血氧饱和度（$SjvO_2$）监测：监测 $SjvO_2$ 可作为反映脑组织氧合状况的指标，$SjvO_2$ 正常值为 54%~75%，若小于 50% 则提示脑氧供需失衡，或是脑低灌注状态，若 $SjvO_2$ 值小于 40% 时则提示半球缺血。当 $SjvO_2$ 值大于 76% 时，大脑半球处于充血状态，预示着脑内盗血发生。

（3）术中电生理监测：术中电生理监测包括脑电图、正中神经 SEP、胫后神经 SEP 以及经颅电刺激 MEP。对于 MMD 手术患儿，可采用术中电生理监测技术以诊断和监测皮质及皮质下缺血。

4）麻醉诱导

对于小儿 MMD 患者麻醉诱导，可以考虑七氟烷吸入诱导，但应注意避免过度通气导致的低碳酸血症、CBF 降低，此外，应逐步增加吸入药浓度，以免低血压进一步损伤脑血管的自身调节能力。在保证血容量的情况下，低血压发生时应立即给予血管收缩药物，如去氧肾上腺素、肾上腺素等将 MAP 维持于诱导前水平。镇静药物可选用丙泊酚或依托咪酯，避免使用氯胺酮。

肌松药应选择组胺释放少、循环干扰小的罗库溴铵、维库溴铵等。

5）麻醉维持

（1）麻醉维持期药物的选择。

目前已有的吸入性麻醉药均安全用于 MMD 患儿。早期的研究显示，与异氟烷相比，1.5 MAC 七氟烷能够更好地保证脑血管自身调节能力。但此结论是基于脑血管自主调节能力正常患者，是否适用于 MMD 患者有待进一步验证。

Sao 等对烟雾病患者行脑血管重建手术中比较了异氟烷吸入麻醉与丙泊酚 TIVA 对脑循环的影响，当 $PaCO_2$ 维持于 38 mmHg 左右时，吸入麻醉组皮质局部脑血流量（rCBF）减少，$rScO_2$ 降低，$SjvO_2$ 升高，提示异氟烷吸入麻醉可能引起脑内区域性血流转移，导致脑内盗血、皮质局部脑血流减少，存在围术期脑缺血的风险，而丙泊酚全凭静脉麻醉（TIVA）未见此现象。Kikuta 等对烟雾病患者的研究发现，在丙泊酚麻醉时，额叶皮质 CBF 显著高于七氟烷吸入麻醉，ICP 明显低于七氟烷吸入麻醉，丙泊酚能够较好地维持缺血区域 CBF。目前吸入麻醉和 TIVA 对 MMD 患者预后的影响存在不一致结论，有研究显示 TIVA 能够显著改善烟雾病患者的预后，但也有研究结论显示两种麻醉方法对术后并发症的影响并无显著差异。因此，两种麻醉方法孰优孰劣还有待进一步探讨。

（2）血压管理。

MMD 围术期血流动力学变化与脑缺血密切相关。围术期宜将 MAP 保持在术前基础水平或轻度升高水平，以维持正常 CPP，确保 CBF 稳定，降低脑缺血发生的风险。围术期出现低血压时，应首先考虑血容量不足，首先进行补液处理，同时首选去氧肾上腺素和肾上腺素维持 MAP。同时，麻醉期也要关注重要脏器如心、肾的灌注及功能保护。

（3）容量管理。

液体管理目标为维持正常血容量，血细胞比容为 30% ~ 36%。液体治疗需要补充正常的生理需要量以及麻醉和手术所导致的循环血容量和液体丢失量。MMD 手术围术期采用甘露醇和利尿剂以松弛脑组织应随时观察患者生命体征，注意维持 MAP 稳定。整个手术过程中应反复检测动脉血气、电解质、血糖以及血细胞比容，并维持于正常值。术中失血较多时应进行成分输血，提高携氧能力，保证脑氧供需平衡。

（4）$PaCO_2$ 的管理。

烟雾血管对 CO_2 反应性降低。在高碳酸血症时，烟雾血管扩张作用微弱，导致 CBF 降低。而由过度通气导致的低碳酸血症导致烟雾血管供血区域脑组织缺血损伤风险增加。因此应在烟雾病手术期间维持正常 $PaCO_2$，稳定脑血流，降低发生脑缺血的风险。

（5）体温管理。

低温虽然能够降低 $CMRO_2$，提高脑对缺血缺氧的耐受能力，起到脑保护作用。但对于烟雾病患者，亚低温技术可能引起脑血管痉挛；体温升高可能增加 $CMRO_2$，可能诱发脑缺血。因此，烟雾病患者围术期宜维持正常体温。

6）术后管理

（1）接受大脑血管重建术的 MMD 患儿术后一般需要入 ICU 病房监护治疗。接受非大脑血管运重建手术的 MMD 患儿，则依据手术类型及患儿病情等情况决定是否需要送 ICU 病房。术后患儿必须严密监测血压、血氧、尿量等。

（2）完善的术后镇痛可降低脑缺血和脑梗死的风险，但亦应注意阿片类药物的呼吸抑制作用导致的高 CO_2 血症。

（路志红　李岩）

四、脑积水的外科治疗

颅内蛛网膜下腔或脑室内的脑脊液异常积聚，使其一部分或全部异常扩大称为脑积水。单纯脑室扩大者称为脑内积水，单纯颅内蛛网膜下腔扩大者称为脑外积水。小儿脑积水是指小儿颅内蛛网膜下腔或脑室内的脑脊液异常积聚，使其一部分或全部异常扩大。临床以头颅及前囟增大、颅内压增高、脑组织受压引起的进行性神经功能障碍表现为特征。可影响患儿的生活质量和学习工作能力，给家庭和社会带来沉重负担。

（一）病因及常见分类

小儿脑积水不是一种单一的疾病改变，而是诸多病理原因引起的脑脊液循环障碍。由下列三个因素引起：脑脊液过度产生、脑脊液的通路梗阻及脑脊液的吸收障碍。其形成原因多为先天性和获得性炎症性病变所致。先天性脑积水多由脑脊液通道阻塞所致，尤其是中脑导水管和第四脑室出口部位的阻塞。其常同时伴有其他神经系统畸形，以脊柱裂多见。获得性脑积水指出生后有明显病因产生的脑积水，如脑室内出血、颅内感染、肿瘤等。

某些类型的脑积水的形成与基因突变有关。如 X 连锁脑积水综合征是最常见的遗传性脑积水，涉及的有 *L1ACM* 基因和 *AP1S2* 基因。其中最常见的基因突变类型为 *L1ACM* 基因突变，*L1ACM* 基因是一种促进神经组织正常发育和再生过程中的神经黏附蛋白，在神经元发育期间表达，在神经元黏附、轴突延伸中起作用。常染色体隐性遗传性脑积水有 *MPDZ* 基因突变和 *CCDC88C* 基因突变。研究发现 *MPDZ* 基因是用来维持室管膜细胞层完整性的。当 *MPDZ* 基因突变时，会引发室管膜细胞剥脱，人体会自动修复，出现大量的胶质细胞增生，导致脑脊液通过中脑导水管时受阻。*CCDC88C* 基因突变后经过非经典型 Wnt 信号通路，影响脑脊液循环通路，进而导致脑积水的发生。

先天性脑积水是导致小儿脑积水的重要发病原因，多认为是脑脊液循环通路的梗阻所致。造成梗阻的原因可分为先天性发育异常与非发育性病因两大类。

1. 先天性发育异常

（1）大脑导水管狭窄、胶质增生及中隔形成：以上病变均可导致大脑导水管的梗死，这是先天性脑积水最常见的原因，通常为散发性，性连锁遗传性导水管狭窄在所有先天性脑积水中仅占 2%。

（2）Arnold-Chiari 畸形：因小脑扁桃体、延髓及第四脑室疝入椎管内，使脑脊液循环受阻引起脑积水，常并发脊椎裂和脊膜膨出。

（3）Dandy-Walker 畸形：由于第四脑室中孔及侧孔先天性闭塞而引起脑积水。

（4）扁平颅底：常合并 Arnold-Chiari 畸形，阻塞第四脑室出口或环池，引起脑积水。

（5）其他：无脑回畸形、软骨发育不良、脑穿通畸形、第五/六脑室囊肿等均可引起脑积水。

2. 非发育性病因

在先天性脑积水中，先天性发育异常约占 2/5，而非发育性病因则占 3/5。新生儿缺氧和产伤所致的颅内出血、脑膜炎继发粘连是先天性脑积水的常见原因。新生儿颅内肿瘤和囊肿，尤其是颅后窝肿瘤及脉络丛乳头状瘤，也常导致脑积水。

（二）临床表现

主要有婴幼儿头颅及前囟增大，颅内压增高的临床症状和体征（头痛、恶心、呕吐、视盘水肿），脑组织受压引起进行性脑功能障碍表现（智能障碍、步行障碍、尿失禁）。

多在出生后数周头颅开始增大，一般经 3～5 个月方逐渐发现，也有出生时头颅即增大者。临床特别是因颅内压增高引起头颅进行性的异常增大，与周身发育不成比例。额部向前突出，眶顶受压向下，双眼球下视，眼球向下转，致巩膜上部露白，前囟扩大且张力增加，其他囟门也可扩大，颅骨骨缝分离，头皮静脉扩张。头颅叩诊呈"破壶音"。

婴幼儿骨缝未闭、颅内压增高时，头颅可以发生代偿性扩大，故在早期，颅内压增高症状可以不明显。但脑积水严重、进展较快时，亦可出现，其症状为反复呕吐。脑退行性变，脑发育障碍，四肢中枢性瘫痪，尤以下肢为重，常有智力改变和发育障碍。视神经受压萎缩，可致失明。眼球震颤、惊厥亦较常见。还常并发身体其他部位畸形。少数病例中，脑积水在发展到一定时期后可自行停止，头颅不再继续增大，颅内压亦不高，成为"静止性脑积水"。

（三）诊断

1. 临床症状和体征

婴幼儿头颅及前囟增大，头围测量：脑积水小儿头围可有不同程度的增大。通过定期测量头围可发现是否异常。头围测量一般测量周径、前后径（直径）及耳间径（横径）。正常新生儿的头周围径 33～35 cm，6 个月时为 44 cm，1 岁时为 46 cm，2 岁时为 48 cm，6 岁时为 50 cm。当头围明显超出其正常范围或头围生长速度过快时，应高度怀疑脑积水的可能。颅内压增高的临床症状和体征包括头痛、恶心、呕吐、视盘水肿等；脑组织受压引起进行性脑功能障碍表现包括智能障碍、步行障碍、尿失禁等。

2. 脑室穿刺测压

高于正常值。正常颅内压在新生儿为 30～80 mmH$_2$O，在小儿（除新生儿外）为 40～110 mmH$_2$O。正常压力脑积水的脑室内压力在正常值范围内。临床常以患者侧卧位腰穿测蛛网膜下腔压力代表脑室内压力，梗阻性脑积水严禁做腰蛛网膜下腔穿刺测压。

3. 脑脊液检查

脑脊液常规及生化检查可以明确有无中枢神经系统感染、明确病因。测量脑脊液动力学，可有助于明确是否有椎管内梗阻，评估行分流手术的可行性。当怀疑中枢神经系统肿瘤时，可以行肿瘤相关性检查。

4. 超声检查

B超是观察胎儿期、婴幼儿期小儿脑积水最简单、最方便、最直观的无创方法，可以有效地测量出两个额角及整个侧脑室的大小。胎儿时期行宫内超声诊断脑积水是一种早期有效的诊断方法。B超也可用于手术中进行多个平面的动态观察，有助于判断术野暴露是否充分。

5. 头颅影像学检查

（1）梗阻性脑积水。

头颅X线片：慢性病例的颅骨内板可见指压痕。CT可见脑室扩大、双额角径或颅内径（Evans指数）＞0.33，是诊断脑积水的标志性指标；额角变锐；脑室边缘模糊，室旁低密度晕环；基底池、脑沟受压或消失。MRI：矢状位T_1可显示导水管梗阻，幕上脑室扩大；胼胝体变薄，向上拉伸；穹窿、大脑内静脉向下移位，第三脑室底疝入扩大的蝶鞍；T_2显示脑脊液样的指纹状高信号，向脑室外延伸到脑组织，间质水肿在脑室角周围明显；脑室内脑脊液形成湍流；导水管流空消失；增强T1显示软脑膜血管淤滞，类似于脑膜炎改变。心电门控相位对比MRI电影为在导水管中无明显脑脊液流动。推荐影像学检查：3DCISS序列可减少脑脊液流动伪影，更好地显示脑室轮廓及透明隔，特别是结合心电门控技术的相位对比电影成像。

（2）正常压力脑积水。

CT可见脑室扩大伴额角变钝。MRI示：脑室扩大，额角颞角扩大不伴海马萎缩，基底池、外侧裂扩大，脑沟正常；部分病例在质子密度像及常规自旋回波序列可消失导水管流空现象；脑脊液电影可消失脑脊液流速增加。推荐影像学检查：结合心电门控技术的相位对比电影成像。

6. 其他特殊检查

神经电生理检查，MRI的脑脊液动力学检查等。

（四）鉴别诊断

1. 慢性硬膜下积液或血肿

常有产伤史，病变可为单侧或双侧，常有视盘水肿，落日征阴性。前囟穿刺硬膜下腔吸出血性或淡黄色液体即可明确诊断。脑血管造影、CT或MRI也可鉴别。

2. 新生儿颅内肿瘤

新生儿颅内肿瘤常有头围增大或继发性脑积水，脑室造影、CT及MRI可确诊。

3. 维生素D缺乏病

头围可增大呈方形颅，前囟扩大，张力不高，并且具有维生素D缺乏病的其他表现。

4. 先天性巨颅症

无脑积水征，落日征阴性，脑室系统不扩大，无颅内压增高，CT可确诊。

（五）治疗

小儿脑积水的治疗目的为预防或治疗因颅内压增高或脑组织结构的病理改变引起的神经功

能损伤，原则是兼顾解除病因和解决脑室扩大，综合考虑患者的个体因素，采取个体化治疗。根据脑积水发生的原因，具体分析，有针对性地进行个体化治疗。脑积水目前的治疗措施包括保守治疗和手术治疗，以及对症治疗、预防感染、营养神经等。

1. 缓解治疗

对于急性梗阻性脑积水，轻症者可利用利尿剂和渗透性药物缓解症状；症状较重的可考虑侧脑室外引流术，将脑脊液引流出体外，脑室外引流术作为紧急减压抢救措施，可快速缓解症状，为下一步治疗创造条件。

2. 手术治疗

（1）去除阻塞原因的手术。

（2）减少脑脊液生成的手术。

包括脑室内脉络丛切除或者烧灼术，主要用于非梗阻性脑积水及分流手术失败或不适合进行分流的患者。因单纯切除或灼烧脉络丛手术效果不佳，目前多与内镜下第三脑室底造瘘术手术联合治疗。

（3）脑脊液分流术。

目前主要包括脑室分流术和脑室镜下第三脑室底部造瘘术。脑室分流术是通过改变脑脊液的分流途径，将脑脊液分流到人体的腹腔、右心房、膀胱或上矢状窦，进而使脑脊液被吸收。手术需植入特制的分流管，过去常用定压分流管，有低、中、高压三种类型，在手术时经脑室测压后选择使用。近年，可调压脑脊液分流管已广泛应用于临床。

具体可分为：①侧脑室-腹腔分流术（V-P分流术）：适用于各种类型脑积水，是目前应用最广的术式。脑室引流管脑室端最好放置在额角可经额部或枕部穿刺置入，经颈部、胸壁皮下达腹部，在剑突下正中做腹壁小切口，将导管引入腹腔，是治疗小儿脑积水最常用的手术方法。②脑室-心房分流术（V-A分流术）：该术式将脑脊液引流到心脏进入血液循环。常用于不适合做V-P分流者，如有腹腔内感染、严重呼吸/循环系统疾病者。较少应用于儿童。③脑室镜下第三脑室底部造瘘术：适用于非感染性、非出血性梗阻性脑积水，不适用于年龄特别小（1岁以下）的患儿，该术式是替代植入性分流的首选治疗方法。切口选择中线外侧2.5～3 cm，脑室镜导入侧脑室。

（六）麻醉管理

由于年龄的差别和神经外科手术的特殊性，使小儿脑水肿手术的麻醉与成人差别很大。小儿的神经解剖、神经生理和神经系统的病理生理均有异于成人，且不同年龄阶段，在解剖、生理、药物代谢方面差别很大，临床医生应熟悉各阶段小儿的解剖、生理特点，应用优化的麻醉方法和适合小儿的设备，在小儿神经外科手术麻醉过程中才能做到有的放矢。神经外科手术麻醉是临床麻醉专业中较复杂的麻醉亚专业，小儿解剖结构、生理指标、药理代谢等与成人差别很大，小儿脑水肿手术麻醉风险比成人更高，所以在手术复杂性、麻醉风险评估、术中监测及呼吸、循环管理等方面有很多棘手问题，几乎涉及手术的各个方面。术前应全面评估患儿，制订个体化麻醉方案，尤其是存在颅内压增高等特殊情况时，应尽量减轻应激反应，保证麻醉诱

6

导及苏醒平稳，防止颅内压和血流动力学的波动，充分做好脑保护。精准麻醉的管理包括术前评估及处理、呼吸（气道）管理、循环管理、术中监测、疼痛管理等各方面。可以分为术前、术中以及术后3个方面，重点包括：①细致的术前访视及处理、术前评估、适当的麻醉前用药、合理的禁食禁饮方案、呼吸管理；②术中优化麻醉方式和监测、呼吸管理、循环管理、尽量采用可视化技术以减少操作创伤和应激、液体治疗、术中保暖；③术后包括早期进食、早期下床活动和康复运动、预防术后谵妄、完善的术后镇痛。

1. 术前管理

1）术前访视

重视术前访视，必须将患儿及其家长都同时纳入。既往研究显示，在患儿准备手术的过程中，家长会变得异常焦虑，这是增加患儿术前焦虑的主要危险因素。麻醉医生和家长详细交流，与患儿多沟通互动，增进与患儿的感情，不仅能了解患儿的基本情况和既往病史，还能减少患儿和家属的疑惑，缓解他们的焦虑情绪。有条件的医院可以采取播放录像或阅读小册子，使患儿及其家长了解手术室环境设备、麻醉过程等，并可准备有特殊香味的口罩，提前让患儿接触并熟悉。在术前准备时，应以家庭为中心进行，并在麻醉诱导阶段和术后麻醉恢复阶段邀请全部家庭成员参与，这样能最大限度地减少患儿围手术期的痛苦反应。同时，术前通过滴鼻、口服等多种途径使用合适的镇静镇痛药物（如右美托咪定等），可以进一步缓解小儿术前的恐惧、焦虑和分离困难，还可以减少全麻药的用量，缩短麻醉苏醒时间以及 PACU 停留时间。需要注意的是，术前用药以不抑制呼吸、不增加颅内压为原则，比如阿片类药物可明显影响患儿呼吸，氯胺酮可增加颅内压，应尽量避免使用。一般来说，年龄 < 10 个月的患儿不需要麻醉前用药。

脑积水患儿临床表现多样，有的相对健康，也有的病情严重至昏迷，需紧急手术治疗。术前应详细了解患儿脑水肿的原因、病程、严重程度、导致的病理生理改变及治疗用药史、实施手术方式、手术持续时间、体位要求等。全面检查是否合并其他组织器官畸形和功能异常，完善实验室及辅助检查，术前纠正水电解质紊乱、贫血等。详细询问手术麻醉史、药物过敏史。进行详细的心肺功能评估、气道评估、内分泌系统评估，同时重点评估颅内压及神经系统功能。对手术操作、术中出血量及可能出现的呼吸抑制、高血压、低血压、心律失常等问题做出预估及处理预案。择期手术患儿要求血红蛋白 > 100 g/L（新生儿 140 g/L），低于此标准时，患儿麻醉危险性可能增加。贫血患儿应在纠正贫血后进行择期手术，某些贫血患儿需行急症手术时，术前可输浓缩红细胞。输注 4 mL/kg 的浓缩红细胞可大约增高血红蛋白 5 g/L。

2）术前禁食、禁饮

小儿术前禁食、禁饮时间过长造成的不适是患儿哭闹的原因之一，并且长时间禁食可能导致脱水及低血糖，尤其在婴幼儿和新生儿，因此，应向家长仔细交代禁食、禁饮的确切时间，可以进食进饮的种类和量。优化禁食方案，具体包括以下几项：①鼓励护士和患儿父母在指南推荐的最晚时间点给孩子喂食；②非首台手术的小儿可自由饮用清饮料至第 2 天清晨；③如遇手术延误，麻醉医师应致电病房下达新的禁食建议；④对病房的护士和外科医师进行宣教，以缩短超长禁食时间，提高小儿舒适度以及代谢稳定性。

2018 年，欧洲发表的 1 篇共识主张将禁饮清饮料时间由 2 h 缩短为 1 h，其建议从

3 mL/kg 或更小剂量开始提供。对于存在颅高压的患儿，需注意患儿意识情况，查看有无呕吐、胃排空延迟、是否存在反流误吸的危险，可在入室前后使用床旁超声评估禁食后胃内容物残余状况。

3）气道管理

（1）首先判断是否合并有气道解剖畸形。先天性脑积水患儿可能合并多种畸形，因而要警惕合并呼吸道畸形。常见的气道畸形有唇裂、腭裂、巨舌（常见于唐氏综合征）、喉裂、喉蹼、喉软骨软化病、下颌发育不良等。部分气道的解剖畸形在自主呼吸时表现并不明显，麻醉后自主呼吸抑制时才表现出通气困难或者气管插管困难。

（2）了解日常呼吸状况和目前呼吸状况，确认是否存在或者有潜在气道梗阻和困难气道。一些患儿虽然没有气道畸形，但头颅增大平卧时呼吸道过度弯曲，也可出现呼吸道梗阻，故应仔细询问睡眠时是否有鼾声或者有无喜好体位等，是否存在何种情况下出现呼吸困难和发绀。

（3）确认是否为反流误吸高危人群。若术前存在高颅内压所致的恶心呕吐、脑组织受压出现惊厥等，麻醉诱导气管插管时应格外谨慎。

（4）是否合并其他呼吸道疾病或肺部疾病，如上呼吸道感染、哮喘等。

（5）合理选择气管导管。近年来，基于放射影像技术和支气管镜直接测量技术，人们发现小儿气道的最窄处位于声带水平或其下少许的位置，呈椭圆形而非圆形，前后径大于横径。在椭圆形结构的气道中，柔软的气囊可以更好地密封气道，同时气道壁各部分均匀受压，避免了无囊导管可能对气道侧壁产生过高的压力。但气管内插管时间过长易引起黏膜水肿，导致声门下梗阻，应经常检查套囊压力，避免气管损伤。

（6）术前身体解剖结构、气道影像检查或超声检查精确选择合适大小的气管导管，应用可视化操作来减少气管插管次数，减少相关气道并发症，同时还能对困难气道进行及时诊断和处理。

（7）由于患儿气管较短，当头颈部屈曲时，经口气管插管在舌根部容易发生扭曲，导致气管梗阻或直接压伤舌部，或导管移位至一侧主支气管，故体位变动后，要再次确认导管的位置和状态。联合患儿全身麻醉前的胸片和气管插管后肺部超声征象可进一步精确定位气管导管位置。

（8）轻度过度通气可抵消吸入麻醉药扩张脑血管的作用，无明显颅内高压时不必预防性应用。

（9）需要注意的是，小儿只需要 2 min 潮气量呼吸就可以达到预给氧要求。同样因为残气量小，氧耗量大，氧饱和度下降也很快，婴儿比大龄儿童下降得更快。大多数婴儿 SaO_2 降到 90%，不管有没有预给氧，都只需要 70～90 s。在临床工作中，由于指脉氧饱和度的测定时间迟滞，无通气儿童在 SpO_2 90% 时再建人工呼吸后，SpO_2 于 10～25 s 内仍继续下降，并达最低值 74%～85%。建议小儿无通气间期 SpO_2 的安全阈值应建立在 95%，这样可使重建人工呼吸后，大部分小儿的最低 SpO_2 能维持在 90% 或更高。

2. 术中管理

麻醉方式选择气管插管全身麻醉＋局麻或区域神经阻滞麻醉，局麻和区域神经阻滞麻醉可在全麻后进行。麻醉诱导力求平稳，避免颅内压的急剧升高。麻醉维持静吸复合全麻和全凭静脉麻醉均可，但需注意避免使用高浓度吸入麻醉药，因其可扩张脑血管进而引起颅内压升高的风险。

麻醉过程中要重视颅内压的控制，避免颅内压过高、急剧升高和急剧下降。保持足够的麻醉深度，特别是完善的镇痛；避免麻醉过程中各种原因导致的通气不足或缺氧，特别是麻醉诱导时；颅内高压者给予适度的过度通气，维持 $PaCO_2$ 在 $25\sim30$ mmHg，可促使脑血管收缩；降低颈静脉压，便于头部静脉回流：可以采用头部抬高 $15°\sim30°$，避免胸内压过高；必要时可以给予甘露醇（$0.25\sim0.5$ g/kg），联合或不联合呋塞米（$1\sim2$ mg/kg），但前提是要维持血流动力学的稳定。而术中引流脑脊液时应缓慢、逐步地进行，同时严密监测颅内压及生命体征的变化，避免颅内压力的骤然下降所致的相关并发症，如脑组织位移或过度灌注、脑干血管运动中枢反射调节等。

合理而完善的术中监测是精准麻醉的基础，包括心前区听诊、双肺听诊、心电图、脉搏、血氧饱和度、血压、$P_{ET}CO_2$ 等监测患者的基本生命体征。常规监测麻醉药浓度、血气分析，必要时行有创动脉监测，同时可获得每搏量变异度（SVV）、脉压变异度（pulse pressure variation，PPV）、心输出指数（CI）等。通过脑电双频指数（BIS）、听觉诱发电位监测患儿镇静深度，可避免过度镇静、术中知晓等带来的诸多不良反应，也可指导麻醉医师有效、合理地使用麻醉药物，达到最佳的麻醉效果。可通过外周灌注指数（perfusion index，PI），监测麻醉镇痛的程度。PI 是指监测部位（如手指、足趾或耳郭）处搏动性组织（变化着的小动脉血流量）和非搏动性组织（静脉血、肌肉和其他组织）吸收的光量之比，即搏动性信号（alternating current，AC）与非搏动性信号（direct current，DC）的百分比（PI=AC/DC × 100%）。其是光电容积脉搏波的量化，主要反映交感神经紧张性及外周血流的变化，可用于监测麻醉深度中的伤害性应激反应。监测交感神经系统张力的变化是及时发现围术期应激反应的重要措施之一。通过四个成串刺激（TOF）监测肌松程度，也可间接监测患者对于手术创伤、伤害性刺激的反应。通过无创血红蛋白检测仪连续监测血红蛋白，为输血输液提供指导。

小儿心血管储备低，临床常用的吸入麻醉药和静脉麻醉药均可引起明显的血流动力学变化。颅高压患儿更是如此，术前常继发高血压，术中引流脑脊液时颅内压下降可导致心率和血压急剧下降。脑室内分流导管置入后颅内容物位置的改变，常导致出现心动过缓和其他心律失常。因此，进行各种无创和有创血流动力学连续监测尤为重要，如心率、血压、SVV、PPV、CI 等。必要时还可进行床旁实时超声监测，通过超声测量主动脉收缩期血流峰值流速的呼吸变异度来判断儿童的容量反应性，其预测 >25 月龄机械通气患儿容量反应性的界值是 $12\%\sim13\%$，敏感性和特异性分别是 89% 和 85%。

患儿因术前禁食、脱水降颅压、手术应激和体液丢失、转移等因素，通常手术及麻醉过程中易处于液体负平衡状态，故恰当的液体管理在神经外科手术患儿中尤为重要。围术期体液治疗的目的是保证患儿循环血量充足稳定，组织灌注良好，提高患儿对麻醉药物、手术操作和出血、应激反应等所导致的循环波动以及液体转移的耐受性；同时降低组织水肿，尤其是脑水肿的风险。如达到以下指标，可实施目标导向液体治疗（GDFT）：维持有效血压，参考收缩压 =80+ 年龄 × 2（mmHg），舒张压为 2/3 收缩压，平均动脉压（MAP）为 7/9 收缩压；中心静脉压（CVP）为 $8\sim12$ cmH$_2$O；尿量 ≥0.5 mL/（kg·h）；中心静脉氧饱和度 ≥70%；SaO_2 ≥93%；血细胞比容（HCT）≥30% 等。大多数患儿术中因手术刺激有高血糖反应，而葡萄糖输入会加重高血糖，故不应常规输入葡萄糖，而应根据血糖测定指导输糖方案。葡萄糖的输入主要在于防治低血糖，对于低体重、衰弱或 < 3 月龄的患儿，可适当输入含糖液，并监测血糖。

麻醉医生需要准确评估患儿血容量、决定允许出血量、掌握输血时机和输液种类。术中有创动脉压、心率、中心静脉压及尿量监测可以很好地指导术中补液。一般来说，对全身状况良好的小儿，当失血量达到估计血容量（estimated blood volume，EBV）的 15% 以上时应给予输血。HCT 对指导输血具有非常大的临床意义，通常将 25% 作为可接受的下限，对于新生儿、早产儿以及伴有明显心肺疾病的患儿（如发绀型先心病患儿），HCT 应维持在 30% 以上。术中应根据患儿年龄、术前血红蛋白、手术出血量及患儿的心血管反应等决定是否输血。

术中保温对于小儿来说尤为重要，需监测体温，及时发现低体温，常规使用加温毯覆盖为患儿保温，暴露的肢体用棉花包裹，输入液体时应加温。也要避免体温过高，保持室内温度在 24~26℃。

术中体位不仅要满足手术需要，还要便于麻醉医生观察患儿。俯卧位手术除了生理学的改变外，还可能引起压迫和牵拉伤，需用软卷支撑胸部和髋部，减轻胸腔和腹腔压力。

3. 术后管理

术后早期恢复饮食有助于患儿胃肠功能恢复，保护肠黏膜屏障功能，故主张全身麻醉术后完全清醒无呕吐、恶心反射即可进饮进食。若生命体征稳定、神志清醒，应尽早进行恢复活动，及早进行术后功能康复锻炼。

苏醒期谵妄（emergence delirium，ED）发生于麻醉苏醒早期，其临床表现与多种风险因素有关，如年龄、手术方式、麻醉时间等。其临床表现与疼痛和焦虑密切相关。小儿尤其是学龄前儿童的发病率较高，对患儿术后恢复和身心健康都有较大影响。目前临床防治小儿 ED 的措施包括药物防治、非药物防治及局部阻滞镇痛技术防治。常用的防治药物有丙泊酚、阿片类、α_2 受体激动剂以及苯二氮䓬类药物等，目前能切降低 ED 风险的措施包括使用丙泊酚作为单一麻醉剂，或在吸入七氟烷麻醉时给予其他药物如右美托咪定、芬太尼、可乐定，或麻醉结束时单次丙泊酚静脉推注；非药物防治措施包括适合年龄的术前教育、以家庭为中心的术前准备、麻醉诱导时父母陪伴、分散患儿的注意力等，也能明显降低小儿 ED 的发生率，使小儿麻醉更舒适安全。

手术后的疼痛主要来源于头皮、颅骨、硬脑膜的损伤和颅周肌肉的反应。小儿和成年人一样能够感知疼痛，而且小儿对疼痛反应更为强烈，产生强烈的生理、生化改变，可引起脑血流、脑氧耗、颅内压增高，甚至诱发严重的并发症，导致免疫系统功能抑制，延长恢复时间。术后疼痛不仅影响短期预后恢复，还可能引起恢复期后长期的行为学改变。既往研究发现，胎儿期脊髓和脑就已经形成了伤害性刺激神经束髓鞘，P 物质和受体在胎儿的脊髓背角即可探测到。但因小儿常不能用语言准确表达疼痛，术后疼痛的评价常常存在困难。所以对于小儿神经外科术后疼痛的准确评估以及合理的疼痛管理是非常有必要的。

由于儿童常不能用语言准确表达疼痛，对于小儿疼痛的评估也应根据其这一特点来选择适当的方法。为了使评价更为准确，常通过以下 3 个方面来综合评价儿童的疼痛水平：①生理指标变化，包括血压、心率、呼吸频率等；②儿童对疼痛的行为反应；③自我报告，即儿童对痛苦经历的描述。可采用：①改良面部表情评分法（The Modified Faces，Legs，Activity，Cry and Consolability Scale，FLACC），直接观察患儿行为反应进行评分，适用年龄 0～18 岁；②儿童和婴儿术后疼痛量表（Childrens and Infants Postoperative Pain Scale，CHIPPS），直接观察患儿行为反应进行评分，适用年龄 0～5 岁；③舒适度量表（Comfort Score），观察患儿行为反应及生理指标（血压、心率）进行评估，无生理学指标也同样有效，适用年龄 0～3 岁。视觉模拟评分（VAS）也常在临床中使用，但其不适用于年龄较小的患儿。

小儿脑水肿手术镇痛也有特殊要求：①尽量减少对手术患儿围术期神经、精神恢复的影响；②在最大限度缓解患儿疼痛的同时，避免镇痛所带来的其他并发症；③所用镇痛手段不干扰神经外科医生或神经内科医生对患者病情的判断。目前常用的小儿脑水肿手术镇痛方式主要为基于个体化镇痛管理的包括局部切口浸润和头皮神经阻滞在内的多模式镇痛，可以达到较好的术后镇痛效果。

小儿脑水肿手术麻醉管理对麻醉医师提出了很多挑战，精准麻醉全面考虑小儿年龄相关的生理特点、小儿手术的特殊性及麻醉与手术的相关性，改善患儿对手术的适应及应对能力，减少患儿术后疼痛的发生，降低全麻苏醒期躁动的发生率，从各个方面最大限度地减轻了脑水肿患儿围术期的创伤应激反应，降低围术期并发症，促进患儿的快速康复。

（阎文军　黄锦文）

五、功能神经外科手术

（一）慢性便秘

1. 概述

慢性便秘（chronic constipation，CC）是常见的消化道病症之一，表现为排便次数减少，粪便干硬和（或）排便困难，且症状持续至少 6 个月。便秘是儿童的常见问题，世界范围内儿童群体的患病率为 12%。儿童便秘通常起始于婴幼儿时期，约 1/3 的患儿症状可持续至青少年时期。

功能性便秘（functional constipation，FC）是指除肠道或全身器质性疾病及药物因素的便秘，发病率占儿童便秘的 90%～95%。虽然大多数儿童对药物和行为治疗有反应，但相当一部分儿童仍有症状，传统疗法治疗难治性儿童便秘效果有限。

2. 儿童功能性便秘的病因及发病机制

（1）膳食因素。

缺乏足够的膳食摄入、膳食结构不合理是造成便秘的重要因素，缺乏膳食纤维以及充足水分的摄入都易导致便秘。

（2）心理及社会行为因素。

儿童易出现基于各种原因的长期刻意忍便行为，可导致直肠及低位结肠扩张，粪便潴留的时间延长，大便干硬，粪便嵌顿，从而导致便秘。另一方面，缺乏良好的排便习惯以及未掌握正确排便方式，也是婴幼儿常见的便秘原因。

（3）肠道动力异常。

肠道动力异常包括结肠传输动力障碍以及肛门直肠动力障碍。结肠动力障碍是导致慢传输型便秘（slow transit constipation，STC）的原因，病理生理机制尚不明确。结肠神经系统及肠平滑肌的病理改变是导致结肠动力异常的主要原因。直肠肛门动力障碍表现为出口梗阻型便秘（outlet obstruction constipation，OOC），常见原因如肛门括约肌不协调、盆底肌痉挛综合征等。

肠道运动相关神经递质及受体的变化是引起肠道动力异常的重要原因。胃肠激素水平的异常可引起胃肠动力学的异常。目前已发现的胃肠激素有 40 余种，如胃动素、血管活性肠肽、5-羟色胺。

（4）肠道微生态的影响。

FC 患儿的肠道微生态环境不同于正常人群，良好的肠道微生态环境有助于缩短结肠传输时间，这可能与益生菌分解肠腔内容物产生乳酸、短链脂肪酸有关，这些物质可以作用于肠道神经，刺激肠道蠕动，从而促进排便。

3. 分型

如上所述，功能性便秘分为慢传输型便秘（STC）、出口梗阻型便秘（OOC）以及混合性便秘（mixed constipation，MC）3 种类型。

对成人的研究显示，OOC 约占慢性便秘的 40%，主要是排便时腹肌、盆底肌及括约肌协调和协同功能不良。而盆底协调不良的患儿排便时盆底肌反常收缩，耻骨直肠肌和肛门外括约肌不出现松弛，即腹肌与盆底肌矛盾运动，使肛管直肠角变锐，导致粪便不能排出。3～14 岁便秘患儿的排便造影显示功能性 OOC 占 60.4%，包括耻骨直肠肌痉挛综合征、肛门外括约肌痉挛、盆底痉挛综合征等。

4. 儿童/青少年 FC 诊断标准

（1）4 岁以上儿童每周排便次数 ≤2 次。

（2）每周至少有 1 次大便失禁。

（3）有大量粪便潴留或有与粪便潴留有关姿势。

（4）有排便疼痛或困难病史。

（5）直肠内存在大粪块。

（6）粪便体积巨大，足以阻塞厕所下水道。

4 岁以下幼儿具备上述 2 条以上，排除肠易激惹综合征（irritable bowel syndrome，IBS），症状持续至少 1 个月且每周至少发作 1 次即可诊断。

5. 治疗方式

功能性便秘患者中少数与心理疾病共病，症状顽固。对于大多数症状较轻而心理应激源不明显患者，其干预包括教育、排便训练、生物反馈治疗。当 STC 和（或）OOC 患者（排除器质性梗阻）便秘症状持续超过 1 年，并且其他治疗无效时，可考虑进行骶神经电刺激（sacral nerve stimulation，SNS）。

6. 骶神经调控术

骶神经电刺激（SNS）又称为骶神经调控（sacral neuromodulation，SNM），是神经调控治疗的方法之一，通过植入人体内的特殊电刺激装置将一定频率的电脉冲连续施加于特定的骶神经（S_3 或 S_4），影响神经细胞本身的电生理特性，激活兴奋性或抑制性神经通路。研究表明，SNS 能显著降低细胞旁通透性，减少黏膜厚度，增加上皮表面的黏液量，强化直肠上皮的屏障功能。同时，调节支配盆底运动的骶神经通路及骶神经反射弧，调节膀胱、尿道、肛门括约肌等盆底器官功能，达到治疗疾病的目的。SNS 已广泛用于膀胱过动症、尿失禁、大便失禁及慢性盆腔痛。

在儿童，SNM 对各种下尿路功能异常以及排便障碍，包括尿频、尿急、排尿延迟、排尿困难、尿失禁、大便失禁、便秘等均有良好治疗前景。

1）手术步骤

SNS 手术操作主要包括两个阶段，第一阶段为骶神经电刺激体外体验性治疗。刺激电极植入后，进行术中测试患者的运动应答和感觉应答。S_3 是 SNS 的穿刺首选目标，逐步增加刺激强度过程中，出现会阴部感觉应答、大脚趾跖屈。第二阶段为骶神经刺激器永久性植入阶段，测试成功后经 2～3 周体验有效，方可植入永久性骶神经刺激器。

2）手术主要并发症

（1）植入部位疼痛：电刺激可能导致肠道功能紊乱，女性月经周期改变；短暂轻度的电击感以及电极移位、设备故障等。

（2）电极局部感染：植入后发生严重感染或者排斥反应，则需要取出全套植入系统。

（3）部分电极移位：刺激器装置意外关闭或者出现机械故障，需要重新激活装置或者更换刺激器。

7. 麻醉管理

1）术前评估及术前准备

术前需进行完整病史询问和体格检查，包括外生殖器、肛门直肠以及神经系统检查，评估神经功能。

（1）一般物理检查：有无特殊疾病史，有无颜面部先天发育畸形。

（2）呼吸系统检查：有反应性气道疾病、哮喘或近期上呼吸道感染的患儿，其气道反应性增高，围手术期容易发生喉痉挛、支气管痉挛、咳嗽和手术后呼吸道感染，从而导致缺氧等并发症。如果麻醉诱导时发生喉痉挛 / 支气管痉挛，大多数情况下给予肾上腺皮质激素，可有效避免静脉麻醉诱导时气道并发症。选择七氟烷实施麻醉诱导气道刺激性较小，并可扩张支气管。气管插管时必须避免麻醉过浅。

（3）心血管系统检查：伴有先天性心脏病的患儿，必须进行超声心动图检查，了解疾病的解剖和生理，手术中药物遵循不加重左右分流的基本原则。心动过缓、窦性心律不齐、心电图 ST 段改变也应在术前行 24 h 动态心电图、心脏彩超以明确原因。

（4）肝肾功能及凝血功能评估：尤其要评估肾功能。

（5）消化系统检查：小儿更易发生脱水、营养不良，必要时可给予静脉营养支持，改善小儿手术前的全身状况。

（6）心理干预：对于有一定认知能力的患儿，特别是 5 岁以上的小儿，一定要和小儿充分沟通。对于手术前没有良好心理沟通的患儿，麻醉诱导很难配合，手术后更易出现烦躁。

为了取得更好的术中影像效果，建议口服缓泻药物，术前灌肠。进行充分沟通，向家属讲明手术目的、并发症、预后。

2）体位与麻醉

俯卧位，下腹部垫高，使骶尾部处于最高位。对于能配合手术的较大患儿，神经评估阶段可选择局部麻醉，对于年龄较小、不能配合者选择全身麻醉。

3）麻醉维持

卧体位时易发生气管导管移位或打折、通气不良和CO_2升高，术中需要经常检查并进行预防性处理。麻醉中小儿的代谢率不断变化。机械通气的呼吸参数设置也要及时调整。根据手术需要和时间使用镇痛药物，镇痛不足或镇静过深都使恢复期处理更加困难。

（1）麻醉监测。

小儿麻醉期间情况变化快，应严密监测。

常规监测：呼吸频率、气道压力、心率、心电图、$P_{ET}CO_2$、体温、尿量。

血压监测：尤其是对于出血多的手术，血压监测对输血、输液亦有指导意义。间接法测定血压时，血压袖带大小和位置对测定数值的正确性有影响，袖带位置高时测定的血压数值低、而袖带位置低时测定的血压数值高。采用动脉内置管测定血压，数值较准确。

脉搏氧饱和度（SpO_2）监测：是小儿麻醉监测中的重要环节。无创伤、可连续测定、应用方便，数据可靠，为早期发现低氧血症提供了可靠的监测手段，提高了小儿麻醉的安全性。

$P_{ET}CO_2$监测：对小儿麻醉期间的呼吸管理具有重要意义。通过$P_{ET}CO_2$监测，了解手术中有无通气不足或过度。此外，$P_{ET}CO_2$亦可反映肺血流情况并及时发现恶性高热。对于低氧血症临床判断灵敏，可提供早期报警。对于危及生命的并发症，如气管导管误入食管、气管导管滑出、气管导管堵塞、呼吸环路管道脱落等，$P_{ET}CO_2$可提供早期报警。$P_{ET}CO_2$监测可降低高碳酸血症和低碳酸血症的发生率。小月龄婴儿容易发生严重缺氧和CO_2蓄积并发症，同时应用SpO_2和$P_{ET}CO_2$监测，可显著降低呼吸系并发症的发生率。如果同时监测麻醉气体浓度，则更有利于吸入麻醉的控制，可使麻醉的安全性提高。低流量紧闭麻醉时，必须监测吸入气和呼出气的氧及麻醉药物浓度，以确保麻醉安全。

体温监测：小儿麻醉期间体温变化很大，体温增高或降低均可发生，所以麻醉期间体温监测非常必要。小儿麻醉中体温变化快，全身麻醉后由于外周血管扩张、热量转移，中心体温表现为降低趋势，应根据其体温及时进行相应物理保温和降温处理，尤其是吸入麻醉时，通常开始降低$1 \sim 3℃$，然后趋于平稳或回升。室温保持$22 \sim 25℃$时小儿体温较为稳定。当大量失血使体温迅速降低时，应积极采取保温措施。

尿量监测：测定每小时的尿量，维持尿量为$1 \sim 2 \, mL/（kg \cdot h）$。如果小儿出现少尿，提示严重血容量不足或微循环不良，需要及时给予相应的处理。

（2）容量管理。

小儿的血容量储备小，为了保证小儿的安全，对于出血和脱水所致的血容量丢失，应及时迅速补充，以维持循环功能稳定。每搏量变异度（SVV）监测为一种指导围手术期补液的实用监测手段，其基本原理如下：在机械通气情况下，由于呼吸机的作用引起肺血管内血容量发生规律性波动，导致左心室 SVV 大，说明血容量不足，通过补液能明显提高心输出量。

（3）液体治疗。

对于 4～5 岁以上的小儿，术中常规应用无糖等张液进行液体治疗。婴儿和年幼的小儿可应用含 1%～2% 葡萄糖的乳酸林格液。对于婴儿和年幼的小儿，以 120～300 mg/（kg·h）的速度静脉输注葡萄糖足以维持可接受的血糖水平，但是需要反复检查小儿的血糖水平。手术中液体管理的目标是在等血容量条件下避免脑和其他器官灌注不足。

（4）麻醉诱导。

应选用短效非去极化肌松药，手术维持阶段尽量少用或不用肌松药，以免骶神经刺激阶段影响结果的观察。麻醉维持阶段，吸入麻醉药七氟烷 0.6 MAC 或静脉全麻药丙泊酚［4～6mg/（kg·h）］泵注，维持 BIS 值在 60 左右，维持对神经电刺激没有影响。

（二）儿童癫痫

1. 概述

癫痫是一种慢性、发作性的神经系统疾病，由多种病因导致神经元异常放电的中枢神经系统疾病，具有发作性、短暂性、重复性和刻板性的特点。儿童癫痫发病率约 0.05%～0.8%。对于癫痫患儿，抗癫痫药物是首选治疗，规范药物治疗可使约 65%～70% 的患儿发作获得较好控制，其余 25% 左右的患儿因药物治疗效果不佳而成为难治性癫痫。

2. 病因

癫痫的病因极其复杂，有些病因尚在研究中。

目前，癫痫的病因可分为以下 3 类。

（1）特发性癫痫：有基因突变及遗传倾向，常在某特殊年龄段起病，同时有特征性临床表现及脑电图表现，诊断标准较明确。

（2）症状性癫痫：又称继发性癫痫，是由于局灶性或弥漫性脑部疾病、系统性疾病等引起中枢神经系统病变，影响脑部结构或功能，引起癫痫发作。

常见的病因有：①颅脑损伤，这是癫痫的常见病因之一，如脑外伤后或颅脑手术后都可能导致癫痫的发生；②脑肿瘤，癫痫发作可以是大脑半球肿瘤的首发病变；③中枢神经系统感染，如细菌、病毒、真菌感染所引起的脑膜炎或脑炎可引起癫痫发作；④脱髓鞘疾病及神经系统变性疾病，运动神经元病、阿尔茨海默病、皮克病、帕金森病等神经系统变性疾病晚期也可有癫痫发作；⑤先天性异常，胚胎发育中各种原因导致脑穿通畸形、小头畸形、先天性脑积水、大脑皮质发育不全和围生期胎儿脑损伤等可导致癫痫发作。

（3）隐源性癫痫：发作临床特征提示为症状性癫痫，无明确病因。该类患者可在特殊年龄段起病，无特定临床表现和脑电图表现。

3. 难治性癫痫

难治性癫痫是指规范使用两种及以上抗癫痫药物症状仍难以控制，未能达到持续无发作。反复癫痫发作会对儿童患者的脑功能发育造成不同程度的影响，同时损害患儿认知功能。部分

度。经证明，用 0.7 ~ 1 MAC 七氟烷 / 异氟烷实施吸入麻醉是安全的，并且对脑电生理监测影响较小。丙泊酚和瑞芬太尼 / 芬太尼 / 舒芬太尼组合的全凭静脉麻醉（TIVA）是安全有效的麻醉维持方法，对脑电生理监测的影响小。而静吸复合麻醉则可综合两者的优势。长期应用抗癫痫物的患者可能需要增加阿片类药物的用量。

（3）容量管理：小儿术中必须精确计算出入量，维持正常的血容量。如果术前无体液紊乱，只供给正常需要量即可。当有较多出血或体液损失时，应同时等量补充。适量补充液体，可以避免术中出现脑水肿和颅内压增高。神经外科患者补液的目的是维持血容量在等容、等渗、等张的状态，同时也需保证充分的脑灌注，并应根据患儿的病变性质决定。

（4）血糖管理：小儿尤其是婴儿的糖原储备有限，糖异生作用也有限，需要持续输注葡萄糖 5 ~ 6 mg/（kg·min）维持正常的血糖水平。手术应激、严重的疾病以及胰岛素抵抗，均可导致高血糖，引起神经损害。尽量维持随机检血糖水平不超过 9.9 mmol/L。如果存在脑缺血，高血糖会加重神经功能损伤，因此，任何时候都应避免出现高血糖。

（5）术中呼吸管理：维持良好的通气功能，避免缺氧。维持 $PaCO_2$ 在正常生理水平。研究发现，过度通气对癫痫病灶有激活作用，可引起失神发作，$PaCO_2$ 低于正常时脑电图的棘波可增加，可导致呼吸性碱中毒，引发癫痫，并可导致中脑网状结构功能活性降低，而低通气可减少癫痫发作。因此，术中应监测 $P_{ET}CO_2$，并与血气 $PaCO_2$ 进行对照，以确保通气功能正常。

（三）痉挛性脑瘫

1. 概述

脑性瘫痪（cerebral palsy，CP）简称脑瘫，又称 Little 病，是指从出生前到出生后 1 个月内各种原因导致的非进行性脑损伤，主要表现为中枢性运动障碍及姿势异常。据不完全统计，CP 占我国新生人口的 2‰ ~ 4‰，且每年新增 4.6 万脑瘫患儿。

2. 病因

脑瘫是一种综合征，病因尚不完全清楚，可能有以下几方面。

（1）母体因素：产前母体放射线接触、工业污染、弓形体感染、风疹及巨细胞病毒感染；孕妇合并甲亢、癫痫、心脏病及糖尿病；妊娠期高血压导致血管痉挛、胎盘供血不足、胎盘功能衰退；宫内乏氧，与近 20% ~ 40% 的脑瘫有关。

（2）患儿因素：孕龄 < 37 周的早产儿或体重 < 2.5 kg 的低体重儿；新生儿窒息，产伤；新生儿脑病、病毒性脑膜脑炎、化脓性脑膜炎等感染因素。

（3）其他因素：产后原因外伤（硬脑膜下血肿、头颅骨折）；脑血管意外（虚弱儿童的脑血管血栓形成）；缺氧（CO 中毒、低血糖）等。

必须指出，不少病例的致病原因并不明确。

3. 发病机制

脑瘫被认为是中枢神经系统受损后，下行至脊髓神经元的抑制性传导减少，γ 运动神经元活动增强，肌腱感受器产生的冲动进入 γ-环路并通过正反馈机制引起 α 运动神经元兴奋性异常增高所致。

4. 病理

脑瘫的常见病理改变包括：①各种先天原因导致的脑发育障碍，如脑弥漫性病变、脑萎缩、脑室扩大、神经细胞减少及胶质细胞增生；②早产儿缺血缺氧性脑病引起的室管膜下出血、脑室白质软化、小软化灶、空洞、脑穿通畸形、瘢痕、囊性变；③还可有髓鞘发育不良和基底核区改变。

5. 临床表现和分类

（1）临床表现。

运动发育落后，包括粗大运动和精细运动发育均落后。具体表现为：①肌张力异常：肌张力可低下或异常增高。肌张力增高可表现为折刀样增高、阵发性增高、铅管样或齿轮样增高。②姿势异常：患儿在俯卧位、仰卧位、由仰卧拉成坐位，直立位出现多种异常姿势，如"剪刀"步态、"青蛙样"姿势、尖足、屈膝、足内翻或外翻等表现。③反射异常：神经反射表现为原始反射延缓消失、保护性反射减弱或延缓出现，后期常出现反射亢进表现。

（2）临床分类。

根据神经病理学特点，可将脑瘫分为以下类型。①痉挛型：占脑瘫人群的60%～70%，特点是速度依赖性肌张力增高、痉挛姿势、选择性运动受限和病理性反射，病变位于锥体系通路。②不随意运动型：占10%～20%，以肌张力不稳定、非对称姿势和不随意运动为特点，可以表现为肌张力障碍、舞蹈-手足徐动，病变位于锥体外系的基底节区。③共济失调型：占5%左右，以肌张力低下、平衡和共济障碍、运动启动缓慢和协调不良为特点，病变位于小脑及其联络通路。④混合型脑瘫：可以是上述两种类型的混合出现。

6. 病情评估

目前国外大都采用改良阿什沃思量表（modified Ashworth scale）（**表6-4**）进行脑瘫病情的半定量分级。

表6-4　改良阿什沃思量表

级别	临床表现
1级	无肌张力增加
2级	肌张力轻度增高，被动伸/屈时有阻力
3级	肌张力明显增高，但受累部分仍较容易被动伸/屈
4级	肌张力显著增高，被动活动较困难
5级	肌张力极度增高，受累部分难以被动活动

7. 手术治疗

对于单纯痉挛、阿什沃思分级为3级以上者；软组织无明显畸形或仅有轻度挛缩畸形、骨关节畸形较轻者；术前躯干、四肢有一定的运动能力；智力能配合康复训练者，年龄在三周岁以上；少数以痉挛为主的混合型脑瘫以及严重痉挛与僵直，影响日常生活、护理和康复训练者，推荐行选择性脊神经后根切断术（selective posterior rhizotomy, SPR），以缓解过高的肌张力和痉挛，矫正肢体畸形，改善异常姿势，尽可能多地恢复运动功能。

SPR 的目的是选择性切断来自肌梭的 Ia 类纤维，阻断 γ-环路，降低过强的肌张力，从而解除肢体痉挛。Ia 纤维也有部分通过固定的传导束到达脑干的网状结构，分布于大脑皮质，调节大脑皮质功能。同时，根据电刺激反应的不同，选择性保留肢体的感觉纤维，在不影响感觉及运动的前提下，解除痉挛。颈段 SPR 针对严重的上肢痉挛，包括肩内收、肘腕屈曲、前臂旋前、手指痉挛等。颈段 SPR 通常选择 $C_5 \sim T_1$，术中通过电生理监测测定神经分束阈值，做相应切断。脊髓圆锥段、马尾段可缓解下肢肌群痉挛。通过 $L_2 \sim S_1$ 椎板切开，在硬膜下通过相应的椎间孔识别各节段神经后根来进行手术。SPR 术中对脊神经后根小束进行电刺激，通过肌电图记录下肢肌肉和括约肌反应，分辨出与痉挛形成有关的异常后根小束。切断这些异常小束即可减轻痉挛。

目前 SPR 存在多种术式，包括椎板开窗术、跳跃式椎板切除术、限制性 SPR（仅作 L_5 和 S_1 的椎板切除）、圆锥段 SPR、单开门或双开门椎板成形术等。推荐肌电诱发电位、神经阈值测定仪作为术中电刺激的必要条件。在确定脊神经后根切除比例时，应用神经阈值测定仪测定相关脊神经后根小束的阈值，将阈值低的神经后根小束切断，保留阈值较高的小束。肌电图则对保留肛门括约肌功能有重要意义。

SPR 术后常见的并发症有：早期高热、头痛、腹胀、尿潴留、下肢麻木、切口疼痛、肢体乏力，少见喉头水肿、肺部感染及脑脊液漏。术后高热与手术时保温措施不佳、体液不足、自身生理调节功能较差有关。喉头水肿一般开始于术后数小时，$24 \sim 48$ h 达高峰，呼吸道分泌物增加，咳嗽无力，呼吸困难，应以预防为主。选择合适的气管导管，轻柔操作，拔管前充分吸痰，术后早期应用激素、祛痰药物，密切观察患者呼吸情况，必要时行气管切开。肺部并发症以支气管炎最常见。预防应注意以下几点：术前严格禁食；缩短手术及麻醉时间；控制输液量及输液速度；手术前后镇静药物不宜过量，以免抑制咳嗽反射。

8. 麻醉管理

1）麻醉前评估

充分了解患儿的基础状况、智力水平及全身营养状况。常规行心电图检查，对于有心律失常者可行心脏彩超检查排外心脏畸形。了解是否合并其他先天畸形如脊柱侧弯、癫痫。术前有发音不清、饮水呛咳或吞咽困难评估有无肺部感染。在脑瘫患儿中，胃食管反流的发生率可达 59%。脑瘫患儿常合并骨质疏松。

2）麻醉方式

脑瘫患儿年龄小，且 SPR 手术对麻醉有特殊要求。SPR 手术要求在俯卧位下进行，此体位对患儿胸、肺的顺应性有一定影响，因此麻醉应采用全麻气管插管，适时控制麻醉深度，有控制地使用短效肌松剂或不用。

3）麻醉监测

脉搏氧饱和度（SpO_2）监测：由于此手术是在俯卧位进行，容易导致气管导管打折或脱出，因此 SpO_2 监测至关重要。连续 SpO_2 监测可早期发现低氧血症，从而提高小儿麻醉的安全性。

连续 $P_{ET}CO_2$ 监测：可了解手术中有无通气不足或过度；可提供早期报警，在 SpO_2 变化之前发现气管导管误入食管、气管导管滑出、气管导管堵塞、呼吸环路管道脱落等；可降低高碳酸血症和低碳酸血症的发生率。术中应保持 $PaCO_2$ 在 30～35 mmHg 之间。

4）麻醉诱导及维持

脑瘫患儿气道反射降低，反流误吸风险增加，因此麻醉诱导越快越好。诱导使用短效肌松剂，单次应用后至于术中使用神经阈值测定仪时，其肌松作用完全消失。脑瘫患儿对去极化肌松药司可林敏感性增加。

麻醉维持阶段采用静脉麻醉与吸入麻醉均可满足手术需求，吸入麻醉药物的 MAC 值在脑瘫患儿较正常患儿中要低，氟烷在正常患儿中的 MAC 为 0.9，在脑瘫患儿中为 0.71，降低约 20%，而在合并服用抗惊厥药物的脑瘫患者中降低 30%。麻醉中应用脑电双频指数技术将能更科学地指导麻醉药的使用。BIS 数值与呼气末七氟烷浓度的关系在脑瘫患儿与正常患儿间呈相同的趋势，但在各阶段脑瘫患儿的 BIS 数值均低于正常患儿。脑瘫患儿对麻醉性镇痛药物的剂量也降低，体温调节能力降低，要加强对患儿的保温措施。

手术开始时应有足够的麻醉深度。当手术进行到切开硬脊膜时，应减少麻醉药物使肌张力逐步恢复。如麻醉过深，将会使脊神经后根的电刺激阈值明显增高，甚至毫无反应；如麻醉过浅，后根电刺激常导致患者反应强烈，均使手术难以顺利进行。我们认为在 SPR 术中电刺激阶段，BIS 值一般维持在 60～70 较为理想。适宜的麻醉深度可使术中电刺激神经根后肌肉反应适度，观察判断顺利，缩短手术时间，提高手术疗效并减少手术并发症的发生。

5）容量管理

（1）麻醉前水电解质失衡的纠正。

脑瘫患儿由于常伴有水和电解质代谢紊乱，易发生低钠血症，在手术期间应予以关注。

（2）小儿麻醉过程中液体量的补充。

术中液体的管理应考虑：①术前禁食以前存在的脱水情况；②术前禁食引起的液体丧失；③手术时维持液体需要量；④手术创伤所致的细胞外液丧失量；⑤体温的改变。

如果术前无体液紊乱，只需供给正常需要量即可。小儿术中必须精确计算出入量，维持正常的血容量。当有较多出血或体液损失时，应同时等量补充。

（阎文军　葛莉）

参考文献

［1］ ARIEFF A I, AYUS J C, FRASER C L. Hyponatraemia and death or permanent brain damage in healthy children［J］. BMJ, 1992, 304(6836): 1218-1222.

［2］ AYUS J C, ARIEFF A I. Pathogenesis and prevention of hyponatremic encephalopathy［J］. Endocrinol Metab Clin North Am, 1993, 22(2): 425-446.

［3］ TRACHTMAN H. Cell volume regulation: a review of cerebral adaptive mechanisms and implications for clinical treatment of osmolal disturbances. I[J]. Pediatr Nephrol, 1991, 5(6): 743-750.

[4] MINNS R A, BROWN J K, ENGLEMAN H M. CSF production rate: "real time" estimation[J]. Z Kinderchir, 1987, 42 Suppl 1: 36-40.

[5] BLOMQUIST H K, SUNDIN S, EKSTEDT J. Cerebrospinal fluid hydrodynamic studies in children[J]. J Neurol Neurosurg Psychiatry, 1986, 49(5): 536-548.

[6] BRUCE D A, BERMAN W A, SCHUT L. Cerebrospinal fluid pressure monitoring in children: physiology, pathology and clinical usefulness[J]. Adv Pediatr, 1977, 24: 233-290.

[7] MARSHALL L F, SMITH R W, SHAPIRO H M. The influence of diurnal rhythms in patients with intracranial hypertension: implications for management[J]. Neurosurgery, 1978, 2(2): 100-102.

[8] LASSEN N A, CHRISTENSEN M S. Physiology of cerebral blood flow[J]. Br J Anaesth, 1976, 48(8): 719-734.

[9] LASSEN N A, HOEDT-RASMUSSEN K. Human cerebral blood flow measured by two inert gas techniques. Comparison of the Kety-Schmidt method and the intra-arterial injection method[J]. Circ Res, 1966, 19(4): 681-694.

[10] KETY S S, SCHMIDT C F. The nitrous oxide method for the quantitative determination of cerebral blood flow in man: theory, procedure and normal values[J]. J Clin Invest, 1948, 27(4): 476-483.

[11] WINTERMARK M, LEPORI D, COTTING J, et al. Brain perfusion in children: Evolution with age assessed by quantitative perfusion computed tomography[J]. Pediatrics, 2004, 113(6): 1642-1652.

[12] PRYDS O. Control of cerebral circulation in the high-risk neonate[J]. Ann Neurol, 1991, 30: 321-329.

[13] TSUJI M, SAUL J P, DU PLESSIS A, et al. Cerebal intravascular oxygenation correlates with mean arterial pressure in critically ill premature infants[J]. Pediatrics, 2000, 106(4): 625-632.

[14] VAVILALA M S, LEE L A, LAM A M. The lower limit of cerebral autoregulation in children during sevoflurane anesthesia[J]. J Neurosurg Anesthesiol, 2003, 15: 307-312.

[15] COLES J P, FRYER T D, COLEMAN M R, et al. Hyperventilation following head injury: effect on ischemic burden and cerebral oxidative metabolism[J]. Crit Care Med, 2007, 35(2): 568-578.

[16] MARION D W, FIRLIK A, MCLAUGHLIN M R. Hyperventilation therapy for severe traumatic brain injury [J]. New Horiz, 1995, 3(3): 439-447.

[17] SKIPPEN P, SEEAR M, POSKITT K, et al. Effect of hyperventilation on regional cerebral blood flow in head-injured children[J]. Crit Care Med, 1997, 25(8): 1402-1409.

[18] LOSASSO T J, MUZZI D A, DIETZ N M, et al. Fifty percent nitrous oxide does not increase the risk of venous air embolism in neurosurgical patients operated upon in the sitting position[J]. Anesthesiology, 1992, 77(1): 21-30.

[19] JAIN V, PRABHAKAR H, RATH G P, et al. Tension pneumocephalus following deep brain stimulation surgery with bispectral index monitoring[J]. Eur J Anaesthesiol, 2007, 24: 203-204.

[20] YOKOO N, SHENG H, MIXCO J, et al. Intraischemic nitrous oxide alters neither neurologic nor histologic outcome: a comparison with dizocilpine[J]. Anesth Analg, 2004, 99(3): 896-903.

[21] PASTERNAK J J, MCGREGOR D G, LANIER W L, et al. Effect of nitrous oxide use on long-term neurologic and neuropsychological outcome in patients who received temporary proximal artery occlusion during cerebral aneurysm clipping surgery[J]. Anesthesiology, 2009, 110: 563-573.

[22] GOFF M J, ARAIN S R, FICKE D J, et al. Absence of bronchodilation during desflurane anesthesia: a

comparison to sevoflurane and thiopental[J]. Anesthesiology, 2000, 93: 404-408.

[23] ZHAO P, JI G, XUE H, et al. Isoflurane postconditioning improved long-term neurological outcome possibly via inhibiting the mitochondrial permeability transition pore in neonatal rats after brain hypoxia-ischemia[J]. Neuroscience, 2014, 280: 193-203.

[24] BURCHELL S R, DIXON B J, TANG J, et al. Isoflurane provides neuroprotection in neonatal hypoxic ischemic brain injury[J]. J Investig Med, 2013, 61: 1078-1083.

[25] SINGH D, RATH G P, DASH H H, et al. Sevoflurane provides better recovery as compared with isoflurane in children undergoing spinal surgery[J]. J Neurosurg Anesthesiol, 2009, 21: 202-206.

[26] GUPTA P, RATH G P, PRABHAKAR H, et al. Comparison between sevoflurane and desflurane on emergence and recovery characteristics of children undergoing surgery for spinal dysraphism[J]. Indian J Anaesth, 2015, 59(8): 482-487.

[27] KREUZER I, OSTHAUS W A, SCHULTZ A, et al. Influence of the sevoflurane concentration on the occurrence of epileptiform EEG pattern[J]. PLoS One, 2014, 9(2): e89191.

[28] AKEJU O, PAVONE K J, THUM J A, et al. Age-dependency of sevoflurane-induced electroencephalogram dynamics in children[J]. Br J Anaesth, 2015, 115 Suppl 1(Suppl 1): i66-i76.

[29] YE Z, XIA P, CHENG Z G, et al. Neuroprotection induced by sevoflurane-delayed post-conditioning is attributable to increased phosphorylation of mitochondrial GSK-3 β through the PI3K/Akt survival pathway [J]. J Neurol Sci, 2015, 348(1-2): 216-225.

[30] TONG L, CAI M, HUANG Y, et al. Activation of K(2)P channel-TREK1 mediates the neuroprotection induced by sevoflurane preconditioning[J]. Br J Anaesth, 2014, 113(1): 157-167.

[31] WANG H, SHI H, YU Q, et al. Sevoflurane preconditioning confers neuroprotection via anti-apoptosis effects[J]. Acta Neurochir Suppl, 2016, 121: 55-61.

[32] COSTI D, CYNA A M, AHMED S, et al. Effects of sevoflurane versus other general anaesthesia on emergence agitation in children[J]. Cochrane Database Syst Rev, 2014, (9): CD007084.

[33] SPONHEIM S, SKRAASTAD Ø, HELSETH E, et al. Effects of 0.5 and 1.0 MAC isoflurane, sevoflurane and desflurane on intracranial and cerebral perfusion pressures in children[J]. Acta Anaesthesiol Scand, 2003, 47(8): 932-938.

[34] HOLMSTROM A, AKESON J. Desflurane increases intracranial pressure more and sevoflurane less than isoflurane in pigs subjected to intracranial hypertension[J]. J Neurosurg Anesthesiol, 2004, 16:136-143.

[35] RAMPIL I J, LOCKHART S H, EGER E I, et al. The electroencephalographic effects of desflflurane in humans[J]. Anesthesiology, 1991, 74: 434-439.

[36] WISE-FABEROWSKI L, RAIZADA M K, SUMNERS C. Desflurane and sevoflurane attenuate oxygen and glucose deprivation-induced neuronal cell death[J]. J Neurosurg Anesthesiol, 2003, 15: 193-199.

[37] LOEPKE A W, PRIESTLEY M A, SCHULTZ S E, et al. Desflurane improves neurologic outcome after low-flflow cardiopulmonary bypass in newborn pigs[J]. Anesthesiology, 2002, 97: 1521-1527.

[38] KODAMA M, SATOH Y, OTSUBO Y, et al. Neonatal desflurane exposure induces more robust neuroapoptosis than do isoflurane and sevoflurane and impairs working memory[J]. Anesthesiology, 2011, 115(5): 979-991.

[39] ISTAPHANOUS G K, HOWARD J, NAN X, et al. Comparison of the neuroapoptotic properties of equipotent anesthetic concentrations of desflurane, isoflurane, or sevoflurane in neonatal mice[J].

Anesthesiology, 2011, 114(3): 578-587.

[40] BITHAL P K. Anaesthetic considerations for evoked potentials monitoring [J]. J Neuroanaesthesiol Crit Care, 2014, 1: 2-12.

[41] ILVENTO L, ROSATI A, MARINI C, et al. Ketamine in refractory convulsive status epilepticus in children avoids endotracheal intubation [J]. Epilepsy Behav, 2015, 49:343-346.

[42] ALBANÈSE J, ARNAUD S, REY M, et al. Ketamine decreases intracranial pressure and electroencephalographic activity in traumatic brain injury patients during propofol sedation [J]. Anesthesiology, 1997, 87:1328-1334.

[43] ZEILER F A, TEITELBAUM J, WEST M, et al. The ketamine effect on ICP in traumatic brain injury [J]. Neurocrit Care, 2014, 21:163-173.

[44] ZEILER F A, SADER N, GILLMAN L M, et al. The cerebrovascular response to ketamine: a systematic review of the animal and human literature [J]. J Neurosurg Anesthesiol, 2016, 28: 123-140.

[45] ABEND N S, LODDENKEMPER T. Management of pediatric status epilepticus [J]. Curr Treat Options Neurol, 2014, 16(7): 301.

[46] GUPTA N, RATH G P, PRABHAKAR H, et al. Effect of intraoperative dexmedetomidine on postoperative recovery proffile of children undergoing surgery for spinal dysraphism [J]. J Neurosurg Anesthesiol, 2013, 25: 271-278.

[47] SORIANO S G, MARTYN J A. Antiepileptic-induced resistance to neuromuscular blockers: mechanisms and clinical siginiffiicance [J]. Clin Pharmacokinet, 2004, 43(2):71-78.

[48] ADELSON P D, BRATTON S L, CARNEY N A, et al. Guidelines for the acute medical management of severe traumatic brain injury in infants, children, and adolescents. Chapter 12. Use of hyperventilation in the acute management of severe pediatric traumatic brain injury [J]. Pediatr Crit Care Med, 2003, 4(3 Suppl): S45-S48.

[49] FROST E A. Effects of positive end-expiratory pressure on intracranial pressure and compliance in brain-injured patients [J]. J Neurosurg, 1977, 47: 195-200.

[50] BURCHIEL K J, STEEGE T D, WYLER A R. Intracranial pressure changes in braininjured patients requiring positive end-expiratory pressure ventilation [J]. Neurosurgery, 1981, 8: 443-449.

[51] COOPER K R, BOSWELL P A, CHOI S C. Safe use of PEEP in patients with severe head injury [J]. J Neurosurg, 1985, 63(4): 552-555.

[52] MCGUIRE G, CROSSLEY D, RICHARDS J, et al. Effects of varying levels of positive end-expiratory pressure on intracranial pressure and cerebral perfusion pressure [J]. Crit Care Med, 1997, 25:1059-1062.

[53] ANDREWS P J. Pressure, flow and Occam's Razor: a matter of "steal" ? [J]. Intensive Care Med, 2005, 31(3): 323-324.

[54] SCHEINGRABER S, REHM M, SEHMISCH C, et al. Rapid saline infusion produces hyperchloremic acidosis in patients undergoing gynecologic surgery [J]. Anesthesiology, 1999, 90(5): 1265-1270.

[55] MURAT I, BERNIERE J, CONSTANT I. Evaluation of the efficacy of a forced-air warmer (Bair Hugger) during spinal surgery in children [J]. J Clin Anesth, 1994, 6(5) :425-429.

[56] GRADY M S, BEDFORD R F, PARK T S. Changes in superior sagittal sinus pressure in children with head elevation, jugular venous compression, and PEEP [J]. J Neurosurg, 1986, 65(2): 199-202.

[57] SOLIMAN D E, MASLOW A D, BOKESCH P M, et al. Transoesophageal echocardiography during

scoliosis repair: comparison with CVP monitoring［J］. Can J Anaesth, 1998, 45(10): 925-932.

［58］ CUCCHIARA R F, BOWERS B. Air embolism in children undergoing suboccipital craniotomy［J］. Anesthesiology, 1982, 57: 338-339.

［59］ HARIS M M, YEMEN T A, DAVIDSON A, et al. Venous embolism during craniectomy in supine infants［J］. Anesthesiology, 1987, 67: 816-819.

［60］ FABEROWSKI L W, BLACK S, MICKLE J P. Incidence of venous air embolism during craniectomy for craniosynostosis repair［J］. Anesthesiology, 2000, 92(1): 20-23.

［61］ SORIANO S G, MCMANUS M L, SULLIVAN L J, et al. Doppler sensor placement during neurosurgical procedures for children in the prone position［J］. J Neurosurg Anesthesiol, 1994, 6(3): 153-155.

［62］ HELMERS S L, HALL J E. Intraoperative somatosensory evoked potential monitoring in pediatrics［J］. J Pediatr Orthop, 1994, 14(5): 592-598.

［63］ USHER-SMITH J A, HUANG C L, FRASER J A. Control of cell volume in skeletal muscle［J］. Biol Rev Camb Philos Soc, 2009, 84(1): 143-159.

［64］ OVERGAARD-STEENSEN C, STØDKILDE-JØRGENSEN H, LARSSON A. Regional differences in osmotic behavior in brain during acute hyponatremia: an in vivo MRI-study of brain and skeletal muscle in pigs［J］. Am J Physiol Regul Integr Comp Physiol, 2010, 299(2): R521-R532.

［65］ HOLLIDAY M A, KALAYCI M N, HARRAH J. Factors that limit brain volume changes in response to acute and sustained hyper- and hyponatremia［J］. J Clin Invest, 1968, 47(8): 1916-1928.

［66］ ARIEFF A I, AYUS J C, FRASER C L. Hyponatremia and death or permanent brain damage in healthy children［J］. BMJ, 1992, 304(6836): 1218-1222.

［67］ KLEIN O, BOUSSARD N, GUERBOUZ R, et al. Surgical approach to the posterior fossa in children, including anesthetic considerations and complications: The prone and the sitting position. Technical note［J］. Neurochirurgie, 2021, 67(1): 46-51.

［68］ NORTHCOTT P A, ROBINSON G W, KRATZ C P, et al. Medulloblastoma［J］. Nat Rev Dis Primers, 2019, 5(1): 11.

［69］ WEN J, HADDEN M K. Medulloblastoma drugs in development: Current leads, trials and drawbacks［J］. Eur J Med Chem, 2021, 215: 113268.

［70］ HENNIKA T, GURURANGAN S. Childhood medulloblastoma: current and future treatment strategies［J］. Expert Opinion on Orphan Drugs, 2015, 3(11): 1299-1317.

［71］ OTAKE H. Anesthesia for Pediatric Tumor Surgery. In Neuroanesthesia and Cerebrospinal Protection［M］. Tokyo: Springer, 2015.

［72］ SMYTH M D, HORN B N, RUSSO C, et al. Intracranial ependymomas of childhood: current management strategies［J］. Pediatric Neurosurg, 2000, 33(3):138-150.

［73］ KLAWINSKI D, INDELICATO D J, HOSSAIN J, et al. Surveillance imaging in pediatric ependymoma［J］. Pediatr Blood Cancer, 2020, 67(11): e28622.

［74］ KANO H, SU Y H, WU H M, et al. Stereotactic radiosurgery for intracranial ependymomas: an international multicenter study［J］. Neurosurgery, 2019, 84(1): 227-234.

［75］ BOOP F A, SANFORD R A, TAYLOR M D. Surgical Management of Pediatric Posterior Fossa Tumors. In Principles of Posterior Fossa Surgery［M］. New York: Thieme, 2012.

［76］ DHALL G, KHATUA S, FINLAY J L. Pineal region tumors in children［J］. Curr Opin Neurol, 2010, 23(6):

576-582.

［77］ PARKER J J, WAZIRI A. Preoperative evaluation of pineal tumors［J］. Neurosurg Clin N Am, 2011, 22(3): 353-358, vii-viii.

［78］ CHOQUE-VELASQUEZ J, COLASANTI R, RESENDIZ-NIEVES J C, et al. Venous air embolisms and sitting position in Helsinki pineal region surgery［J］. Surg Neurol Int, 2018, 9:160.

［79］ CHOQUE-VELASQUEZ J, ANDRADE-BARAZARTE H, ZEMMAR A, et al. Management of Pineal Region Tumors. In Principles of Neuro-Oncology［M］. Cham: Springer, 2021.

［80］ DUNN L K, NEMERGUT E C. Anesthesia for transsphenoidal pituitary surgery［J］. Curr Opin Anaesthesiol, 2013, 26(5): 549-554.

［81］ GRUENBAUM S E, MENG L, BILOTTA F. Recent trends in the anesthetic management of craniotomy for supratentorial tumor resection［J］. Curr Opin Anaesthesiol, 2016, 29(5): 552-557.

［82］ LANGRIDGE B, PHILLIPS E, CHOI D. Chiari malformation type 1: a systematic review of natural history and conservative management［J］. World Neurosurg, 2017, 104: 213-219.

［83］ PERTL B, EDER S, STERN C, et al. The fetal posterior fossa on prenatal ultrasound imaging: normal longitudinal development and posterior fossa anomalies［J］. Ultraschall Med, 2019, 40(6): 692-721.

［84］ AITKEN L A, LINDAN C E, SIDNEY S, et al. Chiari type I malformation in a pediatric population［J］. Pediatr Neurol, 2009, 40(6):449-454.

［85］ KULAR S, CASCELLA M. Chiari I Malformation［M］. Treasure Island (FL): StatPearls Publishing, 2022.

［86］ DLOUHY B J, DAWSON J D, MENEZES A H. Intradural pathology and pathophysiology associated with Chiari I malformation in children and adults with and without syringomyelia［J］. J Neurosurg Pediatr, 2017, 20(6): 526-541.

［87］ HIDALGO J A, TORK C A, VARACALLO M. Chiari Malformation［M］. Treasure Island (FL): StatPearls Publishing, 2023.

［88］ GIAMMATTEI L, BORSOTTI F, PARKER F, et al. Chiari I malformation: surgical technique, indications and limits［J］. Acta Neurochir (Wien), 2018, 160(1): 213-217.

［89］ ROCQUE B G, OAKES W J. Surgical treatment of Chiari I malformation［J］. Neurosurg Clin N Am, 2015, 26(4): 527-531.

［90］ SABBA M F, RENOR B S, GHIZONI E, et al. Posterior fossa decompression with duraplasty in Chiari surgery: A technical note［J］. Rev Assoc Med Bras (1992), 2017, 63(11): 946-949.

［91］ CHEN J, LI Y, WANG T, et al. Comparison of posterior fossa decompression with and without duraplasty for the surgical treatment of Chiari malformation type I in adult patients: A retrospective analysis of 103 patients ［J］. Medicine (Baltimore), 2017, 96(4): e5945.

［92］ SHIONOYA Y, NAKAMURA E, GOI T, et al. Intravenous sedation in arnold-chiari malformation with respiratory failure［J］. Anesth Prog, 2019, 66(1): 37-41.

［93］ HALDAR R, GYANESH P, SAMANTA S. Anesthesia for a patient of acromesomelic dysplasia with associated hydrocephalus, Arnold Chiari malformation and syringomyelia［J］. J Anaesthesiol Clin Pharmacol, 2013, 29(4): 555-557.

［94］ HUANG P C, CHANG J H, SHEN M L, et al. Management of general anesthesia for a patient with Maroteaux type acromesomelic dysplasia complicated with obstructive sleep apnea syndrome and hereditary myopathy［J］. J Anesth, 2012, 26(4): 640-641.

6

［95］WOODWORTH B A, SCHLOSSER R J, FAUST R A, et al. Evolutions in the management of congenital intranasal skull base defects［J］. Arch Otolaryngol Head Neck Surg, 2004, 130(11): 1283-1288.

［96］ALBRIGHT A L, POLLACK I F, ADELSON P D. Principles and practice of pediatric neurosurgery［M］. New York: Thieme, 2008.

［97］TIRUMANDAS M, SHARMA A, GBENIMACHO I, et al. Nasal encephaloceles: a review of etiology, pathophysiology, clinical presentations, diagnosis, treatment, and complications［J］. Childs Nery Syl, 2013, 29(5): 739-744.

［98］MAHAPATRA A K. Giant encephalocele: a study of 14 patients［J］. Pediatr Neurosurg, 2011, 47(6): 406-411.

［99］BLUM K S, SCHNEIDER S J, ROSENTHAL A D. Methyl methacrylate cranioplasty in children: long-term results［J］. Pediatr Neurosurg, 1997, 26(1): 33-35.

［100］STEINBOK P. Repair of a congenital cranial defect in a newborn with autologous calvarial bone［J］. Childs Nerv Syst, 2000, 16(4): 247-249, discussion 250.

［101］MOSS S D, JOGANIC E, MANWARING K H, et al. Transplanted demineralized bone graft in cranial reconstructive surgery［J］. Pediatr Neurosurg, 1995, 23(4): 199-204; discussion 204-205.

［102］MOHANTY A, BISWAS A, REDDY M, et al. Expansile cranioplasty for massive occipital encephalocele［J］. Childs Nerv Syst, 2006, 22(9): 1170-1176.

［103］GALLO A E JR. Repair of giant occipital encephaloceles with microcephaly secondary to massive brain herniation［J］. Childs Nerv Syst, 1992, 8(4): 229-230.

［104］OI S, SAITO M, TAMAKI N, et al. Ventricular volume reduction technique-a new surgical concept for the intracranial transposition of encephalocele［J］. Neurosurgery, 1994, 34(3): 443-447; discussion 448.

［105］SINGH N, RAO P B, AMBESH S P, et al. Anaesthetic management of a giant encephalocele: size does matter［J］. Pediatr Neurosurg, 2012, 48(4): 249-252.

［106］MAHAJAN C, RATH G P, BITHAL P K, et al. Perioperative management of children with giant encephalocele: a clinical report of 29 cases［J］. J Neurosurg Anesthesiol, 2017, 29(3): 322-329.

［107］GANERIWAL V, DEY P, BAWAGE R, et al. Giant meningoencephalocele with Arnold-Chiari type III malformation and anaesthetic challenges: A rare case report［J］. Saudi J Anaesth, 2019, 13(2): 136-139.

［108］VIG S, KUMAR K R, POUDEL D. Acute exacerbation of Chiari malformation: A rare cause for non-awakening from anaesthesia. Indian J Anaesth, 2018, 62(3): 238-239.

［109］SUGRUE P A, HSIEH P C, GETCH C C, et al. Acute symptomatic cerebellar tonsillar herniation following intraoperative lumbar drainage［J］. J Neurosurg, 2009, 110(4): 800-803.

［110］KLIMO P JR, RAO G, BROCKMEYER D. Congenital anomalies of the cervical spine［J］. Neurosurg Clin N Am, 2007, 18(3):463-478.

［111］MENEZES A H. Craniovertebral junction database analysis: Incidence, classification, presentation and treatment algorithms［J］. Childs Nerv Syst, 2008, 24(10):1101-1108.

［112］MENEZES A H. Craniovertebral junction anomalies diagnosis and management［J］. Semin Pediatr Neurol, 1997, 4(3): 209-223.

［113］COPLEY L A, DORMANS J P. Cervical spine disorders in infants and children［J］. J Am Acad Orthop Surg, 1998, 6(4): 204-214.

［114］JORDAN L C, JOHNSTON S C, WU Y W, et al. The importance of cerebral aneurysms in childhood hemorrhagic stroke: a population-based study [J]. Stroke, 2009, 40(2): 400-405.

［115］BESLOW L A, LICHT D J, SMITH S E, et al. Predictors of outcome in childhood intracerebral hemorrhage: a prospective consecutive cohort study [J]. Stroke, 2010, 41(2): 313-318.

［116］BLAUWBLOMME T, BOURGEOIS M, MEYER P, et al. Long-term outcome of 106 consecutive pediatric ruptured brain arteriovenous malformations after combined treatment [J]. Stroke, 2014, 45(6): 1664-1671.

［117］NERVA J D, KIM L J, BARBER J, et al. Outcomes of multimodality therapy in pediatric patients with ruptured and unruptured brain arteriovenous malformations [J]. Neurosurgery, 2016, 78(5): 695-707.

［118］SHTAYA A, MILLAR J, SPARROW O. Multimodality management and outcomes of brain arterio-venous malformations (AVMs) in children: personal experience and review of the literature, with specific emphasis on age at first AVM bleed [J]. Childs Nerv Syst, 2017, 33(4): 573-581.

［119］SHALIGRAM S S, WINKLER E, COOKE D, et al. Risk factors for hemorrhage of brain arteriovenous malformation [J]. CNS Neurosci Ther, 2019, 25(10): 1085-1095.

［120］GREGORY G A, ANDROPOULOS D B. Gregory's Pediatric Anesthesia [M]. 5th ed. UK: John Wiley &Sons Ltd, 2012.

［121］YOUNG W L, KADER A, ORNSTEIN E, et al. Cerebral hyperemia after arteriovenous malformation resection is related to "breakthrough" complications but not to feeding artery pressure. The Columbia University Arteriovenous Malformation Study Project [J]. Neurosurgery, 1996, 38(6): 1085-1093; discussion 1093-1095.

［122］DE ROSA G, DE CAROLIS M P, TEMPERA A, et al. Outcome of neonates with vein of galen malformation presenting with severe heart failure: a case series [J]. Am J Perinatol, 2019, 36(2): 169-175.

［123］NIAZI T N, KLIMO P JR, ANDERSON R C, et al. Diagnosis and management of arteriovenous malformations in children [J]. Neurosurg Clin N Am, 2010, 21(3): 443-456.

［124］ELIAVA S S, PILIPENKO Y V, YAKOVLEV S B, et al. Arteriovenous malformations of the brain in children: treatment results for 376 patients [J]. Zh Vopr Neirokhir Im N N Burdenko, 2020, 84(2): 22-34.

［125］AL-SMADI A S, ANSARI S A, SHOKUHFAR T, et al. Safety and outcome of combined endovascular and surgical management of low grade cerebral arteriovenous malformations in children compared to surgery alone. Eur J Radiol, 2019, 116:8-13.

［126］EL-GHANEM M, KASS-HOUT T, KASS-HOUT O, et al. Arteriovenous malformations in the pediatric population: review of the existing literature [J]. Interv Neurol, 2016, 5(3-4): 218-225.

［127］DEEPTI S, JUNEJA R, DEVARAJAN SEBASTIAN L J. Endovascular management of vein of Galen aneurysmal malformation in a neonate [J]. Ann Pediatr Cardiol, 2018, 11(3): 304-307.

［128］RECINOS P F, RAHMATHULLA G, PEARL M, et al. Vein of Galen malformations: epidemiology, clinical presentations, management [J]. Neurosurg Clin N Am, 2012, 23(1): 165-177.

［129］KOTHARI S S, NAIK N, JUNEJA R, et al. Aneurysm of the vein of galen in neonates: report of four cases [J]. Indian Heart J, 2001, 53(4): 499-502.

［130］LI A H, ARMSTRONG D, TERBRUGGE K G. Endovascular treatment of vein of Galen aneurysmal malformation: management strategy and 21-year experience in Toronto [J]. J Neurosurg Pediatr, 2011, 7(1): 3-10.

［131］MAHMOUD M, ABDALLA R N, MOHAMED A H, et al. Pial fistula in infancy: Report of two cases and literature review with special emphasis on the ruptured group [J]. Interv Neuroradiol, 2018, 24(4): 444-449.

6

［132］JABBOUR P, TJOUMAKARIS S, CHALOUHI N, et al. Endovascular treatment of cerebral dural and pial arteriovenous fistulas［J］. Neuroimaging Clin N Am, 2013, 23(4): 625-636.

［133］MEDHI G, GUPTA A K, SAINI J, et al. Pial arteriovenous fistula: A clinical and neuro-interventional experience of outcomes in a rare entity［J］. Indian J Radiol Imaging, 2020, 30(3): 286-293.

［134］WONG J, SLOMOVIC A, IBRAHIM G, et al. Microsurgery for ARUBA trial (a randomized trial of unruptured brain arteriovenous malformation)-eligible unruptured brain arteriovenous malformations［J］. Stroke, 2017, 48(1): 136-144.

［135］DING D, STARKE R M, KANO H, et al. Radiosurgery for cerebral arteriovenous malformations in a randomized trial of unruptured brain arteriovenous malformations (ARUBA)-eligible patients: a multicenter study［J］. Stroke, 2016, 47(2): 342-349.

［136］NERVA J D, MANTOVANI A, BARBER J, et al. Treatment outcomes of unruptured arteriovenous malformations with a subgroup analysis of ARUBA (A Randomized Trial of Unruptured Brain Arteriovenous Malformations)-eligible patients［J］. Neurosurgery, 2015, 76(5): 563-570.

［137］AI-MAHFOUDH R, KIROLLOS R, MITCHELL P, et al. Surgical disconnection of the cortical venous reflux for high-grade intracranial dural arteriovenous fistulas［J］. World Neurosurg, 2015, 83(4): 652-656.

［138］HRISHI A P, LIONEL K R. Periprocedural management of vein of galen aneurysmal malformation patients: an 11-year experience［J］. Anesth Essays Res, 2017, 11(3): 630-635.

［139］LEE C Z, GELB A W. Anesthesia management for endovascular treatment［J］. Curr Opin Anaesthesiol, 2014, 27(5): 484-488.

［140］GUERRERO W R, DANDAPAT S, ORTEGA-GUTIERREZ S. Hemorrhagic Cerebrovascular Pathology in the Pediatric Population［J］. Front Neurol, 2020, 11:1055.

［141］ORMAN G, VALAND H A, HUISMAN T A G M. Advanced multimodality neuroimaging of a giant, thrombosed MCA aneurysm complicated by an acute stroke in a pediatric patient［J］. Radiol Case Rep, 2020, 15(3): 292-297.

［142］GARG K, SINGH P K, SHARMA B S, et al. Pediatric intracrania ancurysms-our experience and review of literature［J］. Childs Nerv Syst, 2014, 30(5): 873-883.

［143］GROSS B A, SMITH E R, SCOTT R M, et al. Intracranial aneurysms in the youngest patients: charactenstics and treatment challenges［J］. Pediatr Neurosurg, 2015, 50(1): 18-25.

［144］TAKEMOTO K, TATESHIMA S, GOLSHAN A, et al. Endovascular treatment of pediatric intracranial aneurysms: a retrospective study of 35 aneurysms［J］. J Neurointerv Surg, 2014, 6(6): 432-438.

［145］GEMMETE J J, TOMA A K, DAVAGNANAM I, et al. Pediatric cerebral aneurysms［J］. Neuroimaging Clin N Am, 2013, 23(4): 771-779.

［146］KALANI M Y, ELHADI A M, RAMEY W, et al. Revascularization and pediatric aneurysm surgery［J］. J Neurosurg Pediatr, 2014, 13(6): 641-646.

［147］PEREZ J L, MCDOWELL M M, ZUSSMAN B, et al. Ruptured intracranial aneurysm in a patient with autosomal recessive polycystic kidney disease［J］. J Neurosurg Pediatr, 2018, 23(1): 75-79.

［148］MOFTAKHAR P, COOKE D L, FULLERTON H J, et al. Extent of collateralization predicting symptomatic cerebral vasospasm among pediatric patients: correlations among angiography, transcranial doppler ultrasonography, and clinical findings［J］. J Neurosurg Pediatr, 2015, 15(3): 282-290.

［149］PETR O, BRINJIKJI W, BURROWS A M, et al. Safety and efficacy of endovascular treatment for

神经外科精确麻醉

intracranial infectious aneurysms: A systematic review and meta-analysis [J]. J Neuroradiol, 2016, 43(5): 309-316.

[150]CONNOLLY E S JR, RABINSTEIN A A, CARHUAPOMA J R, et al. Guidelines for the management of aneurysmal subarachnoid hemorrhage: a guideline for healthcare professionals from the American Heart Association/american Stroke Association [J]. Stroke, 2012, 43(6): 1711-1737.

[151]Mozaffarian D, Benjamin E J, Go A S, et al. Heart disease and stroke statistics--2015 update: a report from the American Heart Association [J]. Circulation, 2015, 131(4): e29-e322.

[152]STEINER T, JUVELA S, UNTERBERG A, et al. European Stroke Organization guidelines for the management of intracranial aneurysms and subarachnoid haemorrhage [J]. Cerebrovasc Dis, 2013, 35(2):93-112.

[153]LEE S, RIVKIN M J, KIRTON A, et al. Moyamoya disease in children: results from the international pediatric stroke study [J]. J Child Neurol, 2017, 32(11): 924-929.

[154]MOORE F D, RIZK T. Moyamoya disease in a six month caucasian female [J]. Cureus, 2020, 12(12):e11983.

[155]KLEINLOOG R, REGLI L, RINKEL G J, et al. Regional differences in incidence and patient characteristics of moyamoya disease: a systematic review [J]. J Neurol Neurosurg Psychiatry, 2012, 83 (5): 531-536.

[156]KAWABORI M, KURODA S, NAKAYAMA N, et al. Effective surgical revascularization improves cerebral hemodynamics and resolves headache in pediatric moyamoya disease [J]. World Neurosurg, 2013, 80(5): 612-619.

[157]BHATNAGAR V, KULKARNI S N, SHARMA A, et al. Anesthetic challenges in pediatric moyamoya disease: A report of two cases [J]. Brain Circ, 2020, 6(1): 47-51.

[158]VERMA R, PANWAR A, NAGAR K. Moyamoya disease involving anterior and posterior circulation [J]. J Pediatr Neurosci, 2016, 11(4): 382-383.

[159]ACKER G, FEKONJA L, VAJKOCZY P. Surgical management of moyamoya disease [J]. Stroke, 2018, 49(2): 476-482.

[160]CHUI J, MANNINEN P, SACHO R H, et al. Anesthetic management of patients undergoing intracranial bypass procedures [J]. Anesth Analg, 2015, 120(1): 193-203.

[161]BLANC C, JANOURA S, PALLOT C, et al. Moyamoya disease: Diagnosis, clinical features, evolution and treatment in 10 patients [J]. Rev Neurol (Paris), 2015, 171(1): 58-64 .

[162]THINES L, PETYT G, AGUETTAZ P, et al. Surgical management of moyamoya disease and syndrome: current concepts and personal experience [J]. Rev Neurol (Paris), 2015, 171(1): 31-34.

[163]RASHAD S, FUJIMURA M, NIIZUMA K, et al. Long-term follow up of pediatric moyamoya disease treated by combined direct-indirect revascularization surgery: single institute experience with surgical and perioperative management [J]. Neurosurg Rev, 2016, 39(4): 615-623.

[164]TANAKA H, KATSURAGI S, TANAKA K, et al. Vaginal delivery in pregnancy with Moyamoya disease: experience at a single institute [J]. J Obstet Gynaecol Res, 2015, 41(4): 517-522.

[165]THINES L, PETYT G, AGUETTAZ P, et al. Surgical management of Moyamoya disease and syndrome: Current concepts and personal experience [J]. Rev Neurol (Paris), 2015, 171(1): 31-44.

[166]ACKER G, FEKONJA L, VAJKOCZY P. Surgical management of moyamoya disease [J]. Stroke, 2018, 49(2): 476-482.

6

［167］WILLIAMS G W 2ND, JONES W S, CHAUDHRY R, et al. Intraoperative anesthesiology management and patient outcomes for surgical revascularization for moyamoya disease: a review and clinical experience［J］. J Neurol Surg A Cent Eur Neurosurg, 2019, 80(3): 143-148.

［168］FELDNER A, ADAM M G, TETZLAFF F, et al. Loss of Mpdz impairs ependymal cell integrity leading to perinatal-onset hydrocephalus in mice［J］. EMBO Mol Med, 2017, 9(7): 890-905.

［169］FINCHER W, SHAW J, RAMELET A S. The effectiveness of a standardised preoperative preparation in reducing child and parent anxiety:a single-blind randomised controlled trial［J］. J Clin Nurs, 2012, 21(7-8): 946-955.

［170］THOMAS M, MORRISON C, NEWTON R, et al. Consensus statement on clear fluids fasting for elective pediatric general anesthesia［J］. Paediatr Anaesth, 2018, 28(5): 411-414.

［171］SPENCER A O, WALKER A M, YEUNG A K, et al. Ultrasound assessment of gastric volume in the fasted pediatric patient undergoing upper gastrointestinal endoscopy: development of a predictive model using endoscopically suctioned volumes［J］. Paediatr Anaesth, 2015, 25(3): 301-308.

［172］SÜMPELMANN A E, SÜMPELMANN R, LORENZ M, et al. Ultrasound assessment of gastric emptying after breakfast in healthy preschool children［J］. Paediatr Anaesth, 2017, 27(8): 816-820.

［173］AHN J H, KWON E, LEE S Y, et al. Ultrasound-guided lung sliding sign to confirm optimal depth of tracheal tube insertion in young children［J］. Br J Anaesth, 2019, 123(3): 309-315.

［174］TALKE P. The effect of tracheal intubation-induced autonomic response on photoplethysmography［J］. Anesthesiol Res Pract, 2017, 2017:7646541.

［175］SINGH Y, VILLAESCUSA J U, DA CRUZ E M, et al. Recommendations for hemodynamic monitoring for critically ill children-expert consensus statement issued by the cardiovascular dynamics section of the European Society of Paediatric and Neonatal Intensive Care (ESPNIC)［J］. Crit Care, 2020, 24(1): 620.

［176］MORPARIA K G, REDDY S K, OLIVIERI L J, et al. Respiratory variation in peak aortic velocity accurately predicts fluid responsiveness in children undergoing neurosurgery under general anesthesia［J］. J Clin Monit Comput, 2018, 32(2): 221-226.

［177］WANG X, JIANG L, LIU S, et al. Value of respiratory variation of aortic peak velocity in predicting children receiving mechanical ventilation: a systematic review and meta-analysis［J］. Crit Care, 2019, 23(l): 372.

［178］HINO M, MIHARA T, MIYAZAKI S, et al. Development and validation of a risk scale for emergence agitation after general anesthesia in children: A prospective observational study［J］. Anesth Analg, 2017, 125(2): 550-555.

［179］BARRETO A C T P, RANGEL DA ROCHA PASCHOAL A C, BARBOSA FARIAS C, et al. Risk factors associated with anesthesia emergence delirium in children undergoing outpatient surgery［J］. Bras J Anestesiol, 2018, 68(2): 162-167.

［180］LOIZZO A, LOIZZO S, CAPASSO A. Neurobiology of pain in children: an overview［J］. Open Biochem J, 2009, 3: 18-25.

［181］陶英群. 从头部立体定向框架到神经外科机器人系统辅助脑深部电刺激术［J］. 中国微侵袭神经外科杂志, 2021, 26(4): 145-147.

［182］WIRRELL E C. Predicting pharmacoresistance in pediatric epilepsy［J］. Epilepsia, 2013, 54 Suppl 2:19-22.

［183］刘仕勇, 安宁, 杨辉, 等. 小儿难治性癫痫综合征的外科治疗［J］. 中华神经外科杂志, 2007, 23(6): 445-448.

[184] 张盼盼, 刘存明. 脑深部刺激器植入术的麻醉管理[J]. 临床麻醉学杂志, 2020, 36(4): 404-406.

[185] 朱寿鸿. 脑深部电刺激在神经外科的应用[J]. 立体定向和功能性神经外科杂志, 2017, 30(2): 122-124.

[186] 范文斐, 刘献志. 脑深部电刺激在药物难治性癫痫中的应用[J]. 临床神经外科杂志, 2017, 14(6): 475-478.

[187] 王萍, 赵磊, 王天龙, 等. 帕金森病患者脑深部电极植入术的围术期麻醉管理[J]. 临床麻醉学杂志, 2021, 37(1): 106-108.

[188] SINHA S, SIDDIQUI K A. Definition of intractable epilepsy[J]. Neurosciences (Riyadh), 2011, 16(1): 3-9.

[189] SEKER YILMAZ B, OKUYAZ C, KOMUR M. Predictors of intractable childhood epilepsy[J]. Pediatr Neurol, 2013, 48(1): 52-55.

[190] 刘星, 董长征. 迷走神经刺激术治疗癫痫的研究进展[J]. 河北医科大学学报, 2021, 42(1): 111-115.

[191] 曾媛香, 胡越. 迷走神经刺激术治疗儿童难治性癫痫的研究进展[J]. 癫痫杂志, 2021, 7(1): 49-53.

[192] JOHNSON R L, WILSON C G. A review of vagus nerve stimulation as a therapeutic intervention[J]. J Inflamm Res, 2018, 11: 203-213.

[193] 中国医师协会神经内科分会癫痫专委会. 迷走神经刺激术治疗癫痫的中国专家共识[J]. 中国医师杂志, 2015, 7: 967-968.

[194] 王恩真, 熊利泽, 等. 神经外科麻醉学[M]. 北京: 人民卫生出版社, 2012.

[195] 雷霆. 小儿神经外科学[M]. 北京: 人民卫生出版社, 2011.

[196] COTTRELL J E, YOUNG W L主编, 韩如泉, 周建新主译. Cottrell and Young's神经外科麻醉学[M]. 北京: 人民卫生出版社, 2012.

[197] 李勇杰. 功能神经外科学[M]. 北京: 人民卫生出版社, 2018.

[198] 凌至培, 汪业汉. 立体定向和功能神经外科手术学[M]. 北京: 人民卫生出版社, 2018.

[199] GORTAZAR DE LAS CASAS S, RUBIO-PÉREZ I, SAAVEDRA AMBROSY J, et al. Sacral nerve stimulation for constipation: long-term outcomes[J]. Tech Coloproctol, 2019, 23(6): 559-564.

[200] 丁雨, 姜柳琴, 俞汀, 等. 骶神经刺激治疗慢性便秘的研究进展[J]. 中华内科杂志, 2019, 58(6): 464-467.

[201] 陈国庆, 宋勇, 丁留成, 等. 骶神经调节术临床应用中国专家共识[J]. 中华泌尿外科杂志, 2014, 35(1): 1-5.

[202] 张树成, 白玉作. 儿童便秘的治疗手段及应用指征[J]. 临床小儿外科杂志, 2020, 19(1): 12-17, 25.

[203] VRIESMAN M H, WANG L, PARK C, et al. Comparison of antegrade continence enema treatment and sacral nerve stimulation for children with severe functional constipation and fecal incontinence[J]. Neurogastroenterol Motil, 2020, 32(8): e13809.

[204] MAEDA Y, O'CONNELL P R, LEHUR P A, et al. Sacral nerve stimulation for faecal incontinence and constipation: a European consensus statement[J]. Colorectal Dis, 2015, 17(4): O74-O87.

[205] LU P L, KOPPEN I J N, ORSAGH-YENTIS D K, et al. Sacral nerve stimulation for constipation and fecal incontinence in children: Long-term outcomes, patient benefit, and parent satisfaction[J]. Neurogastroenterol Motil, 2018, 30(2).

[206] 傅先明, 牛朝诗. 立体定向和功能性神经外科学[M]. 合肥: 安徽科学技术出版社, 2004.

[207] 胡继红, 肖农, 刘娟, 等. 儿童脑性瘫痪疼痛管理专家共识[J]. 中国实用儿科杂志, 2020, 35(9): 673-677.

[208] 穆晓红, 李筱叶. 痉挛型脑性瘫痪外科治疗专家共识[J]. 中国矫形外科杂志, 2020, 28(1): 77-81.

6

［209］中华医学会儿科学分会康复学组.脑性瘫痪的病因学诊断策略专家共识［J］.中华儿科杂志,2019(10)：746-751.

［210］邵旭,于炎冰,张黎.脑性瘫痪及其诊断与治疗的研究进展［J］.临床神经外科杂志,2020,17(2)：236-240.

［211］尹靖宇,王健.术中电生理监测在选择性脊神经后根切断术中的应用进展［J］.中国微侵袭神经外科杂志,2016,21(7):331-333.

［212］陈明,金立民,余凌.小儿脑瘫选择性脊神经后跟切断术的麻醉处理［J］.临床外科杂志,2013,21(5)：391-392.

［213］吴鹤鸣,李鸣.选择性脊神经后根切断术治疗痉挛性脑瘫现状及其进展［J］.中国临床研究,2015,28(4)：529-531.

［214］尹靖宇,王健,张宗红,等.选择性脊神经后根切断术中电生理监测的研究［J］.中国矫形外科杂志,2017,25(3):214-217.

［215］刘宗惠.实用立体定向及功能性神经外科学［M］.北京：人民军医出版社,2006.

［216］黄焕森,高崇荣.神经外科麻醉与脑保护［M］.郑州：河南科学技术出版社,2012.

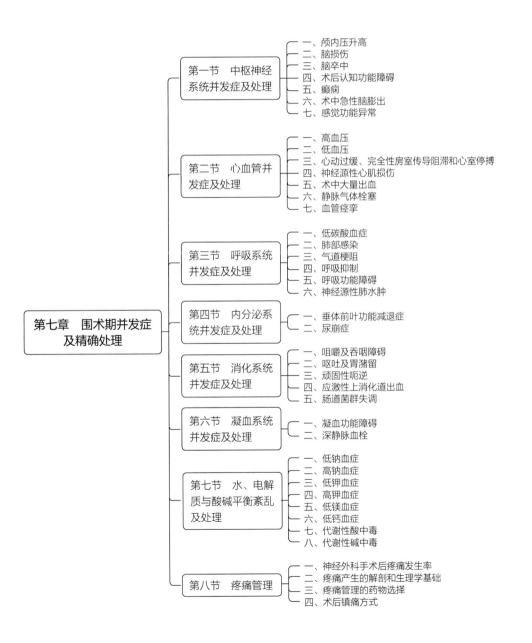

第七章

围术期并发症及精确处理

第七章 围术期并发症及精确处理

第一节 中枢神经系统并发症及处理
- 一、颅内压升高
- 二、脑损伤
- 三、脑卒中
- 四、术后认知功能障碍
- 五、癫痫
- 六、术中急性脑膨出
- 七、感觉功能异常

第二节 心血管并发症及处理
- 一、高血压
- 二、低血压
- 三、心动过缓、完全性房室传导阻滞和心室停搏
- 四、神经源性心肌损伤
- 五、术中大量出血
- 六、静脉气体栓塞
- 七、血管痉挛

第三节 呼吸系统并发症及处理
- 一、低碳酸血症
- 二、肺部感染
- 三、气道梗阻
- 四、呼吸抑制
- 五、呼吸功能障碍
- 六、神经源性肺水肿

第四节 内分泌系统并发症及处理
- 一、垂体前叶功能减退症
- 二、尿崩症

第五节 消化系统并发症及处理
- 一、咀嚼及吞咽障碍
- 二、呕吐及胃潴留
- 三、顽固性呃逆
- 四、应激性上消化道出血
- 五、肠道菌群失调

第六节 凝血系统并发症及处理
- 一、凝血功能障碍
- 二、深静脉血栓

第七节 水、电解质与酸碱平衡紊乱及处理
- 一、低钠血症
- 二、高钠血症
- 三、低钾血症
- 四、高钾血症
- 五、低镁血症
- 六、低钙血症
- 七、代谢性酸中毒
- 八、代谢性碱中毒

第八节 疼痛管理
- 一、神经外科手术后疼痛发生率
- 二、疼痛产生的解剖和生理学基础
- 三、疼痛管理的药物选择
- 四、术后镇痛方式

7

第一节 中枢神经系统并发症及处理

一、颅内压升高

（一）颅内空间和颅内压

颅内压（ICP）是颅腔内容物对颅腔壁产生的压力。ICP 反映了颅内容物体积的变化及其适应能力之间的动态关系。颅内容积约为 1700 mL，在解剖学上可分为 3 部分：脑实质约为 1400 mL（80%，其中约 10% 为固体物质，约 70% 为液态水）；脑血容量（CBV）约为 150 mL（10%）；脑脊液（CSF）约为 150 mL（10%）。

在一个不可扩张的颅腔内，CBV、CSF 和脑组织三者必须处于平衡状态，当其中之一的体积增加或在颅内有占位性病变时，最初可通过增加静脉回流或减少 CBF，以及转移或减少颅内 CSF 来代偿。婴儿的囟门未闭，也可参与容量代偿。但这种代偿作用有限，当占位进一步加大，或脑水肿、颅内血肿逐渐增大时，将导致 ICP 迅速升高。

在生理情况下，侧卧位时，ICP 为 7 ~ 15 mmHg，但并不恒定，可随着心跳、呼吸和脑血管舒缩而变化。腹内压和胸内压突然短暂地升高（如咳嗽、用力时）可导致 ICP 相应地明显升高，但并不影响脑代谢和脑功能。但是在病理情况下，颅内顺应性降低，同样地，腹内压和胸内压的升高会使 ICP 升高的时间延长，影响到脑代谢和脑功能。例如，升高的 ICP 压迫脑桥静脉，导致静脉淤滞，减慢微循环血流，引起缺氧和血管活性物质的释放，进一步增加 CBV，导致脑水肿（包括细胞毒性脑水肿和血管源性脑水肿），进一步加重了缺氧、缺血。

颅内容积和 ICP 的动态关系可用"压力-容积"曲线来表示（**图 7-1**）。

由**图 7-1** 可知，最初容量增高时，ICP 变化不大或无变化（曲线平直部），然而当代偿耗竭后（失代偿点），颅内容积小幅增加即可导致 ICP 显著升高。颅内顺应性（compliance，C）可反映脑和脊髓的代偿储备能力，$C = \triangle V / \triangle P$（$\triangle V$，容积的变化；$\triangle P$，压力的变化）。"压力-容积"曲线的斜率受多种因素的影响，如年龄、激素和血细胞比容等。

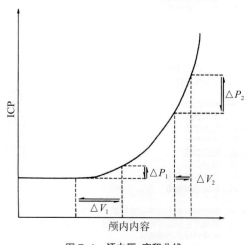

图 7-1　颅内压-容积曲线

（二）ICP 监测

CPP 定义为 MAP 与 ICP 之差，是推动血液在脑血管内流动的净压力（假设 ICP 大于右房压）。ICP 监测虽然不能直接提供 CBF 的相关信息，但可以用于计算 CPP，充足的 CBF 必须有适宜的 CPP。CPP 和 CBF 不一定成比例变化，因为决定 CBF 的还有其他因素。在生理 CPP 范围之内，CBF 会保持相对的稳定。CPP 过低时会导致脑缺血，而过高时会导致脑充血。

1. ICP 监测的适应证

颅脑创伤和蛛网膜下腔出血是 ICP 监测的主要适应证。其他适应证包括格拉斯哥昏迷评分（GCS）低于 7 分者；有时也用于非昏迷患者，如脑积水和颅内肿瘤；也可用于开颅手术后，或脑动静脉畸形的栓塞术后，监测脑肿胀或脑灌注突破已达峰值时 ICP 的水平。

2. ICP 监测技术

目前所用的各种 ICP 监测方法都或多或少存在缺陷。硬膜外 ICP 监测方法现已过时；硬膜下 ICP 监测主要用于术后，应用范围有限；由于腰部 CSF 压力监测有发生脑疝的风险，禁用于颅脑顺应性降低的情况，而且蛛网膜下腔留置导管口径小、长度长，影响监测结果的准确性；脑室内和脑实质内 ICP 监测技术则是目前比较常用的方法。

（1）脑室内 ICP 监测：该方法结果准确。在脑室受压并向中线移位时，可在脑室额角进行置管测压。缺点是管腔可能被脑组织和血凝块阻塞、脑室内感染、CSF 过度引流、脑内和脑室内出血等。防止脑室造口术感染最好的措施是将加强护理、预防性应用抗生素和严格无菌敷料包裹结合起来。为确保读数准确，应每日对系统进行调零，以颈静脉孔（体表标志为外耳屏）作为零点参考水平。

（2）脑实质内 ICP 监测：应用简便，易于维护。在放置脑内传感器之前，需进行一次调零。该方法的缺点是存在零点漂移，零点参考基线会以每天 1 ~ 2 mmHg 的速率向上漂移。

（三）ICP 升高的机制

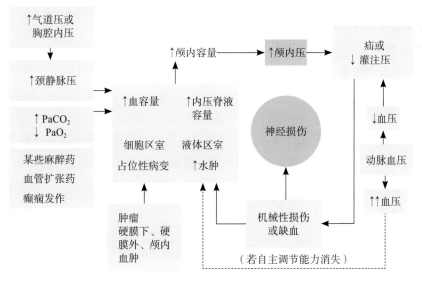

图 7-2　ICP 升高的病因和病理生理机制

ICP 升高最常见的病因和病理生理机制如**图 7-2** 所示。应该明确，以高颅压为特征的绝大多数病变中，以下情况常同时存在，共同导致 ICP 升高。

（1）脑水肿致脑实质中液体量增多。

常见的脑水肿类型包括：①血管源性脑水肿：细胞外水肿，继发于血-脑屏障通透性增加，如脑外伤、颅内血肿、颅脑手术后和脑血管意外等；②细胞毒性脑水肿：细胞内肿胀，由于颅脑损伤或脑缺血、缺氧，使细胞能量代谢异常，离子和液体转运障碍；③组织间脑水肿：由于脑组织间渗透压不同，致使脑细胞不同程度肿胀；④混合性脑水肿：根据原发病因确定主要以哪种类型为主，通常以上三者同时存在。

（2）引起颅内血容量增加的病理生理因素。

包括：①静脉回流减少：颈内外静脉机械阻塞，头低位，通气阻塞，呼气末正压过高，颈托过紧等；②CBF增加：CPP过高或过低时丧失脑血管自动调节功能，$PaCO_2$高，缺氧，酸中毒，代谢水平增高，丘脑下部或脑干部位手术刺激血管运动中枢等。

（3）CSF吸收障碍和（或）分泌过多导致脑积水。

常见原因有：①交通性脑积水：蛛网膜颗粒吸收不足，如蛛网膜下腔出血、感染；②梗阻性脑积水：CSF循环阻塞、颅内占位或出血、颅脑创伤、感染；③CSF生成过多：脑膜炎、脉络丛肿瘤等。

（4）颅内占位性病变，如颅内肿瘤、脓肿等，直接增加颅内容量，同时病变周围脑水肿或阻塞CSF循环通路，致使梗阻性脑积水。

（四）ICP升高的临床表现

1. 头痛

头痛是颅内高压最常见的症状，脑血管和硬膜受到牵拉所致，多为弥漫性钝痛。晨起时较重，躺卧、运动或用力过度（起身、咳嗽和喷嚏）时亦加重。急性ICP升高时头痛剧烈，坐立不安，往往伴有喷射性呕吐。

2. 恶心、呕吐

恶心、呕吐表明激惹了脑干的呕吐中枢和迷走神经核。呕吐常呈喷射性，多伴有剧烈头痛、头昏。

3. 视盘水肿和视力障碍

视神经鞘与脑蛛网膜下腔相延续，压力经视神经鞘传导至此。表现为一过性黑矇，逐渐发展为视力减退甚至失明。眼底检查可见视盘水肿。急性颅内高压可无视盘水肿表现。

4. Cushing溃疡

胃、十二指肠、食管溃疡，与ICP升高有关。

5. 神经功能缺陷

可以提示ICP升高的原因（如占位效应），也可表现为高颅压致使外展神经麻痹的症状。

6. Cushing三联征

即高血压、心动过缓和脉压增大，提示颅内高压相当严重，为脑疝的先兆征象。

7. 脑疝

严重颅内高压的晚期，部分脑组织发生移位，挤入硬脑膜的裂隙或枕骨大孔，压迫附近的神经、血管和脑干，产生一系列症状和体征。

（1）小脑幕切迹疝（颞叶沟回疝）：为单侧或双侧颞叶及间脑经小脑幕切迹向下移位。单侧幕上占位病变时，颞叶沟回下移，压迫位于大脑脚的动眼神经核和皮质脊髓束，临床表现为同侧动眼神经麻痹（眼睑下垂，瞳孔散大，对光反射迟钝或消失），对侧肢体偏瘫，不同程度的意识障碍。当双侧瞳孔散大，对光反应消失时，预示脑干受压。

（2）枕骨大孔疝（小脑扁桃体疝）：脑干和小脑受压可经枕骨大孔导致小脑扁桃体疝。临床表现为后颈部及枕部疼痛、颈项强直、强迫头位、意识障碍、双侧瞳孔散大、对光反射消失、呼吸或循环骤停。

（五）ICP 升高的影像学特征

当前的神经重症治疗中，CT 是主要的成像技术之一。尽管 ICP 升高时，CT 上无明确影像学表现，但有助于发现占位病变和脑水肿。在无明显的占位病变时，以下特征提示 ICP 急剧升高：皮质沟消失，无法区分灰质和白质（脑水肿的细微特征）；脑室或基底池受压或完全闭塞；颅内容物移位（单侧病变致中线移位，脑疝的特征）；脑积水（脑室增大伴脑室周围出现"造影池"，颞角粗大，提示 CSF 梗阻）；ICP 慢性升高在影像学上的特征不明显，难以据此做出诊断。MRI 的空间分辨率高，更有助于明确颅内病变的性质。

（六）ICP 升高的治疗

控制颅内高压、减轻脑水肿脱水治疗是降低 ICP、治疗脑水肿的主要方法。脱水治疗可减轻脑水肿，缩小脑体积，改善脑供血和供氧情况，防止和阻断 ICP 恶性循环的形成和发展，尤其是在脑疝前驱期或已发生脑疝时，正确应用脱水药物常是抢救成功的关键。常用脱水药物有渗透性脱水药和利尿药两大类，低温、激素等也用于围手术期脑水肿的防治。治疗目标是将 ICP 维持在 20 mmHg 以内，维持适宜的 MAP 使 CPP 达到 60 mmHg 以上，保证脑的正常功能活动；避免一切加重颅内高压的不利因素。

1. 渗透性脱水药物

高渗性药物进入机体后一般不被机体代谢，又不易从毛细血管进入组织，可使血浆渗透压迅速提高。由于血 - 脑屏障作用，药物在血液与脑组织内形成渗透压梯度，使脑组织的水分移向血浆，再经肾脏排出体外而产生脱水作用。另外，因血浆渗透压增高还能增加血容量，同时增加肾血流量，导致肾小球滤过率增加。因药物在肾小管中几乎不被重吸收，因而增加肾小管内渗透压，从而抑制水分及部分电解质的回收，产生利尿作用，可减轻脑水肿，降低 ICP。常用药物有 20% 的甘露醇、山梨醇、甘油、高渗葡萄糖等。20% 甘露醇 0.5～1.0 g/kg，于 30 min 内滴完，每 4～6 h 可重复给药 1 次。

2. 利尿脱水药

此类药物通过抑制肾小管对氯和钠离子的再吸收产生利尿作用，导致血液浓缩，渗透压增高，从而间接地使脑组织脱水、ICP 降低。此类药物利尿作用较强，但脱水作用不及甘露醇，降 ICP 作用较弱，并且易引起电解质紊乱，一般与渗透性脱水药同时使用，可增加脱水作用并减少渗透性脱水药的用量。常用药物有呋塞米等。

3. 过度通气

过度通气造成呼吸性碱中毒，使脑血管收缩、脑血容量减少而降低ICP。ICP平稳后，应在6～12 h内缓慢停止过度换气，以免突然终止而引起血管扩张和ICP反跳性增高。过度通气的靶目标是使$PaCO_2$在30～35 mmHg间波动。

4. 糖皮质激素

糖皮质激素亦有降低ICP的作用，对血管源性脑水肿疗效较好，但不应作为颅内高压治疗的常规用药。糖皮质激素降低ICP主要是通过减少血-脑屏障的通透性、减少脑脊液生成、稳定溶酶体膜、抗氧自由基及钙通道阻滞等作用来实现。

出现术中唤醒麻醉期间颅内压增高的情况，以及颅内占位及病灶周围明显水肿、颅内顺应性降低患者，应积极治疗脑水肿。麻醉中保持呼吸道通畅、通气充分，避免CO_2蓄积。麻醉前行腰部蛛网膜下腔穿刺，术中打开颅骨骨瓣后放脑脊液。针对脑水肿主要采用高渗性利尿药和肾上腺皮质激素等。头高位（15°～30°）利于颅内静脉回流，降低ICP。

二、脑损伤

（一）脑干损伤

后颅凹手术可能损伤脑干呼吸、循环中枢、脑神经及其核团。损伤的原因可能是手术操作直接损伤、手术牵拉缺血或者脑干血供受阻。呼吸中枢受损通常都会导致循环改变，因此血压、心率或者心律的突然改变警示麻醉医生可能发生了呼吸中枢损伤。一旦发生以上变化，应立即告知手术医生。位于第四脑室的手术操作很少引起单独的呼吸中枢损害而不伴有预兆性的循环改变。以往，一些医生选择术中保留患者自主呼吸来监测脑干功能。手术结束后，脑干受损可能表现为异常呼吸模式或者拔管后难以维持气道通畅。听神经瘤切除术中监测脑干听觉诱发电位可以保护第八脑神经。监测肌电图可以避免面神经损伤，但是需要术中肌肉不能完全松弛。

（二）脑神经损伤

脑神经损伤是颈动脉内膜切除术（CEA）最常见的并发症，发生率大约是4%～9%，大多是由术中过度牵拉所致，多见于舌下神经、迷走神经、喉返神经和副神经。CEA术后的脑神经功能障碍多数是一过性的，但少数情况下也可能发生永久性损伤并造成严重后果。因此麻醉苏醒、气管拔管后应尽早进行相关神经功能检查。喉返神经损伤可导致保护性反射减弱和气道梗阻，单侧喉返神经在手术后早期一般不会引起明显的临床症状，亦无须治疗；但是，双侧喉返神经损伤则能引起气道梗阻。因此，对有对侧CEA或其他颈部手术史的患者应十分注意。

脑神经损伤主要包括以下几种。

（1）面神经损伤：显露远端颈内动脉时可能损伤面神经主干，但极少见。较易受损的是其下颌缘支，尤其是向上延长切口时。伤后出现口角下垂、不对称微笑，有时流涎。皮肤切口上端距下颌角2 cm以上，避免过度上延切口或过长时间牵开切口上部，有助于防止损伤。

（2）舌咽神经损伤：舌咽神经不在经典颈部解剖范围内。但对于特殊病例，如需牵开或切断二腹肌、折断或位移茎突，在舌下神经主干平面以上分离解剖，则需注意勿伤及该神经。舌咽神经损伤后，可能会出现持久的吞咽困难、误吸，严重者有时需做气管切开或胃造瘘。与主干相比，其窦神经分支更易受损，引起心动过缓和低血压，但一般不超过48 h。

（3）迷走神经损伤：在颈动脉鞘内，迷走神经大多位居动脉后外侧，偶可在前方，分离阻断颈动脉时慎勿损伤。表现为声音嘶哑、气道黏膜功能减低、异物感等症状。

（4）喉上神经分内侧支和外侧支损伤：少见。分离甲状腺上动脉时可能伤及外侧支，造成高频发音异常和呛咳，内侧支损伤后可引起暂时的吞咽障碍和误吸。

（5）喉返神经损伤：自迷走神经发出后，分别绕过主动脉弓和锁骨下动脉，回返向上，行于食管-气管沟中。颈动脉内膜切除术中，常因过度牵拉而伤及该神经，引起声嘶和咳嗽困难。

（6）副神经损伤：少见。可能与胸锁乳突肌过度牵拉，或为了显露高位颈动脉而从乳突尖离断胸锁乳突肌或切断二腹肌后腹相关。

（7）舌下神经损伤：舌下神经降支在胸锁乳突肌前缘与舌骨下肌群间的颈动脉鞘表面走行。分离颈动脉鞘时应确认降支，游离后牵开。分离颈内动脉远端，特别是切断二腹肌后腹时，应注意勿伤及主干。损伤后表现为伸舌偏斜。

（8）颈动脉鞘后方的颈部星状神经节分支也可受损：导致 Horner 综合征。

三、脑卒中

（一）缺血性脑卒中

缺血性脑卒中是颈动脉内膜切除术（CEA）最主要的并发症，文献报告发生率为1.5%～6.3%。既可见于术中，也可发生于术后。卒中通常发生在 CEA 术后8 h 内，一项大型多中心研究发现，有症状患者 CEA 术后卒中发生率是3.2%，而无症状患者的发生率是1.4%。多数卒中都发生于 CEA 手术同侧，但也有相当风险发生对侧卒中。虽然颈动脉夹闭对 CBF 的影响极大，但是大多数手术后卒中的原因是脑血管栓塞或血栓形成，而非低血压和低灌注。栓子的来源是对颈动脉的手术操作，而最易产生栓子的节点是即将夹闭颈动脉之前和颈动脉开放即刻。因此，在颈动脉夹闭前，游离血管的操作必须小心谨慎，以免造成颈动脉内粥样硬化斑块破碎脱落。任何术后近期的神经功能改变都应该首先考虑为栓塞造成的卒中，除非能确认是其他原因。如怀疑发生卒中，可以紧急行经颅多普勒超声（TCD）检查，确定是否需要重新手术；如果 TCD 结果为阴性，则需行 MRI 检查，以明确有无新发的脑缺血灶。

（二）术后出血性脑卒中

术后出血性脑卒中不常见，发生率为0.5%，但一旦发生，半数可能死亡。其大多发生于术后2～5天，偶有迟至2～3个月后出现者。既可发生于先前的梗死区，也见于无明显梗死的病例。多与术后血压控制不良有关，也可能患者本身存在颅内血管疾病（如畸形、动脉瘤等）。

（三）脑过度灌注综合征

脑过度灌注综合征（CHS）通常指血管再通后由于颅内血流增多，出现过度灌注状态而引起的局灶性脑损伤。必须注意，并非所有的过度灌注都会导致 CHS，只有发生了脑损伤才能诊断为 CHS。CHS 既可引起缺血性脑卒中也可引起出血性脑卒中。

CHS 的诊断标准为：① CEA 术后 30 天内发生；②有过度灌注的证据或收缩压＞180 mmHg；③临床症状包括新出现的头疼、癫痫、偏瘫，以及格拉斯哥昏迷评分＜15 分或影像学有脑水肿、颅内出血的表现；④排除新发的脑缺血、颈动脉的闭塞、代谢紊乱及药物性原因。发生 CHS 的原因仍不十分清楚，可能是长期处于缺血状态下的脑血管持续扩张，丧失了自动调节能力。术前颈内动脉严重狭窄及术后高血压曾被认为是 CHS 的高危因素，最近又发现对侧 CEA 手术史及透析的患者发生 CHS 的风险较高（表 7–1）。

表 7–1　发生脑过度灌注的原因和病理生理

原因	病理生理
脑血流自动调节机制和压力感受器功能障碍	（1）血压波动 （2）术后高血压 （3）CPP 升高 （4）低灌注脑组织出血 （5）一过性心动过速和脑血流改变
慢性高血压、微血管病变和血-脑屏障破坏	（1）内皮功能障碍和微血管病变 （2）血管通透性增高，白蛋白外渗 （3）TGFβ 信号通路激活 （4）释放 NO
自由基形成	（1）脂质过氧化 （2）血管内皮破坏 （3）脑水肿
颈动脉狭窄程度	（1）慢性低灌注 （2）内皮损伤 （3）扩血管化学物质失衡
侧支循环	（1）脑血流改变 （2）血管反应性改变

发生 CHS 时需要降低血压，使脑的灌注压降低，直接作用的血管扩张药物（例如硝普钠、硝酸甘油、尼卡地平等）虽然被广泛应用于临床，但由于其可导致脑血管舒张，理论上无益于 CHS 患者。α 和 β 肾上腺素受体阻滞剂常常可有效用于预防和治疗手术后高血压。静脉制剂包括拉贝洛尔、艾司洛尔、阿替洛尔或可乐定。β 肾上腺素受体拮抗剂可有效拮抗其他药物导致的反射性心动过速。手术前或手术中应用 α₂ 肾上腺素受体激动剂（例如可乐定）可降低血压

和血浆儿茶酚胺浓度。另外，将患者体位改为半卧位也可以有效降低脑血流。然而，必须指出，无论应用何种治疗方法，都应该避免血压骤降而导致脑缺血。

四、术后认知功能障碍

术后认知功能障碍（POCD）是指麻醉手术后患者持续存在的记忆力、抽象思维和定向力障碍，同时伴有社会活动能力的减退，即术后人格、社交能力及认知能力和技巧的变化。POCD不属于谵妄、痴呆、遗忘障碍等临床类型。术后一周内发生的为早期术后认知功能障碍，术后数周和数月发生的为长期术后认知功能障碍。POCD影响认知的许多方面，如注意力、记忆力以及信息处理的执行功能和传输速度，其典型特征是记忆力的减退和智力的下降。

（一）发生率及危险因素

1. 发生率

在现有的POCD临床研究中，由于观察患者纳入标准、测试方法、分析和判断标准的差异，所以报道的POCD发生率极不一致。大量研究表明，POCD常常发生在65岁以上的老年患者，主要好发于心脏手术（冠脉搭桥术/瓣膜置换或修补术）、髋关节置换等大手术后。在心脏手术后，POCD的总发生率在第1周可高达50%～70%，6周后仍可达30%～50%，并且有相当一部分患者的认知功能障碍持久存在。

2. 危险因素

（1）高龄。

许多研究证实，高龄是长期POCD的唯一独立危险因素。而这类患者在手术之前就可能存在认知功能受损，而手术和麻醉等因素会加重患者的认知功能损伤，产生POCD。随着患者年龄的增高，POCD的发生率显著增加，年龄≥65岁老年患者的POCD发生率是年轻患者的10倍，年龄≥75岁老年患者的POCD发生率较年龄65～75岁患者高3倍。在老年人中，由于功能性神经元减少，神经递质（例如乙酰胆碱、多巴胺、5-羟色胺等）也相应减少，而神经递质分解酶（例如单胺氧化酶、儿茶酚甲基转移酶等）的活性则增强，乙酰胆碱与烟碱型受体的结合能力逐渐减弱，这些均与POCD的发生有关。老年人肾脏清除药物的能力降低，可增加有害物质对认知功能的影响；老年人肝脏对药物的解毒能力也减弱，药物的消除半衰期延长和清除力降低。在另一方面，身体脂肪组织占体重的比例随年龄增高逐渐增加，从而增加脂溶性药物的分布容积和消除半衰期，延长药物作用时间。这些生理学改变，加上外科手术本身的创伤，会诱发老年人POCD的发生。

（2）手术类型。

手术类型对POCD的发生具有一定的影响。一项循证研究表明，在实施大型外科手术的老年人，手术后1周的POCD发生率是25.5%；在实施大型外科手术的中年人中，手术后1周的POCD发生率是19.2%；在实施门诊小手术的患者，麻醉手术后1周的POCD发生率为6.8%；实施心血管手术的老年患者（特别是接受体外循环心血管手术）更易并发POCD，发生率为

20%~60%，出院后患者的 POCD 发生率可高达 50%~80%。

（3）麻醉方法和药物。

研究认为，全身麻醉患者的近期 POCD 发生率显著高于椎管内阻滞和局部麻醉患者。全身麻醉与远期 POCD 无因果关系，但是局部麻醉可降低近期 POCD 的发生率。

吸入麻醉药对学习和记忆功能的影响复杂而多样。目前的研究证实，临床相关浓度的异氟烷、地氟烷等都能够增加 A_β 的聚集，降低可溶性 A_β 的含量，从而增加其毒性。Eckenfoff 等是最先报道发现吸入麻醉药能够促进 A_β 的聚集和毒性的学者。动物实验研究发现，临床相关浓度的异氟烷可引起神经细胞凋亡和增加 A_β 的产生。Violet 等的研究发现，中枢神经系统内的烟碱型受体亚型（$\alpha_4\beta_2$）较 $GABA_A$ 和甘氨酸受体更易被氟烷和异氟烷所抑制，提示 $\alpha_4\beta_2$ 受体亚型可能与 POCD 有关。

咪达唑仑可通过激活 $GABA_A$ 受体而产生顺行性遗忘。研究发现，联合应用咪达唑仑和异氟烷可导致新生大鼠部分脑区神经细胞凋亡，从而影响大鼠成年后的学习和认知功能。氯胺酮是 NMDA 受体的非特异性阻断剂。研究发现，氯胺酮能够促使大鼠部分脑区神经细胞凋亡，并且在亚麻醉浓度时即可影响灵长类动物——恒河猴的认知功能。Curran 等比较了经常吸食氯胺酮者与非吸食氯胺酮者服药当天和 3 天后的认知功能，结果发现经常吸食氯胺酮者在服药 3 天后部分认知功能出现严重抑制，而且经常吸食氯胺酮者较偶尔吸食氯胺酮者的认知功能损害更严重。这可能是与氯胺酮阻断 NMDA 受体有关。研究发现，丙泊酚能够减少培养神经细胞中的 GABA 能神经元。低剂量的丙泊酚能够使大鼠产生顺行性遗忘，当增加到麻醉剂量时，丙泊酚则产生逆行性遗忘作用，并认为这种对长期记忆形成的影响可能与丙泊酚对基因转录的调制作用有关。

（4）麻醉手术期间的病理生理因素。

虽然麻醉手术期间低血压可导致手术后心理和精神测试结果异常，但是并不影响患者的日常生活。低氧血症是导致 POCD 的原因之一。由于中枢神经细胞对缺氧十分敏感，所以轻度缺氧即可导致神经递质释放减少。在睡眠呼吸暂停综合征者进行的研究中发现，缺氧可能不是 POCD 的直接原因，因为这些患者在睡眠期间持续存在低氧血症，经过治疗后可改善警觉测试评分，但不影响认知功能。研究发现，将血红蛋白浓度维持在 70 g/L 以上并不影响患者的手术后认知功能，但是如果血红蛋白降低至 60 g/L 以下，则可对患者的手术后认知功能产生明显的影响。

与手术后镇痛治疗效果不满意的患者相比，手术后镇痛治疗效果满意患者的 POCD 发生率较低。另外，病因学分析发现，早期 POCD 还与手术前疾病、麻醉时间延长、教育水平低、二次手术、手术后感染和肺部并发症等因素有关。

（二）发生机制

目前 POCD 发病机制尚未清楚，一般认为 POCD 是在中枢神经系统退化的基础上，由手术和麻醉等外界因素诱发或加重的神经功能退行性改变，涉及中枢神经、内分泌和免疫三大系统的紊乱。POCD 发生的可能机制有以下几种。

1. 全麻药神经毒性相关机制

阿尔茨海默病（Alzheimer disease，AD）是一种以进行性认知障碍和记忆力损害为主的中枢神经系统退行性疾病。临床研究发现，POCD易于向AD转化，慢性POCD与AD都表现为痴呆和认知功能障碍，因此有学者认为POCD是AD的前期表现。麻醉诱发AD的机制可能是由于A_β淀粉样蛋白的聚集和产生，通过氧化应激、细胞内钙离子稳态失衡和神经细胞凋亡三种方式产生神经毒性。研究资料表明，麻醉和手术能够加剧AD的发展，某些引起AD的因素和POCD的病因存在交集，如年龄、神经突触功能受损和术后炎症等。

2. 麻醉药影响细胞内钙平衡的相关机制

近年来越来越多的报道证实，全麻药可影响细胞内钙稳态。吸入麻醉药诱导的神经病变和凋亡通过在内质网膜上过度激活三磷酸肌醇受体以及兰尼碱受体，从而影响钙的释放。在手术麻醉引起的炎性反应下，一定范围内的钙超载会引起钙调蛋白依赖性蛋白激酶II活性降低，影响认知功能，这可能是短期POCD的重要发病机制之一。近年来的研究发现，线粒体的功能与多种神经退行性疾病关系密切，而细胞钙超载时还能引起线粒体的损伤，进一步诱导神经细胞的凋亡可能是长期POCD发生的重要机制之一。

3. 中枢神经递质的稳态失调

乙酰胆碱是中枢神经系统的重要神经递质之一，参与精神集中、记忆和睡眠过程，对代谢性和毒性侵害高度敏感。随年龄增加，中枢胆碱能活性标志物显著减少。其他神经递质系统，如多巴胺摄取位点和转运体、大脑皮质5-羟色胺、α_2和β_1以及GABA结合位点也随年龄增加而下降。目前认为，术前存在胆碱能系统功能降低和下丘脑-垂体-肾上腺轴功能紊乱倾向的患者，在手术麻醉后更易出现认知功能损害。老年患者在中枢神经系统退化的基础上，目前使用的麻醉药及术前用药均可导致中枢神经系统多巴胺、乙酰胆碱和儿茶酚胺的变化，引发术后炎性反应以及人体的应激反应，降低中枢胆碱能系统功能，这是造成术后认知功能下降的原因之一。

4. 中枢神经系统性炎症

手术及麻醉对机体的创伤可以影响外周和中枢的炎性因子水平以及认知功能。炎症介质也可能参与了POCD的发展。炎症介质在应激情况下（例如麻醉、手术、创伤）时释放，对内分泌和神经递质均可产生影响。已经证实，白细胞介素-1与认知、谵妄、情绪和行为紊乱有关。因此，麻醉和手术等应激所致的内分泌失调及其相关的炎症反应可导致POCD的发生。临床上抗炎药物的应用可以有效地改善由炎症引起的认知功能障碍。炎性因子可以通过直接或间接的方式引起中枢炎性反应，当中枢炎性反应过度时，炎性因子可以通过干扰神经元的活性，影响突触传递功能，或是引起神经元毒性以及导致神经元退化等方式来损害记忆功能。

（三）预防和治疗

由于POCD的机制和病因还不清楚，因此目前对其预防还没有达成共识。所有的POCD预防都集中在避免其可能发生的病因上。

POCD的基本防治原则包括：①识别和控制已知危险因素，特别是可控的血管性因素。②对部分病因明确的认知功能障碍（如中枢神经系统疾病或外伤等）进行有效治疗。术前进行简易的认知功能检查，以排除 AD 等疾病；对疑有脑部病变或脑栓塞、脑出血者应行脑部 CT 检查。③注意并发症和伴随疾病的治疗。④按照循证医学要求，积极对症治疗，开展非药物治疗（如心理治疗和认知行为治疗），加强康复训练，完善术前心理支持及术后随访。

1. 预防

（1）积极的手术前准备。

手术前耐心地解释病情，消除患者的焦虑，为患者创造宽松的心理环境，并尽量保证患者的睡眠；积极纠正患者手术前存在的生理功能紊乱，使患者的各器官功能保持在最佳状态；选择适宜的手术方式，减少手术创伤和出血；改变不良的生活习惯；积极控制高血压、高血糖症、高脂血症；手术前避免应用可诱发 POCD 的药物。

（2）完善的围手术期管理。

相对过深的麻醉可能会引起组织低灌注，增加麻醉药物使用量，增加 POCD 的发生率，以及术后一年内的死亡率，因此维持合适的麻醉深度，避免麻醉过深或过浅以及剧烈波动，在理论上对于 POCD 的预防应该具有价值。选择合适的麻醉方式以及对中枢神经系统影响小的麻醉药物，尽可能地消除或减轻应激反应，以确保脑和其他重要脏器的氧供需平衡；手术中积极纠正水电解质和酸碱平衡紊乱，并维持血流动力学稳定。

（3）科学的手术后治疗。

术后完善的镇痛治疗，积极预防和处理并发症，同时加强患者智能训练，均有助于预防 POCD。

2. 治疗

虽然关于 POCD 的治疗方法目前尚无统一的意见，但是一些药物可能有助于患者的恢复，目前改善认知功能的药物主要通过改变大脑皮质内多巴胺和乙酰胆碱的水平进行治疗，兴奋性氨基酸拮抗剂与钙拮抗剂也能改善认知功能。具有循证医学证据的药物包括以下几种。

（1）拟胆碱药及胆碱酯酶抑制剂：中枢神经系统胆碱能通路是记忆及认知信息的处理、存储中心，增强胆碱能递质系统功能可明显延缓疾病进程、改善临床症状。目前常用药物有多奈哌齐、利凡斯的明、加兰他敏等，通过提供足够的胆碱能前体及其他相关分子，能增加胆碱能物质的合成转运和释放，因此可以作为治疗认知功能障碍的一项治疗方案。

（2）兴奋性氨基酸拮抗剂：谷氨酸是与正常记忆和学习过程有关的神经递质。美金刚可拮抗 NMDA 受体，调节谷氨酸的异常水平，同时可激动多巴胺受体，促进多巴胺释放，改善患者的认知行为和临床症状。

（3）钙拮抗剂：有保护神经元的作用。尼卡地平、尼莫地平、氟桂嗪、脑益嗪等均为脂溶性，易透过血-脑屏障，在脑内达到较高浓度，可扩张脑血管、增加脑血流，有助于改善认知功能。

临床常用的其他药物也可用于 POCD 治疗。麦角碱类通过拮抗肾上腺素作用增加脑血流量及代谢，可能改善患者认知、情感及生活自理能力；吡咯烷类药物可改善脑微循环，加强代谢，增加学习记忆能力，并且长期服用不良反应小；流行病学研究表明，使用非甾体抗炎药，如阿司匹林、布洛芬等，可降低患病风险，但环氧酶 2 抑制剂无明显临床疗效；雌激素可降低围绝经期妇女患病风险，延缓病程，改善认知功能，但长期应用的安全性有待证实。

心理方面的治疗也非常重要。术后应密切观察患者，了解患者的心理状态，给予安慰和鼓励，这有利于患者的恢复。对于伴有术后抑郁的患者，除了解患者的心理状态、积极进行心理干预治疗外，还可给予三环类抗抑郁药物如阿米替林等。对于社会家庭因素导致的围术期心理问题，要针对患者的具体心理问题，多途径干预，动员患者家庭成员、同事、朋友等给予各方面的精神支持。

五、癫痫

颅内肿瘤患者麻醉唤醒阶段进行皮质功能区定位时可诱发癫痫的大发作与局限性发作，个别病例可出现癫痫的持续状态或连续性癫痫发作。

（一）术中癫痫发作的预防

预防措施包括①麻醉前良好的沟通；②应服用抗癫痫药物至术前一日晚，必要时加用镇静药；③适当加大麻醉前用药的镇静药剂量。

（二）术中癫痫发作的治疗

对术中癫痫，尤其是惊厥性持续状态，应分秒必争地进行抢救，尽快终止临床发作，避免造成不可逆的脑损伤。

1. 一般治疗

保持安静、避免刺激、保证呼吸道畅通、维持生命功能等。

2. 立即控制惊厥

在术中皮质功能区定位脑皮质暴露情况下，可立即局部冲洗冰盐水，终止癫痫发作。使用丙泊酚静脉注射亦可，但药物作用时间较短。

3. 给予止惊药物

临床上惊厥持续 5 min 以上即要静脉给予止惊药物。安定为最常用，成人每次 10～20 mg。还可选用苯妥英钠以不超过 50 mg/min 的速度静脉滴注，达到 20 mg/kg 负荷剂量。对有心脏病或血压难以维持的患者需行监控，如出现血压降低或心律不齐，需减缓静脉滴注速度。丙戊酸钠针剂以 15～20 mg/kg，3～5 min 内静脉推注快速达到 75 mg/L 的治疗浓度，可以在用药 15 min 内控制 70% 癫痫持续的临床表现和脑电图，不影响意识和呼吸，特别适合在唤醒麻醉中应用。以上药物均无效时，可用硫喷妥钠或丙泊酚静脉注射麻醉以控制发作。

六、术中急性脑膨出

（一）急性脑膨出的原因

幕上肿瘤切除术术中发生急性脑膨出，大多是由于颅内血肿所致，且以硬膜外血肿最为多见。具体原因有以下几种：

（1）大块肿瘤被切除后，引起瘤床局部压力的明显下降，诱发硬脑膜剥离渗血，最终导致血肿形成。

（2）术中损伤下视丘引起脑内血管一过性扩张充血，也会出现弥漫性脑肿胀、脑膨出。

（3）术中气道阻力增大，也是造成急性脑膨出的危险因素之一，例如个别病例行锁骨下静脉穿刺，穿刺管滑入胸腔，使大量液体进入胸腔，引起急性心肺受压、呼吸道阻塞，进而造成急性脑膨出。

（4）头位的摆放，导致颈内静脉回流受阻严重，也会导致术中脑组织压力逐渐升高。

（二）急性脑膨出的预防

巨大肿瘤尤其是囊性肿瘤，瘤腔穿刺放液速度不宜过快，否则易引起脑组织过度塌陷，导致硬脑膜剥离渗血而形成血肿。对于巨大肿瘤的切除，特别是靠近矢状窦旁肿瘤的切除，硬脑膜上止血要彻底，尤其要重视蛛网膜颗粒出血，绝不能以明胶海绵填塞硬脑膜悬吊代替止血。

术中操作要轻柔，应尽量应用显微手术，避免过度牵拉压迫脑组织，尤其要注意保护下视丘及颈内动脉等重要结构，一旦发生意外一定要镇静，避免盲目填塞，以免引起急性脑膨出。术中应保持血压平稳，注意呼吸道通畅，尤其要注意通气管道、输液管道的固定，防止由于体位改变而引起滑脱，误入胸腔或腹腔。

（三）急性脑膨出的处理

（1）一旦发生急性脑膨出，要迅速查明原因，排除瘤床及其周围是否出现血肿。

（2）适当进行过度换气，输注甘露醇，一般原因引起脑膨出都能得到有效控制。

（3）注意纠正不正确的体位，去除引起颅内静脉压增高的原因。

（4）如果上述治疗无效，应果断进行术中 CT 检查或直接进行骨窗缘硬脑膜外探查。绝对禁忌盲目切除膨出脑组织，任何延误诊断与治疗都是极大的错误。

七、感觉功能异常

（一）复视

复视是微血管减压术（MVD）后较为常见的并发症。术后出现复视一般不需要特殊治疗，症状多在 3 个月内自行缓解。

（二）脊柱手术后失明

脊柱手术后失明表现为完全性失明、高度视野缺损和出现盲点，预后很差。引起术后失明（postoperative visual loss，POVL）的原因包括脑皮质梗死、脑垂体卒中、眼球和视束的直接损伤、视神经或视网膜的缺血性损伤。其中最常见的原因是视束的缺血性损伤。长时间俯卧位和大量失血是最主要的危险因素。俯卧位会使患者眼内压增加，这可能与俯卧位时腹内压增高有关。使用马蹄形头垫时，患者头部与头垫位置发生相对移动，就可能造成眼部受压，视网膜灌注压将进一步降低。同时，由于大量失血导致平均动脉压降低，大量的液体复苏会使中心静脉压增高、静脉回流受阻，从而降低了视神经乳头的灌注压，导致缺血性视神经病变。2012年，ASA发表了对脊柱手术患者POVL的指导意见（表7-2）。

表7-2　ASA关于脊柱手术患者POVL的指导意见

术前患者的评估和准备
（1）患者术前身体状况，如贫血、血管因素（高血压、糖尿病、外周血管疾病、冠心病）、肥胖、吸烟等可能与POVL有关，但目前并不能作为明确的易发因素
（2）眼科或神经眼科评估对鉴别患者是否具有发生POVL的风险并无帮助
（3）长时间手术和（或）术中大失血患者：提前告知发生POVL的风险
（4）短时脊柱手术患者：视具体情况决定是否告知发生POVL的风险

术中管理
（1）血压管理：对高危患者行连续血压监测。没有数据显示此类手术控制性降压与POVL的发生有关，是否应用控制性降压要视情况而定
（2）液体管理：高危患者行中心静脉压监测。对大失血患者，应联用胶体和晶体

贫血管理
大量失血的高危患者：定期监测血红蛋白或红细胞压积。没有证据显示与POVL的发生相关的明确的血红蛋白浓度下限，因此现在还不能确定能够消除贫血相关POVL风险的需输血阈值

缩血管药物的使用
没有足够的资料对高危患者α受体激动剂的使用问题制定一个指导意见，因此是否使用α受体激动剂要视患者具体而定

患者体位
（1）没有面部水肿会引起围术期ION的病理生理学机制
（2）尽管没有证据表明眼内压升高会引起单独的前部ION或后部ION，仍应避免对眼球的直接压迫以防止CRAO
（3）高危患者的头部应在心脏水平或更高
（4）高危患者的头部应该保持中立位，颈部没有明显的屈曲、后仰、侧屈或旋转

分次手术
尽管对高危患者行分次手术增加住院费用和其他风险（如感染、血栓或神经损伤），亦有可能降低这些风险和POVL的风险，因此应考虑对高危患者行分次手术

术后管理
（1）围术期高危视力改变的患者：视力评估
（2）怀疑有POVL的患者：眼科医师紧急会诊
（3）其他措施：改善贫血、血流动力学状况，增加氧供
（4）疑似POVL患者：行MRI检查以排除颅内原因所致的失明
（5）抗血小板药物、类固醇或降低眼内压药物在ION的治疗中无效

（三）面部感觉异常

MVD后患侧面部感觉异常以面部麻木最为常见，多见于三叉神经减压手术。术后出现相应症状者可给予扩血管、营养神经等治疗，可使神经功能障碍得到一定程度的恢复。

（四）面瘫

与 MVD 相关的面瘫全部表现为术后患侧周围性面瘫。常用的治疗药物有类固醇激素、抗病毒药物、血管扩张药物、改善微循环药物、神经营养药等，同时积极改善患者一般状况，增强机体抵抗力。另外可配合针灸、理疗、高压氧等治疗。

（五）术后手术侧听力障碍

术后手术侧听力障碍为 MVD 后最常见的严重并发症，主要原因有手术中的机械损伤、血管痉挛所致听神经供血障碍、术中乳突开放等。MVD 后，等患者全麻清醒，应立即对患者进行听力检查，对于可疑患者行 PTA 检查，同时尽早给予营养神经、防治脑血管痉挛及改善微循环等药物，并尽早进行高压氧治疗。

（六）平衡障碍、眩晕

平衡障碍、眩晕为 MVD 后常见的并发症，发生率约为 7%，多为一过性。针对术后平衡障碍、眩晕患者应给予早期的扩血管药物及高压氧治疗，多可在 3 个月内恢复。

第二节 心血管并发症及处理

一、高血压

（一）定义

收缩压、舒张压高于平静时基础血压的 20%～30% 即可诊断为手术后高血压。如果血压升高未能及时纠正，则可增加心肌做功，容易引起心功能不全、心肌缺血、心律失常、脑血管意外、ICP 增高、眼压升高和手术后出血等，直接影响患者的康复甚至危及生命，需要迅速降低血压，同时保护靶器官免受损害。

（二）病因

如果高血压患者手术前未经系统的药物治疗，手术后发生高血压的风险明显高于无心血管疾病的患者。

另外，围术期高血压还与以下因素有关：

（1）苏醒过程中麻醉药物的作用逐渐消退，患者伤口疼痛、保留气管导管所致的呼吸道刺激、留置导尿管所致的不适等均可刺激交感神经而使血压升高。

（2）低氧血症和高碳酸血症早期，患者代偿性呼吸做功增加，可引起强烈心血管反应，出现心率明显增快和血压明显升高。

（3）心功能正常患者手术中或手术后输液、输血过多，使血管内容量增加而导致高血压。

（4）膀胱膨胀、ICP 增高使交感神经兴奋，引起血压升高。

（5）低温、寒战、血管收缩药物使外周血管收缩引起血压升高。

（6）机体自身调节机制受损后，CBF 增加致使 ICP 升高，继而通过 Cushing 反射引起高血压。

（三）治疗

围术期高血压的治疗应主要是针对诱发因素，首先去除病因：

（1）躁动、伤口疼痛的患者应给予满意的镇静、镇痛处理。

（2）留置导管的患者还应给予局部麻醉处理，并应用降低交感神经活性的药物。

（3）纠正缺氧和 CO_2 蓄积，以改善通气为主。

（4）血容量过多、ICP 增高的患者可给予利尿、脱水治疗。

（5）注意保暖，寒战者可应用曲马多。

（6）无留置导尿管的膀胱膨胀患者，可放置导尿管。

如果经上述处理患者的血压仍持续升高，则可应用抗高血压药物或血管扩张药物。需要注意以下事项：

（1）对于手术中止血可靠的患者，手术后应用尼卡地平控制高血压是安全的。钙通道阻滞剂在降低血压的同时亦可扩张颅内小动脉，预防脑血管痉挛的发生；但是，对于手术中止血效果不佳的患者，则应慎用钙通道阻滞剂，以避免颅内出血的发生。

（2）如果患者手术后出现高血压但无颅内高压，可积极控制血压以减轻脑肿胀和脑出血；如果患者同时出现高血压和颅内高压，降低血压则要慎重，因血压降低可使 CPP 降低而导致脑缺血。

二、低血压

（一）定义

收缩压、舒张压低于手术前基础血压的 20%～30% 即可诊断为手术后低血压。低血压是神经外科手术后患者常见的并发症之一，严重低血压可引起脑血管痉挛而加重脑缺血。

（二）病因

低血压常因静脉回流减少和心输出量降低所致，具体原因包括以下几种。

（1）血容量不足：手术中失血较多、手术创面出血或渗血、手术中补液不足、第三间隙形成、脱水降低 ICP 和利尿药物应用后容量不足等使细胞外液大量减少，引起血容量相对或绝对不足。

（2）外周血管阻力降低：大多数全身麻醉药物具有血管扩张作用。

（3）心肌抑制：几乎所有的全身麻醉药物对心肌收缩力均具有抑制作用，如果患者已存在充血性心功能衰竭、心肌缺血和心律失常等，对心肌收缩的任何负性肌力影响均可导致心输出量降低，加大低血压的程度。

（4）神经源性休克：颈髓或高位胸髓损伤后发生。

（5）其他原因：例如体位性低血压；另外，严重低氧血症和严重酸中毒所致的心肌抑制和外周血管阻力降低亦可引起低血压。

（三）治疗

低血压的治疗主要是针对病因进行处理，同时维持重要脏器有效的血流灌注。容量不足者要迅速补足血容量，扩容效果不佳者可能存在手术部位的活动性出血，要综合评估患者的全身情况；如果出现突发性低血压，则应考虑有无急性心肌缺血、气胸、心包压塞的可能；心功能不全患者治疗的重点是支持心脏功能，增强心肌收缩力或改善心肌缺血。

三、心动过缓、完全性房室传导阻滞和心室停搏

迷走神经刺激过强可能对心率产生影响。曾有报道，在迷走神经刺激器（VNS）植入术中开始

刺激左侧迷走神经时，患者出现心动过缓、完全性房室传导阻滞和心室停搏。

处理措施包括暂停手术、静脉给予肾上腺素、阿托品和进行短暂心脏按压。

四、神经源性心肌损伤

（一）定义

神经源性心肌损伤指在没有心脏原发性疾病的情况下，由于颅脑损伤或中枢神经系统其他疾病引起的心脏损害。脑心综合征是由 Byer 于 1947 年首次报告，即由于各种原因如急性脑血管病、急性颅脑损伤、颅内炎症、颅内占位性病变等，所导致的 ICP 增高累及丘脑下部和脑干的自主神经中枢所引起的继发性心律失常、心肌缺血和心功能不全，并不包括脑部疾病发生前的心脏疾病。

（二）主要表现

1. 心电图改变

可分为两种类型：①心肌缺血，表现为 QRS、ST 段和 T 波异常还有 QT 间期的延长；②心律失常，如窦性心动过缓、房早或室早、左室高电压、房室或心室内传导阻滞等。

2. 心功能的改变

超声心动图显示室壁运动异常，表现为心肌收缩力明显降低、射血分数降低。

（三）发病机制

1. 儿茶酚胺作用

急性脑卒中致下丘脑自主神经功能紊乱、交感神经功能亢进而迷走神经功能下降，交感神经末梢释放大量的儿茶酚胺类物质，心肌组织中儿茶酚胺增高引起细胞内钙增加过多，导致心肌收缩力降低和心脏功能的损伤。另一方面，儿茶酚胺增加引起的神经体液调节紊乱，导致冠状动脉痉挛，同时影响到心脏的传导系统和心肌的复极而导致心肌损害和心功能异常。

2. 水电解质紊乱对心脏的影响

大量渗透性脱水剂如甘露醇的应用可短暂增加循环血量，诱发或加重心功能不全。脱水、限制补液以及失血造成的血容量减少，也会影响心脏功能。

五、术中大量出血

大出血是麻醉科医师及手术医师面临的巨大挑战，如果对于出血的控制及处理不及时，将导致一系列严重并发症的发生，甚至威胁患者的生命。神经外科手术如颅内巨大动静脉畸形切除术、巨大复杂的颅内动脉瘤手术、大脑半球切除术、部分 TBI 手术、狭颅症手术、巨大侵袭性垂体瘤、巨大脊索瘤以及其他与静脉窦关系密切的颅内肿瘤和包绕大血管生长或供血极为丰富的颅内肿瘤手术均可能发生术中大出血。

及时准确地识别大出血、快速正确地处理是改善大出血患者预后、提高生存率的关键，而这又基于对大出血可能引起的病理生理变化的深刻理解。

（一）大出血及大量输血的定义

1. 大出血的定义

大出血的定义方法较多，一般是指 24 h 内出血量达到或超过 1 倍的患者自身血容量。但在围术期尤其是术中，该定义的时间界限太长，实用性稍差。所以将围术期尤其是术中大出血定义为：① 3 h 内失血量达到 50% 的患者自身血容量；②出血速度 ≥ 150 mL/min 且持续 > 10 min；③发生致命性的大出血需要大量输血（massive blood transfusion，MBT）；④大量出血需要在 4 h 内输入至少 4 U 红细胞。虽然以上定义均可以对大出血进行较为准确的描述和界定，但一般认为以一定时间内的出血速度（即出血速度 ≥ 150 mL/min 且持续 > 10 min）来定义大出血是最准确的方法。

2. 大量输血的定义

对大出血的处理与大量输血密切相关。大量输血的定义方法也较多：① 24 h 内置换 1 倍的患者血容量；② 24 h 内输入 > 10 U 红细胞悬液；③ 1 h 内输入 > 4 U 红细胞悬液，并且其后仍需继续输入红细胞；④ 3 h 内输血量达到置换患者 50% 的血容量。后两种定义方式更适用于围术期尤其是术中。

（二）神经外科患者大出血的围术期处理要点

神经外科围术期大出血对患者的威胁极大，多学科（包括神经外科、麻醉科、输血科、检验科、术后重症监护治疗等相关科室）充分沟通密切协作、及时准确地识别、快速适当地处理是取得理想救治效果的关键。

1. 术前准备

1）手术方式的准备

巨大复杂的颅内动静脉畸形手术，术前可以通过与神经介入科以及神经影像科的充分合作，判断畸形血管团的供血状况，必要时进行术前部分供血动脉的栓塞，以尽量减少术中大出血的可能性。与静脉窦关系密切、包绕大血管生长或供血丰富的颅内肿瘤手术，术前应常规进行有关血管的影像学检查，以明确肿瘤与静脉窦的确切关系、具体包绕大血管的状况以及供血的丰富程度，必要时对于供血丰富的肿瘤也可以在术前进行供血动脉的栓塞。

部分巨大、复杂、供血丰富的颅内肿瘤，若考虑到术中发生大出血的风险极大，也可以考虑分期治疗，以尽量降低风险（如部分脊索瘤、巨大侵袭性垂体瘤、多发巨大脑膜瘤等）。合并多发伤的颅脑创伤患者，在术前应明确身体其他部位是否合并严重的创伤（如骨盆骨折、长骨骨折、肝脾等腹部重要脏器的破裂出血等）并进行必要的处理，还应及时对头面部等部位的开放性伤口进行必要的处理以控制活动性出血。

对于术中发生大出血可能性较大的，还应做好手术预案，以便术中发生大出血能够及时处理，控制出血（如术前备好动脉瘤夹、术中做好临时阻断重要血管的准备、术前准备功能状态良好的手术止血器械和各种可能应用的人工止血材料等）。

2）麻醉管理的准备

麻醉医生在术前访视患者时，应认真查阅患者有关的影像学资料、术前讨论，并与术者进行充分的沟通，了解颅内病变的性质、手术方式、术中大出血的可能性及最可能发生术中大出血的手术步骤，并确认术前备血情况（尤其应充分沟通术前准备血小板悬液的必要性）。对于术前即存在贫血或凝血功能异常的患者，若神经外科情况允许，建议进行必要的纠正再择期手术。脑外伤的患者尤其是合并开放性损伤（包括颅底骨折）及多发伤的患者，在术前应详细了解受伤时间、受伤机制，大致判断术前出血量并明确有无其他部位的创伤（尤其是骨盆骨折、长骨骨折、肝脾等腹部重要脏器的破裂出血等）。

麻醉前的准备包括：

（1）静脉通路的充分准备：至少开放两条静脉通路，其中必须包含一条中心静脉通路，外周静脉也建议置入管径为 14 G 的套管针。

（2）进行必要的监测：除基本生命监测外，应常规监测有创动脉血压、核心温度、血容量（中心静脉压或每搏量变异度）。

（3）做好术中进行血气分析、血红蛋白（Hb）浓度测定、TEG 检测的准备。

（4）对于 TBI 患者应在术前测定患者的凝血功能、基础 Hb 浓度，合并多发伤的 TBI 患者术前建议进行血气分析检测血乳酸及碱剩余，以估测其进行大量输血的可能性。

（5）做好保温措施：患者覆盖保温毯，术中备好温箱输入接近体温的液体，有条件的应准备加温输液、输血设备。

（6）应备好自体血液回收设备。

（7）人员的准备：术中一旦发生快速大量的出血，应保证有经验丰富的高年资麻醉医生在场指挥、多名麻醉医生协作救治。

2. 术中管理

1）及时控制出血

术中一旦发生快速大量的出血，及时发现出血原因、快速控制出血是应对大出血的最关键环节，这与术者的经验、技术以及心理素质密切相关，鉴于神经外科手术的高难度、高复杂性以及术野狭小、止血困难等特点，有时出血点较难准确判断，出血一时难以控制，必要时可采用血管的临时阻断、更大面积的压迫止血、先暂时压迫止血、停止操作待循环渐稳定后再继续操作甚至填塞止血的方法。

2）维持容量稳定

大出血时，首要的救治目标就是要维持组织的灌注及氧合，以避免低血容量性休克以及一系列继发的严重并发症发生。大出血时，首先需要进行快速的补液以补充血容量。补液应注意以下事项：①液体种类的选择：择期手术患者可混合使用晶体液及胶体液；并及时补充相应的血液功能成分。②输液的速度及液量的控制：应根据患者出血的速度及失血量，患者对出血及输液的反应（心率、血压及容量等监测指标的变化）随时调节输液速度及输液量。

中心静脉压等监测指标是静态的血流动力学监测指标，其不但受多种因素影响，而且并不能反映血流动力学的动态信息。作为容量治疗的动态监测指标，每搏量变异度（SVV）反映的是每搏量随正压通气的变化幅度，其可以作为预测循环系统对输液反应的一项有效指标。当 SVV > 10% 时，其预测容量的灵敏度和特异性可达 94%，明显优于中心静脉压及肺动脉楔压。采用目标导向的液体治疗方案进行补液，维持尿量 > 0.5 mL/（kg·h）。

3）血流动力学的维持及调控

血流动力学的维持及调控，应建立在容量维持相对稳定的基础上，若患者对补液反应不佳，必要时可应用去甲肾上腺素等血管活性药物。择期神经外科手术术中大出血，应根据患者术前的基础血压水平、是否合并心脑血管疾病、代偿能力及患者对补液的反应调控血压，无明显高血压病史及心脑血管疾病的患者，可将其收缩压维持于 80～90 mmHg，待主要出血步骤结束后，再提升血压，以尽量减少出血。TBI 患者应避免血压的明显下降，建议将其收缩压维持于 ≥110 mmHg 或平均动脉压 ≥80 mmHg 的水平，以避免因血压过低导致的继发性脑缺血。

4）血液成分的补充

大出血时，为补充血容量，所输入的晶体液及胶体液并不含有红细胞、凝血成分及其他血液的功能成分，随出血量的增加，势必造成血液的明显稀释，需要及时进行血液功能成分的相应补充。红细胞、凝血因子以及血小板的补充均应在参考相应检测结果的基础上进行，紧急情况下（出血极为汹涌，来不及等待检测结果）也应在抽取相应的血样送检后再输血。

（1）红细胞的补充。

输入异体红细胞之前，常规检测 Hb 浓度。对于大出血的患者仍应按照输血指南中推荐的输血指征来决定红细胞的输入。对于临床状况尚稳定、不合并缺血性心脏病的患者，可将其 Hb 维持于 ≥80 g/L，否则应维持 Hb ≥90 g/L。术中出血汹涌的紧急情况下，可不需等待血容量的充分补充及恢复，可在快速输液补充血容量的同时，即开始输入红细胞，以避免血液携氧能力的巨幅下降。在考虑输入红细胞的指征时，不应仅参考 Hb，还应参考患者的血压、心率、手术或创伤情况、血乳酸浓度及碱剩余等因素进行综合判断，充分体现个体化的原则。

（2）血浆的补充。

输入新鲜冰冻血浆（fresh frozen plasma，FFP）是预防和治疗大出血患者发生凝血功能障碍的最常用措施。一般建议按照输血指南的推荐，输入 FFP 应该参照凝血功能的检测结果（TEG、APTT 或 PT）决定输入时机；但由于大出血时，患者的情况变化迅速，若出血汹涌，快速进行大量的血液置换，很可能很快即发生稀释性的凝血功能下降，建议大出血的患者可在还没有得到有关检测结果的情况下适当提前输入 FFP，当出血量达到一倍血容量时即应及时补充 FFP。补充 FFP 强调足量补充，即大出血时应以至少 30 mL/min 的速度一次输入 10～15 mL/kg（即补充相当于含有患者 30% 自身凝血因子的 FFP）。在输入 FFP 前后均建议检测 TEG，以便判定补充的效果，决定是否需要进一步加大剂量。补充 FFP 的同时应加强循环的监测，注意心脏功能不良者可能存在一定循环超负荷的风险。

（3）血小板的补充。

建议应在测定血小板计数后再决定输入血小板，大出血时出血达到 2 倍血容量，血小板计数即可以 <50×10⁹/L。对于神经外科手术，尤其是大出血的神经外科手术，以及合并脑外伤

的多发伤患者，由于其对止血的要求较高，建议将血小板计数维持于不低于 $100 \times 10^9/L$。由于 HCT ≥ 30%，可以增强血小板的止血效率，减少血小板减少患者的出血风险，因此建议大出血时，先补充红细胞及血浆，再补充血小板。

5）其他凝血成分的补充

（1）血浆纤维蛋白原。

由于大出血时，稀释性的凝血因子水平下降是导致患者发生凝血功能障碍的最主要原因之一，其中血浆纤维蛋白原（FIB）是最先下降到临界水平的凝血因子。FIB 在凝血过程中发挥着极其重要的作用，其浓度与血凝块的强度密切相关，其浓度下降的速度以及幅度与出血的严重程度密切相关。在小头畸形手术中，应用 ROTEM 检测患儿的凝血功能，发现补充 FIB 浓缩物可以有效改善患儿的凝血功能。神经外科围术期 FIB 的作用尤为重要，FIB 的浓度与术后血肿的发生率有密切的关系，术后 FIB 浓度＜2 g/L，患者发生术后血肿的风险增加约 10 倍。

补充 FIB 的指征： 血浆 FIB＜2 g/L 或 TEG 检测的 FLEV＜10 mm 或专门检测 FIB 的 ROTEM 的 MCF（FIBTEM-MCF）＜7 mm，即应考虑补充 FIB。

FIB 补充的方式及剂量： 可通过输入血浆及冻干 FIB 浓缩物的方式补充 FIB。FFP 中 FIB 的含量为 2～5 mg/mL，但输入血浆补充 FIB 的同时也可能导致患者出现循环超负荷、血源性传染病的传播、输血相关的急性肺损伤等多种风险及并发症，并不是补充 FIB 的首选。冻干的 FIB 浓缩物是从多个供者中获取的消毒及冻干的血液制品，其经过纯化、病毒灭活及去除过程，不需要交叉配型。其补充 FIB 的效果稳定，从单纯补充 FIB 的角度而言，其比 FFP 具有优势。

补充 FIB 的剂量应根据出血情况以及 FIB 浓度的检测结果来决定，可根据以下公式计算：

待补充的 FIB 剂量 = 期望达到的 FIB 浓度（g/L）× 血浆容量（L）

根据 ROTEM 的检测结果进行补充，则按照以下公式计算：

待补充的 FIB 剂量 =［目标FIBTEM-MCF（mm）-实测 FIBTEM-MCF（mm）］× 体重（kg）/140。

建议 FIB 浓缩物的初始补充剂量为 25～50 mg/kg。

（2）凝血酶原复合物。

常用于术前口服抗维生素 K 类抗凝药的患者，以代替输入血浆来快速逆转抗凝药的作用，在术前长期口服华法林的 TBI 急诊手术中有一定应用价值。大剂量、多次应用凝血酶原复合物（prothrombin complex concentrate，PCC）可能导致血栓形成，所以应及时监测患者的凝血功能，若 INR＜1.5，则不建议继续加大应用剂量。其不被作为改善大出血患者凝血功能的一线药物。

6）保温

大出血的患者应常规监测核心体温并采取必要措施，维持患者的核心温度不低于 35℃。常规应用保温毯、所有输入的液体均应加温，血制品也应适当加温后再输入，颅内手术术野冲洗液也应使用温盐水。

7）维持钙离子浓度

钙离子是凝血Ⅳ因子，直接参与凝血过程，而且其与心肌的收缩性和血管张力的维持均有关。大出血时随着输血量的增加，应注意监测血液中钙离子的浓度，建议维持钙离子度于正常范围内，血钙水平＜0.9 mmol/L 即应补钙。因葡萄糖酸钙需经肝脏代谢才能释放钙离子，所以大出血时应补充氯化钙，一般首次剂量为 10% 氯化钙 10 mL。其后根据出血及输血情况，适时进行血气分析，监测钙离子水平。

8）凝血功能的监测及维持

（1）大出血时凝血功能的监测和评估。

大出血时，对凝血功能准确的判断是成功救治患者的重要基础。凝血功能的检验应至少每 4 h 或出血每增加相当于其自身血容量 30% 时重复一次，监测项目至少应包括血小板计数、FIB 浓度测定、PT 及 APTT，特别推荐进行 TEG 检测。

（2）大出血时凝血功能的维持。

对大出血患者凝血功能的维持应针对导致其发生凝血功能异常的原因进行。一方面应积极预防和处理低体温、酸中毒、低灌注及其他损害凝血功能的因素，另一方面应及时补充凝血成分以治疗稀释性凝血功能下降。

9）血液保护措施的综合应用

大出血不但是对患者安全的巨大挑战，也会给有限的血液资源带来巨大的压力，因此综合应用多种血液保护措施、尽量减少患者对异体血的需求、减少和避免血液的浪费也具有重要的意义。

3. 术后管理

发生大出血的患者术后应在充分与术者沟通、严密观察患者实际反应（血流动力学的稳定性、呼吸频率、潮气量、呼吸道保护反射的恢复情况、意识恢复的趋势、核心温度等）的基础上，谨慎掌握拔除气管导管的时机，对于以上任何一项评估指标不理想者均建议继续保留气管导管。

发生大出血的患者术后应常规返回重症监护病房，继续加强监护治疗。术后除常规监测外，应立即复查血气分析（建议包括乳酸浓度的测定）、血常规、常规凝血检查（APTT、PT、INR 以及 FIB），推荐复查 TEG，以便及时了解患者经过术中大出血以及大量输血和大量输液、血液大量置换后，体内酸碱平衡、Hb 以及凝血功能的情况，并进行有针对性的继续治疗及纠正，并在体温监测的基础上适当应用保温措施。

六、静脉气体栓塞

静脉气体栓塞（VAE）与手术部位高于右心房、术野静脉开放、低血容量、空气被负压吸进血管内有关。临床指征包括突发剧烈咳嗽、$P_{ET}CO_2$ 迅速降低以及无法解释的低氧血症和低血压。咳嗽和深呼吸会加重 VAE，造成 ICP 升高。

预防措施包括降低头部升高幅度、适当补液。若发生 VAE，应迅速将患者置于头低脚高体位、止血、盐水冲洗术野、在暴露颅骨边缘应用骨蜡阻止气体进一步进入以及中心静脉导管抽出气体，同时应快速静脉补液并使用血管活性药维持组织灌注。

七、血管痉挛

当临床上怀疑发生脑血管痉挛（典型特征是皮质感觉中枢的改变和新出现的神经功能障碍）时，应当推迟手术，改行 TCD、血管造影或其他影像学检查。对已证实的血管痉挛，通常采用高血容量、血液稀释和升高血压的"3H"治疗，有时也采用球囊血管成形术或动脉内使用血管扩张剂。

如果行手术治疗，术中应避免低血压，应将脑灌注压维持在接近清醒时的水平。多中心研究显示，尼卡地平可降低有症状的血管痉挛的发生率，但不改善预后。对顽固性血管痉挛患者，直接经动脉使用钙离子通道阻滞剂，维拉帕米、尼卡地平和尼莫地平是首选。米力农和罂粟碱在临床上也有应用。

第三节　呼吸系统并发症及处理

一、低碳酸血症

控制性低碳酸血症曾是颅脑外科手术中控制颅内压增高的常规方法之一。其基本原理是，低碳酸血症常伴有脑血流量和脑血容量的减少，从而导致颅内压的降低或"脑松弛"。这种原理是正确的。但是，有两个顾虑影响了临床医师使用过度通气：第一，低碳酸血症的脑血管收缩效应在某些情况下可导致脑缺血；第二，低碳酸血症降低脑血流量和颅内压的效应短暂。

临床上使用过度通气似乎不会导致正常脑组织损伤，但在某些病理情况下，事实可能并非如此。正常脑组织目前的资料显示，当 $PaCO_2 > 20\ mmHg$ 时，正常脑组织不会出现缺血性损害。然而一项研究显示，过度通气使 $PaCO_2 < 20\ mmHg$ 的志愿者出现了脑电图异常和感觉异常，这些异常可被高压氧所逆转，提示这些异常可能的确是由脑缺血所致。鉴于 $PaCO_2$ 低于 $20 \sim 25\ mmHg$ 并不能进一步改善颅内顺应性，因此，手术前 $PaCO_2$ 水平正常的患者，应尽量避免 $PaCO_2$ 快速降低至 $25\ mmHg$ 以下。

受损脑组织低碳酸血症主要考虑用于防止脑疝形成，保持颅内压 $< 20\ mmHg$，降低脑撑开器对脑组织的压力，以及有利于外科手术的顺利进行。但过度通气有潜在的危害，应防止滥用。颅脑损伤患者在过度通气时，脑血流量低的区域更易受损。研究发现，降低过度通气的幅度可增加 $SjvO_2$，并降低颈静脉血的乳酸含量。

过度通气的使用应有确切的适应证，不应将过度通气列为神经外科手术麻醉的常规方法。需要特别指出的是，低碳酸血症在蛛网膜下腔出血患者的管理中更应该避免使用，因为在这类患者中肯定会出现低脑血流量状态。另外，撑开器下脑组织的低脑血流量同样可降低。在以下情况下，还是可以考虑尽可能短地使用过度通气作为一种"急救"措施，这些情况包括脑疝发生或进展期，以及手术野的状况恶化而导致手术难以继续进行时。

二、肺部感染

呼吸系统并发症在脊髓损伤（SCI）患者中最常见，其中以肺部感染多见，特别是颈以上脊髓损伤，其发生与损伤节段有关，节段越高，对呼吸功能的影响越严重；易导致呼吸肌运动障碍，呼吸量减少，咳嗽反射减弱或消失，痰液、分泌物不易咳出，或长期卧床，呼吸道引流不畅，引起肺部感染。

肺部感染的预防宜勤翻身，鼓励患者做深呼吸及咳嗽，加强雾化吸入、吸痰等治疗。呼吸困难时可酌情做气管切开。

三、气道梗阻

长时间的手术后会出现上呼吸道黏膜水肿，特别是坐位手术。这种情况在儿童身上更为明显。气管导管气囊放气后患者可以通过导管周围进行呼吸，证明呼吸道水肿已经消失才能拔除气管导管。如果呼吸道水肿存在，必须保留气管导管，必要时给予镇静。将2%消旋肾上腺素雾化吸入能够减轻局部呼吸道黏膜水肿，从而缓解呼吸道梗阻。有个别报道后颅凹手术后出现巨舌症，此症患者发生上呼吸道水肿会引起呼吸道完全梗阻。尤其是坐位、俯卧位和侧卧位时，为暴露术野颈部屈曲，缩短了下咽部的前后径，口腔内异物（如牙垫、气管导管、经食管超声探头等）长时间压迫引起舌根等组织缺血，拔除牙垫和气管导管后，可能导致缺血组织的缺血再灌注后水肿，引起急性上呼吸道梗阻。环甲膜穿刺术、气管切开术和置入喉罩是此时最快的保护气道方法。为防止颈部过度屈曲、口咽部前后径过度减少，固定体位时，应尽量保证颏部距离胸骨或锁骨至少两横指宽。

呼吸道阻塞麻醉期间最易发生急性气道阻塞，特别在完全性气道阻塞，如不即刻解除阻塞，常可危及生命。

（一）上呼吸道梗阻的原因及处理

1. 舌后坠
常见，立即托起下颌解除梗阻，也可置入口咽、鼻咽通气道或喉罩解除梗阻。

2. 误吸和窒息
择期患者术前应8 h禁食，分泌物过多的患者应给予盐酸戊乙奎醚、阿托品或东莨菪碱。

（二）喉痉挛

麻醉过浅和咽喉部刺激是喉痉挛发生的主要原因。加深麻醉和避免不当刺激可以减少喉痉挛的发生，同时应准备肌松药及气管插管应急。

（三）支气管痉挛

支气管痉挛是下气道的一种保护性反射，有哮喘病史或过敏体质的患者，气道高反应性易激发支气管痉挛。处理首先应用面罩给氧，争取支气管插管，间断加压给氧。应用支气管扩张药物，当通气严重障碍时，可静脉注入氯胺酮，通过内源性儿茶酚胺释放扩张支气管。同时氢化可的松2～4 mg/kg或者甲泼尼龙60～160 mg静脉注入。对严重难治性支气管痉挛，应考虑静脉注入小剂量肾上腺素（0.25～1.0 µg/min），必要时也可应用小剂量异丙肾上腺素（0.25～1.0 µg/min），但应警惕心动过速发生。

四、呼吸抑制

唤醒麻醉期间极易发生低氧血症和CO_2蓄积。诊断主要通过SpO_2及血气分析，$PaO_2 <$

60 mmHg，$PaCO_2 > 50$ mmHg；临床表现为呼吸困难、发绀、意识障碍、躁动、迟钝、心动过速、高血压和心律失常。

（一）呼吸抑制的原因

（1）麻醉药物抑制了缺氧和高 CO_2 的呼吸驱动，减少功能余气量（functional residual capacity，FRC），削弱缺氧性肺血管收缩反射；阿片类药物能降低正常人的呼吸频率和幅度，导致中枢性的呼吸抑制，呼吸中枢对 CO_2 反应性下降。

（2）浅麻醉下手术操作刺激可引起反射性呼吸暂停。

（3）术前患者本身有呼吸功能障碍或合并睡眠呼吸暂停综合征（sleep apnea syndrome，SAS）。

（二）呼吸抑制的防治

（1）麻醉前评估：对患者呼吸功能做出评估，应对术前有呼吸功能障碍或合并睡眠呼吸暂停综合征患者的呼吸代偿能力进行重点评估。

（2）呼吸的监测：包括 SpO_2、呼吸频率、潮气量以及 $P_{ET}CO_2$ 的动态监测。

（3）低氧血症和 CO_2 蓄积发生时辅助和控制呼吸的实施。

五、呼吸功能障碍

呼吸功能障碍是最危险的并发症。由于病变或者手术造成脑神经感觉和运动障碍，使气道失去保护性，或手术造成的呼吸中枢损伤或水肿可导致通气不足和呼吸不规则。因此，一些患者手术后需用呼吸机维持呼吸，一般先给予控制呼吸，患者自主呼吸有所恢复后可给予同步间歇指令通气（SIMV）方式，逐渐改用压力支持方式直至脱机。如果患者手术后不能维持满意的通气量和呼吸道保护性反射，常常需要进行气管造口术，以保证呼吸道通畅、便于排痰，以减少手术后肺部感染的发生。

六、神经源性肺水肿

（一）定义

神经源性肺水肿（neurogenic pulmonary edema，NPE），由 Nothnagel 于 1874 年首次报道，是指患者并无原发心、肺、肾疾病，而是由各种中枢神经系统疾病所致的 ICP 增高引发的急性肺水肿，故又称为中枢性肺水肿。引起 NPE 的原因众多，如颅脑损伤、脑炎、脑出血等。

（二）临床表现

（1）咳嗽、进行性呼吸困难、呼吸急促、发绀、出现三凹征、口鼻溢出大量白色或粉红色泡沫痰。

（2）双肺弥漫性细湿啰音，全身大汗。

（3）胸片：早期两肺纹理增强，出现蝴蝶状阴影斑片状阴影时已属晚期。

（4）PaO_2 降低（ < 60 mmHg）。

NPE 患者的病程进展迅速，治疗困难，病死率高。

（三）发病机制

NPE 的发病机制尚未完全明确，目前有血流动力学说、肺毛细血管渗透性学说和冲击伤学说三种，但较为公认的是前两种。

（1）血流动力学说：该学说认为血液在体内转移是主要的。中枢神经系统损伤后 ICP 急剧升高，CBF 减少，造成下丘脑功能紊乱，解除了对视前核水平和下丘脑尾部"水肿中枢"的抑制，引起交感神经系统兴奋，释放大量儿茶酚胺，使周围血管强烈收缩，血流阻力加大，大量血液由阻力较高的体循环转至阻力较低的肺循环，引起肺静脉高压，肺毛细血管压随之升高，跨肺毛细血管 Starling 力不平衡，液体由血管渗入至肺间质和肺泡内，最终形成急性肺水肿。NPE 的发生机制主要是肺循环超载和肺血管收缩。给予交感神经阻断剂和肾上腺素 α 受体阻断剂均可以降低或避免 NPE 的发生。

（2）肺毛细血管渗透性学说：该学说认为血管通透性增加在 NPE 发生中扮演着主要角色。但该学说也认为，在 NPE 的发生过程中，交感神经系统起介导作用，在 NPE 发生过程中，一般认为 $α_1$ 受体介导了肺血管的通透性增加。肺血管上的 $α_1$ 受体与激动剂结合以后，一方面介导肺血管收缩，引起肺血管液体静压升高，增加血管滤过压，另一方面引起肺血管内皮细胞内 Ca^{2+} 浓度增加，作用于细胞骨架的收缩成分，引起细胞收缩，细胞连接间隙扩大。同时通过一系列的病理生理变化，对细胞膜造成损伤，导致内皮细胞连接松弛和脱落，从而引起肺毛细胞管通透性增加。此外，肺组织释放内啡肽、组胺、缓激肽等物质均能增加毛细血管的通透性。

（3）冲击伤理论（blast theory）：Theodore 等认为中枢神经系统损伤后，机体发生过度应激，交感神经过度兴奋引起儿茶酚胺物质大量释放是导致 NPE 的重要原因。

（4）其他：有研究认为肺血管微栓塞及血小板聚集会造成血管内血液凝固性增加，使肺毛细血管的通透性增加引发 NPE。还有研究认为，NPE 的发生与淋巴管循环障碍有关，组织间隙和肺泡间充满淋巴液，由于淋巴管收缩或滤过增加，超过了淋巴系统的代偿能力，导致 NPE 的发生。

总之，NPE 的发生可能不是单一因素，而是一个复杂的病理生理过程，是中枢神经系统损伤后神经、体液、生物活性因子等多因素综合改变的结果。

（四）治疗

（1）限制过量液体输入。

（2）清除呼吸道分泌物，保持气道通畅。

（3）均应给予高流量吸氧，疗效不佳者气管插管或气管切开，呼吸机辅助通气。主要采取

7

辅助 / 控制通气（A/C）+ 呼气末正压通气（PEEP）。

（4）糖皮质激素能降低毛细血管的通透性，从而减轻肺水肿的程度。可给予甲泼尼龙 15～20 mg/（kg·d）。

（5）降低心脏负荷，维持正常循环。

（6）保持水电解质和酸碱平衡。

（7）应用有效抗生素防止肺部感染。

第四节 内分泌系统并发症及处理

一、垂体前叶功能减退症

（一）病因

垂体前叶功能减退症是因为下丘脑、下丘脑垂体通路、垂体损伤引起的部分或者全部垂体激素分泌不足的疾病。常见病因包括下丘脑垂体附近的肿瘤侵袭，儿童期常见颅咽管瘤，成人期常见垂体瘤、脑膜瘤等，以及医源性因素，包括垂体的手术和放疗，另外还包括垂体梗死、感染、头部外伤等因素。垂体前叶功能减退症的起病症状与垂体分泌细胞功能有关，其严重程度取决于各类促激素减退速度和相应靶腺萎缩程度。

（二）常见的几类症状

1. 性腺功能减退

女性表现为乳房萎缩，闭经，性欲减退到消失，查体乳晕色淡，毛发稀少，子宫体缩小，阴道黏膜萎缩，可伴有阴道炎等。男性胡须减少，腋毛阴毛脱落，生殖器萎缩，睾丸缩小。此外还有体力虚弱、易疲劳、精神不振等表现。

2. 甲状腺功能减退

临床表现常轻于原发性甲状腺功能减退症，常主诉畏寒、趋向肥胖、皮肤干燥粗糙、少汗、食欲不振、便秘、精神萎靡、表情淡漠、记忆力减退、行动迟缓等。心电图常表现为心率缓慢、低电压、T 波平坦或倒置等。

3. 肾上腺皮质功能减退

早期和轻症患者症状包括疲劳、体力虚弱、厌食、恶心、呕吐、体重减轻等。患者免疫力低下，易于感染。严重病例有低血糖症状，并且对胰岛素非常敏感。

4. 生长激素不足

成人表现为肌肉无力、肌肉萎缩、易疲劳、食欲不振、头晕，可有直立性低血压、中心性肥胖，患者应激能力减弱，易出现低血糖、低血钠表现。

（三）治疗措施

既往垂体瘤手术加放疗后约 100% 有生长激素不足，96% 有促性腺激素不足，49% 有促甲状腺激素不足。目前，显微外科、立体定位、γ 刀等新技术的开展，可明显提高治疗效果，并降低垂体前叶功能减退症的发生率。

1. 替代疗法

如全垂体功能减退宜首先补充肾上腺皮质激素，考虑到肝脏的首过效应及生物利用度差异，通常给予醋酸可的松25 mg/d或者醋酸氢化可的松20 mg/d。根据昼夜节律，宜在早晨8:00给药，如果需要量增加，可以在早晨8:00给予全日量的2/3，下午14:00给予余下的1/3。

垂体性甲状腺功能减退症所需替代剂量较低，常用制剂有甲状腺干制剂40 mg/片，成人无缺血性心脏病可以每天半片开始，逐渐增加至最适剂量。

生育年龄的女性性腺激素替代可用人工周期疗法，雌激素应用21天，从月经第5天起，服药第16天或者第21天加用孕激素5天。男性可使用雄性激素促进蛋白质合成，常用肌注丙酸睾酮50～100 mg，每周1～2次。

2. 危象处理

全垂体功能减退危象患者出现头晕目眩、心慌、出汗、恶心、呕吐、面色苍白、四肢厥冷等表现。抢救措施包括：①快速静脉注射50%葡萄糖溶液40～60 mL后，静脉滴注5%葡萄糖防止继发性低血糖；②补液中加入氢化可的松每天300 mg以上；③低温者注意体温保护，并使用小剂量甲状腺激素制剂；④高热者使用物理或者化学降温法；⑤水中毒者严格控制入液量，每天水平衡保持在1 L内。

二、尿崩症

（一）病因

尿崩症（diabetes insipidus，DI）是由于各种颅内肿瘤，比如颅咽管瘤和松果体瘤，以及感染、手术等原因导致的血管升压素分泌不足而引起的一系列症状。其特点是远端肾小管和集合管对水的重吸收存在障碍，而溶质排出正常，因此临床常表现多尿、烦渴、低比重尿和低渗尿，以及血浆渗透压升高和高钠血症。中枢性尿崩症的症状严重程度取决于引起精氨酸加压素（arginine vasopressin，AVP）合成与分泌受损的部位和程度。视上核、室旁核内大细胞神经元消失90%以上时，才会出现尿崩症症状。

头部损伤和颅内手术损伤垂体和下丘脑引起的尿崩症有3种不同的临床表现：暂时性尿崩症最为常见，占50%～60%，常在手术后第一天突然发生，几天内可以恢复。其次是持续性尿崩症，也于手术后突然发生，但持续时间长达数周，甚至是永久性的。最后一类是三相性尿崩症，首先在损伤后进入急性期，尿量突然增多，尿渗透压下降，持续4～5天；之后进入中间期，尿量突然减少，尿渗透压增高，持续5～7天；最后进入持续期，表现为永久性尿崩症。

大多数尿崩症患者均有多饮、烦渴、多尿、夜尿增多表现，一般尿量大于4 L/d，最多可达到18 L/d。尿比重固定，呈持续低比重尿，尿比重小于1.006，尿渗透压多数低于200 mOsm/（kg·H$_2$O）。严重高钠血症表现为谵妄、痉挛、呕吐等。当尿崩症合并垂体前叶功能减退症时，尿崩症症状会减轻。当糖皮质激素替代治疗后，尿崩症症状会再现或者加重。

（二）治疗

严重尿崩症的紧急治疗措施包括及时纠正高钠血症，积极治疗高渗性脑病，正确补充水分，恢复正常血浆渗透压。注意纠正高渗状态不宜过快，如果使渗透压快速下降，容易引起脑水肿。补液速度以血清钠离子每 2 h 下降 1 mmol/L 为宜。长期替代疗法可使用人工合成的 1-脱氨基-8-D-精氨酸加压素（1-deamino-8-D-arginine vasopressin，DDAVP）。DDAVP 增加了抗利尿作用，而血管收缩作用只有 AVP 的 1/400，抗利尿与升压作用之比为 4000∶1，作用时间 12~24 h。口服剂型为 0.1 mg/片，对多数患者而言，通常口服 0.1~0.2 mg 可维持 8~12 h 抗利尿作用。

第五节 消化系统并发症及处理

颅脑外科术后患者往往保留完整的胃肠道结构，一些患者给予标准营养治疗即可康复，但是部分重症患者由于大脑皮质、下丘脑及网状结构的损害，体内激素水平调节的紊乱和代谢异常，使机体处于严重的高分解代谢状态，对营养的需求增加。另有一些患者由于神经中枢受损，出现消化系统功能障碍，如咀嚼及吞咽障碍、呃逆、恶心呕吐、应激性消化道出血以及肠道菌群失调等，不能耐受经口进食，需要营养治疗，而营养治疗首选肠内营养治疗。

一、咀嚼及吞咽障碍

急性卒中患者发生率可达 42%～67%，还常见于围手术期的后颅窝、颅颈交界处病变患者，吞咽困难会导致进食不足，发生营养不良的高度风险。当出现吞咽困难或呛咳误吸时，应暂停经口进食。推荐进行吞咽功能及呛咳反射评估并进行相应的康复训练，逐步实施经口进食。

二、呕吐及胃潴留

神经外科全麻术后患者胃动力降低和排空延迟，并且严重颅脑损伤后可出现不同程度的贲门括约肌松弛。另外，早期应用的镇静镇痛药物、肌肉松弛药、抗胆碱能药物等亦可降低胃动力。胃潴留也是经鼻胃管肠内营养实施困难的主要原因。ICP 增高患者常因频繁呕吐导致进食困难，可造成不同程度的营养不良。呕吐及胃潴留是神经外科重症患者的常见症状，存在较高的误吸性肺炎风险。

临床处理首先是解除病因。应甄别是颅压高、神经功能障碍等原因，还是胃肠动力不足所致，根据不同原因，必要时要进行降颅压和（或）胃肠减压，加用胃肠动力治疗，采取鼻胃肠管喂养等对症处理措施。

三、顽固性呃逆

呃逆是迷走神经兴奋的一系列症状。超过 48 h 未缓解者，称为顽固性呃逆。顽固性呃逆是神经外科重症患者的常见症状，存在较高的误吸性肺炎风险，可造成不同程度的营养不良。临床处理首先是解除病因。

顽固性呃逆可以通过压眶、牵舌、颈动脉压迫等物理疗法、注射镇静药、神经阻滞法等治疗。恶心呕吐则首先要排除颅内压增高引起的症状后，积极寻找病因治疗。应甄别是胃功能因素还是肠功能因素所致，根据不同原因，必要时要进行胃肠减压，采取鼻胃肠管或者单纯对症处理措施等。

四、应激性上消化道出血

机体在严重应激状态下发生的急性消化道黏膜糜烂、溃疡等病变，严重者可导致消化道出血，甚至穿孔。由中国神经外科重症管理协作组牵头的有关神经重症患者上消化道出血的多中心回顾性调查显示，中国神经外科重症患者消化道出血发生率为12.9%。

预防策略为：积极处理原发疾病和危险因素，目前临床以质子泵抑制剂（如埃索美拉唑、奥美拉唑等，建议1次40 mg，1～2次/d，疗程3～7 d），H_2受体阻滞剂（如法莫替丁，1次20 mg，1次/12 h，疗程3～7 d）等为主要的预防用药；还可以早期给予肠内营养进行预防。临床处理应根据我国相关消化道出血指南的内容进行治疗。

五、肠道菌群失调

抗生素不合理应用、营养不良、免疫力低下等可导致肠道菌群失调等并发症。

处理原则为：①积极治疗原发病，去除特异性病原因子；②可选用窄谱的敏感抗生素，用量不宜过大，疗程不宜过长；③改善机体的免疫功能；④合理应用微生态制剂，包括益生菌、益生元、合生素（益生菌和益生元并存的制剂）。

第六节　凝血系统并发症及处理

一、凝血功能障碍

（一）定义

凝血功能障碍定义为血液凝固功能受损的状态。

（二）病因

（1）先天性出血性疾病及对凝血功能有影响的全身性疾病：如血友病、肝或肾衰竭、恶性肿瘤以及胶原蛋白血管病等。

（2）获得性凝血障碍：如稀释性凝血障碍、低体温、酸中毒、变态反应、抗血小板药物、抗凝药物、免疫反应或弥散性血管内凝血（DIC）等。

（三）神经外科急症合并凝血功能障碍的病理生理机制

（1）凝血活酶释放增加：颅脑损伤后，脑组织与血管内皮损伤，凝血活酶释放入血，激活内源性和外源性凝血系统，消耗大量凝血因子，血小板质量发生改变，形成血栓阻塞血管，并激活纤溶酶原，导致纤溶系统亢进。

（2）神经体液触发：神经外科手术，尤其是神经重症，常继发缺氧、酸中毒、低体温、感染和休克等。儿茶酚胺、皮质激素、甲状腺素等激素的释放，也可触发内源性凝血途径和血小板聚集，甚至导致弥散性血管内凝血的发生。而一旦患者合并了常见及罕见类型的导致凝血功能障碍发生的其他疾病，将使凝血-纤溶间的动态平衡发生严重破坏，从而产生严重的出血倾向。

（3）血液稀释：术中出血或颅脑损伤性疾病，常需输注大量人工胶体血浆代用品，从而引起稀释性凝血因子和血小板数量减少，加速纤维蛋白原转变为纤维蛋白，降低纤维蛋白凝块的弹性及张力，使其易于在纤溶酶的作用下溶解；同时降低血小板功能。

（四）神经外科合并凝血功能障碍的围术期评估与治疗

1. 抗凝治疗患者的管理

颅内出血或颅脑损伤后，对接受抗凝治疗的患者多需要快速逆转，对于华法林等维生素K拮抗剂（vitamin K antagonist，VKA）临床常使用维生素K（初时剂量10 mg）拮抗。紧急情况下，重组活化凝血因子Ⅶ（recombinant activated factor Ⅶ，rFⅦa）也是临床拮抗的有效方法。如果使用凝血酶原复合物（PCC）拮抗，推荐剂量为20～30 U/kg，建议术前纠正INR至 < 1.4。用于逆转普通肝素（UFH）的药物是鱼精蛋白。静脉注射肝素后30 min至1 h，每100 U肝素应当给予0.5 mg硫酸鱼精蛋白，如果超过2 h，应当每100 U肝素给予

0.25～0.375 mg 硫酸鱼精蛋白。鱼精蛋白也用于逆转低分子量肝素（LMWH）的抗凝作用。建议剂量为过去 4 h 内每 1 mg LMWH 给予等质量的鱼精蛋白，rFⅦa 及 PCC 均可用于逆转 LMWH 的作用。针对新型抗凝剂直接 Xa 因子抑制剂利伐沙班、直接凝血酶抑制剂达比加群等，遇有脑出血时，第一原则是停用，早期可以使用活性炭进行胃内吸附，必要时对直接 Xa 因子抑制剂建议使用 PCC（50 U/kg）拮抗，对直接凝血酶抑制剂使用特异性拮抗剂（依达赛珠单抗）进行逆转。

2. 抗血小板治疗患者的管理

大多数抗血小板药物是不可逆的，择期术前 7～10 d 必须停止用药，而对口服抗血小板药物的急诊患者建议通过血栓弹力图及其他血小板功能实验室检查明确受抑制程度，对于血小板功能显著受抑制的，应术前输注血小板后再实施手术，术后持续监测，必要时继续替代治疗。对于血小板功能未受影响的患者或者简单的手术（如慢性硬膜下血肿钻孔引流术），可以不输注血小板，也可以用 0.3 μg/kg 的 DDAVP 逆转阿司匹林的效应。恢复抗血小板治疗的时机可参考相关共识建议。

3. 急性创伤性出凝血功能障碍

TBI 患者常出现凝血指标异常，且对创伤预后有着重大的影响，指导建议如下。

1）出血及凝血功能障碍的初步管理

（1）抗纤溶药物：建议受伤后 3 h 内使用氨甲环酸，负荷剂量为 1 g（给药时间至少 10 min），然后至少 8 h 时后再给药 1 g。

（2）凝血功能支持：建议患者到达医院时就立即开展对凝血功能支持的监测和相关措施。

（3）初步凝血复苏：可疑进展出血，建议保持输注 FFP 与红细胞的比例至少为 1∶2 或者输注纤维蛋白原和红细胞。

2）进一步目标导向的凝血管理

（1）目标导向治疗：推荐在标准实验室凝血指标和（或）黏弹性试验的指导下，采用目标导向策略进行复苏措施。

（2）FFP 的管理：PT 和（或）APTT ＞ 正常数值的 1.5 倍和（或）提示凝血因子缺乏可使用 FFP；对于没有进展出血的患者，避免输注 FFP。

（3）浓缩凝血因子的管理：功能性凝血因子缺乏的情况下，推荐使用浓缩凝血因子进行治疗；如果纤维蛋白原水平正常，推荐根据黏弹性中存在的凝血启动延迟的证据给予 PCC；建议将 FXⅢ 的监测纳入凝血支持流程中。

（4）补充纤维蛋白原：血浆纤维蛋白原水平 ≤ 1.5 g/L，推荐使用纤维蛋白原浓缩物或冷沉淀进行治疗；建议补充初始纤维蛋白原 3～4 g。重复剂量应在黏弹性试验和纤维蛋白原水平评估的指导下给予。

（5）血小板：建议维持血小板计数 100×10^9/L 以上；如出现明显血小板减低，应根据需要个体化输注血小板。

（6）钙剂：推荐在大量输血期间监测离子钙水平并保持其在正常范围内；建议使用氯化钙纠正低钙血症。

（7）rFⅦa：不推荐使用rFⅦa作为一线止血治疗用药；只有紧急手术需快速纠正凝血功能异常或创伤性凝血病持续存在的情况下才考虑最小有效剂量rFⅦa（20μg/kg）。

二、深静脉血栓

（一）定义

静脉血栓栓塞（venous thromboembolism，VTE）即在静脉内血液异常凝聚，阻塞管腔进而导致的静脉回流障碍性疾病。可发生于全身各部位静脉，以下肢深静脉为多。

（二）危险因素

静脉血流瘀滞、血液高凝状态以及静脉损伤是形成深静脉血栓的病变基础，也是造成深静脉血栓的危险因素，大致可以分为先天遗传以及后天获得两个方面。基因研究表明：载脂蛋白 *E3/E4* 基因的出现频率显著影响血栓的形成。其他的先天危险因素还包括抗磷脂综合征、先天性异常纤维蛋白原血症、高凝血因子高凝状态、凝血酶原变异、Ⅴ因子Leiden突变、抗凝血酶缺乏、种族以及性别等。后天获得的危险因子主要包括急性呼吸衰竭、长时间制动、充血性心力衰竭、卒中、静脉曲张、瘫痪、深静脉血栓病史、急性感染、肿瘤、严重脱水、化疗、激素治疗、肾病综合征、年龄、近期外科手术以及卒中等。值得注意的是，如果其中任意一种疾病与先天危险因素或者制动叠加，将进一步加大血栓风险。

（三）临床表现与诊断评估

1. 临床表现

VTE临床表现主要表现为下肢肿胀、疼痛、患侧肢体皮肤颜色变紫/变暗、浅静脉曲张、下肢肿胀等，腓肠肌压痛以及下肢周径增粗是其主要的体征。

2. 诊断与评估

可以根据临床表现和症状，结合实验室检查结果做出诊断。下肢VTE主要表现为下肢肿胀、疼痛、患侧肢体皮肤颜色变紫/变暗。腓静脉型VTE多无临床症状，约40%～50%的有症状者血栓向近端延展。近端VTE患者会出现患肢疼痛、肿胀等症状，其中近一半发生无明显临床症状的肺栓塞。

常用的检查方法包括以下3种。

（1）静脉造影：确诊VTE的金标准，但因其有创性、技术要求高、较高费用和静脉造影的潜在风险等原因，临床应用受到限制。

（2）多普勒超声检查：对下肢静脉血栓形成的诊断敏感性为89%～96%，特异性为94%～99%，而对较深部位的静脉血栓诊断欠佳；采用加压超声探查法可使诊断精确率提高至97%。值得注意的是，多普勒超声检查对于无症状患者的敏感性仅为50%。

（3）D-二聚体检测：虽特异性较差，其阳性不能确诊深静脉血栓，但小于0.5mg/L基本可排除VTE。

（四）预防

针对神经外科围术期深静脉血栓的预防时间，有学者认为所有术后患者应该持续的应用时间为2周，原因主要是有研究表明此时期是表现出临床症状的急性VTE的高发时期，此外，3/4无明显临床症状的VTE也被诊断于此时期。有研究表明，半数VTE患者的血栓形成发生在术后1~2个月之间。是否应该在术中或术后早期应用肝素也尚未达成共识，由于可能发生术后颅内出血等灾难性并发症。

（1）应尽早下床锻炼。

缩短患者的卧床时间，有利于恢复下肢的运动功能，尤其是患侧肢体。在病情严重导致不允许下床活动的情况下，应积极应用间歇充气加压（intermittent pneumatic compression，IPC）装置增加血液回流来防止深静脉血栓形成的发生。

（2）密切观察患者下肢静脉的血流情况。

对于糖尿病、高血压、高血脂以及高龄的神经外科围术期患者，医护人员应对患者下肢静脉回流的情况保持密切观察，防止由于患者血脂、血糖或是血压的升高而影响血液流速，从而避免VTE的发生。

（3）应用药物进行预防。

用于预防和治疗血栓形成的药物通常是通过改变凝血系统起作用，包括阿司匹林、右旋糖酐、肝素、低分子量肝素、华法林等。阿司匹林预防静脉血栓形成的作用非常有限，主要是因为它的主要作用是抑制血小板，而血小板似乎在静脉血栓形成中仅发挥次要作用。右旋糖酐是一种多聚糖，最初被应用于补充血容量，具有多种抗血栓特性，在不同手术患者中均具有一定的抗血栓形成效果。目前华法林、低分子量肝素、普通肝素这三种药物已被证明在治疗各种不同患者深静脉血栓形成的预防中有效，但是对于神经外科手术，很多神经外科医师并不愿使用肝素类药物，因其可能导致现灾难性的出血事件而较少使用。至于新近出现的预防VTE的药物，如戊多糖、硫酸皮肤素、硫酸肝素、合成多肽类相关药物、重组水蛭素和相关的抗凝血剂等，由于其临床应用有限，有关疗效和安全性评价必须等待相关临床试验的结果。

（4）加强对凝血功能的检查。

在术前、术后应对血液高凝状态患者的凝血功能进行全面的检查。除常规凝血功能检测外，比较有意义的凝血功能检测指标有D-二聚体检测和血栓弹力图（TEG）。

（5）提高患者自身VTE防治意识。

影响VTE发生率的另外一个主要因素是患者是否对VTE具有强烈的自我防治意识。因此，相关医务人员应该对患者进行几个方面的健康教育：①形成深静脉血栓的原因以及其危害性；②深静脉血栓患者的体征以及临床症状；③形成深静脉血栓的高危因子：例如高龄、长期卧床等；④培养患者对于深静脉血栓处理对策以及如何预防方面的知识；⑤培养患者合理的饮食习惯，如告知患者多食纤维素含量高、低盐、低脂食物，确保大便通畅。

（6）机械预防。

机械预防的原理是通过减少或消除静脉淤血，增加局部和全身纤溶作用，预防下肢深静血栓形成。预防神经外科围术期深静脉血栓的主要机械方法有小腿肌肉电刺激、梯度弹力袜（graduated compression stockings，GCSs）以及间歇充气加压（IPC）。所有这些技术都被证明对减少 VTE 的发病率有效。特别是对于行神经外科手术的患者，很多人认为使用抗凝等药物（如肝素）治疗下肢深静脉血栓形成可能增大术后颅内出血的风险，而使用机械预防则可避免这种风险。

第七节　水、电解质与酸碱平衡紊乱及处理

一、低钠血症

（一）定义及发病情况

低钠血症定义为血清钠浓度低于135 mmol/L，反映的是总体水含量相对多于总体钠含量。在中枢神经系统疾病患者中，10%~34%可发生低钠血症，是神经外科常见的并发症。好发于以下疾病：蛛网膜下腔出血、脑外伤，而经蝶窦入路行垂体瘤术后更是高达35%。颅内感染、颅脑肿瘤、脑出血也有一定的发生率。

（二）病因

神经外科手术后并发低钠血症的常见原因如下。

（1）医源性因素：使用甘露醇、高张糖等高渗透性液体或其他利尿剂加强脱水，钠排出增多的同时，输入过多低渗液。

（2）尿崩症：大部分表现为高钠血症，仍有少部分可出现低钠血症。

（3）抗利尿激素分泌失调综合征（SIADH）。

（4）脑性耗盐综合征（cerebral salt wasting syndrome，CSWS）。

（5）较常见的还有合并糖尿病患者，如果血糖未能有效控制，容易出现高渗状态，同时血清钠却低于正常参考值（高渗性低钠血症）。心力衰竭、肝肾功能衰竭也可发生低钠血症。

其中，CSWS和SIADH是神经外科手术术后低钠血症的主要原因。两者的临床表现极为相似，但是发病机制却明显不同，治疗原则也正好相反。因此，明确鉴别CSWS和SIADH对于治疗具有重要意义。

（三）临床表现

与高钠血症相比，神经外科手术后患者并发低钠血症稍晚，大多见于手术后1周左右，从而容易被忽视。患者的临床表现主要是取决于低钠血症的严重程度和发展速度。轻中度低钠血症通常无症状，但重度患者（血清钠浓度低于120 mmol/L）或急性起病者［血清钠浓度下降速度≥0.5 mmol/（L·h）时］，患者即可出现临床症状，包括头痛、头晕、恶心、呕吐、精神症状、意识障碍加重和癫痫样抽搐，乃至昏迷、死亡，恢复者伤残率增高。急性重度低钠血症患者如不及时治疗，死亡率极高，但是有些慢性低钠血症患者，由于脑细胞内溶质（尤其是氯化钾）丢失可缓冲体液低渗所致的脑水肿，所以即使血钠浓度低于100 mmol/L，也很少出现中枢神经系统症状。

（四）治疗

1. 轻度或中度低钠血症患者的补钠治疗方法

对于清醒、无呕吐的轻度（130~135 mmol/L）或中度（125~129 mmol/L）低钠血症患者，可口服补钠，重度低钠血症或不能口服者则需要静脉补钠。

丢失钠量（mmol）=［140-测量值（mmol）］× TBW

式中，TBW 为身体总水量（total body water）。男性 TBW 为体重的 60%，女性 TBW 约为体重的 55%，即 TBW= 体重 × 0.6（女性大约为 0.55）。

2. 急性重度低钠血症患者的补钠治疗方法

血清钠浓度低于 120 mmol/L，伴有严重中枢神经系统症状的患者需要及时进行诊断和治疗，提升血钠的速度可稍快，为 1~2 mmol/（L·h）。

对于血容量不足的患者，可在 4~6 h 内应用 3%~5% 盐水 250 mL（每小时大约应用 1~2 mL/kg），使血清钠浓度升高 10~15 mmol/L 或提高至 120~125 mmol/L，以有效减轻患者的中枢神经系统症状。或者根据公式（125-测量值）× TBW 估算，将体液渗透压提升至 25 mOsm/（kg·H₂O）所需的补钠量。此时，还应考虑根据尿钠浓度乘以尿量估算的继续丢失量。

对于血容量过多的患者，可配合静脉应用呋塞米 1 mg/kg，必要时可重复。一旦急性纠正治疗期完成，则可开始按慢性期的纠正治疗原则做进一步的治疗。

3. 慢性低钠血症的治疗

快速纠正严重低钠血症的死亡率可达 33%~86%。可伴发渗透性脱髓鞘综合征，可导致易感神经元的脱髓鞘，特别易发生在脑干。症状的进展可以从几小时到几天，包括痉挛性瘫痪、假性球麻痹和意识障碍。因此，目前主张以 0.5 mmol/（L·h）的速度将血钠浓度提升到 120~125 mmol/L，其中第 1 个 24 h 血钠提升不超过 12 mmol/L，第 1 个 48 h 血钠提升不超过 25 mmol/L。年轻女性对低钠血症的耐受性较差，为避免出现严重的低钠性脑损害，可适当提高血钠的提升速度，一般以 1~2 mmol/（L·h）为宜。

根据预期的血钠提升速度可计算出补钠的速度：

补钠速度（mmol/h）= 预期血钠提升速度 × TBW

以体重 60 kg 的男性患者为例，若预期血钠提升速度为 0.5 mmol/（L·h），则补钠速度应为 18 mmol/h。如输注的生理盐水钠浓度为 154 mmol/L，则每小时应输入 117 mL；如补充的是 3% NaCl 溶液（钠浓度为 513 mmol/L），则每小时应输入 35 mL。

二、高钠血症

（一）定义及发病情况

高钠血症的定义是血浆钠浓度高于 145 mmol/L。高钠血症反映的是总体水量相对少于总体钠含量。按血容量不同分类，低容量性高钠血症常见于经肾脏或肾脏外失水多于失钠，亦被称为高渗性脱水；等容量性高钠血症常见于仅丢失少量水的不感蒸发；高容量性高钠血症通常是发生在钠摄入多于水摄入，临床比较少见。报道称急性脑血管疾病患者25%可并发高钠血症。

（二）病因

1. 医源性因素

昏迷患者进食和补液量不足使机体明显缺水；患者常伴有高热，并且颅脑损伤后ICP增高和代谢性酸中毒可致深大呼吸，使不显性失水明显增加；治疗颅内高压时反复应用甘露醇等高渗透性利尿剂，同时补给大量的钠盐，以致体内缺水程度多于缺钠，导致高钠血症；脑脊液的持续大量引流，脑脊液的成分与细胞外液基本相同；应激反应导致血糖增高，所以强调控制糖摄入而单纯输注生理盐水或因代谢性酸中毒补给碳酸氢钠，容易导致血钠浓度增高；摄入水分不够，如吞咽困难，重危患者的给水不足，经鼻胃管或空肠造瘘管给予高浓度肠内营养溶液等；为预防癫痫应用苯妥英钠，其可抑制抗利尿激素（ADH）释放。

2. 神经体液因素

脑损伤后，机体处于应激状态，引起肾素-血管紧张素-醛固酮系统活性增高，因此肾上腺皮质球带分泌盐皮质激素增多，促进肾脏远曲小管和集合管对钠的主动重吸收，同时肾小球滤过降低，加之急性肾功能损害对ADH的反应性减低或丧失，肾脏浓缩尿功能减低，使肾脏排水多于排钠，造成细胞外液明显减少，血钠相对增多，从而产生高钠血症；重型颅脑损伤可使下丘脑-神经垂体受损，导致神经源性渗透压调节中枢损伤和ADH的分泌、运输异常。

（三）临床表现

高钠血症主要引起神经系统的症状。急性高钠血症起病急骤，主要表现为淡漠、嗜睡、进行性肌肉张力增加、颤抖、运动失调、惊厥、癫痫发作，甚至昏迷而死亡。婴幼儿且可表现为呕吐、发热和呼吸困难。慢性高钠血症症状较轻，初期可不明显，严重时主要表现为烦躁或淡漠、肌张力增高、深腱反射亢进、抽搐或惊厥等。高钠血症所致的脑萎缩可引发脑实质出血、蛛网膜下腔出血和硬膜下血肿，严重者可导致患者死亡。

（四）治疗

高钠性高渗状态的治疗，首要问题是去除病因。需要注意的是，不能用低渗液过快纠正高钠血症。血钠下降速度降钠要慢，血钠浓度每8h内降低应小于15 mmol/L。补液中适当补钾，既可不使体液渗透压下降过快，又不会增加钠负荷。补液过速、降低高渗状态过快，可能引起脑水肿、惊厥、神经损害，甚至死亡。

1. 脱水型

缺水量 = TBW × ［1-（正常血钠浓度）/（患者所测得的血钠浓度）］

此公式内的体重是指发病原来的体重。计算所得的缺水量是粗略估计，不包括等渗液的欠缺。另外，计算补液量时应包括每日生理必须的液体，大约为1 500 mL，还应考虑目前情况下额外丢失的液体量。如果不知道患者原有的体重，则可以按照下列公式计算所需补充的水量：

男性所需补充水量 = 4 × 现有体重 × 欲降低的钠量（mmol/L）

女性所需补充水量 = 3 × 现有体重 × 欲降低的钠量（mmol/L）

需要补充的补液体可口服或静脉滴注，以等渗葡萄糖液为首选，或者是采用等渗盐水与5%葡萄糖液，按1∶3或者1∶1的比例混合配方进行静脉滴注。口服或鼻胃管灌注的优点是水分一般能较快吸收，比较安全。但在重度脱水或急需补液扩容量时，或患者有明显呕吐、梗阻、腹泻时，则必须静脉补液。同时要注意监测血糖以防止高血糖的发生，若伴有高血糖，液体中葡萄糖浓度以2.5%为宜。生理盐水除外在极其严重高血钠的情况下，一般不予直接应用，其渗透压比血浆更低。

关于补液的速度，如果是中度（失水占体重的5%，失水4000～5000 mL）或重度（10%，失水8000～10 000 mL）缺水，应在开始的4～8 h内立即补充所计算液体量的1/3～1/2，剩余的液体量可在24～48 h内继续补充。补液过程中密切观察患者的临床变化，根据补液后的反应，包括尿量是否增多以及血清钠浓度、尿渗透压和尿比重是否降低等，综合判断患者的补液量是否充足。

2. 低渗液丢失型（高渗脱水型）

低渗液丢失是指水丢失多于钠丢失。细胞外液容量缩减远远超过细胞内液，丢失液大约2/3是水，1/3是等渗液。丢失的水来自细胞内、外液，对血容量影响小；然而，占1/3的等渗液丢失则是来自细胞外液，与丢失同样容量的纯水相比，等渗液丢失对血容量的影响则更为严重。同时由于钠离子丢失，所以体液渗量增加与容量丧失不成比例。因此，用于计算纯水丢失的公式不适用于此种类型。必须根据患者的临床体征（例如体位性低血压、休克、少尿或无尿等）进行判断。此型多伴循环衰竭，故开始治疗时应使用等渗盐水，该溶液对高钠血症患者而言是低渗液。伴严重循环衰竭时还可给予血浆、白蛋白及血管扩张剂。补液速度为恢复循环功能早期宜快，一旦组织灌注充足，循环状态改善后再给予低渗盐水（1∶1的5%葡萄糖液和0.9%盐水液）并放慢补液速度。

3. 钠中毒（盐中毒型）

细胞外液容量过度扩张可致肺水肿，可给予利尿剂如速尿促进体内钠的排出。但这些利尿剂的排水作用强于排钠，故应及时补充水分，以免加剧高渗血症。肾功能正常时，Na^+离子可以迅速随尿液排出。肾功能衰竭或不全的患者，可以采用血液或腹膜透析治疗，借助高渗葡萄糖透析液透析，来校正高钠性脱水状态。透析速度应进行监察调整，以防止血浆Na^+浓度降低过快而发生脑水肿。补液量可参照下列公式进行估算：

缺水量（L）= TBW ×（测定的血钠浓度−140）mmol/L

对于严重颅脑损伤患者，应及时发现存在的高钠血症，去除致病因素，并避免医源性高钠血症的发生：①加强血钠浓度监测，对于无法表达渴感的昏迷患者，如果不能及时发现和纠正高钠血症，随着症状加重，可因被误认为是原有脑损害加重而增加脱水剂的用量，进一步加重患者的病情；②去除致病因素，避免不合理用药，正确处理高热、呕吐，注意液体补充以保持合理的容量状态，及时进行必要的头颅CT扫描检查；③控制高血糖，高钠血症与高糖血症并存现象较为普遍，高糖血症可进一步增加血液渗透压，加重高钠血症的临床症状，并影响患者的预后。

三、低钾血症

（一）病因

低钾血症（$K^+ < 3.5$ mmol/L）是最常见的电解质紊乱之一，最常见的原因是肾脏或胃肠道丢失过多。并且在神经外科治疗中，一些常见的治疗方法可能导致低钾血症。例如，甘露醇常用于治疗 ICP 升高，它具有排钾特性。氢化可的松可用于治疗 CSWS 导致的低钠血症，也可以导致排钾增多；其他治疗方法，如过度通气（碱中毒）、类固醇、胰岛素和沙丁胺醇，也可能由于它们将钾从血管内转移到细胞内而导致低钾血症。

（二）临床表现及评估

中至重度低钾引起心电图改变，包括 U 波、T 波变平和 ST 改变。当心律失常与其他促心律失常的情况如缺血、洋地黄中毒或镁元素缺乏相结合时，发生心律失常的频率更高。

对于有心律失常高风险的患者，如合并有心脏疾病的 SAH 或脑梗死患者，应密切监测血钾水平，并根据需要予以补充。

（三）治疗

静脉输注钾应以不超过 20 mmol/h 的速度连续输注。由于高钾血症的风险，患者应进行连续心电监测和系列取样监测血钾水平。

由于镁在钾跨膜运输中的作用，需要同时纠正低镁血症。在低镁血症的情况下，替代治疗难以纠正低钾血症和低钙血症。因此，经常同时补充镁盐（如硫酸镁）与钾。

四、高钾血症

（一）病因

钾是体内最丰富的阳离子，主要在细胞内。人体内 2% 的钾存在于细胞外，血清中钾离子的浓度被严格控制在 3.5 ~ 5.5 mmol/L。跨细胞膜的钾离子梯度有助于维持包括心肌在内的神经和肌肉细胞的兴奋性。因此，钾离子失调是引起危及生命的心律失常的最常见原因之一。钾主要由肾脏排出，因此高钾血症（$K^+ > 5.5$ mmol/L）最常见的原因是肾脏排泄功能受损，但也可由细胞内钾释放增加引起。

（二）临床表现及评估

高钾血症时最先出现的指标可能是心电图异常或心律失常。血钾水平升高导致的进行性心电图改变包括高尖 T 波、延长 P-R 间期和 P 波变平。当钾水平高于 8.0 mmol/L 时，QRS 波变宽，此时如果不及时治疗，患者心搏骤停的风险非常高。

（三）治疗

高钾血症没有标准的治疗方法，它取决于严重程度和心电图异常。紧急治疗的目的是保护心脏免受心律失常的侵害（钙、碳酸氢盐）或将钾移入细胞内（如过度通气、胰岛素、β受体激动剂）。从体内去除钾是高钾血症的最终治疗方法，它通常取决于肾功能。循环利尿药（如呋塞米）和0.9% NaCl溶液一起将增加尿量和钾的排泄。如果患者少尿，可以透析治疗，也可以通过胃肠道给予阳离子交换树脂从体内移除钾。

五、低镁血症

（一）病因

低镁血症（$Mg^{2+} < 0.65$ mmol/L）的发生主要是由于肾脏损失（例如，给药后的循环利尿剂）或CSWS。临床上，低镁血症常伴有低钾血症和低钙血症。

（二）临床表现

低镁血症的症状包括神经肌肉应激性和无力、肌肉痉挛、癫痫和昏迷，以及心律失常。大约30%的蛛网膜下腔出血（SAH）患者在入院时同时存在低镁血症。低镁、SAH和心律失常之间的关系尚不清楚。缺镁会导致心肌细胞复极延长和心电图Q-T间期延长。尖端扭转型室性心动过速常伴有低镁血症。

（三）治疗

通常以10 g/d的速度缓慢静脉注射硫酸镁来纠正镁缺乏。在紧急情况下，可在1～2 min内注入8～12 mmol（2～3 g）硫酸镁，然后接下来5 h内注入40 mmol（10 g）。快速静脉注射硫酸镁常伴有明显的恶心呕吐。高镁血症（$Mg^{2+} > 1.0$ mmol/L）很少发生在治疗性镁输注后，通常发生在肾衰竭患者。高镁血症在2 mmol/L水平以上时出现症状。症状可从腱反射减弱或消失发展到完全性房室传导阻滞、呼吸衰竭和心搏停止。

六、低钙血症

（一）定义

低钙血症（$Ca^{2+} < 1.1$ mmol/L）是较为常见的电解质紊乱之一。常见的原因包括颈部手术后的甲状旁腺功能减退、苯妥英钠和苯巴比妥治疗、肾衰竭和输血（红细胞中柠檬酸盐抗凝药与钙结合）。由过度通气引起的呼吸性碱中毒（用于治疗ICP升高）导致蛋白结合钙增加。

（二）临床表现

临床表现与心脏、神经传导及心肌收缩功能减退有关。心脏表现包括延长Q-T和S-T间期，心输出量减少，低血压和心动过缓，并可发展为室性心律失常。神经系统症状包括感觉异常、全身肌肉无力、手足抽搐及癫痫。

（三）治疗

对于有症状的低钙血症患者，可以通过缓慢注射 1 g 氯化钙来补钙。

七、代谢性酸中毒

代谢性酸中毒是指细胞外液 H^+ 增加或 HCO_3^- 丢失而引起以原发性碳酸氢盐浓度降低为特征的酸碱平衡紊乱。

（一）病因

（1）消化道丢失 HCO_3^-：对于腹泻、肠瘘和胆瘘的患者，可因 HCO_3^- 大量丢失，血浆中 HCO_3^- 减少。

（2）肾脏泌 H^+ 功能障碍。

（3）固定酸摄入过多：长期服用水杨酸类药物，会导致血浆中有机酸阴离子增加。

（4）固定酸产生过多：各种原因引起的组织低灌注或缺氧导致乳酸增加、严重饥饿、乙醇中毒等情况时，葡萄糖利用减少或糖原储备不足，脂肪分解加速，产生大量酮体，当酮体产生量超过外周组织的氧化能力及肾排泄能力时，可能发生酮症酸中毒。

（二）常见的代谢性酸中毒

1. 乳酸酸中毒

乳酸酸中毒指动脉血乳酸水平超过 5 mmol/L，同时动脉血 pH 低于 7.35。乳酸酸中毒是重症患者常见的代谢性酸中毒，动脉血乳酸水平增高，提示组织缺氧。乳酸水平与病死率相关，乳酸水平超过 5 mmol/L 的患者病死率高达 83%，但因为乳酸受某些因素如营养状态和肝脏疾病的影响，仅凭乳酸水平做出预后判定是片面的。但乳酸水平改变趋势有助于判定治疗效果和判断预后。

病因有如下几种：严重全身感染、癫痫发作、恶性肿瘤、肝衰竭。

治疗时，首先应对因治疗，避免乳酸酸中毒本身对机体造成的进一步损害；碳酸氢盐治疗的目的在于减轻酸血症对于血流动力学的影响；可采用透析方法。

2. 酮症酸中毒

酮症酸中毒发生在游离脂肪酸产生增加或脂肪酸分解的酮体在肝脏内蓄积。糖尿病酮症酸中毒最常见，通过检测血糖和酮体可确诊。乙醇性酮症酸中毒发生在大量饮酒反复呕吐者，表现为在血酮体增高的同时，伴有血糖正常或轻度增高的特点。饥饿性酮症酸中毒是轻微和有自限性的酸中毒，HCO_3^- 的降低很少超过 5 mmol/L。

糖尿病酮症酸中毒应通过静脉应用胰岛素治疗，补充碳酸氢盐治疗糖尿病酮症酸中毒无效。

对于绝大部分的乙醇性酮症酸中毒患者来说，既不需要碳酸氢盐，也不需要胰岛素治疗，他们对输注葡萄糖反应灵敏。饥饿性酮症酸中毒予以进食能迅速纠正。

八、代谢性碱中毒

代谢性碱中毒（pH＞7.45、HCO_3^-＞26 mmol/L，BE＞2.3）时细胞外液碱增多或 H^+ 丢失而引起的以原发性 HCO_3^- 浓度升高为特征的酸碱平衡紊乱。

（一）病因

（1）消化道丢失 H^+：见于频繁呕吐以及胃肠减压，富含 H^+ 的大量胃液丢失。

（2）肾丢失 H^+：低氯性碱中毒、肾上腺皮质激素增多。

（3）H^+ 向细胞内转移导致低钾血症。

（4）碱性物质摄入过多：口服或静脉输入碳酸氢盐过量。大量输入库存血，库存血中的柠檬酸钠在体内氧化产生碳酸氢钠，在肾功能减退时可引起代谢性碱中毒。

（二）治疗

代谢性碱中毒一般是可以预防的。用氯化钾治疗利尿剂引起的钾离子丢失；最大限度控制胃肠减压；与氯化物不足有关的，补充足量的氯化物；对于 COPD 患者避免 $PaCO_2$ 下降过快，在许多患者可以避免代谢性碱中毒的发生。如果发生代谢性碱中毒，一般纠正电解质紊乱能恢复酸碱平衡。纠正代谢性碱中毒的常用药物包括盐酸精氨酸、氯化铵和盐酸等。

第八节　疼痛管理

传统观点认为，由于开颅手术切口对神经纤维损伤较小、硬脑膜神经纤维密度较低、脑实质内无痛觉纤维分布以及自我镇痛机制的形成，开颅手术患者术后不会经历明显疼痛，教科书几乎未提及术后疼痛治疗的相关内容，但越来越多的临床证据显示事实并非如此。研究显示，开颅手术后疼痛至少在手术后短期内是大多数患者所面临的一个严重问题。

一、神经外科手术后疼痛发生率

据报道，开颅术后疼痛的发生率为30%~90%，具体取决于各种围手术期因素。开颅手术后，33%的患者主诉严重疼痛，39.4%的患者主诉中度疼痛，21.3%的患者主诉轻微疼痛，6.4%的患者主诉无疼痛。

不同手术入路神经外科手术之间术后疼痛的程度有一定差别，经蝶入路术后疼痛最为严重，其原因与术中切除鼻中隔、损伤蝶窦及鞍底硬膜有关，该部位有大量神经末梢（三叉神经、上颌神经分支）分布；经颞下及枕骨下入路术后疼痛较为严重，前者由于颞肌破坏导致上下颌运动时疼痛，后者主要为肌肉损伤牵拉所致；经额顶入路术后疼痛相对较轻，仅由于头皮骨膜损伤所致。

成人开颅手术术后疼痛是以伤害性疼痛为主的急性疼痛，通常不超过7天，以术后24~48 h内最为明显。

二、疼痛产生的解剖和生理学基础

根据解剖结构，头部伤害性感觉的传入纤维主要来自三叉神经，也有来自面神经、舌咽神经和迷走神经，颈神经也参与其中。这些脑神经的初级传入纤维通向三叉神经核系统，包括三叉中脑核、感觉主核和脊髓三叉核。而颈神经的感觉纤维则是进入脊髓后角，并由此上行传入脊髓上系统。

脊髓上系统是疼痛刺激整合处理的高级中枢，它主要是对疼痛的辨别成分、情感成分、记忆成分和运动控制等进行处理。丘脑是对传入的伤害性刺激进行中转的复杂结构，将伤害性感觉冲动分别传入大脑躯体感觉皮质和边缘系统。躯体感觉皮质和扣带区皮质是与疼痛有关的大脑皮质。而边缘系统涉及疼痛和情感方面，包括情绪和体验，它接受来自脊髓丘脑束、丘脑、网状结构的神经冲动，延伸至脑皮质各部分，尤其是额、颞部皮质。

三、疼痛管理的药物选择

可用于神经外科手术后镇痛治疗的药物包括以下几类：阿片类药物、非阿片类中枢镇痛药物、非甾体抗炎药（NSAID）、NMDA受体拮抗剂、抗癫痫药物、α_2肾上腺素受体激动剂等，简述如下。

（一）阿片类药物

阿片类药物具有强效的中枢镇痛作用，清醒患者可产生欣快感。阿片类药物可产生剂量相关性呼吸中枢抑制，从而影响呼吸频率、呼吸节律、CO_2反应性、潮气量和每分通气量等，临床常见呼吸频率减慢，部分可因潮气量增加而得到代偿。CO_2反应性降低可导致高碳酸血症，进而增加CBF量和脑血容量，在颅内顺应性降低的患者可导致ICP显著升高，进而导致脑灌注压降低。婴儿、老年人和合并肺部疾病的患者对药物所致的呼吸抑制均较敏感，这些患者应用阿片类药物时应特别注意。

阿片类药物对胃肠道的最常见影响是手术后恶心、呕吐，主要原因是：①直接刺激极后区催吐化学感受区；②与前庭功能有关的体位变化；③减弱消化道蠕动；④增加胃液容量。恶心和呕吐一方面可增加误吸的危险性，另一方面可升高血压和ICP。

用于开颅手术术后镇痛的阿片类药物主要指μ阿片受体激动药，如吗啡、可待因、芬太尼、舒芬太尼等。阿片类药物可能引起呼吸抑制和过度镇静，掩盖颅内不良事件（如颅内出血、颅内压增加等）的发生。但Dilmen等的研究显示，通过PCA给予吗啡可以安全有效地缓解开颅手术的术后疼痛，并未引起呼吸抑制等严重不良反应。Jellish等的研究表明，通过PCA给予吗啡不会增加恶心、呕吐的发生。

（二）非阿片类中枢性镇痛药物

曲马多虽然也与阿片受体结合，但是其亲和力较弱，与μ受体的亲和力相当于吗啡的1/6000，与δ、κ受体的亲和力仅为对μ受体的1/25。应用可完全拮抗吗啡抗伤害效应剂量的纳洛酮，仅能使曲马多的抗伤害效应降低45%。因此，曲马多的镇痛作用不能完全用阿片受体机制来解释。已经证实，曲马多是一消旋混合体，其（+）对映体是作用于阿片受体，而（-）对映体则是抑制神经元突触对去甲肾上腺素的再摄取，并增加神经元外5-羟色胺浓度，从而影响痛觉传递而产生镇痛作用，但其作用的确切机制尚不完全清楚。曲马多的主要不良反应是术后恶心呕吐（PONV）的发生率比较高。PONV将导致严重的开颅术后并发症，如颅内压迅速增高，可导致颅内出血和血肿。

曲马多的有效负荷剂量是3 mg/kg，手术后镇痛时可静脉注射50～100 mg/次，200～400 mg/d。采用PCA时，曲马多的单次剂量为25 mg，锁定时间为10 min。

（三）非甾体抗炎药

非甾体抗炎药（NSAID）的作用机制主要是通过抑制环氧合酶，从而抑制花生四烯酸代谢产物前列腺素的生物合成，减少感觉神经纤维对伤害性刺激的敏感性。NSAID 作为辅助用药应用于疼痛治疗时，不仅可减少阿片类药物的用量和不良反应，而且可减少患者的不适感，提高镇痛效果。

虽然 NSAID 可有效提供镇痛作用，但它们也会导致血小板功能障碍并延长出血时间（COX-1 异构体），因此其在神经外科术后镇痛中的应用受到了一定限制。另一方面，包括帕瑞昔布在内的 COX-2 抑制剂不具有抗血小板特性，因此在出血并发症方面不受限制。有研究证明，COX-2 抑制剂可能会减少开颅手术术后疼痛且不增加术后出血风险，在神经外科手术中的应用将具有巨大潜力。

（四）NMDA 受体拮抗剂

NMDA 受体属于兴奋性氨基酸（EAA）受体的一种，广泛分布在中枢神经系统，并且在海马和大脑皮质最多，其次是纹状体和膈区。动物实验证实，NMDA 受体与中枢敏化密切相关。在伤害性刺激传入前应用 NMDA 受体拮抗剂，可预防传入纤维对重复刺激的反应进行性增高。目前，NMDA 受体拮抗剂普遍通过两种机制减轻疼痛：降低阿片类药物耐受性和降低中枢性超敏反应。迄今为止，NMDA 拮抗剂在预防性镇痛中的疗效尚不明确。氯胺酮因其精神效应，对神经外科患者的影响尚未得到评估。Ortolani 等报道，手术中静脉注射小剂量 [0.2 mg/（kg·30 min）] 的氯胺酮可减少手术后 24 h 内患者 PCA 所需的哌替啶用量。

（五）抗癫痫药

加巴喷丁作为抗癫痫药用于部分性癫痫发作。口服后吸收良好且耐受性良好，2～3 h 内血浆中浓度最高。最常见的不良反应是外周水肿、头晕、疲劳、嗜睡和共济失调。作为一种用于术后疼痛管理的新药，其具有独特的机制和抗痛觉过敏的作用。大量研究表明，围手术期使用加巴喷丁可减轻术后疼痛。它与普瑞巴林的联合用药已被用于治疗脊柱手术后的神经性和术后疼痛，被证明可以减少阿片类药物的需求。

（六）α_2 肾上腺素受体激动剂

右美托咪定是一种有效的 α_2 肾上腺素激动剂，可产生镇静和镇痛作用，不造成呼吸抑制。在术前应用右美托咪定已被证明可显著减少阿片类药物的需求。另外，右美托咪定可以在患者从麻醉状态到恢复期时提供过渡镇痛；在麻醉恢复期使用时，可使患者从镇静状态快速清醒并完成神经功能评估，减少术后不适与躁动的发生。

（七）皮质类固醇

大多数接受开颅手术的患者在手术前会使用皮质类固醇，主要是为了减少血管源性水肿。除此之外，皮质类固醇还通过调节外周伤害性感受器提供有效的抗炎作用。同时，皮质类固醇可以缓解化学性脑膜炎引起的术后头痛。并且由于该药物的中枢止吐作用，疼痛控制得到了改善。

（八）局部麻醉剂

在开颅手术后的疼痛管理中，区域或局部头皮浸润麻醉复合全身镇痛药物应用能够获得更佳的镇痛效果。一系列研究观察到，罗哌卡因或布比卡因头皮浸润可以降低术后疼痛的严重程度和发生率。在手术创伤发生之前先行给予局部镇痛可以阻断外周疼痛刺激，这比疼痛开始后再进行管理更有益，还避免了全身性镇痛药物诱发的痛觉过敏现象。Peng 等人的研究表明，术中静脉持续泵注利多卡因 2 mg/（kg·h）可减少开颅手术患者术后疼痛的发生，同时未增加其他不良反应的发生，但此结论尚需要更多临床研究加以证实。

四、术后镇痛方式

（一）头皮神经阻滞

头皮的神经分布来源于三叉神经和颈丛。始于三叉神经的是支配额部的眶上神经和滑车上神经，颞部的颧颞神经、颞下颌神经和耳颞神经。始于颈丛的是支配枕部的耳大神经、枕大神经和枕小神经。头皮神经阻滞可降低术后早期疼痛评分，延长术后首次给予镇痛药物的时间，减少术后镇痛药物的用量，镇痛时间长。局麻药一般选择 0.25%～0.375% 的布比卡因或 0.25%～0.5% 的罗哌卡因。头皮神经阻滞的优点是镇痛的同时不干扰神经系统检查，不影响患者的神志和感觉、运动功能，能提供理想的术后神经功能评估，安全有效，不良反应小。

（二）切口局部浸润麻醉

一种观点认为，外科手术引起的急性疼痛来源于局部组织部位的解剖创伤和随后激活的急性炎症反应。因此，受伤后释放的化学介质导致脊髓中神经元的过度兴奋和初级感觉神经元的外周敏化，这种由组织损伤引发的敏化导致疼痛信号增强。而切口局部浸润麻醉会钝化开颅手术引起的应激反应，以显著降低患者术后急慢性疼痛。

（三）全身性药物治疗

目前临床常用患者自控镇痛（PCA）。个体在不同情况下所需的最低有效镇痛药物剂量和最低有效血药浓度各异，而维持稳定的最低有效血药浓度是满意镇痛的基本保证。PCA 方式可以更有效地缓解开颅手术术后疼痛，同时减少不良反应，而间断按需镇痛很可能引起过度镇静、镇痛不足或二者交替出现的状况。

（四）预防镇痛

预防镇痛（preventive analgesia）是指在手术前即对伤害性感受加以阻滞而达到手术后镇痛或减轻疼痛的目的。手术引起的强烈刺激包括两个阶段：切割伤口引起的初始阶段以及受损组织释放化学物质和酶引起的继发阶段。继发阶段可延续至手术后较长的时间，并且两个阶段的刺激均可引起中枢致敏。

组织损伤一方面是通过外周机制使伤害性感受器阈值降低产生周围致敏，另一方面通过使中枢感受区扩大或使脊髓后角神经元兴奋性升高，或者 C 纤维接受刺激引起脊髓后角神经元反应增强而导致中枢致敏。手术中，中枢致敏可导致手术后疼痛扩散和延长。通过对周围致敏和中枢致敏的抑制，即可达到预先镇痛的目的。非甾体抗炎药（NSAID）能够提供抑制环氧合酶而使前列腺素合成减少，从而阻滞周围致敏达到预先镇痛作用。此作用主要是通过减少外周至中枢传入的伤害性感受，也有部分中枢镇痛作用。静脉应用吗啡能够产生明显的预先镇痛作用。理论上讲，联合用药能够达到较好的预先镇痛效果。在临床上，可选用手术前和手术中或手术后联合用药以及手术前联合应用作用于不同部位的镇痛药物，例如吗啡、局部麻醉药和NSAID，以达到预防镇痛的目的。

（五）多模式镇痛

多模式镇痛（multi-model analgesia）即联合使用不同作用机制的镇痛药物，或不同的镇痛措施，通过多种机制产生镇痛作用，以获得更好的镇痛效果，而使药物的不良反应降至最低。研究表明，两种或两种以上的、不同镇痛机制的方法（包括非药物治疗方法）联合应用于围术期疼痛治疗的有效性比单一方法更有优势，镇痛效果更好，而不良反应并未增加，患者满意度增加，门诊患者的离院时间缩短。例如，硬膜外阿片类药物与局麻药或可乐定合用，静脉阿片类药物与酮洛酸或氯胺酮合用等。非甾体抗炎药，如环氧化酶-2（cyclooxygenase-2，COX-2）选择性抑制剂和对乙酰氨基酚可减少阿片类药物全身给药的需要量，相应降低后者剂量相关不良反应的发生。在可能的条件下，麻醉科医师应采用多模式镇痛方式。

（杨建军　王中玉）

参考文献

［1］ GELB A W, CRAEN R A, RAO G S, et al. Does hyperventilation improve operating condition during supratentorial craniotomy? A multicenter randomized crossover trial［J］. Anesth Analg, 2008, 106(2): 585-594.

［2］ 韩如泉, 李淑琴. 神经外科麻醉分册［M］. 北京: 北京大学医学出版社, 2011.

［3］ 邓小明, 姚尚龙, 于布为, 等. 现代麻醉学［M］. 北京: 人民卫生出版社, 2014.

［4］ STONEHAM M D, THOMPSON J P. Arterial pressure management and carotidendarterectomy［J］. Br J Anaesth, 2009, 102: 442-452.

［5］ FRANCK M, NERLICH K, NEUNER B, et al. No convincing association between post-operative delirium and postoperative cognitive dysfunction: a secondary analysis［J］. Acta Anaesthesiol Scand, 2016, 60(10): 1404-1414.

［6］ GOETTEL N, BURKHART C S, ROSSI A, et al. Associations between impaired cerebral blood flow autoregulation, cerebral oxygenation, and biomarkers of brain injury and postoperative cognitive dysfunction in elderly patients after major noncardiac surgery[J]. Anesth Analg, 2017, 124(3): 934-942.

[7] PAN K, LI X, CHEN Y, et al. Deferoxamine pre-treatment protects against postoperative cognitive dysfunction of aged rats by depressing microglial activation via ameliorating iron accumulation in hippocampus[J]. Neuropharmacology, 2016, 111:180-194.

[8] SCOTT J E, MATHIAS J L, KNEEBONE A C, et al. Postoperative cognitive dysfunction and its relationship to cognitive reserve in elderly total joint replacement patients[J]. J Clin Exp Neuropsychol, 2016, 39(5): 459-472.

[9] INOUYE S K, MARCANTONIO E R, KOSAR C M, et al. The short-term and long-term relationship between delirium and cognitive trajectory in older surgical patients[J]. Alzheimers Dement, 2016, 12(7): 766-775.

[10] HARASAWA N, MIZUNO T. A novel scale predicting postoperative delirium (POD) in patients undergoing cerebrovascular surgery[J]. Arch Gerontol Geriatr, 2014, 59(2): 264-271.

[11] EGAWA J, INOUE S, NISHIWADA T, et al. Effects of anesthetics on early postoperative cognitive outcome and intraoperative cerebral oxygen balance in patients undergoing lung surgery: a randomized clinical trial [J]. Can J Anaesth, 2016, 63(10): 1161-1169.

[12] SKUCAS A P, ARTRU A A. Anesthetic complications of awake craniotomies for epilepsy surgery[J]. Anesth Analg, 2006, 102(3): 882-887

[13] NICKELS T J, MANLAPAZ M R, FARAG E. Perioperative visual loss after spine surgery[J]. World J Orthop, 2014, 5(2): 100-106.

[14] RUBIN D S, PARAKATI I, LEE L A, et al. Perioperative visualloss in spine fusion surgery: ischemic optic neuropathy in the United States from 1998 to 2012 in the nationwide inpatient sample[J]. Anesthesiology, 2016, 125(3): 457-464.

[15] CARNEY N, TOTTEN A M, O'REILLY C, et al. Guidelines for the management of severe traumatic brain injury, fourth edition[J]. Neurosurgery, 2017, 80(1): 6-15.

[16] MÜNZBERG M, MUTSCHLER M, PAFFRATH T, et al. Level of Evidence Analysis for the Latest German National Guideline on Treatment of Patients with Severe and Multiple Injuries and ATLS[J]. World J Surg, 2015, 39(8): 2061-2067.

[17] SCHÖCHL H, SCHLIMP C J. Trauma bleeding management: the concept of goal-directed primary care[J]. Anesth Analg, 2014, 119(5): 1064-1073.

[18] MEYBOHM P, CHOORAPOIKAYIL S, WESSELS A, et al. Washed cell salvage in surgical patients: A review and meta-analysis of prospective randomized trials under PRISMA[J]. Medicine (Baltimore), 2016, 95(31): e4490.

[19] ESTCOURT L J, FORTIN P M, TRIVELLA M, et al. Preoperative blood transfusions for sickle cell disease [J]. Cochrane Database Syst Rev, 2016, 4:CD003149.

[20] CHOU S T, FASANO R M. Management of patients with sickle cell disease using transfusion therapy: guidelines and complications[J]. Hematol Oncol Clin North Am, 2016, 30(3): 591-608.

[21] HALMIN M, CHIESA F, VASAN S K, et al. Epidemiology of massive transfusion: a binational study from Sweden and Denmark[J]. Crit Care Med, 2016, 44(3): 468-477.

[22] GUERADO E, MEDINA A, MATA M I, et al. Protocols for massive blood transfusion: when and why, and potential complications[J]. Eur J Trauma Emerg Surg, 2016, 42(3): 283-295.

神经外科精确麻醉

［23］ 韩如泉, 王保国, 王国林. 神经外科麻醉学［M］. 北京: 人民卫生出版社, 2018.

［24］ GROPPER M A, ERIKSSON L I, FLEISHER L A, et al. Miller's Anesthesia［M］. 9th ed. Philadelphia: Elsevier, 2019.

［25］ SKUCAS A P, ARTRU A A. Anesthetic complications of awake craniotomies for epilepsy surgery［J］. Anesth Analg, 2006, 102(3): 882-887.

［26］ HAGBERG C A, GOLLAS A, BERRY J M. The laryngeal mask airway for awake craniotomy in the pediatric patient: report of three cases［J］. J Clin Anesth, 2004, 16(1): 43-47.

［27］ GRACIA I, FABREGAS N. Craniotomy in sitting position: anesthesiology management［J］. Curr Opin Anaesthesiol, 2014, 27(5): 474-483.

［28］ KOBAYASHI A, AL-SHAHI SALMAN R. Prognosis and treatment of intracranial dural arteriovenous fistulae: a systematic review and meta analysis［J］. Int J Stroke, 2014, 9(6): 670-677.

［29］ KRSMANOVIC L Z, HU L, LEUNG P K, et al. The hypothalamic GnRH pulse generator: multiple regulatory mechanisms［J］. Trends Endocrinol Metab, 2009, 20(8): 402-408.

［30］ BREEN K M, KARSCH F J. New insights regarding glucocorticoids, stress and gonadotropin suppression ［J］. Front Neuroendocrinol, 2006, 27(2): 233-245.

［31］ BILEZIKJIIAN L M, BLOUNT A L, DONALDSON C J, et al. Pituitary actions of ligands of the TGF-beta family: activins and inhibins［J］. Reproduction, 2006, 132(2): 207-215.

［32］ VUONG C, VAN UUM S H, O'DELL L E, et al. The effect of opioids and opioid analogs on animal and human endocrine systems［J］. Endocr Rev, 2010, 31(1): 98-132.

［33］ GALLUZZI F, STAGI S, PARPAGNOLI M, et al. Oral clonidine provocative test in the diagnosis of growth hormone deficiency in childhood: should we make the timing uniform［J］? Horm Res, 2006, 66(6): 285-288.

7

第八章
神经外科精确麻醉的相关规范

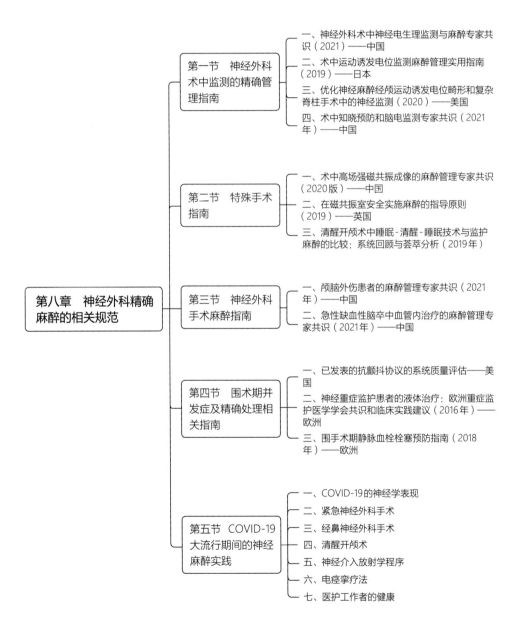

第一节 神经外科术中监测的精确管理指南
- 一、神经外科术中神经电生理监测与麻醉专家共识（2021）——中国
- 二、术中运动诱发电位监测麻醉管理实用指南（2019）——日本
- 三、优化神经麻醉经颅运动诱发电位畸形和复杂脊柱手术中的神经监测（2020）——美国
- 四、术中知晓预防和脑电监测专家共识（2021年）——中国

第二节 特殊手术指南
- 一、术中高场强磁共振成像的麻醉管理专家共识（2020版）——中国
- 二、在磁共振室安全实施麻醉的指导原则（2019）——英国
- 三、清醒开颅术中睡眠-清醒-睡眠技术与监护麻醉的比较：系统回顾与荟萃分析（2019年）

第三节 神经外科手术麻醉指南
- 一、颅脑外伤患者的麻醉管理专家共识（2021年）——中国
- 二、急性缺血性脑卒中血管内治疗的麻醉管理专家共识（2021年）——中国

第四节 围术期并发症及精确处理相关指南
- 一、已发表的抗颤抖协议的系统质量评估——美国
- 二、神经重症监护患者的液体治疗：欧洲重症监护医学会共识和临床实践建议（2016年）——欧洲
- 三、围手术期静脉血栓栓塞预防指南（2018年）——欧洲

第八章 神经外科精确麻醉的相关规范

第五节 COVID-19大流行期间的神经麻醉实践
- 一、COVID-19的神经学表现
- 二、紧急神经外科手术
- 三、经鼻神经外科手术
- 四、清醒开颅术
- 五、神经介入放射学程序
- 六、电痉挛疗法
- 七、医护工作者的健康

8

第一节 神经外科术中监测的精确管理指南

一、神经外科术中神经电生理监测与麻醉专家共识（2021）——中国

（一）术中常见电生理监测技术

1. 体感诱发电位

同第六章第二节第一部分。

2. 运动诱发电位

同第六章第二节第二部分。

3. 脑干听觉诱发电位

同第六章第二节第三部分。

4. 视觉诱发电位

同第六章第二节第四部分。

5. 脑电图

同第六章第二节第六部分。

6. 肌电图

术中肌电图监测可通过识别神经结构来降低手术损害的风险。EMG 监测有三种基本技术，包括自发 EMG、诱发 EMG 和术中肌电图监测。

（1）自发 EMG：无需电刺激，监测处于危险中的神经根，通常是由机械和（或）代谢引起的神经损伤。自发 EMG 可以观察到两种具有不同临床意义的放电模式：强直性放电和阶段性放电。前者经常在与牵引有关的神经缺血和电灼以及盐水冲洗引起的刺激中观察到，后者主要与神经挫伤有关。

（2）诱发 EMG：主要用于运动神经的监测，通过电刺激神经并在支配肌肉记录动作电位，可以为手术医师提供有关运动神经解剖变化的信息，区分运动神经和感觉神经。

（3）术中肌电图：可用于监测颅内和周围神经，评估神经完整性并根据神经支配的肌肉定位神经。

（二）麻醉对术中电生理监测的影响

1. 吸入麻醉药

（1）卤族类吸入麻醉药：地氟烷、七氟烷和异氟烷呈剂量依赖性地延长潜伏期，并通过抑制脊髓运动神经元的锥体激活或抑制大脑皮质的突触传递而明显降低波幅。吸入麻醉药对突触的抑制作用比轴突传递更强，其对皮质电位的干扰较皮质下更明显。与 SEP 相比，卤族类吸入麻醉药更容易引起 MEP 消失。如果肺泡最低有效浓度（MAC）值大于 0.5，MEP 监测的可

靠性将大大降低。但是，在硬膜外腔中记录到的 D 波对吸入麻醉药的耐受性较好，即使在较高 MAC 下也易于记录。当 MAC 值低于 0.5 时，连续经颅高强度脉冲刺激可以部分补偿吸入麻醉药对轴突和突触的抑制作用。但是，如果以最佳 MEP 监测质量为目标，最好的策略是避免使用吸入麻醉药。

（2）N$_2$O：单独使用会降低诱发电位波幅并延长潜伏期，不会改变诱发电位的波形。与卤族类吸入麻醉药联合使用时，N$_2$O 对诱发电位的抑制作用会显著增强。

2. 静脉麻醉药

（1）氯胺酮：与大多数麻醉药物不同，氯胺酮增强 SEP 和 MEP 信号，因此，对于已有神经系统损伤（诱发电位异常）的患者是良好的选择。应注意氯胺酮的不良反应，包括致幻、长半衰期、次生代谢物的长期存在、拟交感神经效应以及在颅内病理状态下增加颅内压。

（2）巴比妥类和苯二氮䓬类药物：硫喷妥钠诱导后，诱发电位的波幅下降，潜伏期延长。硫喷妥钠对皮质诱发电位潜伏期的影响最大，对皮质下和周围反应的影响可以忽略不计。苯二氮䓬类药物也会降低 MEP 波幅。在没有其他药物的情况下，诱导剂量的咪达唑仑会导致皮质 SEP 轻微降低，对皮质下 SEP 的影响较弱。与硫喷妥钠一样，咪达唑仑会强烈抑制 MEP。

（3）依托咪酯：与氯胺酮类似，静脉推注依托咪酯后增加皮质诱发电位波幅，而皮质下和周围反应无变化。与巴比妥类药物和丙泊酚相比，依托咪酯对 MEP 的抑制可忽略不计。诱导剂量会短暂降低 MEP 波幅，潜伏期不变。与其他静脉麻醉药比较，依托咪酯在诱导剂量或连续静脉输注期间对诱发电位波幅的影响最小。持续静脉输注时应关注其肾上腺皮质抑制作用。

（4）丙泊酚：丙泊酚会导致 SEP 和 MEP 波幅呈剂量依赖性降低，对潜伏期的影响不大。丙泊酚持续输注是诱发电位监测的最佳选择，可以保证更加可靠的 SEP 和 MEP 监测。

（5）α$_2$ 受体激动剂：无论单独使用还是与吸入麻醉药联合使用，可乐定都不会对潜伏期或波幅产生影响。临床使用剂量的右美托咪定对诱发电位监测影响不大，剂量高达 1.2 mg/（kg·h）时仍可有效进行术中神经电生理监测。

3. 阿片类药物

与吸入麻醉药相比，阿片类药物对诱发电位的抑制作用没有卤族类吸入麻醉药强。静脉内给药时，阿片类药物几乎不会引起皮质诱发电位的波幅和潜伏期抑制。阿片类药物的这一特性使其广泛应用于 SEP 和 MEP 监测。持续输注阿片类药物可以维持稳定的血药浓度，对诱发电位的影响更小，是术中神经电生理监测麻醉的主要镇痛方案。

4. 肌肉松弛药

神经肌肉阻滞剂靶向作用于神经肌肉接头，由于 SEP 监测不需要肌肉运动，因此肌松药对 SEP 的影响很小。但是，深度肌松对 MEP 监测影响明显。目前推荐在麻醉诱导时使用作用时间短或中等的肌松药（短时效或中时效肌松药），以利于气管插管，术中不再追加肌松药，MEP 监测期间应尽量避免使用肌松药。特异性肌松拮抗药或许可以拮抗术中肌松，目标是在手术和 MEP 监测期间将 TOF 恢复至 100%，这样可以提高敏感性，并降低 MEP 监测失败的风险。

不同麻醉药物对诱发电位波幅和潜伏期的影响如**表 8-1** 所示。

8

表 8-1　不同麻醉药物对诱发电位波幅和潜伏期的影响

	SEP		BAEP		VEP		MEP	
	潜伏期	波幅	潜伏期	波幅	潜伏期	波幅	潜伏期	波幅
卤族类吸入麻醉药	有	有	无	无	有	有	有	有
N_2O	有	有	无	无	有	有	有	有
巴比妥类	有	有	无	无	有	有	有	有
丙泊酚	有	有	无	无	有	有	有	有
硫喷妥钠	无	无	无	无	—	—	有	有
苯二氮䓬类	有	有	无	无	有	有	有	有
阿片类	无	无	无	无	无	无	无	无
α_2受体激动剂	无	无	无	无	无	无	无	无
氯胺酮	无	无	无	无	无	无	无	无
依托咪酯	无	无	无	无	无	无	无	无

（三）生理学因素对术中神经电生理监测的影响

1. 血流动力学变化

除了外科手术操作所引起的神经电生理变化以及麻醉药物的作用，生理学稳态在神经元功能中也起着重要作用。SEP 和 MEP 对缺血或机械性压迫事件均较敏感。

2. 颅内压和血红蛋白

颅内压升高导致皮质 SEP 波幅降低和潜伏期延长。颅内压升高时，首先观察到 MEP 信号随着颅内压的升高逐渐升高，其后 MEP 反应消失。血细胞压积的变化会干扰氧含量和血液黏度，IONM 时的理想水平是 30% ~ 32%。

3. 通气、温度和其他生理变量

低氧血症可以在其他临床参数未改变之前使诱发电位恶化。低于 20 mmHg 的 $PaCO_2$ 水平会导致过度的脑血管收缩和神经组织缺血，随后皮质 SEP 和 MEP 信号将被抑制。为了获得可靠的 SEP 和 MEP 信号，正常的血压和脑组织氧合水平是非常必要的。体温过低可能会增加脊柱手术中 IONM 的假阴性结果。低体温会导致 SEP 和 MEP 潜伏期延长和传导速度减慢。当核心体温低于 28℃时，SEP 和 MEP 信号消失。其他生理变量，例如血糖变化、电解质异常、循环血量减少和上腔静脉压力升高均与诱发电位信号变化有关。

二、术中运动诱发电位监测麻醉管理实用指南（2019）——日本

（一）推荐等级和证据等级

1. 推荐等级

推荐的强度分为强（1 级）或弱（2 级）。

2．证据等级

基础证据的质量分为以下4类。

A：质量高，我们非常有信心地认定真实的效果和估计的效果很接近。

B：质量适度，我们对估计的效果有适度的信心。

C：质量低，我们对估计效果的信心有限。

D：质量非常低，我们对估计的效果几乎没有信心。

（二）麻醉管理基本原则

1．术前评估

（1）应评估患者的神经运动功能（1D），建议对目标肌肉进行力量测试。如果患者的目标肌肉力量下降，运动诱发电位振幅可能很小，甚至无法检测到。与运动诱发电位监测相关的并发症包括牙齿损伤和舌、唇以及颊黏膜撕裂。

（2）应评估患者的口腔健康状况（1D），包括评估牙齿活动度、牙齿断裂和剩余牙齿数量。对于接受正畸支具治疗的患者，由于尚未确定正畸支具在MEP监测中的安全性，因此需要移除支具。

（3）应确定起搏器植入、心脏除颤器植入、耳蜗植入、脑动脉瘤夹和其他设备的存在与否（1D）。装有起搏器、心脏除颤器或耳蜗植入器的患者相对禁止进行心电生理监测，因为电刺激可能会对这些设备造成不利影响。此外，在使用颅骨固定板、脑动脉瘤夹或分流管放置的患者中，尚未确定MEP监测的安全性。在向这些患者建议监测运动诱发电位之前，应仔细考虑风险和益处。

（4）手术知情同意书不仅应包括运动诱发电位监测的目标和方法，还应包括与之相关的不良事件风险（1C）。手术应获得患者或亲属的知情同意，知情同意书应明确并发症的风险和其他方面的运动诱发电位监测。

2．术中监护

（1）用于全身麻醉的生物监测设备应根据日本麻醉医师协会（Japanese Society of Anesthesiologists，JSA）的指南进行选择（1D）。

可降低MEP信号的因素包括麻醉剂、神经肌肉阻滞、低体温、低血压、低氧血症、贫血、颅内高压、电解质失衡和血糖异常。通过适当地监测和控制这些因素，可以优化MEP监测。

（2）由于麻醉剂以剂量依赖的方式减弱了MEP信号，麻醉的催眠水平应根据基于脑电图的监测或呼出麻醉浓度测量来评估并保持在适当的水平（1C）。

静脉麻醉药异丙酚以剂量依赖的方式抑制运动诱发电位反应。因此，丙泊酚的效应部位浓度对保证全麻下准确的MEP监测具有重要作用。在使用吸入麻醉剂的患者中，应监测其呼气末浓度，以调整麻醉的催眠水平。为了监测静脉注射异丙酚麻醉的患者，通常使用基于脑电图信号处理显示麻醉催眠水平指数的各种监测器。这些设备的特点是易于安装，无侵入性，并且无需专门的操作培训。麻醉深度监测仪有助于减轻麻醉引起的运动诱发电位振幅偏差。然而，麻醉医生应该了解，这些监视器上显示的数据（例如脑电双频指数）是使用专有算法确定的估计值。在临床实践中，麻醉医生应根据麻醉深度监测仪读数、脑电图信号和其他生物参数，综合评估麻醉的催眠水平。

（3）由于肌肉松弛剂容易降低运动诱发电位振幅，因此应使用神经肌肉监测器评估肌肉松弛程度并将其维持在适当水平（1C）。

肌肉松弛剂可以减弱或完全阻断MEP反应。因此，在运动诱发电位监测期间，应使用神经肌肉监测器定量评估肌肉松弛剂的效果。在需要监测运动诱发电位的手术中，最近的趋势是避免使用肌肉松弛剂来维持麻醉。无论手术期间是否使用肌肉松弛剂，在根据肌肉松弛监测器读数确认麻醉诱导期间施用的肌肉松弛剂已充分消除后，应记录基线运动诱发电位信号。

一种选择是通过持续输注低剂量肌肉松弛剂来维持部分神经肌肉阻滞。部分神经肌肉阻滞可用于脊柱手术，以优化手术区域，减少经颅刺激引起的不受控制的运动。然而，这种技术的一个主要缺点是，它需要基于神经肌肉监测严格控制肌肉松弛剂，这导致复杂的麻醉管理。另一个缺点是，部分神经肌肉阻滞的患者比不使用肌肉松弛剂的患者产生更小的运动诱发电位振幅。由于这个原因，对于有可能阻止运动诱发电位反应的已有运动缺陷的患者，不建议进行部分神经肌肉阻滞。此外，神经外科不建议部分神经肌肉阻滞，在神经外科中，刺激强度应最小化，以防止电流扩散到病变以外。

肌肉松弛的程度可以根据第一次抽动（first twitch，T_1）的高度和四个成串刺激（TOF）的比率来确定。TOF测试很容易进行，因为它不需要在麻醉诱导时进行对照测量。因为神经肌肉阻滞的主观触觉或视觉测试不能预测神经肌肉的恢复，所以应该放弃使用它们，转而使用基于加速肌电描记术和肌电图监测的客观评估。

在没有接受肌肉松弛剂维持麻醉的患者中，在确认第四次抽搐高度与第一次抽搐高度之比（T_4/T_1比）$\geqslant 0.6$之后，可以开始进行运动诱发电位监测。在存在残余非去极化肌松药的情况下，应考虑使用新斯的明或舒更葡糖（胆碱酯酶抑制剂）。然而，神经肌肉拮抗剂的使用在某些临床情况下是有争议的。例如，如果在施用拮抗剂后出现意外的患者运动，则需要重新建立神经肌肉阻滞。在这种情况下，很难滴定肌肉松弛剂的适当剂量。几位学者证明了可接受的阻断，T_1在基线的5%至50%之间，或者在TOF电刺激中有两次可检测的抽搐。

3. 不良事件的预防

（1）知情同意不仅应包括环境保护监测的目标和方法，还应包括与之相关的不良事件风险（1C）。

（2）经颅电刺激引起高频率的肌肉相关不良事件。应在密切观察下使用软咬合块和其他机械装置，以防止牙齿受伤和舌头和嘴唇撕裂（1C）。

（3）电极植入导致的主要不良事件包括感染和出血。插入部位应消毒，放置后应确认无出血（1D）。

（4）过量的电力可能会导致癫痫发作，以及烧伤和电化学损伤。经颅刺激的强度应保持在最低限度（1C）。

（5）手术团队成员应提前被告知手术将涉及经颅刺激。电刺激引起的患者运动不应干扰外科手术（1D）。

虽然运动诱发电位监测是一种非常安全的技术，但仍有并发症的风险，需要给予应有的关注。手术知情同意书不仅应包括运动诱发电位监测的目标和方法，还应包括与之相关的不良事件风险。癫痫、皮质病变、颅骨缺损、脑动脉瘤夹闭、起搏器和其他电子植入物是 MEP 监测的相对禁忌证。在有这些相对禁忌证的患者中进行运动诱发电位监测的益处应与并发症和神经损伤的风险进行权衡。

具体风险包括：①电极放置导致的出血和感染。②电刺激造成的神经损伤。③癫痫发作。④电化学损伤。⑤心律不齐。⑥咬伤：经颅电刺激可能导致颌骨肌肉收缩，咬伤发生率为 0.2%。根据 JSA 的一项调查，3%～4% 的成员机构报告了咬伤。咬伤涉及舌头、嘴唇、颊膜或牙齿。⑦气管导管破裂：经颅刺激引起的强下颌肌收缩可能导致气管导管破裂或穿。⑧患者运动的干扰：经颅刺激可能会诱发意外的患者运动。经颅刺激时，手术组成员应配合，防止突然移动干扰手术操作。

三、优化神经麻醉经颅运动诱发电位畸形和复杂脊柱手术中的神经监测（2020）——美国

根据是否存在"共识"（即中心间一致性＞75%），或多数"一致"（即一致性＞50%），对反应进行评分。每个要包含陈述的参与率要求＞85%。

麻醉实践差异很大，即使在常规进行复杂脊柱手术的畸形治疗专家团队中，也需要进行运动诱发电位监测。在这项研究中，对于需要最高质量 MEP 信号的病例，该专家小组就神经麻醉的最佳原则达成了共识。手术团队的所有相关者，包括外科医生、麻醉医生、神经科医生和神经生理学技术人员，应了解这些共识声明，并在手术过程中有效沟通神经麻醉计划，以确保 MEP 的保真度和患者的安全。

（一）预导电

地塞米松、对乙酰氨基酚和普瑞巴林加巴喷丁都是麻醉方案的外科辅助药物，可以在术前安全给药，以减少疼痛和麻醉需求，同时不影响运动诱发电位。虽然咪达唑仑（或其他苯二氮䓬类药物）已被证明可降低运动诱发电位信号，但诱导前的剂量可安全用于镇静，对运动诱发电位无显著影响。其余病例应避免使用苯二氮䓬类药物。

（二）诱导

对于需要 MEP 的病例，应避免神经肌肉阻滞。在插管过程中，特别是在需要预先设定基线的情况下，如果需要神经肌肉阻滞，可以使用短效或快速可逆的药物，如琥珀胆碱或罗库溴铵，来防止抑制运动诱发电位。

（三）诱导后

全凭静脉麻醉（TIVA）提供最一致和最可靠的运动诱发电位信号。应避免使用卤化吸入麻

醉剂和 N₂O，因为它们对运动诱发电位信号有剂量依赖性抑制作用。尽管使用丙泊酚会出现剂量依赖性的 MEP 信号抑制，但似乎没有一个一致认可的最大输注剂量。将异丙酚的剂量限制在 150 mg/（kg·min）以下是最一致的临界值，尽管在特定情况下可以耐受更高的剂量。丙泊酚输注水平升高可显著降低运动诱发电位信号值。通过添加不会对运动诱发电位信号产生不利影响的其他类型静脉麻醉药来维持较低的异丙酚输注速率可能是有益的。氯胺酮可作为 TIVA 方案的辅助药物，以减少其他 MEP 抑制药物的所需剂量，并改善术后疼痛控制，尤其是在慢性疼痛患者中。利多卡因可作为 TIVA 方案的辅助药物，以减少其他 MEP 抑制药物的所需剂量，并改善术后疼痛控制。虽然低剂量的右美托咪定通常被认为是安全的，但高剂量可以抑制运动诱发电位信号，因此通常不建议使用。

脑电双频指数或脑电图可在外科病例中用作辅助手段，在需要尽量减少麻醉剂以增强运动诱发电位信号的病例中进行意识监测。

可变阿片类药物方案可以安全地与连续静脉输注一起使用，以提供稳定的剂量和整个病例中最小的可变性。手术小组不再需要监测运动诱发电位时，应避免使用大剂量药物，直到病例结束。对于在需要 MEPs 的病例中使用的具体阿片类衍生物，没有达成共识。美沙酮是阿片类药物疗法的一部分，尤其是在慢性疼痛患者中。

为了确保适当的脊髓灌注和优化运动诱发电位，血压应保持在患者术前基线值附近，平均动脉压应保持在 80 mmHg 以上。

在排除技术原因后出现无法解释的 MEP 信号下降的情况下，最重要的考虑是确保停止所有吸入麻醉剂。如果没有吸入麻醉剂，应进行血压升高和患者体温评估。异丙酚的剂量应尽可能减少。

四、术中知晓预防和脑电监测专家共识（2021 年）——中国

近年来，美国麻醉医师协会提出的麻醉目标为避免术中知晓，维持理想的血流动力学，最佳的麻醉恢复质量，避免术后认知功能障碍及避免围术期死亡。围术期麻醉深度过浅或过深可增加术中知晓和术后并发症，基于脑电信号分析的麻醉深度监测已被广泛用于临床麻醉和科学研究中。本专家共识就术中知晓的预防和脑电监测的应用予以总结和概括，以期为临床麻醉工作提供参考。

（一）术中知晓的定义

确切地说，应该称术中知晓为全身麻醉下的手术中知晓。在本共识中，术中知晓定义为全麻下的患者在手术过程中出现了有意识的状态，并且在术后可以回忆起术中发生的与手术相关联的事件。

（二）12 条推荐意见

（1）使用改良的 Brice 调查问卷用于术中知晓的术后调查。调查时机应包括术后第一天和

一周左右两个时间点（A级）。

（2）术中知晓的发生率虽只有0.1%～0.4%，但鉴于每年巨大的全麻手术量，特别是对于高危人群，术中知晓发生的实际数量应该引起麻醉科医师高度重视（A级）。

（3）应重视术中知晓引起的严重情感和精神（心理）健康问题（B级）。

（4）虽然导致术中知晓的发生机制和危险因素尚未最终确定，但高危患者术中知晓的发生率较普通患者增加5～10倍，即从0.1%～0.4%增加至1%。麻醉科医师必须从病史、麻醉史、手术类型和麻醉管理等方面识别术中知晓的危险因素（A级）。

（5）在实施全身麻醉前，麻醉科医师对每位患者评估术中知晓的危险因素，对高危人群告知术中发生知晓的风险（C级）。

（6）术前预防性使用苯二氮䓬类药物能够减少术中知晓的发生率，但苯二氮䓬类药物的使用可能导致部分患者苏醒延迟和术后谵妄（B级）。

术中麻醉管理如下：①检查麻醉设备，减少失误，特别是吸入麻醉药是否有泄漏等。②预防性使用苯二氮䓬类药物，包括术前和浅麻醉时应用；预防性使用胆碱能受体拮抗剂（如盐酸戊乙奎醚），可能有一定作用。③有术中知晓危险时，如发生气管插管困难时，应追加镇静药。④单纯血流动力学数据并非判断麻醉深度的指标。⑤肌松药可掩盖麻醉科医师对麻醉深度的判定。⑥监测呼气末吸入麻醉药浓度，维持年龄校正后的呼气末浓度＞0.7 MAC。⑦提倡使用基于脑电图信号分析的麻醉深度监测手段，避免麻醉过浅或过深。⑧减少术中对患者的不必要刺激（声、光）。耳塞的使用可能有预防术中知晓的作用。⑨麻醉科医师对使用过β受体阻滞剂、钙通道阻滞剂及掩盖麻醉状态所导致生理反应药物保持警惕。⑩所有手术室人员均需避免不恰当的说笑、讨论其他患者或不相关的话语。

术后处理包括分析患者的知晓报告，向质控部门汇报，为患者提供适当的术后随访和相应治疗。

（7）采取上述多模式措施，以切实降低术中知晓的发生率。

（8）目前仍缺乏高度敏感性和特异性的脑电监测仪。不建议将脑电监测常规用于所有全身麻醉的患者以预防术中知晓的发生，应当根据每个患者的特殊情况来确定是否需要术中使用脑电监测仪（B级）。

（9）对接受全凭静脉麻醉的患者或血流动力学不稳定的患者，基于脑电信号的麻醉深度监测可降低其术中知晓的发生率（A级）。

（10）对接受吸入麻醉的患者，年龄校正后呼气末麻醉药浓度＞0.7 MAC与BIS＜60在减少术中知晓方面无差异（A级）。

（11）全麻深度与术后谵妄发生的关系尚待进一步研究，以BIS值为指标的全麻深度监测并不能够确预测术后谵妄的发生（B级）。

（12）吸入全麻状态下，BIS数值高低与手术患者一年内的死亡率无关。高危患者对麻醉药的敏感性比健康患者更高，对高危患者采用脑电监测仪监测麻醉深度的必要性增加（A级）。

第二节　特殊手术指南

一、术中高场强磁共振成像的麻醉管理专家共识（2020版）——中国

术中磁共振成像（iMRI）应用于神经外科手术中，可指导术者精准地切除肿瘤，保护神经功能，防止术后并发症。但在磁场尤其高场强 [＞1.5特斯拉（T），1 T=10 000 高斯（G）] 环境下，可造成较多的安全问题，原因多为人为过失，如警惕性降低、缺乏交流、不熟悉工作环境、不适应仪器等。国内已有十几家单位引进 iMRI 系统，临床医生对该类手术的围术期管理积累了一定经验。因此，有必要提出安全、易行的麻醉管理规范指导高场强 iMRI 手术的麻醉管理，使相关人员认识其环境下设备相关的风险、对人体健康的危害及生理功能监测的局限性，保证患者及手术团队在此环境下的安全，预防相关意外发生。此共识虽然具有指导性，但不具有强制性，各单位应根据自身情况和特点制订适合本单位的规章制度和规范。

（一）高场强 iMRI 环境的分区管理

高场强 iMRI 环境的分区管理《磁共振成像安全管理中国专家共识》（2017 版）按照磁场强度、使用功能和安全等级可将 iMRI 手术中各种人员的活动范围划分成如下四个区域。

Ⅰ区：一般控制区域。此区域磁感应强度非常小，通常在 MRI 扫描间外，此区域行动不受限制。

Ⅱ区：过渡区域。为Ⅰ区与Ⅲ区间的交接部位。通常患者的交接工作在此区域内完成。患者需要在工作人员的监督下活动，不能在此区域内自由活动。远程监控设备（包括麻醉和监护设备）的终端可设置在这一区域。

Ⅲ区：严格控制区域。位于 5 G 线外（一般标记于核磁间地面），此处进入需受到严格的限制。

Ⅳ区：核心或扫描区域。位于 5 G 线内，此区域是铁磁性物品 / 设备接近会引起个体或设备相互作用造成严重伤亡的区域。Ⅳ区内不可有任何铁磁性物品，任何人员不得随意进出。

（二）高场强 iMRI 对人体的特殊影响

虽然在 iMRI 环境中无放射线辐射的顾虑，但由于磁体总是处于"打开"状态，对于长时间在此环境中的职业暴露仍有顾虑。对暴露于＜210 G 磁力下的人员工作时间无限制，但对在 210 ~ 680 G 环境中的人员工作时间限定为每天 8 h。有些机构则允许孕妇可选择不进行 MRI 检查，但未有资料表明磁场环境增加早产、低体重儿及流产的风险。

综合归纳，高场强对人体的影响体现在以下几个方面。

（1）强静磁场：作用强度与磁体的场强呈正相关。机体在强磁场下可有一些感官反应，如呕吐、头晕、金属味及磁光幻觉（眼球快速移动时有短暂闪光）等。

（2）随时间变化的梯度磁场：可导致人体产生感应电动势，产生皮肤过敏、神经兴奋或肌肉抽搐，在足够强度下可以产生外周神经兴奋（如刺痛或叩击感），甚至在极罕见的情况下引起心脏兴奋或心室纤颤。

（3）射频的致热效应：MRI 时电磁能量在机体内转化成热能，使组织温度升高，患者身体上的监测导线（体温、ECG 连接线）打折、圈结均可导致其被过度加热而灼伤患者。

（4）噪声：MRI 运行过程中产生各种噪声（82~115 dB），清醒患者可有烦躁、语言交流障碍、焦虑、短时间失聪等。

（5）造影剂：为增加图像对比度所使用的造影剂（主要含钆）可能产生毒不良反应，如过敏反应、肝肾功能损害。

（三）麻醉科医师在 iMRI 手术室组建及运行中的作用

iMRI 手术的顺利运行需要外科医师、麻醉科医师、放射科技师、护士、保洁人员等的共同努力，团队成员必须了解磁场环境下工作的潜在危险，了解常规铁磁性物品及常见体内植入物的性能，了解手术相关物品的磁兼容性，并应接受规范的安全培训，熟悉工作制度并进行严格的安全筛查，对于体内有铁磁性物品的医护人员（如安装有起搏器，植入了药物泵等）必须限制进入 iMRI-OR 工作。安全宣教培训及筛查的结果均须记录在案。

麻醉科医师的首要职责是确保在这一特殊的环境下患者安全渡过手术期，因此，对手术室布局、仪器设备的选择、规章制度的制订、安全培训的组织实施均起决策作用。此外，麻醉科医师在围术期患者的安全筛查、手术的麻醉维持、处理各类紧急事件等都起主导作用。

（四）高场强 iMRI 对麻醉相关设备的特殊要求

由于磁场环境的特殊性，应选择磁兼容性的麻醉设备。合格的磁兼容设备应具有确切的抗磁性能、抗磁强度；在使用操作上类似常规设备；必须带有视觉报警系统，所有设备均需在明显部位标示 MRI 环境下的安全级别（安全、相对安全或不安全）。若确无磁兼容设备或临时使用普通设备，应放置在 5 G 线外并显著标明，非磁兼容的金属导线在 MRI 时需断开连接放置于 5 G 线外。现就部分设备做一些简单介绍。

（1）麻醉机：磁兼容的麻醉机应至少可安全应用于 300 G 的磁场内，带有磁场强度监测报警装置，配备有磁兼容的麻醉气体挥发罐。由于 MRI 时磁体可占据患者身体的大部，麻醉机只能放于患者的足部，因此需要应用加长型麻醉回路（加长型 Y 螺纹管）。没有磁兼容的麻醉机时，可使用在Ⅲ区的麻醉机通过加长螺纹管实施麻醉。

（2）监护仪：提供 ECG、SpO_2、无创血压、有创动脉压力、$P_{ET}CO_2$、氧浓度、麻醉气体浓度、体温（光纤传感器）和呼吸等重要参数的监测。最好配备可移动无线传输显示器，以方便术中 MRI 时在检查区外监测生命体征。

（3）静脉输注系统：在 MRI 系统中的磁兼容强度至少为 200 G，可配备多个输液泵，预设置多种静脉输注模式，可在交流电和电池供电下工作。若没有专用输注设备，可在Ⅲ区使用传统输注泵通过微量泵管泵注。

（五）术中高场强 MRI 麻醉的基本流程、安全隐患及处理

1. iMRI 的基本流程

1）iMRI 前准备

（1）扫描前将所有在磁场环境下不安全的设备（手术灯、器械台、显微镜等）均需移至并固定于 5 G 线外，去除所有非无菌、非必要设备。

（2）如果存在切开后未缝合的切口，则应保护无菌环境。

（3）定位线圈和手术台。

（4）工作人员进行自我检查。

（5）进行手术床周边检查。

（6）准备工作完毕并进行了安全核对后，防护门打开，磁体移入手术室进行扫描（或手术床移向磁体），填写磁体移动检查清单。

为减少交流电对核磁信号的影响，iMRI 期常会停止交流电供电，麻醉科医师在扫描前应确保设备储备电池充足，调节麻醉深度以满足患者生命体征平稳并绝对制动。扫描期间关闭手术间门，标注特殊的信号以提示正在扫描，工作人员均进入控制室以减少扫描过程中对图像的干扰。

2）iMRI 安全隐患

患者由于术前不配合、手术体位改变等原因，常在麻醉后进行扫描，此时患者麻醉状态正处于调整期，一些麻醉诱导期的物品如喉镜、听诊器、针头及手术物品易遗留在磁场范围内，导致出现险情。术前充分的沟通、良好的习惯及严格的扫描前查对制度可预防危险发生。需外科医师、麻醉科医师、巡回、器械护士及放射科技师的共同安全核查，重点是防范手术部位器械的遗漏、切口的无菌防护、麻醉深度的调控、显微镜等非磁兼容物品的归位等，确保扫描的安全进行。

3）术后 MRI

术后为判断有无出血等并发症而进行磁共振扫描，患者常从普通手术间转运而来，麻醉科医师必须对患者及其他进入检查室的医护人员进行严格的安全筛查和告知，了解患者的术前特殊病史、手术情况及术后体内外特殊留置物。更换带有金属丝的加强气管导管为普通导管，更换磁兼容的专用心电电极片。

2. 突发事件及处理

iMRI-OR 内可能出现的突发状况包括医疗突发事件（如心搏骤停）和环境突发事件（包括机械故障、火灾及物品弹射）。

1）医疗突发事件

当发生心搏骤停时，需立即给患者进行心肺复苏并转移出Ⅳ区至事先规划的位于 MRI 室附近的安全区域，并寻求帮助。规划的安全区域应包含以下急救设备：①除颤仪；②多功能监护仪；③装有抢救药物、气道设备、氧气及吸引器的急救车。团队成员必须具备单独处理紧急情况的综合能力，如未预料的困难气道、失血性休克、严重过敏、心搏骤停等。

2）环境突发事件

针对可能发生的突发事件如火灾、物品抛射等制订相应的应急预案。团队成员均须接受 iMRI 麻醉培训，熟悉工作环境特点及流程、定期进行应急预案演练。各种医疗救治预案的基本流程和处理与普通手术相似，特殊点在于要高度重视磁场环境的特殊性，注意安全，避免二次损伤。在处理紧急意外事件时，需指定一名工作人员专门负责取血，送取手术、麻醉用具，筛查新入 iMRI-OR 进行援助的工作人员。

3）特殊紧急状况处理

（1）大型磁性物质（如气体钢瓶、担架、轮椅等）被磁体吸附的处置：将患者移出磁体外安置并做适当处置，尽快联络 MRI 厂家。若患者被大型磁性物质严重压迫时，应立即按下 Rundown Unit 开关，将磁体失超。磁场会在 2~3 min 后消磁，再将患者移出磁体外，做紧急处置。磁体被失超后，需多个工作日才能恢复正常操作，维修价格昂贵。

（2）机器失超时的处置：若有患者正在扫描，先将患者移出扫描室外做适当处置。高场强 MRI 检查中，磁场维持需要很低的温度，液氦用于维持这种温度。当发生失超紧急停用机器时，液氦迅速被加热并转变为气体状态。这种冷却气体需要通过排气管道排放到大气中，一旦发生排放管路阻塞，氦气将被排放至检查区域，该区域会发生低氧以及高气压。需要注意的是，在排放气体的管道附近会产生大量的热，富氧环境可能引发火灾。应注意室内供氧是否正常，如有异常，工作人员应离开工作区。遇以上情形，须尽快联络 MRI 厂家。

3. 高场强 iMRI 手术麻醉的安全检查和核查

1）工作人员安全检查及筛查

进入 iMRI 手术室的人员必须接受 MRI 安全问询，经筛查合格的人员入室前须再次进行安全检查。筛查主要关注医护人员自身安全及随身携带物的安全，应限制体内有特殊植入物的工作人员进入该手术室工作，并避免将随身携带的非磁兼容物品带入 iMRI-OR。

2）患者筛查

（1）对每一个病例，麻醉科医师应该与患者、手术医师和放射技师交流，确定患者是否存在高风险身体状况。患者相关的风险包括年龄相关性风险和健康相关性风险。年龄相关性风险指新生儿或早产儿，以及老年人。健康相关性风险包括但不仅限于：①重症患者；②非全麻呼吸功能受损（如舌体肥大和睡眠呼吸暂停）；③镇静、肌松和通气状态的改变；④血流动力学不稳定和有血管活性药物输注的需求；⑤MRI 不良反应引起的并发症（如烧伤，肥胖或外周血管疾病患者的体温升高）。

（2）筛查有无进行 MRI 的顾虑，以下情况应慎重对待：①体内存在金属物（如心脏起搏器、植入型心律转复除颤器、药物泵）的患者禁止入 iMRI 手术室；体内留有植入电子装置（例如深部大脑刺激仪、迷走神经刺激器、膈神经刺激器、含有导线的热稀释导管、人工耳蜗），眼内金属碎片，体内弹片，义肢等的患者慎入。患者金属义齿可能影响图像质量，金属义肢／关节可能在 MRI 时吸收射频产热，造成患者严重烧伤。②高敏体质患者（可能对造影剂过敏）、孕妇（但尚无确实的资料明确磁场环境对孕妇及胎儿的影响）慎入。③严重心脏疾病的患者（严重冠心病、心律失常）慎入。因 MRI 时无法避免磁场对 ECG 监测的固有失真效应，导致无法准确、及时地发现患者的心脏意外事件。④术中需特殊体位（如颈部过屈）的患者慎入。对于此类特殊体位，普通气管导管（iMRI环境下禁止使用带有金属丝的加强气管导管）无法避免打折，术中气道管理较困难。

（3）麻醉科医师应与放射科技师交流，确定患者在进入Ⅲ区前已筛查合格。

（4）对于急性或严重肾功能不全患者，不建议使用钆剂等造影剂。

在iMRI手术实施过程中严格遵循规章制度，运用检查清单和安全协议等措施保障MRI安全；对跨科室的每个成员进行充分培训和模拟演练，通力合作是保障iMRI安全的关键。开展iMRI初期，应由核心团队开展前几例手术，总结经验，改进工作流程和管理制度，逐渐让新的人员加入，并对手术室的全体人员进行术中MRI安全培训。

4. 高场强iMRI对麻醉的特殊影响

有文献对iMRI及传统开颅胶质瘤手术患者进行了比较，iMRI组手术时间明显延长，而其他围术期特点与传统神经外科手术并无差别，麻醉处理在遵循一般神经外科麻醉处理原则的基础上，需关注长时间手术的麻醉调控这一特点。

（1）高场强iMRI对患者心电图监测的影响。

由于血液是较好的电导体，在静态MRI磁场的作用下，可产生一定的电势（Hall效应），并添加到心电图信号中使其波形失真。患者处于场强为 $0.5 \sim 4\,T$ 的静态磁场中，ST段、T波均有一定的变化，但这些变化在磁体撤移后均会恢复正常。术前心电图正常的患者，采用磁兼容的无线心电图模块进行心电图监测，在静态磁场环境及不同序列MRI扫描时，心电图波形会出现明显变化，主要表现为心电图基线改变、ST-T改变，推测该现象与Hall效应密切相关。在弥散张量成像时，高频及多个梯度场方向的变化对心电图的影响更大，出现类似恶性心律失常（如房扑、室颤样波形），但动脉压力波形显示心律齐，生命体征平稳，提示MRI时，心电图出现失真情况。虽然在不同扫描序列中，患者心电图变化有一定的共性，但个体差异较大，对某一患者，无法预测其在扫描过程中可能出现的"异常"心电图波形，麻醉科医师需依靠脉搏及有创动脉压波形等监测综合判断，甄别心脏事件，维护患者安全。

（2）高场强iMRI对肌松药代谢的影响。

iMRI后常出现患者中心体温升高。一组前瞻对照临床研究探讨了因温度的变化对各类肌松药药效学的影响，结果显示，iMRI这一过程加快了罗库溴铵TOF 25%的恢复，缩短其作用时间，但对于恢复指数无显著影响；显著降低维库溴铵临床起效时间及肌松恢复指数；对顺苯磺酸阿曲库铵的肌松恢复无显著影响。初步提示该类手术围术期的肌松药代谢及药效可能受影响，需根据临床需要进行个体化用药。

5. 高场强iMRI神经外科手术的麻醉管理

iMRI的麻醉方法有中、深度镇静，监护麻醉，全身麻醉等。其麻醉管理有一定特殊性，包括以下几点。

（1）术中监测。

iMRI可使手术时间明显延长，高射频能量吸收可致患者体温升高（ $0.3 \sim 0.5\,℃$ ），除常规监测外，应根据病情适当进行有创动脉血压、体温和动脉血气监测。同时由于MRI设备对环境的要求，手术间内温度通常较低，小儿尤其是新生儿体温容易降低，应注意体温监测并使用磁兼容加温装置。iMRI 时由于磁场对心电图监测的固有失真效应，心电图可出现一些假性改变而干扰对心脏血供的判断，故严重缺血性心脏病患者应慎行 iMRI 手术。

（2）气道管理。

核磁手术间必须配备简易呼吸囊及氧气袋以便紧急情况下转运患者。iMRI 时，患者头部与麻醉机距离较远，麻醉医师在术中较难接触到患者的头部，气管插管完毕，即应合理调整管道、妥善固定，避免打折、脱出，需应用加长型螺纹管。MRI 时，麻醉医师远离患者，无法通过观察气道压判断患者的呼吸状况，因此，$P_{ET}CO_2$ 监测非常关键。确无条件时，可通过观察麻醉机风箱起落来判断患者的通气状况。此外，磁场环境限制了金属加强型气管导管的应用，对于术中头部过屈体位，应用普通气管导管无法避免管道打折的患者，应与外科医师沟通，权衡是否选择进行 iMRI 手术。

（3）噪声的影响。

应用 1.5 T MRI 系统成像时，平均噪声为 95 dB，在一定程度上亦可影响麻醉科医师的听力，从而限制其对监护仪声音报警的判断。因此，在 iMRI 期间，麻醉科医师必须严密观察监护仪的屏幕，并特别注意各类报警指示灯，以便及时发现患者手术中的病情变化和仪器故障等。

（4）扫描期间远程监护。

在 iMRI 时，为减少外界因素对扫描结果的影响，医护人员一般均进入控制室，麻醉科医师可通过无线传输的显示控制器观察患者。由于远离患者并且时间较长，在 MRI 前必须追加肌松剂，仔细检查通气环路、静脉输液通道、静脉泵输注的药液等，以防止 MRI 时麻醉过浅发生意外。

（5）麻醉深度的维持。

iMRI 期间虽无手术操作，但创面开放，持续时间较长，此期需保证患者生命体征平稳并绝对制动。通过对气管插管全麻下行 iMRI 颅内肿瘤切除术患者的观察发现，在 MRI 阶段虽无手术刺激，但所需麻醉深度与颅内操作期基本一致，可能与开放创面及 MRI 时噪声影响，需保持患者绝对制动有关。

行清醒开颅的患者可在镇静、镇痛辅助下行头皮神经阻滞麻醉，在处理骨瓣和切开硬脑膜阶段，镇静评分应达到 Ramsay 评分 5 分，颅内操作期可维持在 Ramsay 评分 2～3 分［瑞芬太尼 0.02～0.05 μg/（kg·min）和右美托咪定 0.1～0.2 μg/（kg·h）］。由于目前尚无磁兼容的麻醉深度监测设备，所以麻醉科医师仅能根据患者的血流动力学参数（例如血压、心率）及临床经验来指导麻醉深度的调节，后期需对此类情况进行更深入的研究。

iMRI 的应用造福了患者，但其环境及过程的特殊性均给围术期带来了一定风险。iMRI 手术室的顺利开展及运行，需要团队成员的通力合作，麻醉科医师担负着保障患者安全的重任，而严格的规章制度、规范的培训、良好的工作习惯及细致的术中观察是患者安全的重要保障。

二、在磁共振室安全实施麻醉的指导原则（2019）——英国

（一）术中磁共振成像

术中磁共振成像（iMRI）用于提高侵入性和治疗程序的准确性和安全性。它在神经外科有特殊的用途，提高了肿瘤切除、癫痫手术和插入深部脑刺激器的安全性和效果。

1. 优点

包括以下几个方面。

（1）将磁共振扫描仪搬进手术室，可在整个手术过程中的各个阶段进行扫描，提高了手术的准确性。

（2）最大限度的肿瘤切除可以在一个过程中实现。

（3）婴儿和幼儿可以在手术后立即进行术后磁共振检查，从而避免在48 h内进行第二次全身麻醉。

（4）在运动障碍的治疗中更精确地放置深部脑刺激器，从而降低死亡率和发病率，缩短不能耐受清醒手术患者的手术时间。例如，癫痫手术中较少的癫痫发作显著降低了术后并发症，如视野缺损的发生率。

2. 注意事项

在神经外科手术中，使用了独特的头架，将实心接收器线圈与固定钛销结合在一起，形成了几乎没有调整空间的刚性结构。定位可能具有挑战性，因为患者必须被小心地操纵到固定头部框架内的最佳手术位置。麻醉注意事项如下。

（1）iMRI套件中的一些手术台存在影响定位的局限性，可能会降低清醒患者的舒适度。

（2）如果患者处于俯卧位，进入气管导管会受到下部线圈的严重限制。

（3）麻醉技术的选择将受到建议的干预和患者因素的影响，麻醉医生应该特别注意保护气道和患者的位置。

（4）压力区的状况应在术前和术后进行检查和记录。

（5）麻醉可能会持续很长时间，因为可能会进行几次扫描。每次扫描将使病例增加大约45 min，并且需要额外的时间来重新调整手术区域以保持无菌环境。应考虑给员工足够的休息时间，以防止疲劳和注意力不集中。

（6）对于需要皮质和皮质下标测的功能区病变，术中扫描通常在患者清醒时进行，因此麻醉医生有必要在扫描期间留在磁共振室。

在iMRI手术套房内有两种安排方式：磁共振扫描仪可能位于手术室套房内，或者扫描仪和手术室在相邻的房间里。如果磁共振扫描仪位于手术室内，应遵循严格的安全程序，以限制磁共振环境中允许的人员和设备。手术室中所有工作人员都应接受安全培训，并应遵守与设备和患者移动相关的政策。在另一种方式中，可以使用磁共振不安全设备和监控，但必须在扫描前进行更改。这种设置降低了一些风险，因为进入磁共振环境可能由磁共振射线照相师控制，并且在大多数情况下，熟悉磁共振领域工作的麻醉医生和麻醉助理是陪同患者进入扫描室的手术室工作人员。在这两种类型的iMRI套件中，患者通过手术台本身或连接到磁共振台的传送

小车被移动到扫描仪中。所有转移都会增加患者的风险；应非常小心，以确保没有拖尾电线，即可能被卡住或移位的管路或通风管路，必须保持所有监控。肝脏消融手术和聚焦超声病例完全在磁共振扫描仪内进行，只涉及最少的患者活动，但使用的所有设备必须是磁共振安全的。

由于麻醉诱导和第一次术中扫描之间可能有几个小时，因此很容易忽略可能留在患者旁边的金属物品或不兼容的监测导线。在关键时刻，包括麻醉诱导前、手术覆盖前和扫描前，进行严格的检查至关重要。

由于 iMRI 套件的布局会有所不同，每个医院都应该制订单独的操作指南。当建立一个服务时，建议使用一个由关键人员组成的小团队，他们可以快速积累专业知识。一旦建立了安全的程序，标准操作程序就可以被编写并嵌入更广泛的部门中。

（二）磁共振成像的危害

1. 来自静态磁场的位移力

3 mT 磁场轮廓内的铁磁物体将受到吸引力，被拉向磁体中心，并在它们试图与磁场对齐时受到扭矩作用。穿过磁场的导电物体在运动时，可能会受到额外的临时力和感应电流作用。在大多数现代磁共振扫描仪中，磁场总是存在的，即使在扫描之间也是如此，因此保持警惕是很重要的。即使是小物体，也有可能变成危险的抛射体，足以伤害或杀死沿途的任何人，而较大的物体会困住或压碎患者或工作人员。组织中的异物可能移位，导致损伤或出血；这在眼睛或血管附近特别危险。植入的起搏器、除颤器、神经刺激器和其他装置可以通过磁场被灭活、重新编程、移位或转换成异步模式。因此，在进入磁体室之前，对设备、工作人员、患者和护理人员进行仔细的筛选至关重要。

较小的动态磁场（称为梯度磁场）会诱发时变磁场的感应电流，来刺激外周神经和肌肉细胞，有时会引起不适。磁共振扫描仪对梯度场操作施加限制，以避免感应电流的更极端后果，如肢体运动或心室颤动。

2. 射频电场加热

强大的无线电发射器以扫描仪的共振频率与患者组织相互作用，并可能导致患者体内不均匀的功耗，体温相应升高。临床工作中，环境温度、气流、湿度、衣物和局部射频热点等其他因素也会影响体温变化，可用扫描仪持续监控射频功率以限制这种影响。射频加热可能会因留在患者皮肤上的任何导电材料而造成严重和快速的烧伤；除非已知设备是安全的，否则必须限制设备与衣服、心电图导联或与其他设备中的金属接触。类似的风险也适用于患者体内的导电材料，尤其是起搏器或神经刺激器导线，所有植入物都必须经过仔细的射频安全性筛选。

3. 氦气逸出

当超导体被用来维持主静态磁场时，低温恒温器通常包含大约 1000 升的液氦，其温度接近绝对零度（温度的最低限制），即摄氏温标零下 273.15 度（即-273.15℃）或华氏温标零下 459.67 度（即-459.67℉）左右。如果发生自发或紧急的现场停堆（称为"失超"），液氦会膨胀成气体，必须迅速排出。磁共振套房的设计是通过一根骤冷管将气体排放到建筑物外部，但如果这种方法失败或骤冷管被堵塞，部分或全部气体可能会进入套房，此时需要快速排空。磁共振设备通常有氧气传感器、通风控制器和压力平衡机制来提醒工作人员，确保时时能够安全疏散。所有工作人员都应知道紧急灭火程序。

（三）患者安全

患者安全是整个团队的主要关注点，并且患者应当了解磁共振扫描仪程序中涉及的额外风险。在磁共振检查前，必须对所有患者进行筛查，以发现可能与安全扫描相悖的装置和植入物。这是操作扫描仪的成像部门工作人员的责任，他们将通过放射技师和放射科医生，根据当地的规定，将责任追溯到磁共振安全专家支持的磁共振负责人。筛查对于从重症监护室转来的患者以及那些不能给出准确病史的患者尤为重要。在手术前评估患者体内任何医疗植入物的确切品牌和型号非常重要。看起来执行相同功能的类似设备，实际上却可能会受到磁共振扫描的不同影响，磁共振安全专家可能需要时间在扫描前联系制造商，或获取最新的状况文档。

为了进行磁共振，所有设备和植入物都可归为三个正式类别之一：①磁共振安全，这意味着它不包含任何会在所有领域造成危险的材料；②磁共振条件安全，表示在制造商详细说明的特定条件下并基于测试进行扫描是安全的；③磁共振不安全，意味着如果在磁共振环境中使用，它会给患者或工作人员带来不可接受的风险。

1. 被动植入式医疗设备

一些无源植入式医疗设备可能包含金属部件，这些金属部件可能在扫描过程中变热，产生图像伪影，或者如果植入物在磁共振扫描过程中自身移动，会给患者带来不适。这些植入物包括血管入口、导管、心血管支架或心脏瓣膜、骨科、眼和阴茎植入物，以及组织扩张器和乳房植入物。某些乳房植入物上的射频识别标签在磁共振扫描过程中会发热。在大多数情况下，扫描仍然可以在某些条件下进行，但与磁共振负责人讨论这些植入物很重要，他可以获得适当的制造商指导。

1）植入心脏设备

所有植入的心脏设备都必须进行检查，并受设备制造商所述的某些条件限制。大多数人工心脏瓣膜、机械或生物假体以及所有冠状动脉支架在磁场强度高达 1.5 T 的磁共振环境下被认为是安全的，许多在高达 3 T 的磁场强度下是安全的。以前，起搏器或内部除颤器的存在是进行磁共振扫描的绝对禁忌证。然而，这现在是一个相对的禁忌证，因为在 2006 年，磁共振条件起搏器被引入，允许患者在受控条件下进行非心脏磁共振扫描。这些条件总是由设备制造商详细说明。如果制造商将起搏器和导线描述为磁共振条件，并且患者不依赖起搏器，则在扫描期间关闭起搏器或将其转到固定模式可能是安全的。这只能在与患者的心脏病团队讨论后进行。然后在整个扫描过程中对患者进行监测，之后对起搏器进行重新编程。扫描本身可能会受到制造商书面条件中详细说明的附加技术限制。植入式除颤器通常是磁共振的禁忌证，但在一些心脏中心，通过适当的监测和复苏支持，扫描是可能的。

2）可编程分流器

脑积水可编程分流器阀门上的压力设置可以通过磁共振扫描改变，这可能导致扫描后引流不足或过度。使用这些设备的患者必须由他们的神经外科团队在扫描前进行评估，以确认正确的设置，并在扫描后重置设备（如果需要）。现在已经开发了许多可编程分流器，它们不受高达3 T的磁共振扫描仪的影响，但是应该在扫描前后检查设置，以确保患者安全。

3）神经刺激器和可植入可编程设备

神经刺激器现在被植入用于许多适应证，例如迷走神经、脑深部或脊髓刺激，并且可能受到射频和磁场的影响。此外，它们可能会在扫描过程中造成热损伤。建议植入刺激器的患者不要进行磁共振成像，但风险和益处可以平衡，以便在受控条件下进行扫描。越来越多的磁共振条件神经刺激器被开发出来；制造商提供了关于推荐扫描时间和模式的建议。越来越多的患者植入了巴氯芬和镇痛泵或室内遥测颅内压监测仪，这需要与磁共振工作人员讨论。曾经发生过这样的事件，在扫描时，患者植入泵中全部的巴氯芬泵都被排出。因此，患者需要在扫描前清空泵。大多数主要的神经刺激器和泵制造商要求在磁共振扫描后检查这些设备，当这些患者被预约磁共振扫描时，与疼痛监督或神经外科团队联系是很重要的。

4）生物黑客

临床医生需要了解关于身体修饰的情况，如透皮或眼外装置等植入物。这些可能是移植物随着特定的技术功能——一种被称为"生物黑客"的实践。例如，在指尖下植入多个微型磁铁，让用户能够感知电磁场，以及插入能够进行近场通信的射频识别芯片，以打开门或登录计算机系统。当决定扫描患者时，这些应该被考虑，它们可能是低风险的，但是可能引起假象。

2. 钆

高达30%的磁共振扫描需要静脉注射，以提高组织的分辨率并显示血管结构。最常用的试剂是钆基的。其通常是安全的，尽管据报道，严重的类过敏反应发生率高达0.01%。其他轻微的不良反应，包括头痛、恶心和头晕，可见于1%～5%的病例。钆在24 h内从肾脏排出。较老的钆化合物可能与肾源性硬化性纤维化有关，这是一种纤维组织沉积主要发生在皮肤中，但偶尔发生在肌肉组织特别是心肌中的疾病。这种情况只发生在终末期肾衰竭的患者身上。如果估计肾小球滤过率（estimated glomerular filtration rate，eGFR）< 30 mL/（min·1.73 m^2），钆的给药风险必须与诊断益处相平衡。目前的指导意见是，在低肾小球滤过率的儿童和成人中，不应在7天内重复进行钆的给药。

近年开发的钆标记的大环造影剂能够比早先的化合物更紧密地结合钆；根据文献报道，这些化合物与任何肾源性硬化性纤维化病例无关。如果使用这些较新的化合物，可能不需要估计肾小球滤过率。2岁以下儿童和孕妇使用钆造影剂的安全性尚不清楚。

3. 噪声

主磁体内梯度场的切换会产生巨大的噪声。当这种噪声水平超过80 dB（A）时（这在大多数扫描仪中是可能的），可能造成听力损伤。英国指南要求所有留在扫描室的人都要配备磁共振安全听力保护。保护可以是耳塞、护耳或两者兼而有之。这一规定对于麻醉患者尤其重要。工作人员应接受听力保护选择和使用方面的培训，其在每位患者中的使用应体现在患者的记录中。最近的研究表明，即便使用标准的听力保护，3 T扫描也可能导致暂时性听力损失。必须小心使用有效的听力保护，并警告患者和工作人员这种风险。

对于麻醉小组来说，允许从控制室进行远程监控的设置是理想的。如果做不到这一点，留在考场内的工作人员必须佩戴护耳器，但噪声可能会使交流变得困难。

（四）员工培训及安全

放射科的责任是筛选和培训在磁共振环境中工作的所有员工。筛查应使用与患者相同的方案，部门应保存筛查和培训的记录。这些记录应定期审查。在许多单位，为了最大限度地提高安全性，只有经过适当培训的人员才能进入。

1. 电磁场

强磁场中的突然运动会导致在某些组织中感应出非常微弱的电流。这可能会导致工作人员感到恶心和眩晕，这是由内耳内半规管的兴奋引起的，或者是视网膜受到影响引起的闪光。《2016年工作场所电磁场控制条例》要求雇主对在磁共振环境中工作的员工进行风险评估。

2. 设备和监控

大多数诊断单位将所有未标记或不安全的磁共振设备排除在检查室之外，但在磁共振环境之外使用标准铁磁手术设备的介入环境中，可能需要更复杂的规则。

磁共振环境中的麻醉监测水平和设备应符合国家指南，并与手术室内提供的相同。人们认识到磁共振设备可能不同于医院其他地方使用的设备，麻醉医生应该在使用前熟悉这种设备。各个单位应评估所用设备在边缘磁场方面的安全性，并根据当地磁共振安全专家（通常是临床医生）的意见，确定设备的放置位置。许多单位在地板上使用标记来识别安全范围。在可能的情况下，该装置的设置应允许在扫描进行时在控制装置中进行监控。

应使用光纤脉搏血氧仪，因为已有使用标准血氧仪的感应电流导致烧伤的报告。用于心电图和脑电图监测的电极也必须在扫描前移除，因为它们可能会导致烧伤。在麻醉或镇静期间，需要特定的磁共振安全心电图电极来监测患者。扫描患者时，应注意解释心电图轨迹。无害的场强依赖性心电图变化可能包括 T 波升高，有时可能变得比 QRS 复合波更大，以及 R 波振幅的降低，甚至反转。这些变化可以用血液在磁场中流经胸主动脉时的感应电流来解释。一旦扫描停止，心电图将恢复正常。

通过使用塑料连接而不是铁磁连接，可以轻松实现无创血压监测。对于有创血压监测，必须尽量缩短线路长度以减少阻尼；盐水冲洗的压力袋不应有金属部件。CO_2 描记器采样线的长度应最小化，以减少波形变化的时滞。现在可以用专门设计的探头测量外围和中心温度。其他设备如颅内压监测器，通常在扫描前移除。在某些情况下，扫描可以在特定的受控条件下进行，这将由当地规则和制造商的安全信息决定。

3. 布局和设计

磁共振扫描仪通常使用 $0.5 \sim 3 \, T$ 之间的场强，尽管一些 7 T 扫描仪现在正在进入临床使用。要扫描的身体部位通常被放置在磁场的中心，因为大多数诊断扫描仪使用圆柱孔设计。患者在钻孔内，因此限制了临床工作人员的进入。由于这个原因，被广泛描述为"开放"系统的替代设计已经在介入应用中流行，例如图像引导活检或心脏导管插入术，以及幽闭恐惧症或肥胖患者。这些系统中的大多数在降低图像质量的情况下实现了较低的场强。在过去的10年中，包括邻近手术区域的标准圆柱形孔磁体的装置越来越受欢迎，用于在介入过程中提供诊断质量的成像。

多种多样的磁共振单元布局通常是为了应对两个主要问题：访问控制和能见度。

（1）访问控制：磁共振扫描仪周围的空间分为两个区域。扫描仪的紧邻区域被称为"磁共振环境"，在这里，静态磁场会产生射弹风险和对植入物的危害，以及射频加热风险。第二个较大的区域，包括相邻的房间，如控制室或麻醉准备室，被称为"磁共振控制进入区域"。该套件的设计应确保合适的电子锁或物理锁，可防止未经授权进入磁共振控制区域，并且所有通向磁共振环境的路线都应首先通过这些外部空间。

（2）能见度：一个窗口，通常包含一个用于射频筛查的细网，应该允许扫描仪、患者和所有进入磁共振环境的潜在通道的视线可见性。后者在介入环境中尤其重要，因为扫描室可以通过多个门从控制区和麻醉准备区进入。

麻醉输入在医院磁共振套房的设计中是必不可少的，以确保为麻醉和急救程序规划合适的空间。在设计磁共振套件的布局时，应考虑麻醉机、管道气体出口和抽吸的位置。在控制室设计中，应为远程麻醉监测设备和所有工作人员视线监测患者留出足够的空间。紧急进入的路线应明确标记，以确保工作人员既不能自由进入磁共振环境，也不能在离磁共振环境太远的地方停下来。

在安装时，应考虑设备使用的可能变化，因为诊断套件可能会在以后用于麻醉患者，或者介入套件中执行的病例类型可能会发生变化。一旦磁共振设备开始工作，由于磁场的持续存在和对已证实的射频笼完整性的需求，任何修改或重新装修通常都是极其昂贵的。

4. 人员和工作流程

对磁流变控制出入区域拥有个人访问权限的指定人员称为磁流变授权人员。在这个定义中，药品和保健产品监管机构的指导方针认可了监管的概念和授权的子类别，这取决于个人是否可以在监督下进入磁共振环境，或者自己是否可以监督他人。影像部门习惯于使用类似的术语定义本地规则。重要的是，在每个地点清楚地记录麻醉医生、麻醉助理和其他非放射工作人员所属的类别，以及进入所需的培训水平。经过适当培训后，麻醉人员将被指定为磁共振授权人员，并在放射技师的监督下在磁共振环境中工作。

磁共振环境中麻醉的规定标准操作程序对于安全工作实践至关重要。这些应包括一份修改后的世卫组织检查表和一份具体的磁共振安全检查表，从而形成一份保存在患者护理记录中的签名安全表。

5. 紧急程序

应特别考虑心搏骤停等紧急情况的处理程序。在诊断扫描期间，程序将是立即将患者从磁共振环境中撤离，以允许来自更广泛团队的复苏和支持，他们可能不知道在磁共振扫描仪附近工作的局限性。放射技师和麻醉医生在麻醉或镇静患者撤离期间的角色应在标准操作程序中明确规定，并定期审查。

在介入环境中，手术期间移动患者可能很困难或不可能，一个明确的人员和设备在紧急情况下可以进入房间的标准操作程序是至关重要的。心搏骤停的处理应符合当前的指南。

6. 麻醉和镇静

对于诊断性磁共振成像需要麻醉或镇静的患者，应考虑最安全的方法，以确保患者能够在嘈杂和幽闭恐怖的环境中保持安静。磁共振研究本身由多个图像序列组成，其中一些需要10 min 才能完成；扫描总共可能需要 2 h。在此期间的任何移动都会降低图像质量并使图像失真。麻醉团队的主要目标是通过将患者保持在隔离的位置上，使其保持静止和安全，同时限制其进入气道以及与强磁场相关的所有伴随问题，从而获得出色的图像。

当体位受限于疼痛时，运动障碍、学习困难、幽闭恐惧症或意识水平降低的患者以及来自重症监护室的患者都可能需要麻醉输入。大多数情况下，需要全身麻醉；在某些情况下，可以使用镇静，但必须考虑扫描的长度和可能使镇静困难的噪声水平。当麻醉医生被要求在磁共振设备中提供镇静时，应根据国家指南对患者进行监测。麻醉小组应意识到气道并发症的潜在可能性；这可能包括需要将患者移出磁共振环境以保护气道，还应该考虑到援助到达所需的时间。在计划镇静时应该考虑到这一点，并且从一开始就可能需要额外的帮助。麻醉诱导应在有适当训练的麻醉助手的专用区域进行，监测应符合指南。转诊团队、放射科医师和麻醉医生之间的良好沟通至关重要，这样就可以确定所需的细节、任何线圈变化和扫描长度。这可能要求在扫描过程中进行通气或自主呼吸。当使用喉罩或非铠装气管导管时，必须将引导气囊固定在远离待扫描区域的位置，以防止内部铁磁弹簧造成图像失真。

维持麻醉可以通过吸入剂或静脉注射来实现。麻醉机和呼吸机是可用的，其位置将由单个磁体的磁场决定。扫描室内只能使用磁共振安全蒸发器和气瓶。使用标准设备可能导致严重事故。标准输液泵不应进入磁共振环境；目前市场上有一些磁共振条件安全和磁共振安全泵可供选择，尽管它们不能进行复杂的镇静方案或目标控制输注麻醉。

与全静脉注射相关的特定安全问题有以下几种：①插管不可见；②由于耳塞或麻醉医生在观察室的位置，无法听到泵的警报；③长输注管线的错误连接或高压，可能导致麻醉剂不能被输送给患者。注射泵的高压报警限值可以调节。麻醉医生应确保使用输液管线、泵和泵设置的适当组合，以使输液不会因输液管阻力过大或高压报警切断而停止。如果放在专门设计的射频屏蔽罩（也称"法拉第笼"）内，可以使用一些输液泵。另一种选择是将泵置于扫描室外部。应注意避免患者在扫描过程中察觉或移动患者。

麻醉后，患者应由康复区受过恰当培训的工作人员护理。麻醉前应该与患者及其家属签署麻醉知情同意书。

7. 培训和监督

对于所有需要麻醉和静脉注射的患者，其镇静应在指定顾问的指导下进行；当麻醉医生被要求提供镇静时，这也适用。只要有可能，远程场所的麻醉应由有适当经验的顾问提供。当护理被委托给受训者或 SAS 医生时，他们应该有适当的能力和培训水平。

根据本指南，英国皇家麻醉医生学院已经为所有级别的麻醉医生提供了磁共振设备、非手术室环境、远程场所、术中护理、镇静和神经麻醉服务的国家指南，要点如下。

（1）所有员工都应该有机会通过有文件记录的正式培训课程来熟悉所有设备。

（2）所有员工（无论是长期还是临时员工）都应接受适当的入职培训，包括相关政策和标准操作程序的内容。这应该被记录下来。

（3）对于不熟悉磁共振环境和安全问题（包括心搏骤停程序）的无经验工作人员，不能接受他们在这种环境下管理患者，尤其是在非工作时间。

（4）所有参与在磁共振扫描仪中照顾患者的工作人员都应该了解在这种环境中由监测和麻醉设备引起的特定问题。

（5）应在开始前对麻醉系统、设施、设备、用品和复苏设备进行适当检查。

（6）所有手术都应符合国家侵入性手术安全标准和安全手术清单的要求。

（7）对于紧急情况，如果随叫随到的顾问不是神经麻醉医生，但该病例需要一名神经麻醉医生，则应该有一个明确定义和容易被理解的流程来提供来自神经麻醉医生的专家建议。

下面是一个用于单独进行磁共振成像病例麻醉的建议框架，适用于所有级别的麻醉医生，这个框架可以根据当地情况进行调整。磁共振成像文件性的麻醉经验，比如静态磁场安全方面的知识，例如感应培训、监督培训和（或）电子学习模块。医生还需要接受有磁共振扫描仪时的医疗急救管理方面的培训，包括心搏骤停等急救知识。

8. 麻醉剂

在磁共振设备中进行麻醉干预时，例如，如果麻醉机有可能被使用，则必须始终有一名具有国家认可资格的、训练有素的麻醉助理在扫描期间为麻醉医生提供支持。在转移或诱导患者之前，应检查麻醉机和设备。

9. 儿童患者

对于年龄较小的儿童（以及那些有学习困难或不自主运动障碍的儿童），需要镇静或全身麻醉才能采集出令人满意的磁共振图像。对儿童友好的环境和氛围有助于最大限度地减少镇静需求。父母在场，做游戏分散儿童注意力等都可以用来提高孩子的依从性。当无法实现儿童的自愿合作时，可以实施与手术室一样标准的镇静或全身麻醉。对于无法配合磁共振扫描的儿童，还可以考虑是否可以推迟扫描，直到儿童达到能够配合的年龄。

10. 孕妇

药品和保健品管理局的安全指南描述了孕期磁共振成像的潜在危害。包括静磁场＞4 T、低频时变磁场梯度、射频场、过度的噪声、全身热负荷等对胎儿的影响。全身热负荷的风险尤其与高热局部致畸效应的潜在性有关，并且在早孕器官形成期间最为相关。

MHRA 建议怀孕的工作人员在成像过程中不要留在扫描室，主要是出于对声学噪声暴露的担忧。在介入情况下，如果扫描过程中工作人员在扫描仪孔径附近工作，时变梯度和射频场也可能是问题。对于孕妇，只有在综合考虑益处和风险后，才可留在扫描室进行扫描。

11. 危重患者

由于患者的状况、磁共振扫描仪位置与患者病房的距离，以及磁共振环境本身存在的风险，对危重患者进行磁共振扫描是一个相当大的挑战。该过程需要仔细计划和安排。是否进行磁共振扫描应由重症医学科主任医师与多学科团队和放射科医师讨论后决定。

通常，危重患者的紧急诊断性磁共振成像仅限于神经影像学检查，在快速治疗将对患者预后产生实质性影响的情况下进行。在其他情况下，与检查相关的风险可能大于益处，扫描可以推迟到患者病情稳定时。如果决定进行扫描，应进行核实，因为颅内压传感器等设备可能是磁共振不安全因素。由于患者有可能无意识或缺乏沟通能力，关于植入物或先前手术的信息了解可能有限。静脉注射管线应足够长，以使输液泵在扫描时位于安全区域。患者的生命体征的稳定性决定了是否应该进行扫描，以及应该陪伴患者的麻醉医生的级别。当计划进行麻醉时，麻醉医生必须由一名熟练的麻醉助手陪同。

12. 医生

未经麻醉学培训的重症监护室临床医生，在特定情况下可以带领患者进行磁共振扫描。在某些中心，这项工作由重症监护室经验丰富的高级别医生负责。危重患者必须由经过适当培训，具备气道技能、能力、经验，以及了解磁共振扫描仪的危险事项的临床医生陪同。如果患者插管或身体严重不适，必须由经过适当培训的助手陪同。助手应接受磁共振环境安全方面的充分培训，熟悉位置、安全设备以及如何在紧急情况下寻求帮助。这适用于临时和长期工作人员。如果计划进行麻醉干预，则应由受过麻醉训练的临床医生和熟练的麻醉助手提供麻醉。

三、清醒开颅术中睡眠-清醒-睡眠技术与监护麻醉的比较：系统回顾与荟萃分析（2019年）

清醒开颅术（awake craniotomy，AC）是治疗顽固性癫痫和切除功能区附近或功能区肿瘤的首选手术方式。监护麻醉（MAC）或睡眠-清醒-睡眠（asleep-awake-asleep，AAA）技术在清醒开颅术中使用最广泛。MAC 是一种清醒镇静技术，允许患者在整个过程中保持自主呼吸，唤之能醒。镇静和止痛分别用于消除患者的焦虑恐怖情绪、减轻疼痛和其他伤害性刺激，从而提高手术的安全性和舒适性。AAA 技术分为 3 个阶段：全身麻醉下行气管插管或者置入喉罩，打开硬脑膜并暴露大脑时，唤醒并拔出气管导管或者喉罩，病灶切除后，再次全身麻醉下行气管插管或者置入喉罩。随着清醒开颅手术越来越多，MAC 和 AAA 已经成为该手术的首选麻醉技术。这项系统综述和荟萃分析综合了 2014—2018 年间发表的论文，通过评估清醒开颅术的失败率、术中并发症和术后变量来比较 AAA 和 MAC 哪种方法更好。

研究发现，焦虑和依从性不足是清醒开颅术失败的主要原因，MAC 组为 1%，AAA 为 5%。术中癫痫发作是 AC 失败的第二常见原因，MAC 组为 10%，AAA 组为 4%。关于术中恶心和呕吐不良事件发生率，MAC 组为 4%，AAA 组为 8%。术前使用单剂量地塞米松可以降低呕吐风险。MAC 组和 AAA 组的手术时长分别为 224.44 min 和 327.94 min，住院时长分别为 3.96 天和 6.75 天。因此，与 AAA 相比，采用 MAC 的清醒开颅术失败率低、手术时间短、住院时间短。

第三节　神经外科手术麻醉指南

一、颅脑外伤患者的麻醉管理专家共识（2021年）——中国

（一）颅脑创伤定义和分类

1. 定义

颅脑创伤也称创伤性颅脑损伤（traumatic brain injury，TBI），指外界暴力直接或间接作用于头部所造成的损伤。

2. 分类

（1）原发性颅脑创伤：指机械撞击和加速/减速挤压作用于颅骨和脑组织立即造成的局灶性或弥散性损伤，主要有脑震荡、弥漫性轴索损伤、脑挫裂伤、原发性脑干损伤及下丘脑损伤。

（2）继发性颅脑创伤：通常在原发性颅脑创伤后数分钟、数小时或数天后发生的神经组织的进一步损伤。继发性损伤包括：①全身情况，如低氧血症、高碳酸血症或低血压；②形成硬膜外、硬膜下、脑内血肿或血肿增大；③持续的颅内高压症状，如脑缺血。

（二）颅脑创伤的麻醉管理

麻醉管理的要点如下：对颅脑创伤患者做出快速全面的评估，采取及时、有效的围术期管理，维持脑灌注压和氧供，防止和减轻继发性神经损伤，为神经外科医师提供满意的手术条件，改善颅脑创伤患者的预后。

1. 术前评估

1）神经系统评估

（1）格拉斯哥昏迷评分（GCS）：从睁眼反应、言语对答和运动反应三方面全面评估患者的意识和神经系统状态，对预后具有很好的预测价值。根据格拉斯哥昏迷评分，TBI可以分为：重度，GCS 3~8分；中度，GCS 9~12分；轻度，GCS 13~14分；正常，GCS 15分。

（2）瞳孔（大小、光反射）反应和四肢运动功能的检查等：对不能配合的患者，如使用大量镇静药物和气管插管的患者，睁眼反应和言语对答的评估失去了作用，可以使用基于运动反应的简易运动评分（simplified motor score，SMS），其与颅脑创伤的严重程度以及预后也有很好的相关性。SMS按由轻到重分为3个等级：2分，能进行指令性运动；1分，能定位疼痛部位；0分，逃避疼痛的行为或对疼痛无反应。

2）颈椎及其他器官损伤的评估

评估是否合并颈椎损伤和多器官系统损伤，如有无胸腔内出血和（或）腹腔内出血等。

3）全身状况评估

评估引发继发性脑损伤的危险因素，包括以下几个指标。

（1）血压：低血压，即收缩压＜90 mmHg；TBI早期低血压，将导致神经系统的预后恶化。高血压，即收缩压＞160 mmHg或平均动脉压＞110 mmHg。

（2）呼吸氧合：低氧血症，即PaO_2＜60 mmHg，氧饱和度＜90%；低碳酸血症，即$PaCO_2$＜35 mmHg；高碳酸血症，即$PaCO_2$＞45 mmHg。

（3）出血：贫血，即血红蛋白＜100 g/L或血细胞比容＜0.30。

（4）电解质：低钠血症，即血钠浓度＜142 mEq/L。

（5）血糖：高血糖症，即血糖＞10 mmol/L；低血糖症，即血糖＜4.6 mmol/L。

（6）渗透压：高渗透压，即血浆渗透压＞310 mOsm/L。

（7）酸碱平衡：酸中毒，即pH＜7.35；碱中毒，即pH＞7.45。

（8）体温：发热，即体温＞37.5℃；低体温，即体温＜35.5℃。

4）气道评估

TBI患者可能存在饱胃、颈椎不稳定、气道损伤、面部骨折等问题，增加了建立气道期间反流误吸、颈椎损伤、通气或插管失败的风险。反流误吸原因包括患者在受伤之前摄入食物或液体，吞下从口腔或鼻腔的伤处流出的鲜血，应激导致的胃排空延缓等。因此，在建立气道前，麻醉科医师必须对患者气道进行仔细评估，以防止上述不良事件的发生。

2. 术中管理

1）气道管理和机械通气

GCS＜8分的重度TBI患者必须立即建立人工气道，如气管插管，并行机械通气，从而有效控制气道和ICP。对轻或中度TBI患者，若患者不合作或伴随创伤有关的心肺功能不全时，也可能需要气管插管。气管切开术是一种具有成本效益的替代方案，更加方便气道清理和机械通气。与气管插管相比，其对镇静、镇痛药的需求减少。GCS＜7分的患者早期可选择气管切开术，对GCS为8分的患者，只有在出现误吸或气道阻塞的情况才进行气管切开。在患者出现准确定位的疼痛反应或自发的睁眼反应时，就可考虑逐步封堵气管套管并最后封闭气管造口。

（1）气道评估。

（2）气道建立。

根据患者的气道和全身情况，正确选择建立气道的路径和方式。①快速顺序诱导：所有脑外伤患者都应该被认为是"饱胃"，约10%的患者合并颈椎损伤。麻醉助手采用颈椎保护器或颈椎保护手法，在轴向上稳定颈椎。在预先给予患者充分吸氧后，麻醉科医师采用传统的环状软骨按压法即Sellick手法，即上提患者下颏，且不移动其颈椎，向后推环状软骨关闭食管。在诱导用药与气管插管之间避免任何通气，从而最大限度地防止因正压通气使气体进入患者胃内而引起的反流误吸。然而，TBI患者氧消耗增加，或因面部创伤或躁动导致预吸氧困难时，传统的Sellick手法可导致患者氧饱和度快速下降。在这种情况下，麻醉科医师可在诱导阶段进行正压通气，以确保患者氧合。推荐使用可视喉镜暴露下行气管插管。②存在颌面部骨折或严重软组织水肿致声门暴露困难的患者，可考虑使用纤维支气管镜或光棒进行气管插管。存在严重颌面部创伤或咽喉部创伤的患者，需要进行气管切开。③存在鼓室出血、耳漏、乳突或眼部周围有瘀斑的患者，麻醉科医师应高度警惕患者可能存在颅底骨折。当怀疑患者存在颅底骨折或严重颌面部骨折时，麻醉科医师禁止行经鼻气管插管。

（3）机械通气。

建立气道后，给予非去极化肌松药进行机械通气。管理目标为维持 $PaCO_2$ 33.5～37.5 mmHg（即 4.5～5 kPa），PaO_2 ＞95 mmHg（即 ＞13. kPa）。其中，氧合最低限度为 PaO_2 ＞60 mmHg（即 ＞8.0 kPa）。目前研究证实，TBI 患者创伤区域脑组织内 CBF 急剧下降，过度通气（$PaCO_2$＜25 mmHg）可加重患者局灶性脑缺血的程度，因此不主张在 TBI 患者中采用过度通气。在对 TBI 患者实施过度通气（$PaCO_2$ 28～33.5 mmHg）时，医护人员必须同时进行脑血流和脑灌注监测，以警惕脑缺血的发生。对可疑或实际存在脑疝的患者，采用急性短暂的过度通气治疗是相对安全和有效的。虽然研究表明，在合适的 PEEP 值范围内，PEEP 每增加 5 cmH_2O 会使 ICP 增加 1.6 mmHg，CPP 减少 4.3 mmHg，但对未合并严重肺损伤患者的 ICP 和 CPP 均无明显影响，即使在严重肺损伤患者中使用 PEEP 后 ICP 和 CPP 有所增加，但增幅并无临床意义，因此 PEEP 可安全应用于大多数严重脑损伤患者的机械通气改善氧合。PEEP 的安全限值未有确定范围，可以根据 CPP 进行调控，大多指南建议保持 CPP ＞60 mmHg，以降低继发性脑损伤恶化的风险。在维持动脉血压及 CPP 稳定的前提下，对脑损伤患者使用合适的 PEEP 是有利的。

2）监测

（1）一般监测。

包括 $P_{ET}CO_2$、SpO_2、有创动脉血压、中心静脉压、体温、尿量和肌松监测。定期行动脉血血气分析、血细胞比容、电解质、血糖、渗透压等监测。如果患者血流动力学不稳定或对容量治疗及血管活性药物无效，应进行有创或无创心输出量监测。

（2）神经功能监测。

ICP 监测：适用于所有重度 TBI 患者（GCS 为 3～8 分）及 CT 显示脑外伤、颅内血肿或具有颅高压征象的患者。如果重度 TBI 患者没有 CT 影像学的变化，但具有年龄超过 40 岁、神经系统阳性体征或收缩压＜90 mmHg 等高危因素，也应该继续 ICP 监测。监测探头置于脑室内时结果最精确，其次为脑实质、蛛网膜下腔、硬膜下及硬膜外腔。

脑氧监测：包括 $SjvO_2$ 及 $PbtO_2$。$SjvO_2$ 可连续监测全脑的氧供情况，$SjvO_2$＜50% 持续 15 min 以上与不良的神经功能预后相关。$PbtO_2$ 通过置于脑组织中的有创探头监测局部脑组织的氧供，$PbtO_2$＜15 mmHg 提示可能存在脑缺氧的风险。

脑血流监测：包括经颅多普勒超声（TCD）和近红外光谱（NIRS）。TCD 主要用于 TBI 患者脑血管痉挛、ICP 恶性升高、脑灌注压（CPP）降低、颈内动脉内膜剥脱及脑循环停止的诊断；TCD 衍生的搏动指数（PI）可用于识别脑脊液压力 ≥20 cmH_2O 的患者，并可能作为监测工具发挥重要作用。NIRS 除了能够监测脑血流外，与 $SjvO_2$ 类似，也能够监测脑氧供情况，但其精确度较差，临床应用有限。

电生理监测：脑电图用于监测昏迷深度、瘫痪或使用肌松剂患者的癫痫大发作或亚临床小发作及诊断脑死亡。感觉诱发电位（SEP）可以评价 TBI 患者残存的神经功能，但其临床意义有限。

脑温监测：TBI 后脑组织温度较体温高 3℃。升高的脑组织温度是已知的继发性脑损伤诱因之一。目前，无创和有创的脑组织体温探头在临床上均有应用。

3）控制循环稳定

（1）管理目标。

维持 CPP 在 50～70 mmHg，收缩压＞90 mmHg。测定有创动脉血压的压力换能器应放置在乳突水平以反映脑循环的情况。应当避免采用过于积极的手段（如液体复苏和升压药）来维持 CPP＞70 mmHg，后者将增加急性呼吸窘迫综合征的发生率。围术期低血压（收缩压＜90 mmHg）可增加 TBI 患者的术后死亡率，因此麻醉科医师必须严格控制患者术中血压。颅脑损伤脑血管自动调节功能受损时，耐受颅内压升高的能力降低；当 CPP＜50 mmHg 时，无论持续时间长短，所有颅内压升高都与预后不良相关；与成人相比，儿童继发性损伤发生在较低的颅内压阈值。因此，50 mmHg 可能是脑灌注压可接受的最低阈值。

（2）液体管理。

使用无糖的等张晶体液和胶体液可维持正常的血浆渗透浓度和胶体渗透压，减少脑水肿的发生。高渗盐水已被用于 TBI 患者的液体复苏。4% 的白蛋白可增加 TBI 患者的病死率。含糖液体的使用与神经功能的不良预后密切相关，应当避免使用。建议 Hb 小于 80 g/L 和（或）血细胞比容低于 25% 时进行红细胞输注，而输注储存红细胞与输注新鲜红细胞相比并不增加病死率。

（3）血管收缩剂和加压素。

若液体治疗欠佳，可使用去氧肾上腺素、多巴胺、血管升压素等血管活性药物以维持收缩压＞90 mmHg。

（4）其他药物。

氨甲环酸的应用可减缓颅内出血的进展并具有改善临床预后的趋势。

4）血糖控制

TBI 患者高血糖（血糖＞2000 mg/L 或 11.1 mmol/L）与创伤后高死亡率以及神经功能的不良预后密切相关。引起围术期高血糖的独立危险因素包括严重颅脑损伤、年龄＞65 岁、术前存在高血糖、硬膜下血肿、全身麻醉和手术的应激反应。但严格控制血糖在较低水平并不能改善神经系统的预后或死亡率。目前推荐维持围术期血糖在 1100～1800 mg/L（6～10 mmol/L），并且避免血糖的剧烈波动。

5）体温控制

大脑温度过高与 TBI 患者术后神经功能的不良转归密切相关。围术期应当避免患者发热，并需要对发热患者给予有效的降温处理。亚低温能够保护神经元的同时降低颅内压，大脑温度每降低 1℃，理论上可使脑代谢率降低 5%～7%。亚低温治疗可分为预防性亚低温及治疗性亚低温，治疗性低体温对成人颅脑创伤的治疗有益，可降低病死率，但不推荐用于儿童患者。在儿童患者中进行低温治疗，预后较差。也有多中心临床试验发现，与正常体温组患者相比，低体温 TBI 患者的病死率并无改善。

6）麻醉药物的选择

建议在麻醉诱导前建立有创动脉血压监测，滴定法给予麻醉药物，维持血流动力学的平稳。以 TBI 患者颅内的病理改变和全身状况作为麻醉药物的选择依据。

（1）吸入麻醉药。

高浓度卤代吸入麻醉药：具有降低 $CMRO_2$、扩张脑血管、增加 CBF 和 ICP、削弱 CO_2 反应的作用。建议卤代吸入麻醉药的使用浓度低于 1 MAC。

N_2O：可增加 $CMRO_2$ 和 CBF，且枪弹伤或颅骨多发骨折的患者吸入 N_2O 可增加颅内积气的风险，因此不推荐使用。

（2）静脉麻醉药。

丙泊酚：具有降低 $CMRO_2$、CBF 和 ICP，保留脑血管自主调节的作用，可用于控制 ICP。丙泊酚的使用不改善 TBI 患者的病死率和 6 个月后的神经功能恢复。全凭静脉麻醉（TIVA）（丙泊酚＋瑞芬太尼）有利于 TBI 患者术后的快速神经功能评价。

巴比妥类药物：当出现手术和其他药物无法控制的顽固性颅内高压时，可在血流动力学稳定的情况下使用大剂量的巴比妥类药物来控制颅内压。不推荐预防性给予巴比妥类药物诱导脑电图的暴发抑制。注意预防低血压，建议使用不影响血压的镇静剂，必要时纠正低血容量，调整机械通气以促进中心静脉回流。

氯胺酮：可扩张脑血管、升高 ICP，不推荐使用。

（3）肌肉松弛剂。

足量肌松药可辅助气管插管、机械通气和降低 ICP；对准备术后拔除气管导管的患者，应该常规给予肌松监测和必要的药物拮抗。

琥珀胆碱：可引起肌肉抽搐和 ICP 升高，预注少量非去极化肌松药可减少上述不良反应的发生。对存在困难气道的 TBI 患者，琥珀胆碱仍是最佳选择。

罗库溴铵（0.6～1.0 mg/kg）：起效迅速，方便麻醉科医师快速建立气道，对血流动力学影响小。

泮库溴铵：可阻滞迷走神经，引起高血压和心动过速。

7）颅内压的控制

出现颅内高压时，可采取以下措施。

（1）过度通气：避免长时间的过度通气（$PaCO_2$ 28～33.5 mmHg，即 4.5～5.0 kPa）时，并同时进行脑氧监测，以警惕脑缺血的发生。

（2）高渗液体治疗：①甘露醇，负荷剂量为 0.25～1 g/kg，酌情重复给药，但不推荐持续输注。其不良反应为利尿、急性肾损伤、电解质紊乱和 ICP 反跳性升高。为了避免肾毒性，当血浆渗透压超过 320 mOsm/L 时，应该停止使用甘露醇。②高张盐水，具有降低 ICP 和液体复苏的治疗作用，适用于合并低血容量的 TBI 患者。建议 3% 高张盐水负荷量 250～300 mL 或 7.5% 高张盐水 100～250 mL 持续输注，并定期监测血钠。若血钠＞155 mEq/L，应停止使用高张盐水。连续高渗液体治疗创伤后颅内压增高与 90 天生存率有关。

（3）激素：可增加中重度脑外伤患者的病死率，不推荐使用。

（4）体位：在确保血流动力学平稳的情况下，平卧位头部抬高 30° 可改善静脉回流，降低 ICP。

（5）脑脊液引流：可采用单次或持续脑室外穿刺引流，少量脑脊液减少可明显降低颅内压。

3. 术后管理

（1）营养支持：患者伤后 7 天接受营养支持治疗，能明显改善患者预后。

（2）抗感染：围术期预防性使用抗生素能够降低患者肺炎的发生率，但并不降低病死率或减少住院天数。早期气管切开能够减少机械通气的时间，但并不改变病死率及肺炎发生率。

（3）下肢深静脉血栓预防：采用充气长裤对下肢进行间断性加压有效，但下肢受伤患者禁用。预防性使用低分子量肝素会增加颅内出血的风险，对其治疗方案尚未明确。

（三）总结

颅脑创伤患者围术期管理的主要目标是改善脑灌注和脑血流，控制颅内压，预防继发性脑损害。在围术期整个过程中必须对患者进行快速正确的评估，选择合适的麻醉药物和方式，全面、严格地管理患者的循环、呼吸、代谢和温度等，以改善颅脑创伤患者的预后。

二、急性缺血性脑卒中血管内治疗的麻醉管理专家共识（2021 年）——中国

（一）急性缺血性脑卒中的定义及分类

1. 定义

急性缺血性脑卒中是指急性脑局部血液循环障碍，缺血缺氧所致的局限性脑组织坏死或软化，引起的新发神经功能障碍，且症状/体征持续 24 h 以上，通过 CT/MRI 排除脑出血。

2. 分类

急性脑卒中一般依据病因、责任血管及临床表现进行分型。

（1）病因分型：大动脉粥样硬化型、心源性栓塞型、其他明确原因型、不明原因型。

（2）责任血管栓塞部位分型：前循环栓塞，包括颈内动脉栓塞、大脑中动脉栓塞及大脑前动脉栓塞；后循环栓塞，包括椎动脉栓塞、基底动脉系栓塞、大脑后动脉栓塞。

（3）临床表现分型：即英国牛津郡社区卒中项目分型，包括完全性前循环梗死、部分性前循环梗死、后循环梗死和腔隙性脑梗死。

（二）麻醉管理

麻醉科医师是急性脑卒中管理和系统诊治的重要组成部分，参与救治过程的多个环节，如急诊气道处理、介入手术室的麻醉管理及术后重症治疗等。AIS 患者在准备进行血管内血栓切除术（endovascular thrombectomy，EVT）前需要进行多项检查和评估。当患者可能存在意识障碍和语言障碍等改变时，不能快速有效地叙述脑卒中病史、过敏史、药物应用史及进食情况等相关信息，导致麻醉评估困难，但必须快速做出麻醉决策，以免延误诊治，导致不良预后。

1. 术前评估

1）神经功能损伤程度评估

AIS 患者神经功能损伤程度的评估非常重要，可指导麻醉管理和预测术后转归，包括脑卒中严重程度、日常及发病时生活能力及昏迷程度的评估。

（1）脑卒中严重程度评估。

推荐应用美国国立卫生研究院脑卒中量表（NIHSS）评估脑梗死程度。NIHSS 基线评估可以反映发病时脑卒中严重程度，还可定期评估治疗后效果。NIHSS 的范围为 0～42 分，分数越高，卒中程度越严重。分级：0～1 分，正常或近乎正常；1～4 分，轻度卒中／小卒中；5～15 分，中度卒中；15～20 分，中至重度卒中；20～42 分，重度卒中。

NIHSS 基线每增加 1 分，良好预后可能性降低 17%。基线大于 16 分的患者有死亡可能性，而基线小于 6 分的患者，预后大多良好。EVT 患者的 NIHSS 评分通常为 15～20，除轻偏瘫外，还存在神经系统异常，其被认为是中、重度卒中。NIHSS 评分为 15～20 的 AIS 患者中，至少有 30% 的患者存在吞咽困难，尤其当患者仰卧时，吞咽困难可能会导致气道梗阻和（或）增加误吸风险。约 50% 行 EVT 的 AIS 患者存在构音障碍，通常与吞咽困难并存。约 50% 的 EVT 患者存在中枢性失语症。失语症患者可能无法进行语言表达（表达性失语）和（或）不能理解语言（感觉性失语），因此也不能遵循指令。约 25% 的急性脑卒中患者出现病理性呼吸模式（如潮式呼吸），与吞咽困难有关且 NIHSS 评分更高。

（2）日常及发病时生活能力评估。

改良 Rankin 量表（modified Rankin Scale, mRS）是用来评估脑卒中患者生活质量及神经功能恢复的量表。mRS 评分范围为 0～6 分。分级：0 分，完全没有症状；1～2 分，轻度残障、生活可自理；3～5 分，重度残障、无法生活自理；6 分，死亡。

（3）昏迷程度评估。

应用格拉斯哥昏迷评分（GCS）评估 AIS 患者的意识和神经系统状态。主要包括睁眼反应、语言反应和肢体运动反应。GCS3～8 分，重度；9～12 分，中度；13～14 分，轻度；15 分，正常。

应用以上量表评价急性脑卒中患者病情的严重程度时，均存在局限性。《2018 年 AHA/ASA 急性脑卒中患者早期管理指南》推荐主要应用 NIHSS 评价卒中严重程度。

2）患者一般情况评估

（1）病史采集：注重发病时间，神经症状／体征的变化发展，心肺肾的病史及糖尿病史。

（2）发病时间：询问症状出现时间最为重要。若是醒后卒中，则以睡眠前最后表现正常的时间作为发病时间。

（3）神经症状／体征的变化与发展：充分了解病情发展变化，便于确定栓塞部位及梗死程度。

（4）心脏病史及卒中病史：便于了解栓塞病因（是否有房颤／瓣膜病等），有利于术中循环管理及术中循环突发事件，如新发脑栓塞及肺栓塞等的处理。

（5）呼吸系统病史：术后呼吸抑制和呼吸功能不全是围术期最明显的肺部并发症，其与肥胖及呼吸睡眠暂停综合征密切相关，其危险因素包括慢性肺疾病、年龄＞60 岁、ASA≥Ⅲ级及急诊手术等。因此，充分了解 AIS 患者的呼吸系统病史，更有利于制订术中及术后呼吸管理策略，降低并发症。

（6）肾脏病史：充分了解肾脏病史，结合当前肾功能状况，有利于降低术中造影剂的肾损伤风险，为制订肾保护策略提供信息。

（7）糖尿病史：推荐进行血糖测定，了解靶器官受损程度。所有 AIS 患者行 EVT 前需进行基线血糖测定，有明确证据显示，围术期高血糖与预后不良相关。

3）体格检查

（1）气道评估。

急性脑卒中患者并发意识障碍及球麻痹影响气道功能者，应进行气道支持及辅助通气。清醒患者一般可配合体格检查，可初步了解气道情况，对意识障碍和（或）躁动患者无法进行气道评估者，应按困难气道处理。此外，注意患者禁食水时间，以免发生误吸。若进食水后 8 h 内发生卒中，由于应激状态致胃排空时间延迟，宜按照饱胃患者处理。

（2）呼吸功能评估。

呼吸系统围术期并发症居于围术期患者死亡原因第二位，仅次于心血管并发症。危险因素包括：①肺功能损害。②慢性肺疾病：不吸氧状态下，若 $SpO_2 < 94\%$，或 $PaO_2 < 60$ mmHg 和（或）$PaCO_2 > 50$ mmHg 的患者，经吸氧处理后，如无低氧血症及 CO_2 蓄积，可暂不进行气管插管，反之，则需实施气管插管。③哮喘病史及其他气道高反应性肺病：因时间窗限制及延长术前检查时间与严重不良预后相关，此类患者不推荐必须进行术前胸部 X 线、CT 及肺功能等检查，可在准备手术的同时行血气分析检查，初步了解呼吸功能。

（3）循环功能评估。

需评估患者心功能，完善麻醉管理方案。与麻醉风险相关的因素为心功能不全病史、不稳定性心绞痛史，近期心肌梗死（＜6 个月），致命性心律失常等。因时间上的限制，患者术前不推荐必须进行超声心动图等检查，可通过病史初步了解心功能状态。推荐在准备手术的同时进行急诊心电图检查及肌钙蛋白测定，便于进行基线心电图和基线肌钙蛋白的记录，为诊断后续病情变化引起的心脏新发改变提供参考。

（4）肾功能评估。

通过术前必要的检查，了解肾功能情况，制订肾保护策略，降低造影剂肾损伤的风险。

2. 麻醉选择

AIS 患者行 EVT 最常选用的麻醉方法包括局麻 / 清醒镇静和全身麻醉，两者具有各自的优缺点及对神经功能转归的不同影响，因此，麻醉方式的选择是一个值得探讨的问题。

局部 / 清醒镇静的优点在于手术操作过程中患者保持清醒或可唤醒状态，利于评估患者的神经功能；手术治疗启动时间短；围术期循环稳定。其缺点主要是患者躁动、不配合，患者术中体动延长治疗时间，可能出现呼吸抑制、CO_2 蓄积及缺乏气道保护时反流误吸可能。

全身麻醉的优点在于控制和保护气道，防止反流误吸；制动患者，便于术者操作；人工气道，利于控制通气。缺点主要是围术期低血压，延误治疗开始时间及带气管导管引起的肺部感染问题。

局麻 / 清醒镇静广泛应用于近年 AIS 患者的 EVT 临床研究中。观察性研究表明，绝大多数（＞50%）的 EVT 患者可在局麻 / 清醒镇静下成功接受治疗。在 ESCAPE 和 REVASCAT 研究中，分别有 90.9% 和 93% 的病例实施了局麻 / 清醒镇静；在 SWIFT PRIME 研究中，局麻 / 清醒镇静占比约为 63%，且未对术后神经功能预后产生不利影响；在 THRACE 研究中，两组患

神经外科精确麻醉

者都取得良好的血流再通（TICI2b/3，$P = 0.059$）且对神经功能预后未产生不良影响。因此，局麻/清醒镇静是 EVT 中可行的麻醉方式。

有研究报道，接受全身麻醉的患者预后差于接受局部麻醉/清醒镇静的患者。但近年来多项研究尚无法说明麻醉方式对 AIS 患者神经功能预后的影响，也无法判定局麻/清醒镇静的麻醉方式更加合理。2016—2018 年间的 4 项随机对照研究报道了麻醉选择对 AIS 患者 EVT 治疗后神经功能预后的影响，阐明了全身麻醉也可安全应用于 EVT 术中。由于相关研究均存在各自不足，因此也难以得出全身麻醉比局麻/清醒镇静更加合理的结论。鉴于局麻/清醒镇静与全身麻醉对 AIS 患者行 EVT 的神经功能预后影响尚无有力的临床研究进行证实，《2018 年 AHA/ASA 关于 AIS 患者早期管理指南》推荐，在行 EVT 的患者中，依据患者自身危险因素、介入治疗情况及其他临床特点，实施个体化麻醉管理。局麻/清醒镇静及全身麻醉均可应用于 AIS 患者 EVT 术中，麻醉方法选择及麻醉管理对 AIS 患者 EVT 术后神经功能的影响有待进一步研究。

3. 麻醉方式判定

AIS 患者准备进行 EVT 时，麻醉科医师首先需要根据患者的病情，在患者到达介入手术室后 1～2 min 内确定麻醉方式。评估的关键因素包括：①患者对语言或触觉刺激是否有反应；②患者仰卧位时是否无呼吸困难、气道阻塞、分泌物（吞咽困难）或病理性呼吸模式；③患者的 SpO_2 是否 ≥ 94%（含吸氧状态）；④患者是否能理解/遵循指令并做出闭眼、张嘴、握手、平卧等动作；⑤患者气道管理是否安全（呕吐、饱胃等）。如果对这五个项目中的任何一个的答案是"否"，那么就应该优先考虑全身麻醉。

此外，应与神经介入医师进行病情沟通，对其合理建议予以考虑和采纳。神经介入医师清楚血栓是否容易找到和手术时间长短：手术简短的患者一般选择局麻/清醒镇静；相反，手术难度大、操作复杂（如脑血管造影发现血管路径差，导管难以到达血栓位置）者，则应选择全身麻醉。

4. 麻醉实施

无论应用何种麻醉方法，都要建立标准化麻醉监测。目前尚无足够临床证据支持选用特定的麻醉药物更有利于 AIS 患者的神经功能预后。因此，麻醉用药需个体化选择。

1）局麻/清醒镇静

对意识清楚、指令合作的 AIS 患者，可以选择局麻/清醒镇静进行 EVT 治疗。目前选择局麻/清醒镇静时，没有足够的临床证据支持使用特定的镇静药、催眠药或镇痛药。可选择芬太尼、舒芬太尼、瑞芬太尼、咪唑安定、丙泊酚、右美托咪定等。使用镇静镇痛药时，务必保持 SpO_2 在 94% 以上，必要时吸氧，避免 CO_2 蓄积。有条件者可监测麻醉深度，维持 BIS 值在 70 以上，保持可唤醒状态。

当出现以下情况时，需转为全身麻醉：①出现颅内出血或蛛网膜下腔出血者；②持续恶心或呕吐者；③ $PaCO_2 > 60$ mmHg 或 $SpO_2 < 94\%$，且无法通过吸氧或减少药物使用量改善者；④出现意识状态恶化或深昏迷者（BIS < 60）；⑤气道保护性反射消失者；⑥其他干扰手术进程的事件（如躁动或癫痫）。

2）全身麻醉

AIS患者多存在全身血管病变，合并高血压、糖尿病、冠心病等，且发病后至麻醉前多数患者不能有效进食饮水，存在血容量不足，麻醉诱导时可能出现剧烈血流动力学波动，手术期间常表现为低血压。因此，不管如何实施全身麻醉，应力争将血压维持在EVT之前的水平。血流再通后，需与神经介入医师沟通，根据患者神经系统状况及手术情况调节血压。麻醉与重症监护神经科学学会（Society for Neuroscience in Anesthesiology and Critical Care，SNACC）（美国）建议诱导期避免收缩压突然小于140 mmHg。针对右美托咪定和丙泊酚的观察性研究显示，两种药物均可导致血压降低以及使用血管升压药的频率增加。即使小剂量的咪唑安定和芬太尼也常常导致血压大幅降低并且需要使用升压药物。

目前无充分的临床证据支持使用特定血管活性药物维持围术期血压更有利于AIS患者的预后，可酌情选用多巴胺、去甲肾上腺素或去氧肾上腺素等。过度通气不利于AIS患者的预后，建议围术期将$PaCO_2$维持在正常范围。组织高氧可能加重再灌注相关性脑损伤，观察性研究显示，气管插管吸入高浓度氧的卒中患者预后较差。因此，对于再灌注较好的AIS患者，EVT术后可考虑减少吸入氧浓度（50%～70%），使SpO_2维持在95%～98%。

5. 术中管理

1）循环管理

（1）高血压。

约70%的AIS患者急性期血压升高。原因可能为卒中前患有慢性高血压、Cushing反射，恶心呕吐、焦虑、躁动等。对卒中后EVT期间是否应该立即降压、降压目标值及降压药物的选择等问题，当前尚缺少有力的研究数据加以支持。但在AIS患者行EVT术中，低血压却是一个常见问题。4项随机对照试验确定了类似的血压目标：SIESTA的目标收缩压为140～160 mmHg；ANSTROKE的目标收缩压为140～180 mmHg；GOLIATH的目标收缩压≥140 mmHg，MAP≥70 mmHg；CANVAS预试验的目标收缩压为140～180 mmHg。EVT术中大部分患者出现了低血压，常需要使用较大剂量的升压药维持动脉压，但局麻/镇静组患者的血压更易进行控制。

AHA/ASA推荐对未接受静脉溶栓而计划进行EVT的患者，手术前应控制血压≤180/110 mmHg，而《中国急性缺血性脑卒中诊治指南2018》推荐血压应≤180/105 mmHg。对于血管再通良好的高血压患者，应控制血压低于基础血压20～30 mmHg，但不应低于90/60 mmHg；对血压＞140/90 mmHg、神经功能稳定的患者，启动或重新启动降压治疗是安全的。

溶栓并桥接血管内取栓者，术前血压应控制在收缩压<180 mmHg、舒张压<100 mmHg。对未接受静脉溶栓而计划进行EVT的患者，血压管理可参照该标准，根据血管开通情况控制术后血压水平，避免过度灌注或低灌注，具体目标血压有待进一步研究。SNACC建议术中收缩压维持在140～180 mmHg，舒张压小于105 mmHg。

《2018年AHA/ASA急性脑卒中患者早期管理指南》推荐，机械取栓过程中及治疗结束后的24 h内将血压控制在≤180/105 mmHg；对于机械取栓成功再通的患者，血压控制＜180 mmHg/105 mmHg。虽然没有直接证据支持，但仍具有良好再通（mTICI 2b/3）的AIS

患者 EVT 后应适当地降低血压（收缩压＜140 mmHg），以减少再灌注或过度灌注相关的不良事件，如颅内出血和（或）脑水肿。相反，对脑血管再通不良的患者（＜mTICI 2a 或更低），至少维持 24 h 内实行控制性高血压（收缩压≤180 mmHg）以维持颅内灌注。血压控制应在纠正低血压及低血容量的前提下实施，以保障正常脑及其他器官的灌注。

（2）低血压。

卒中后低血压很少见，可能为主动脉夹层、血容量不足以及心功能障碍引起的心输出量减少等原因所致。卒中后低血压的患者应积极寻找和处理病因，可采用扩容升压措施，静脉输注 0.9% 的氯化钠溶液纠正低血容量，处理可能引起心输出量减少的心脏问题。

（3）心功能不全与心律失常。

心功能不全的患者按照原则进行处理，降低肺水肿的发生风险；对新发房颤引起的急性脑卒中，建议控制心室率（＜110 次 / 分），不建议术中立即进行复律，以免新生血栓脱落引起房颤栓塞事件。推荐选择 β 受体阻滞剂、非二氢吡啶类钙通道阻滞剂（如维拉帕米、地尔硫）、洋地黄类及其他抗心律失常药（如胺碘酮）等控制心率。

2）呼吸管理

（1）无低氧血症的 AIS 患者无需常规给氧，维持 SpO_2 ＞94% 即可。组织高氧可能加重 AIS 患者 EVT 术后再灌注相关性脑损伤。观察性研究结果显示，气管插管的卒中患者预后不理想。因此，对于 EVT 术后再灌注较好的患者，考虑减少吸入氧浓度，使 SpO_2 达到 95% ~ 98% 即可。对意识水平降低或延髓功能障碍而危及呼吸者及气道功能严重障碍者，需进行气道支持（气管插管或切开）和辅助通气，维持 SpO_2 ＞94%，必要时吸氧。

（2）EVT 手术过程中维持正常 $PaCO_2$。一项对 AIS 患者在全身麻醉下行 EVT 的观察性研究表明，预后不佳的患者 $P_{ET}CO_2$ 比预后好的患者低（分别为 32 mmHg 和 35 mmHg，$P = 0.03$）。虽然该观察性研究结果存疑，但已明确过度通气不利于 AIS 患者的术后神经功能预后。高碳酸血症对 EVT 患者的影响尚未明确。AIS 患者屏气 15 ~ 30 s 时，大约 10% 的受累血管区域出现 CBF 降低。这种现象可能是高碳酸血症导致非缺血组织的 CBF 再分布（即"窃血"），且此现象也在慢性（非急性）颅内闭塞性脑血管病患者中发现。因此，建议在 EVT 手术过程中，无论采用何种麻醉方式，均应监测 $P_{ET}CO_2$ 或 $PaCO_2$，维持正常 $PaCO_2$，预防低 / 高碳酸血症。

3）血糖管理

（1）高血糖。

AIS 患者中约 40% 存在高血糖。高血糖影响 AIS 患者脑梗死体积及临床转归，是皮质梗死患者病死率的独立危险因素。证据表明，AIS 后最初 24 h 内持续高血糖的患者，比正常血糖患者的结局更差。

目前对卒中后高血糖进行控制的问题已达成一致，但对采用何种降糖措施及目标血糖值，仅有少数随机对照试验进行了研究，尚无最后结论。因此，对 AIS 合并高血糖者应积极治疗。当血糖超过 10 mmol/L 时，可给予胰岛素治疗，将血糖控制在 7.8 ~ 10 mmol/L，并严格监测，避免低血糖。

（2）低血糖。

卒中后低血糖发生率较低，尽管缺乏对其处理的临床试验，但因低血糖直接导致脑缺血损伤和水肿，对预后更加不利，故应尽快积极纠正。血糖低于 3.3 mmol/L 时，可给予 10%～20% 的葡萄糖口服或静脉注射治疗，目标是达到正常血糖范围。

4）液体管理

围术期因低血容量引起低血压时，建议进行容量补充。液体种类选择尚无临床数据支持。但对 AIS 患者，围术期不推荐扩容或血液稀释，也不推荐应用高剂量白蛋白进行容量补充。

5）体温管理

AIS 患者体温升高与预后不良相关。体温升高致代谢、神经递质释放、炎性反应及自由基生产增加。寒战时，可应用曲马多等进行治疗，同时应用 5-HT 药物预防恶心、呕吐。

体温升高的患者应寻找和处理发热原因，如存在感染，应给予抗感染治疗。对体温＞38℃ 的患者应给予退热措施，如非甾体药物或物理降温，但应预防物理降温引起的寒战反应，增加代谢和耗氧。不推荐诱导性低温治疗。

6）肾功能保护

重点预防造影剂肾损伤。尤其是老年患者合并糖尿病、高血压及术前合并肾功能不全者。围术期肾损伤与肾血流量和肾氧合有关，因此术中应注意保护肾灌注，维持 SpO_2 在 94% 以上，维持肾氧合，同时观察尿量，必要时应用利尿剂。

6. 围术期并发症的处理

本共识仅列出了需要麻醉科医师参与处理的术中并发症。

（1）脑水肿与颅内压增高。

脑水肿可导致 AIS 患者急性重度神经功能损害，建议处理措施如下。①短期中度过度通气：$PaCO_2$ 目标值 33～34 mmHg，此方法只能作为一种临时性过渡疗法；②去除引起颅内压增高的因素，如躁动、癫痫、发热、呼吸道不通畅、恶心呕吐等；③抬高头位：手术结束后，建议抬高头位的方式，通常抬高床头大于 30°；④药物治疗：甘露醇和高张盐水可明显减轻脑水肿、降低颅内压，减少脑疝的发生风险，可根据患者具体情况选择药物种类、剂量及给药次数，必要时也可选用甘油果糖或呋塞米；⑤必要时神经外科会诊，行去骨瓣减压术。

不推荐使用糖皮质激素（常规或大剂量）治疗缺血性脑卒中引起的脑水肿和颅内压增高，原因为缺乏有效的证据支持，且存在增加感染性并发症的潜在风险；不推荐在缺血性脑水肿发生时使用巴比妥类药物。

（2）出血转化。

脑梗死的出血转化发生率为 8.5%～30%，其中有症状的为 1.5%～5%。出血转化是 AIS 患者溶栓或血管内治疗的主要并发症之一。可能原因与血管壁缺氧坏死、再灌注损伤、术中溶栓及抗凝药物应用有关。

处理原则包括：首先停用术中抗栓药物（抗血小板、抗凝）。轻型无症状者，以脱水降低 ICP、控制血压、防止恶化为主。重型有症状者，应按脑出血处理原则处理：镇静，积极脱水降低 ICP，减轻脑水肿，预防脑疝，严格控制血压。血肿较大出现占位效应者，应请神经外科会诊，进行外科治疗。

（3）癫痫。

缺血性脑卒中后癫痫早期发生率为 2%～33%，晚期发生率为 3%～67%。目前缺乏卒中后预防性使用抗癫痫药物的研究证据。卒中后癫痫发作的治疗应与其他急性神经系统疾病癫痫发作的治疗相似，应根据患者的具体情况选择抗癫痫药物。

处理措施为：紧急应用丙泊酚控制癫痫发作，保护舌体，控制气道。术中不推荐预防性应用抗癫痫药物。对于卒中后癫痫持续状态，建议按癫痫持续状态治疗原则处理。

（4）脑过度灌注综合征。

AIS 患者 EVT 术后责任血管供血区 CBF 呈压力依赖性，CBF 与血压呈线性关系，脑血流自动调节能力受损。因此，对再通良好的患者，需要与神经介入医师充分沟通交流，将血压控制在合理水平，建议收缩压 140～180 mmHg 或更低水平，舒张压小于 105 mmHg。

（5）脑血管痉挛。

EVT 术中血管痉挛多因导丝、导管机械刺激引起。血栓去除前，可通过提升血压，动脉内给予硝酸甘油、尼莫地平等药物处理。取栓成功后，可将导丝、导管一并撤出，常可迅速缓解脑血管痉挛；如无效，可再次动脉内应用硝酸甘油、尼莫地平等药物，谨慎提升血压。

7. 术后管理

目前尚缺少 AIS 患者 EVT 后管理的相关大型研究，有关数据不足以提供具有临床指导意义的支持。患者术后返回神经重症病房或卒中病房，由专业神经血管重症治疗团队进行治疗管理。麻醉科医师是治疗团队的一员，参与患者术后的呼吸管理，评估患者术后气管导管拔除风险及气管插管的必要性。

对全身麻醉患者，术后需要与介入医师充分沟通神经系统病情，结合患者全身状况，谨慎拔除气管导管。存在下列情况时，建议暂缓拔除气管导管。

（1）术前存在呼吸功能障碍者：呼吸节律和（或）频率改变，术前已行气管内插管，术前低氧（$SpO_2 < 94\%$，或 $PaO_2 < 60$ mmHg 和（或）$PaCO_2 > 50$ mmHg，且通过吸氧无法改善），呼吸睡眠暂停病史或存在气道梗阻风险。

（2）术前存在严重心脏功能障碍者：心功能不全及严重心律失常。

（3）神经系统严重病变者：梗死体积巨大，高度存在出血转化或需行去骨瓣减压，梗死位于延髓且已出现呼吸功能不全。

在局麻或清醒镇静下完成手术的患者，术后因病情变化出现低氧血症或呼吸功能不全时，需与介入医师及神经重症医师沟通气管插管必要性及肺部并发症发生可能性，权衡利弊后，可行气管插管。

对于带气管导管进入神经重症病房或术后因病情变化行气管插管的 AIS 患者，当病情稳定，满足气管拔除标准时，在与治疗团队充分讨论后，应拔除气管导管。

8

第四节　围术期并发症及精确处理相关指南

一、已发表的抗颤抖协议的系统质量评估——美国

（一）颤抖的一般知识

颤抖是一种涉及骨骼肌无意识振荡收缩的综合征，是麻醉和靶向温度调节中常见且具有挑战性的不良反应。虽然颤抖是对低核心体温的生理性体温调节反应，但它可能会增加耗氧量，诱发乳酸性酸中毒，并增加心肺储备不足患者呼吸窘迫的可能性。颤抖也可能与肾上腺素能和交感神经过度活跃以及随后的器官功能障碍（如心肌缺血）有关。此外，颤抖可能会导致患者不适并增加术后并发症（如感染、疼痛和出血）的可能性。

目前大多数治疗颤抖的策略都是经验性的。为了评估已发表的抗颤抖建议、指南和实践方案的内容和质量，该指南根据证据质量、不同临床环境的普遍性、利益冲突评估了已发表的实践方案和指南，以及所需材料和方法的实用性。该指南首先确定了所有以英文发表的抗颤抖方案/指南，然后将经过验证的质量评估工具"研究和评估指南评估Ⅱ（AGREE Ⅱ）"应用于每种出版物。

（二）抗颤抖的主要推荐方法

建议的药物和物理治疗方案之间存在很大差异，主要是强制空气加温用于治疗体温过低。寒战治疗应使用哌替啶。当哌替啶禁忌或不可用时，考虑使用其他阿片类激动剂或激动剂-拮抗剂。

该指南列出了18份抗寒颤方案，涵盖了药物和物理治疗方法。药物方面：哌替啶最为常用（25～75 mg或输注0.5～1.0 mg/kg/h），但鉴于其潜在副作用，指南建议在哌替啶禁忌或不适用的情况下，考虑使用其他阿片类药物或阿片受体拮抗剂，例如氯胺酮、布托啡诺、美沙酮、地佐辛、芬太尼、曲马多、纳布啡、右美托咪定、布比卡因等。有的指南还推荐联合药物治疗，例如将哌替啶与其他药物（如布托啡诺、右美托咪定）联合使用。另外，一些指南还推荐使用异丙酚［起始剂量为1 mg/（kg·h），最大剂量为5 mg/（kg·h）］，肌肉松弛剂［如维库溴铵0.1 mg/kg iv并以1 μg/（kg·min）输注，泮库溴铵0.01～0.1 mg/（kg·h）］或镁剂（如硫酸镁推注4 g iv，输注1 g/h，维持30～40 mg/L）来控制寒颤。物理治疗方面：皮肤加温最为常用，可使用加热毯、加热垫、加热灯、水床等设备。

二、神经重症监护患者的液体治疗：欧洲重症监护医学学会共识和临床实践建议（2016年）——欧洲

该共识主要聚焦于三个主题：一般液体复苏和维持，用于颅内压控制的高渗液体，用于迟

发性脑缺血管理的液体。

（一）急性颅脑损伤患者的一般液体使用建议

（1）维持液的选择：强烈建议使用液作为首选维持液，不推荐使用胶体液、低渗溶液、含葡萄糖的低渗溶液或白蛋白。

（2）复苏液的选择：在急性颅脑损伤（acute brain injury，ABI）的低血压患者中，推荐使用晶体液作为一线复苏液，不推荐使用合成胶体液。不建议使用低渗溶液、含葡萄糖的低渗溶液、4%白蛋白溶液、20%的白蛋白或高渗盐水溶液作为复苏液。

（3）液体治疗的优化：强烈推荐临床医生整合多个血流动力学变量，包括但不限于动脉血压、液体平衡、心输出量、SvO$_2$、血乳酸和尿量，以优化 ABI 患者的液体治疗。

（4）治疗终点的选择：强烈建议将动脉血压和液体平衡作为主要终点来优化 ABI 患者的液体治疗。此外，推荐监测电解质（钠离子、氯离子）、渗透压和可行时的颅内压作为液体治疗的安全终点。

（5）CVP 监测：强烈建议不要仅以中心静脉压（CVP）作为 ABI 患者液体治疗的唯一终点指标。

（二）高渗液治疗颅内压增高建议

（1）降低颅内压的治疗方法：推荐使用甘露醇或高渗盐水来降低增加的颅内压。同时，推荐临床医生考虑使用预定义的触发因素开始渗透疗法来治疗颅内压升高。

（2）神经监测变量的使用：强烈推荐临床医生使用临床和用于开始渗透疗法治疗颅内压升高的神经监测变量，包括神经系统恶化（定义为 GCS 降低 2 分，瞳孔反应性或不对称性丧失，或头部 CT 表现恶化）和颅内压＞25 mmHg。

（3）颅内压阈值的设定：强烈建议不应将颅内压 15 mmHg 作为启动渗透治疗的阈值。是否将颅内压 20～22 mmHg 设定为开始降颅压治疗的阈值仍不明确，但可以将颅内压阈值＞25 mmHg 作为启动颅内高压治疗程序的临界值（弱推荐）。

（4）不良反应的监测：推荐监测血清渗透压和电解质，以限制渗透疗法的不良反应。此外，建议监测颅内压对高渗液体的反应，以及高渗液体对动脉血压和液体平衡的影响，作为限制渗透疗法不良反应的次要变量。

（三）治疗脑缺血的液体建议

（1）强烈建议使用包括动脉血压和神经功能缺损逆转作为主要终点的多模式方法评估 SAH DCI 患者液体输注的疗效。

（2）建议将降低经颅多普勒血流速度、改善脑灌注和减少 CT 灌注的平均通过时间作为评估 SAH 患者液体逆转 DCI 的标准。

三、围手术期静脉血栓栓塞预防指南（2018年）——欧洲

接受开颅手术的患者患VTE病的风险增加。具体的风险因素包括：脑部恶性肿瘤，腿部无力，手术持续时间长，没有进行血栓预防，促凝剂如组织因子从脑组织中直接释放等。

最近的几项研究表明，接受脑肿瘤手术的患者发生室性心动过速的风险特别高。例如，在对1148名接受脑肿瘤手术切除的成年患者进行的单中心审查中，深静脉血栓形成（DVT）的发生率为14%，3%的患者发生肺栓塞；只有大约10%的患者接受了延迟抗凝血栓预防。对未接受血栓预防的患者进行多组分风险评估的模型已被证实可指导神经外科患者使用血栓预防。

（一）开颅手术中静脉血栓栓塞的预防

几项荟萃分析和《2012年美国胸科医师学会临床实践指南》评估了在接受神经外科手术的患者中多种血栓预防方法的随机试验。许多纳入的试验规模小，未封闭，省略了常规机械血栓预防的使用，并且总体上侧重于临床重要VTE的替代结果（例如无症状的DVT）。因此，该指南仅确定了过去10年神经外科血栓预防的单一随机试验。

在最近一项涉及207名神经外科患者的回顾性分析中，额外使用了术中和术后间歇充气加压（IPC）、分级加压袜和低分子量肝素（LMWH）。术后24～48h，DVT的发生率从9.9%降至3.5%。使用IPC也使肺栓塞的发生率从2.5%降至1.2%。

LMWH或乳酸脱氢酶抗凝血栓预防在神经外科患者中反复显示有效，在机械血栓预防中加入LMWH被证明比单独机械方法更有效。在最近的一项荟萃分析中，将LMWH或乳酸脱氢酶与无肝素对照组（有或没有机械血栓预防）进行比较，VTE的风险降低，当不使用机械血栓预防时，LMWH/乳酸脱氢酶的风险降低。

机械或抗凝血栓预防（LMWH或乳酸脱氢酶）相比无血栓预防，能够降低VTE。没有接受抗凝血栓预防的开颅手术患者中，约有1%～1.5%发生颅内出血。与机械血栓预防相比，使用抗凝血栓预防可能与开颅手术患者颅内出血风险的小幅增加有关。基于现有文献，该指南评估得出，开颅手术患者术后首日以后开始抗凝血栓预防，且有足够止血证据的情况下，临床上重要出血（包括颅内出血）的发生率非常低，不太可能增加。

因此，对于接受开颅手术的患者，应在入院时或术前根据患者的出血和血栓风险做出血栓预防的决定。建议在择期手术前或急诊入院后不久开始使用机械性血栓预防。对于VTE风险适度增加的患者，如恶性肿瘤开颅手术，手术时间延长或活动能力下降者，并且有证据表明发生了原发性颅内止血（通常基于术后头部计算机体层成像），我们建议在机械预防方法中加入LMWH或乳酸脱氢酶抗凝血栓预防。

（二）非创伤性颅内出血

很明显，颅内出血的患者有足够高的VTE风险，需要进行血栓预防。VTE病的危险因素似乎与接受开颅手术的其他患者相似（除了活动性癌症在脑出血患者中不太常见），包括年龄增加、不动或瘫痪、住院时间延长以及抗凝血栓预防的使用减少或延迟。尽管很少有专门针对脑

出血患者 VTE 病的预防研究，其血栓预防的方法与其他接受开颅手术的患者相似。对复发性出血的担忧通常会导致抗凝血栓预防的启动延迟，但并没有强有力的证据表明在脑出血患者中使用抗凝药物预防血栓的方法会增加再出血。对于脑出血和活动能力降低的患者，建议入院后尽快使用 IPC 进行机械血栓预防。显然，需要进行方法学上的严格试验，以确定各种血栓预防方案的相对有效性和安全性、开始血栓预防的最佳时间和最佳治疗持续时间。

对于接受开颅手术的患者，指南建议，IPC 应在手术前或入院时使用，持续使用（除了患者行走时）并经常监测以优化依从性（1 C 级）。如果使用 LMWH 或低剂量普通肝素，建议至少延迟至术后 24 h 开始（2 C 级）。对于 VTE 风险特别高的开颅手术患者（额外的风险因素包括恶性肿瘤、运动障碍、手术时间延长），建议在出血风险降低时，考虑术前开始使用 IPC 进行机械血栓预防，术后加入 LMWH 或低剂量普通肝素（2 C 级）。建议血栓预防应持续到出院（2 C 级）。

对于非创伤性颅内出血患者，指南建议使用 IPC 进行血栓预防（2 C 级）。建议入院时应用 IPC，持续使用（除了患者行走时）并经常监测以优化依从性（1 C 级）。对于非创伤性脑出血患者，建议在出血风险较低时考虑开始 LMWH 或低剂量普通肝素治疗（2 C 级）。建议继续血栓预防，直到患者完全自主活动（2 C 级）。

第五节 COVID-19大流行期间的神经麻醉实践

本节对与神经麻醉医生相关的新型冠状病毒（简称新冠病毒）和2019冠状病毒病（coronavirus disease 2019，COVID-19）的重点进行了概述，包括COVID-19的神经系统症状，在急诊神经外科手术、介入放射学（不包括急性缺血性卒中的血管内治疗）、经鼻神经外科手术、清醒开颅手术和电痉挛疗法（electroconvulsive therapy，ECT）期间神经麻醉临床实践的建议，以及关于医护人员健康的内容。

一、COVID-19的神经学表现

COVID-19的神经系统表现直到最近才被描述。未公开的初步证据表明，COVID-19阳性患者患急性缺血性卒中的风险增加。中国的一份报告表明，神经系统症状如头晕、头痛、咽喉炎和肌肉萎缩，在COVID-19脑病患者中相当常见（36%），在感染新冠病毒的患者中也有精神状态改变的报告。脑血管疾病在严重的COVID-19中更常见；有5.7%的重症患者报告了急性缺血性卒中，15%的患者报告了意识受损。这些结果与另一份来自中国的221名患者的报告一致，该报告发现急性缺血性卒中的发病率为5%，脑出血的发病率为1%。在该队列中，脑血管并发症患者更有可能年龄较大，患有严重的COVID-19，并证明了高凝状态和炎症的证据。最终，38%的脑血管并发症患者死亡。总之，这些初步报告表明，COVID-19患者可以更频繁地出现在急性缺血性卒中的血管内治疗中，并且如果他们在急性感染期间需要手术，围手术期卒中的风险也会增加。

其他与新冠病毒相似的冠状病毒已被证明能够侵入中枢神经系统。严重急性呼吸综合征冠状病毒（SARS-CoV）和中东呼吸综合征冠状病毒（MERS-CoV）病毒在结构和感染途径上与新冠病毒密切相关，两者均已在动物模型中显示出可感染中枢神经系统，发现脑干同时受到SARS-CoV和MERS-CoV的严重感染。此外，中枢神经系统感染与高病死率密切相关，可能是由于脑干的心肺中心功能障碍。神经入侵倾向被认为是冠状病毒家族的一个共同特征，新冠病毒也被认为具有类似的特征。与其他病因所述的一致，COVID-19患者表现出的味觉变化被假设反映了病毒通过转录途径（即病毒从鼻黏膜通过筛板延伸到嗅球的细胞破裂，从而通过脑脊液到中枢神经系统的邻近和远处区域）进入大脑，但是该假说还有待证明。总的来说，直接侵犯中枢神经系统是合理的，并且可能解释一些COVID-19阳性患者的神经症状。

二、紧急神经外科手术

COVID-19大流行使得有必要减少择期手术，以增加容量和释放资源，包括限制神经外科手术。尽管如此，仍有一些患者需要紧急的神经外科干预来治疗威胁生命的疾病。意大利伦巴第新冠疫情较严重的区域创建了一个由 4 个医院组成的中心，其中 3 个"中心"医院组成的集中式网络接受所有紧急神经外科转诊，而另外一个中心被指定用于紧急肿瘤神经外科。紧急神经外科在 COVID-19 大流行期间需要特殊考虑。

COVID-19 疑似或确诊病例的诊断标准包括流行病学史、临床表现、实时荧光定量聚合酶链式反应（quantitative real-time polymerase chain reaction，qPCR）检测，以及新冠病毒特异性的 IgM 和 IgG 抗体检测。呼吸道标本的 qPCR 检测，包括鼻咽拭子、支气管肺泡灌洗液、痰液或支气管抽吸物，目前被广泛用于病例诊断。由于检测结果可能为假阴性，在资源允许的情况下，应考虑对至少相隔 24 h 获得的 2 个连续呼吸道样本进行 2 次 qPCR 检测。典型临床症状、胸部影像学和流行病学史（旅行或高风险暴露）可一起用于评估新冠病毒感染的风险和检测指征。COVID-19 诊断的公认标准如下：新冠病毒核酸 qPCR 阳性，通过基因测序鉴定的病毒基因与已知的新冠病毒高度同源，或存在新冠病毒特异性抗体（尤其是 IgG）。

对于需要进行气溶胶产生操作（指在医疗环境中，通过某些操作或操作工具如吸痰、气管插管、呼吸机使用等产生患者呼出的气溶胶颗粒，其中可能包含病原体）的医务工作者，应使用 N 95 口罩或动力空气净化呼吸器进行气溶胶防护。

麻醉医生应参考已发布的 COVID-19 患者围手术期管理详细建议：为了保存个人防护设备并限制暴露，只有必要的人员才能参与全身麻醉期间产生气溶胶的程序。理想情况下，麻醉和插管的诱导应该由有经验的医护人员在负压环境中进行，并且在最小化气囊面罩通气的同时，使用视频喉镜的快速序列诱导进行插管。如果可能的话，全身麻醉后的拔管也应在负压环境下使用机载个人防护设备进行。拔管期间应避免咳嗽。由于存在雾化的风险，患者应在拔管后佩戴外科口罩，并避免高流量氧气（即 < 6 L/min）。最后，患者运输也需要注意安全和尽量减少污染。拔管的患者应通过面罩吸氧，如果可能的话，在患者下方放置一个额外的外科口罩。

三、经鼻神经外科手术

经鼻内镜神经外科手术有助于进入鞍区，最常采用的是经蝶垂体瘤切除术。由于新冠病毒会从鼻黏膜大量脱落，我国报告中强调了鼻外科手术（如经蝶垂体瘤切除术）的风险，其会使具有高传播潜力的病毒雾化。在 COVID-19 大流行的早期，检测尚未普及，虽然使用了适当的个人防护设备，急诊经蝶垂体瘤切除术仍然导致病毒在手术后几天内传播给多名医护人员。由于受感染同事的广泛报告，耳鼻喉科医生对鼻外科手术安全性的担忧迅速升级。

尽管有这些担忧，患者仍可能需要紧急或急诊经蝶窦垂体切除术，例如用于急性视力丧失、严重垂体卒中或意识水平恶化。最近的指南强调了感染新冠病毒的患者进行鼻手术的高风险，建议推迟非紧急手术；可通过症状、放射影像学和间隔 24 h 的 2 次 qPCR 检测评估新冠病毒的病毒载量，以及如何使用适当的个人防护设备。如果迫切需要行经蝶垂体切除术，并且尚未进行快速新冠病毒检测，由于无症状感染者比例高，识别感染者将较为困难。因此，手术室应具备必要数量的工作人员并使用适当的个人防护设备。当快速新冠病毒检测不可用或患者被证实患有 COVID-19 时，也可以考虑替代手术方法，即用开颅手术替代经鼻手术。这些选择应在个案基础上考虑。

四、清醒开颅术

清醒开颅术要求患者完全清醒，以便在手术过程中参与神经认知测试，尽管患者在术中测试期间前后可以保持清醒、镇静或处于全身麻醉状态。清醒开颅术通常用于脑肿瘤和癫痫手术，当病灶非常接近大脑功能区时，以便于外科医生的决策。在 COVID-19 大流行期间，清醒开颅术给神经麻醉医生带来了几个挑战，几乎没有具体证据来指导实践。以下讨论主要反映了工作组成员的专家意见。

清醒开颅术的作用在 COVID-19 大流行期间被修改。首先，原则上，清醒的开颅手术不应该在紧急情况下进行，因为它相对复杂，尽管偶尔会出现因手术原因和患者共病而需要开颅手术的情况。其次，清醒开颅术可以为患者提供独特的益处，在大流行期间，仍应考虑对选定的患者进行开颅手术。必须仔细考虑相对的风险和益处，以及替代方案，如图像引导切除（如果可用）。在大流行期间，需要几个步骤来充分准备清醒的开颅手术。在手术前，应通过临床评估和 qPCR 检测仔细筛查患者是否存在新冠病毒感染。如果患者术前出现呼吸系统症状或低氧血症，应调查病因，并对患者进行新冠病毒检测。如果患者的新冠病毒核酸呈阳性，或仍有症状，不建议进行清醒开颅手术。

不同的清醒开颅麻醉技术包括全程清醒无任何镇静，清醒镇静或监测麻醉护理，唤醒技术，以及睡眠-清醒-睡眠技术。应该熟悉所选择的具体技术，同时也最大限度地降低紧急气道干预的风险。无论选择哪种技术，在 COVID-19 大流行期间，应避免清醒开颅手术期间的咳嗽，以最大限度地减少污染和雾化的可能性。这可以通过使用静脉药物缓解，如低剂量利卡因或瑞芬太尼。此外，我们提倡在神经认知测试前避免使用气道仪器，仅使用轻度镇静，即昏昏欲睡但苏醒的状态。紧急气道干预，包括鼻气道插入，在这次大流行期间尤其有害。此外，局部头皮阻滞和（或）局部麻醉剂渗透对于提供镇痛和最小化镇静需求至关重要。考虑到个人可能被新冠病毒感染并呈现为无症状，患者应尽可能佩戴外科口罩，包括在手术过程中；在进行神经认知测试时，可以暂时摘下面罩。如果需要，可以在手术面罩上放置补充氧气的面罩。使用个人防护设备时，麦克风可以方便术中交流，并保持患者和手术室团队之间的距离，以减少交叉感染的机会。

五、神经介入放射学程序

除了急性缺血性卒中的血管内治疗之外，大流行期间进行的大多数神经介入放射学手术将被认为是紧急手术，而不是急诊手术，例如颅内动脉瘤、脊柱肿瘤的栓塞。因此，任何疑似 COVID-19 的患者都应该在进行手术前进行检测（前提是检测结果在 24 h 内可用），并根据机构政策实施适当的个人防护。对于因紧急性而无法进行检测的病例，患者应被视为新冠病毒阳性。在气道管理期间，理想情况下，插管应该在相对于周围区域为负压的隔离放射室中进行，且仅有必要人员在场。然而，人们认识到，这种设想对于许多介入放射室并不可行。

大流行期间神经介入放射学手术的麻醉需要另做如下几点考虑。例如，麻醉医师必须确保在穿戴个人防护装备之前穿戴好铅防护，因为麻醉医生可能需要留在介入放射室而不是控制室。之后，在手术过程中穿的铅衣需要用含有季铵化合物和乙醇的消毒湿巾严格消毒，自上而下的清洁顺序可以减少生物负荷。穿上、脱下和清洁导线的位置需要设置在介入室附近，并在该位置提供适当的个人防护设备。最后，鉴于许多介入放射室位置偏远，应考虑转移到另一个位置的负压隔离室进行拔管。拔管后，必须保持谨慎，以确保患者在转运过程中没有紧急气道干预或咳嗽的风险。

六、电痉挛疗法

电痉挛疗法（ECT），也称电休克疗法，是治疗各种神经和精神疾病的有效方法。在COVID-19 大流行期间和之后，应该为 ECT 的潜在需求增加做好准备。大流行很可能对心理健康造成破坏性影响，其中包括自杀率的上升，特别是在疾病幸存者、医护人员和被隔离的健康人群中。鉴于美国的自杀率在大萧条期间急剧上升，特别值得关注的是那些受经济下滑影响的人群。2003 年暴发的 SARS-CoV 严重影响了幸存者和医护人员的心理健康：41%～65% 的非典幸存者，包括被感染和康复的医护人员，出现了持续的心理和（或）精神问题，主要是创伤后应激障碍和抑郁症。这些症状在从非典中恢复后普遍持续，甚至长达 30 个月。即使是未被感染的医护人员，在非典疫情暴发多年后也存在巨大的心理痛苦。截至 2020 年 4 月，COVID-19 大流行的规模至少比非典高 2 个数量级。

在 COVID-19 大流行期间，必须仔细评估 ECT 的风险和益处。对于自杀意念、严重抑郁、躁狂和紧张症，ECT 应被视为紧急或半紧急干预措施，不应延迟。然而，在考虑 ECT 时，麻醉医生和精神病医生必须确保在将 ECT 作为"最后手段"治疗之前，所有保守干预措施均已尽数实施。

COVID-19 的大流行给通常接受 ECT 的患者群体带来了特殊的挑战。由于 ECT 患者往往年龄较大并伴有共病，他们与 COVID-19 相关的发病率和死亡率较高。每个患者都应在手术前进行新冠病毒检测。新冠病毒检测呈阳性的患者不应被允许进行 ECT，无症状的患者只有在 14 天之后的检测中呈阴性才应被允许继续治疗。

在 COVID-19 大流行期间进行 ECT 麻醉需要仔细斟酌。最具挑战性的方面是气道管理。对于包括麻醉医生在内的医护人员来说，在没有气道装置的情况下，通常使用的气囊式通气和过度通气技术存在很大的感染风险。为了最大限度地降低病毒传播的风险，建议采取以下措施。

（1）由于电痉挛疗法的麻醉管理不可避免地涉及无保护气道的正压袋 - 罩通气，因此理想情况下，应在一个负压单气道室内进行，利用全套个人防护设备、受限制的人员和该室的仔细消毒（至少 75% 乙醇消毒），根据空气交换率，两位患者之间应至少间隔 30 min。

（2）为了最大限度地减少过度进食，可以在诱导麻醉前静脉注射 0.2～0.4 mg 克格隆溴铵；

为了减少紧急情况下的咳嗽，可以在手术过程中使用瑞芬太尼，并在癫痫发作完成后静脉注射 $1 \sim 1.5 \, mg/kg$ 的利多卡因。

（3）尽管使用气囊面罩通气的过度换气可以改善癫痫发作情况，但证据表明这种作用正在减弱，并且存在雾化增加的问题。因此，在 COVID-19 大流行期间应避免这一策略，除非采取其他措施无效。应使用优化癫痫发作状况的诱导药物，包括氯胺酮、依托咪酯和甲氨蝶呤。在麻醉诱导前，应仔细给患者进行预充氧，尽量减少袋—罩通气，考虑鼻音呼吸氧合的情况。在需要过度通气的情况下，允许 CO_2 监测喉罩气道应被视为手动气囊-面罩通气的替代方案。患者应戴着外科口罩在指定区域康复。

七、医护工作者的健康

在 COVID-19 大流行期间，医护人员的"治疗义务"概念是既定的，尽管在他们面临的风险方面观察到许多重大变化。自我牺牲的概念是一个严重的错误；成功控制并最终根除大流行取决于包括人员在内的所有资源的可用性。医生、护士和其他卫生保健工作者可能没有意识到，在 COVID-19 大流行期间，"患者"的性质从单一的个人变成了社区。因此，我们强调安全的极端重要性，以保护战胜这一流行病所需的人力资源。保健工作者的健康应该包括身体和精神健康。

在 COVID-19 大流行期间，身体健康是维持可持续劳动力的首要问题。除了普通麻醉医生在感染病毒时面临的风险，包括在气道管理期间，神经麻醉医生还面临着额外的暴露风险，因为他们离患者很近，手术时间很长。

长时间佩戴个人防护装备可能会导致过热、压疮和频繁补液的需要；由于在个人防护设备下增加了铅防护，神经介入手术可能特别不舒服。重要的是，应在脱纱的所有步骤彻底完成后，在患者护理区之外才能进食和饮水，且饮食前需进行细致的洗手。由于这些实践限制，神经麻醉科应确保有额外的工作人员在手术期间提供后勤辅助和临床支持。

心理健康至关重要。麻醉医生和重症监护室医生处于新冠病毒攻击的一线，面临着审查，肩负着实施不断更新的指南的任务。除了在大流行期间普遍感受到的焦虑之外，由于面对记住指南建议并在最短的时间内实施的挑战，卫生保健从业者面临着巨大的压力。对于一些人来说，在熟悉的环境和技能之外增加工作时间和任务数量可能较为困难。同时，医生及其他卫生保健工作者也担心将病毒带入到家庭环境中。

在偏离常规工作流程的过程中，医护人员会出现高度焦虑，这种焦虑加上长时间的工作，会对他们的免疫系统产生负面影响。健康的饮食、充足的睡眠和有计划的休息是应对大流行情况下压力的方法。许多医院都有支持系统，以服务在高病死率的大流行期间管理患者的所有一线医疗保健专业人员。根据社会距离规则，应该有咨询和指定的休息区域。美国医学协会已经给卫生保健领导者提供了资源，以指导他们在 COVID-19 大流行期间对医护人员提供支持，尤其是维持医护人员的身心健康。

（王志华　倪新莉）

参考文献

［1］ WALKER C T, KIM H J, PARK P, et al. Neuroanesthesia Guidelines for Optimizing Transcranial Motor Evoked Potential Neuromonitoring During Deformity and Complex Spinal Surgery［J］. Spine, 2020, 45:911-920.

［2］ KAWAGUCHI M, IIDA H, TANAKA S, et al. A practical guide for anesthetic management during intraoperative motor evoked potential monitoring［J］. J Anesth, 2020, 34:5-28.

［3］ MACDONALD D B, DONG C, QUATRALE R, et al. Recommendations of the International Society of Intraoperative Neurophysiology for intraoperative somatosensory evoked potentials［J］. Clinical Neurophysiology, 2019, 130:161-179.

［4］ WILSON S R, SHINDE S, APPLEBY I, et al. Guidelines for the safe provision of anaesthesia in magnetic resonance units 2019: Guidelines from the Association of Anaesthetists and the Neuro Anaesthesia and Critical Care Society of Great Britain and Ireland［J］. Anaesthesia, 2019, 74(5): 638-650.

［5］ CHOI K, PARK B, MOHEET A M, et al. Systematic Quality Assessment of Published Antishivering Protocols［J］. Anesth Analg, 2017, 124(5): 1539-1546.

［6］ ODDO M, POOLE D, HELBOK R, et al. Fluid therapy in neurointensive care patients: ESICM consensus and clinical practice recommendations［J］. Intensive Care Med, 2018, 44(4): 449-463.

［7］ FLEXMAN A M, ABCEJO A S, AVITSIAN R, et al. Neuroanesthesia Practice During the COVID-19 Pandemic: Recommendations From Society for Neuroscience in Anesthesiology and Critical Care (SNACC)［J］. J Neurosurg Anesthesiol, 2020, 32(3): 202-209.

［8］ HUANG C, WANG Y, LI X, et al. Clinical features of patients infected with 2019 novel coronavirus in Wuhan, China［J］. Lancet, 2020, 395: 497-506.

［9］ SHARMA D, RASMUSSEN M, HAN R, et al. Anesthetic Management of Endovascular Treatment of Acute Ischemic Stroke During COVID-19 Pandemic: Consensus Statement From Society for Neuroscience in Anesthesiology & Critical Care (SNACC): Endorsed by Society of Vascular & Interventional Neurology (SVIN), Society of NeuroInterventional Surgery (SNIS), Neurocritical Care Society (NCS), European Society of Minimally Invasive Neurological Therapy (ESMINT) and American Association of Neurological Surgeons (AANS) and Congress of Neurological Surgeons (CNS) Cerebrovascular Section［J］. J Neurosurg Anesthesiol, 2020, 32(3): 193-201.

［10］ IACOBUCCI G. Covid-19: all non-urgent elective surgery is suspended for at least three months in England［J］. BMJ, 2020, 368: m1106.

［11］ WARTTIG S, ALDERSON P, CAMPBELL G, et al. Interventions for treating inadvertent postoperative hypothermia［J］. Cochrane Database Syst Rev, 2014, (11): CD009892.

［12］ Association of Anaesthetists of Great Britain and Ireland. Safety in magnetic resonance units: an update［J］. Anaesthesia, 2010, 65(7): 766-770.

［13］ NAGUIB M, BRULL S J, KOPMAN A F, et al. Consensus Statement on Perioperative Use of Neuromuscular Monitoring［J］. Anesth Analg, 2018, 127(1): 71-80.

［14］ OSTREM J L, ZIMAN N, GALIFIANAKIS N B, et al. Clinical outcomes using ClearPoint interventional MRI for deep brain stimulation lead placement in Parkinson's disease［J］. J Neurosurg, 2016, 124:908-916.

8

［15］FARAONI D, COMES R F, GEERTS W, et al. European guidelines on perioperative venous thromboembolism prophylaxis: Neurosurgery［J］. Eur J Anaesthesiol, 2018, 35(2):90-95.

［16］中华医学会麻醉学分会. 术中高场强磁共振成像的麻醉管理专家共识(2020版)［J］. 临床麻醉学杂志, 2021, 37: 309-312.

［17］中华医学会麻醉学分会.神经外科术中神经电生理监测与麻醉专家共识(2021)［EB/OL］.(2021-08-06)［2024-08-15］. https://www.cn-healthcare.com/articlewm/20210806/content- 1249998.html.

［18］中华医学会麻醉学分会. 术中知晓预防和脑电监测专家共识(2021)［EB/OL］.(2021-08-06)［2024-08-15］. https://www.cn-healthcare.com/articlewm/20210806/content- 1249996.html.

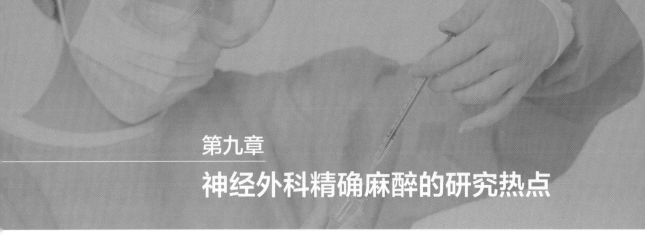

第九章
神经外科精确麻醉的研究热点

第一节　围术期脑保护

围术期常见的脑损伤包括颅脑创伤、缺血性和出血性脑损伤、术后认知功能损伤（如术后谵妄和术后认知功能障碍）等。如何预防和减轻上述脑损伤一直是神经科学家、麻醉医生、神经内外科医生研究的热点问题。本节将回顾近年来的参考文献，重点讨论缺血性脑损伤、术后神经功能损伤和颅脑创伤的围术期药物和非药物脑保护策略，以期更好地指导临床工作者预防和减轻围术期脑损伤（图9-1）。

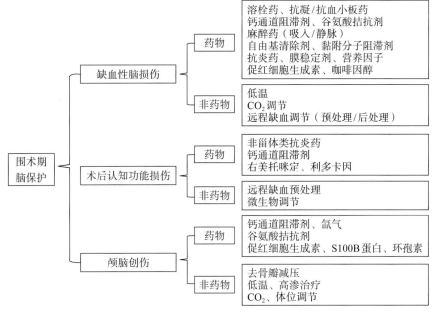

图9-1　**围术期脑保护策略**

一、缺血性脑损伤的脑保护策略

（一）缺血性脑损伤的病理机制

围术期常见的缺血性脑损伤大致分为两类：全脑缺血和局灶性脑缺血。全脑缺血（如心搏骤停）的特点是脑血流完全停止，神经元在短时间内就发生去极化直至死亡。手术室内更常见的是局灶性脑缺血（如围术期脑梗）及继发性的缺血再灌注损伤（如颈动脉内膜切除术、颈动脉支架植入术、烟雾病颅内外动脉吻合术、深低温下主动脉修补术）。在缺血最严重的"核心区"，神经元的改变同全脑缺血。在核心区的外围是缺血相对较轻的区域，称为"缺血半暗带"。由于此区域存在部分侧支循环，若能及时恢复血供，此区域内的神经元可能存活。

大脑是高耗氧量器官，约占机体氧耗量的 20%，需要通过线粒体电子传递链产生足够的 ATP 来维持必需的氧供和正常的离子梯度。脑缺血发生后，神经元即刻出现能量代谢障碍，表现为氧化磷酸化和 ATP 合成的失败，Na^+/K^+ATP 泵失灵，细胞去极化，钾离子释放到细胞外，钠离子进入细胞内；Ca^{2+} 泵失灵导致细胞内钙离子浓度急剧上升，激活一系列死亡信号蛋白，如钙依赖蛋白质酶、脂肪酶和 DNA 酶；继而发生兴奋性毒性作用、钙离子超载和氧自由基损伤等病理反应，炎症相关因子及凋亡信号转导通路的进一步激活，导致大量神经元不可逆凋亡和坏死。大量的实验研究使我们对脑缺血损伤机制有了深入的了解，同时也提示和激励着更多的研究人员寻找潜在的防治靶点和措施，以提高机体对脑缺血的耐受能力。

（二）缺血性脑损伤的脑保护策略

1. 药物脑保护策略

（1）溶栓治疗。

又称再灌注疗法，是目前缺血性脑卒中最有效的治疗方法，可通过静脉内溶栓剂、动脉内溶栓、机械血栓切除术、超声增强溶栓等方法的各种组合来实现。联合吸氧、血液稀释等辅助手段可增强疗效。在脑卒中发生后需要尽快（3~6 h 内）给予溶栓药物或抗凝药物，如组织型纤溶酶原激活物（tissue-type plasminogen activator，t-PA）、重组组织型纤溶酶原激活剂（阿替普酶）和华法林等，可改善患者神经功能预后。通常采用头颅 CT 排除出血性脑卒中的患者。MRI 成像可用于区分缺血"核心区"和"半暗带"。目前认为，"半暗带"区域可以通过尽早溶栓来挽救。随着神经介入技术的进步，神经介入医生通过动脉内溶栓或血栓切除术选择性恢复靶向闭塞动脉的灌注，可使缺血性卒中症状发作时间大于 4.5 h 或全身静脉溶栓禁忌的患者获益。值得注意的是，溶栓治疗除了再灌注失败外，还存在脑出血、缺血再灌注损伤和导管插入术等相关并发症。因此，并不是所有患者都适合溶栓治疗，尤其是有近期手术史的患者不建议溶栓治疗。

（2）抗凝和抗血小板药物。

目前主要用于栓塞性疾病的预防，也可用于急性缺血性脑卒中患者的治疗。国际脑卒中试验（IST）和中国急性脑卒中试验都研究了阿司匹林在急性卒中治疗中的应用，结果显示，虽然阿司匹林对改善预后有帮助，但效果很弱，溶栓治疗前不应考虑。IST 还研究了肝素对卒中患者的治疗，发现由于脑出血发生率的增加，肝素的治疗效果不如单独服用阿司匹林。安克洛酶是一种马来蝮蛇粗毒液提取物，也被广泛研究用于治疗急性缺血性卒中。它作为抗凝血剂和纤维蛋白溶解剂，可以裂解和灭活循环中的纤维蛋白原，同时降低血液黏度，但是其应用前景还在研究中。最近的研究也试图通过联合使用抗血小板和（或）抗凝药物来提高静脉注射 tPA 的疗效，但与标准静脉注射 tPA 组相比，联合治疗组的效果明显较差，在脑出血发生率方面没有显著差异。对于无法进行溶栓治疗的患者，使用抗凝药是有益的，如华法林可以降低脑卒中的发生率和严重程度。

（3）钙通道阻滞剂。

脑缺血后，Ca^{2+} 泵失灵可导致细胞内钙离子浓度急剧上升，即钙超载。多种钙离子通道参与了脑缺血的损伤机制。研究发现，L 型钙离子通道对二氢吡啶化合物（如尼莫地平、尼卡地平）更为敏感。尼莫地平治疗脑卒中的研究较为广泛。目前，尼莫地平预防性治疗已被纳入蛛网膜下腔出血的标准治疗方案。但是，也有研究显示，尼莫地平在恢复神经功能和减少病死率方面并没有显著效果，甚至效果相反。这可能与钙通道拮抗剂的降血压作用有关。另一种解释是神经递质释放是兴奋毒性级联反应的早期事件，具有即时效应，而且钙离子适度增加可能抑制凋亡，因此 L 型钙离子通道拮抗剂的延迟使用可能会加重细胞凋亡。

（4）谷氨酸拮抗剂。

研究发现，抑制 NMDA 受体和 α-氨基-3-羟基-5-甲基-4-异噁唑丙酸（α-amino-3-hydroxy-5-methyl-4-isox-azolepropionic acid，AMPA）受体能阻止钙离子进入细胞内，在局灶性脑缺血模型中产生神经保护作用。塞福太（selfotel，CGS 19755）是一种竞争性 NMDA 受体拮抗剂，在动物缺血性脑损伤模型中可减轻神经元损伤，但其临床试验结果却不尽如人意，甚至可能对严重脑卒中患者产生潜在的神经毒性作用。一些非竞争性 NMDA 受体拮抗剂（如美金刚胺）和非竞争性 NMDA 拮抗剂（如右旋昔芬、阿替加奈）在动物脑卒中模型中都具有神经保护作用，然而在临床研究中却无效甚至是有害的。这可能是因为这些药物本身具有毒性。Mg^{2+} 在理论上是一种理想的神经保护剂，被认为可以阻断 NMDA 受体，抑制谷氨酸释放，拮抗钙离子通道，促进血管舒张，抑制炎症反应。低镁血症在蛛网膜下腔出血患者中非常普遍，Mg^{2+} 水平的降低被认为是大脑损伤的危险因素之一。硫酸镁治疗能减轻动脉瘤性蛛网膜下腔出血后晚期脑缺血程度，并降低不良预后的发生率。通过经颅多普勒超声（TCD）发现，Mg^{2+} 可以明显降低脑血管痉挛和脑梗死的发生率，减轻晚期脑缺血程度，并改善运动和认知缺陷。

（5）吸入麻醉药。

大量基础研究结果显示，吸入麻醉药（如氟烷、异氟烷、七氟烷、氙气等）通过预处理（缺血前）或后处理（缺血后即刻）可减轻永久性或暂时性局灶性缺血性脑损伤。吸入麻醉药的脑保护机制包括调节脑代谢率和脑电生理、抗谷氨酸兴奋毒作用、抗氧化应激、抗凋亡和抗炎症作用等。笔者研究团队发现，七氟烷预处理通过促进缺血后小胶质细胞的吞噬功能，快速清除梗死"核心区"内的凋亡神经元，减轻星形胶质瘢痕的形成，从而加速神经再生和修复。尽管吸入麻醉药的脑保护机制得到了深入的研究，但特殊的给药方式（需要特定的挥发罐）和较窄的治疗时间窗限制了其在临床上的应用。

（6）静脉麻醉药。

巴比妥类药物可以减轻大脑中动脉闭塞所致的脑损伤程度。在开胸心脏手术中，滴定硫喷妥钠至脑电图暴发抑制可显著降低脑血管阻力和脑血流量，减轻局灶性脑缺血和术后持续性神经系统并发症的发生率。但对于全脑缺血（如心搏骤停）的患者，在维持正常血压的前提下给予硫喷妥钠治疗并不会降低病死率。依托咪酯通过非血流动力学依赖性地降低颅内压、脑血流和脑氧代谢率，因此，在脑血管手术中可使用依托咪酯来预防缺血性脑卒中。

（7）自由基清除剂。

内皮来源的 NO 引起血管舒张，对脑缺血有益。甲磺酸替拉扎德（tirilazad mesylate）是一种 21 氨基类固醇自由基清除剂和有效的膜脂过氧化抑制剂，在动物局灶性脑缺血和蛛网膜下腔出血模型中显示出神经保护的潜力。该药物通过保护微血管内皮，维持完整的血-脑屏障和大脑自动调节机制；但是这种药物的脑实质渗透力有限，可能导致疗效不理想。NXY-059 是一种新型的硝基化合物，具有自由基捕获性能，其神经保护作用即使在缺血发作 5 h 后仍然有效，但在临床上的应用还有待进一步研究。

（8）黏附分子阻滞剂。

各种局灶性脑缺血模型显示白细胞-内皮黏附分子表达增加，而在基因敲除小鼠中，黏附分子缺失可显著减少脑梗死面积。动物实验发现，tPA 联合抗粘连治疗（ICAM-1 或 CD18 抗体）能显著降低脑梗死体积和神经功能缺损评分，甚至在缺血后 4 h 使用仍具有明显的治疗作用。最近研究发现，二甲胺四环素在局灶性和全脑缺氧、缺血性脑病模型中显示出保护作用，可能是通过抑制基质金属蛋白酶的活性，降低血-脑屏障的通透性，抑制胱天蛋白酶（caspase）、诱导 NO 合成酶和 p38 丝裂原活化蛋白激酶（p38 mitogen-activated protein kinase，p38 MAPK）。

（9）抗炎药物。

米诺环素是四环素类的第二代半合成药物，是一种安全且易获得的化合物。米诺环素通过抑制小胶质细胞活化和其他炎症介质的产生起到抗炎作用。他克莫司（FK506）属于大环内酯类抗生素，也是强力的新型免疫抑制剂。他克莫司通过抑制钙调神经磷酸酶，抑制促进 T 细胞增殖的钙依赖信号转导途径，目前正作为一种潜在的神经保护剂进行研究。

（10）膜稳定剂。

在脑缺血早期，能量衰竭和磷脂酶激活引起神经细胞膜破裂，导致神经元死亡。胞磷胆碱是磷脂酰胆碱生物合成的限速中间体，能部分抑制细胞膜分解产生自由基。在包括局灶性脑缺血在内的多种中枢神经系统损伤模型中，胞磷胆碱表现出神经保护作用。但是其保护作用较弱，治疗时间窗较窄，在缺血 3 h 后使用时无效。单唾液酸神经节苷脂（GM-1）被认为可以限制兴奋性毒性，促进神经修复和再生。但也有研究显示，与安慰剂相比，GM-1 治疗 3 周的患者神经功能恢复不明显。

（11）促红细胞生成素（erythropoietin，EPO）。

通过激活 EPO 受体参与细胞对缺氧的生理反应。在局灶性脑缺血模型中，缺血 6 h 后腹腔注射 EPO 可提供 50% 的脑保护作用，该保护作用是通过抗凋亡机制得以实现。

（12）营养因子。

碱性成纤维细胞生长因子（basic fibroblast growth factor，bFGF）是大脑神经元、胶质细胞和内皮细胞的营养因子，可阻止抗凋亡蛋白（如 BCL2）的下调。动物研究表明，bFGF 能有效减少急性脑缺血模型的梗死体积，促进突触发生和神经功能恢复。此外，bFGF 与胞磷胆碱或半胱天冬酶抑制剂联合使用具有协同保护作用。其他营养因子（如血小板源性生长因子、胰岛素源性生长因子和胶质细胞源性神经营养因子）在动物脑卒中模型中也显示出了潜在的治疗作用，但还未在临床研究中加以验证。

（13）咖啡因醇。

在局灶性脑缺血大鼠模型中，缺血急性期静脉注射咖啡因醇（10 mg/kg 咖啡因 +0.325 mg/kg 5% 乙醇），梗死面积减少约 83%。脑缺血 3 h 后给予咖啡因醇治疗仍然有效。咖啡因醇联合 tPA 不会增加颅内出血的风险，也不会降低 tPA 在体外的纤溶活性。此外，与单独使用咖啡因或低温治疗相比，咖啡因醇联合低温治疗（35℃）对局灶性脑缺血的脑保护作用更为显著。咖啡因醇的保护机制可能是咖啡因和乙醇对神经递质系统兴奋 / 抑制平衡的协同作用，也可能与其拮抗腺苷和 NMDA 受体、增强 GABA 作用有关。

2. 非药物脑保护策略

（1）低温疗法。

急性缺血性脑卒中的低温治疗最初用于控制大脑中动脉卒中患者的恶性脑水肿。目前大量临床和基础研究都显示，治疗性低体温能改善各种类型的急性脑缺血，包括心搏骤停后全脑缺血和新生儿缺氧缺血等。在院内心搏骤停后，给予低温治疗（32～34℃）能改善神经系统预后，并增加 6 个月的存活率。在院外心搏骤停后，给予轻度低温治疗（36℃）也能与中度低温治疗（33℃）达到同样的保护作用。目前，中重度新生儿脑病的低温治疗方案为在出生后 6 h 内尽快开始降温至 34.5℃ ± 0.5℃，进行选择性头部降温；或 33.5℃ ± 0.5℃ 进行全身降温，持续 72 h。低温治疗可通过降低脑代谢，抑制氧化应激、炎症反应、代谢紊乱和细胞死亡信号等多种途径减轻急性脑缺血及继发性损伤（如再灌注损伤）。此外，研究发现，与低温治疗联合应用，可以改善单一治疗药物的效果或延长治疗时间窗。例如，低温与 Semopamil（减轻脑水肿作用）和尼莫匹定联合使用具有协同治疗作用，低温治疗也可以延长 BCL2 基因治疗的时间窗。

值得注意的是，低温治疗存在一定的并发症，包括：①心血管并发症：低血压、心肌缺血和抑制、心律失常（如室颤）等；②凝血功能异常：增加出血风险、血小板减少、血小板功能异常等；③代谢障碍：增加蛋白质代谢、延长麻醉药物和肌松药的代谢时间；④寒战及相关问题：增加氧耗和 CO_2 的生成。因此，低温疗法在临床使用中需要谨慎防治相关并发症。

（2）远程缺血调节。

是通过人为制造远端肢体的短暂缺血以提高中枢缺血的耐受性。最常见的方法是在上臂或下肢使用标准血压袖带，交替进行 5～10 min 的充 / 放气循环。该远程缺血调节可以在脑缺血事件之前（预处理）、期间或之后（后处理）应用。在急性缺血性脑卒中患者中，远程缺血预处理作为静脉溶栓剂阿替普酶的辅助治疗，可以降低脑梗死风险。远程缺血预处理还能降低颅内动脉狭窄患者的卒中复发率，其可能通过诱发体液因素，防止包括大脑在内的多个器官的再灌注损伤。

9

（3）CO_2调节。

新生儿缺氧缺血后低碳酸血症发生率较高，是新生儿神经发育障碍和死亡的独立危险因素，CO_2与神经功能预后存在剂量依赖相关性。在心搏骤停后复苏的成年人中，正常或轻度增高的CO_2水平可以改善神经系统预后。其可能机制为较低的PCO_2使氧离曲线左移，氧与血红蛋白的亲和力增加，不易释放氧，从而使组织缺氧。同时，低碳酸血症导致全身/脑血管收缩，降低脑灌注。在正常条件下，每增加1 mmHg CO_2，脑血流增加4%。使用鼻导管吸入CO_2可以预防早产儿呼吸暂停。基础研究发现，实验性窒息后立即吸入CO_2可以减少癫痫发作，并维持脑氧合。

二、术后认知功能损伤的脑保护策略

（一）术后认知功能损伤的病理机制

常见的术后认知功能损伤包括术后谵妄（POD）和术后认知功能障碍（POCD）。POD是一种可识别的急性精神错乱状态，具有短暂性、波动性的特点，往往发生在手术后不久（数天至数周）。而POCD表现为持续的认知能力下降，包括记忆力、注意力和处理信息能力的下降。术后认知功能损伤的危险因素很多，传统上认为麻醉是POD和POCD主要原因，目前的研究发现，手术诱发的炎症反应可能是相关神经功能障碍的重要原因之一。细胞和炎症因子〔如白细胞介素-1β（interleukin-1β，IL-1β）、肿瘤坏死因子-α（tumor necrosis factor α，TNF-α）和白细胞介素-6（interleukin-6，IL-6）〕的释放、氧化应激、内皮功能障碍、BBB破坏、神经递质失衡和大脑结构完整性的改变等都参与了POD和POCD的发生和发展。

（二）术后认知功能损伤的脑保护策略

1. 预防策略

（1）术前。

患者术前的焦虑情绪及慢性系统性疾病可能与术后认知功能损伤（如POD和POCD）的发生相关。术前应制订适当的运动计划、营养补充、大手术前6～8周的术前教育或心理辅导，可部分改善患者术前身体状态，从而降低术后神经并发症的发生率。长时间的禁食会引起患者的焦虑和不适，并增加应激，影响代谢。根据目前的术前禁食指南，提倡禁食时间缩短为固体食物术前6 h，液体（清水）术前2 h。

（2）术中。

麻醉可采用复合短效阿片类药物（如瑞芬太尼、芬太尼）的平衡麻醉。术中监测脑氧和麻醉深度是预防POCD的重要措施。异氟烷、地氟烷、硫喷妥钠和丙泊酚可减少POD和POCD的发生。术中建议采用低潮气量（5～7 mL/kg）的肺保护性通气策略。此外，术中适当控制补液量、避免低氧和低碳酸血症的发生、维持正常体温等措施都有助于预防POD和POCD。

（3）术后。

建议采用多模式镇痛。联合硬膜外镇痛或神经阻滞等技术能减少手术相关的应激刺激，提供良好的疼痛管理。老年患者术后给予安静的环境，允许家庭成员陪护对预防POCD也有好处。此外，术后早期下床活动可以减少血栓栓塞相关性的中枢和肺部并发症。

2. 药物脑保护策略

（1）非甾体抗炎药。

动物实验发现，环氧化酶-2（COX-2）选择性抑制剂帕瑞昔布可显著降低海马组织中IL-1β、TNF-α和前列腺素E的表达，与认知表现密切相关。扑热息痛通过非选择性地抑制中枢神经系统中的环氧化酶，能显著降低海马IL-1β、IL-6和TNF-α水平，改善认知功能。同样，布洛芬可通过抑制COX-1和COX-2，改善动物术后认知能力，减少全身炎症和胶质细胞活化。在临床研究中，术前静脉注射布洛芬可以改善术后的认知功能，降低细胞因子、皮质醇和儿茶酚胺的表达水平。

（2）右美托咪定。

动物研究证实，镇静药物右美托咪定可以减轻神经细胞凋亡的严重程度，降低海马脑区IL-1β、IL-6、TNF-α和TLR-4的表达，抑制星形胶质细胞和小胶质细胞的活性。临床研究发现，右美托咪定不仅可以减少老年患者POCD的发生，对已发生POCD的患者也有治疗意义。

（3）钙通道阻滞剂。

临床研究发现，在主诉主观记忆减退的老年高血压患者中，使用钙离子通道阻滞剂治疗可改善记忆评分，且这种效果与血压水平无关。二氢吡啶类和非二氢吡啶类钙离子通道阻滞剂的使用在认知功能方面没有显著差异。此外，有研究结果提示，使用钙离子通道阻滞剂治疗高血压可同时降低认知障碍和阿尔茨海默病的发生。

（4）利多卡因。

静脉给予0.5 mg/kg利多卡因可增加局部脑血流。大剂量利多卡因（5 mg/kg）可降低脑血流、脑代谢率和颅内压。临床研究发现，术中持续输注利多卡因可以显著降低早期POCD的发生率。

（5）其他新型治疗药物。

在动物模型中，乌司他丁可减少循环炎症介质，降低血-脑屏障的通透性。选择性α7烟碱乙酰胆碱受体激动剂可以改善海马相关的记忆缺陷和神经炎症。动物研究发现，高迁移率族蛋白B1（high mobility group box-1 protein，HMGB1）可导致记忆损伤，抑制HMGB1的生成或应用HMGB1抗体可减少神经炎症，改善认知功能。小剂量氢硫化钠预处理可显著降低全身炎症反应综合征（systemic inflammatory response syndrome，SIRS）诱导的神经炎症，改善神经认知功能。此外，利用细胞穿透融合蛋白nt-p65-TMD抑制NF-κB p65的活化，可调节和减轻术后全身炎性反应，这一结果提示抑制NF-κB p65可能是未来预防POCD的一种潜在靶点。上述治疗药物尚处于动物实验阶段，还有待更多的临床研究加以验证。

3. 非药物脑保护策略

（1）远程缺血预处理。

啮齿类动物研究发现，远程缺血预处理通过调节外周免疫反应对脑缺血有神经保护作用。临床研究表明，在结肠和心脏手术中实施远程缺血预处理可改善患者术后认知功能，这可能由循环中的亚硝酸盐及复合体 I 的亚硝基化介导。此外，临床研究也提示远程缺血预处理可预防心脏手术患者术后短期认知功能的恶化，并减轻脑肿瘤术后的缺血脑组织的损伤程度。但也有研究表明，该方法不改善心脏手术患者的术后神经认知功能及长期预后。

（2）微生物组学。

研究发现，微生物群在大脑发育和衰老过程中起到至关重要的作用。胃肠道菌群的变化可导致老年患者记忆衰退和认知功能障碍。此外，围术期系统性使用抗生素头孢唑林可引起肠道菌群的变化，导致中枢和肠道炎症增加、学习和认知功能障碍。探索可能诱发 POD 或 POCD 的特定微生物模式，避免特定的抗菌药物组合可能会减少不必要的术后神经后遗症。目前这方面还需要进一步的基础和临床研究。

三、颅脑创伤的脑保护策略

（一）颅脑创伤的病理机制

颅脑创伤（TBI）是由头部的撞击、打击、震动或破坏大脑正常功能的损伤引起的。TBI 根据是否存在病灶可以分为局灶性脑损伤和弥漫性脑损伤，二者往往同时存在。挫伤、硬膜下血肿、硬膜外血肿和实质内出血属于局灶性损伤，而弥漫性损伤包括轴索损伤、缺氧 - 缺血损伤和微血管损伤，影响区域较广泛。根据创伤是直接还是间接造成的，TBI 又可分为原发性脑损伤和继发性脑损伤。原发性损伤是由外部机械力直接造成的不可逆的脑组织变形和损伤，这些力量以局灶、多灶或弥漫性的方式直接损害神经元、轴突、树突、胶质和血管，并启动一系列复杂的细胞炎症、兴奋毒性、氧化应激、血管和线粒体代谢障碍等，从而导致进一步的继发性损伤（如缺血缺氧性脑病、脑水肿、颅内压升高、脑积水和感染等）。

（二）颅脑创伤的脑保护策略

1. 药物脑保护策略

（1）钙通道阻滞剂。

研究证实，钙通道阻滞剂通过阻断 L 型和 N 型钙通道，减轻 TBI 诱导的神经细胞死亡。如前文所述，尼莫地平是 L 型钙离子通道阻滞剂，可改善自发性蛛网膜下腔出血患者的神经功能预后。齐考诺肽（ziconotide，SNX-111）是一种新型 N 型钙通道阻滞剂。在 TBI 后 15 min 至 6 h 内给予齐考诺肽可改善患者的线粒体功能，但伴有显著的不良反应（如低血压）。另一种 N 型钙通道阻断剂 SNX-185 在 TBI 后 24 h 直接注射到海马 CA2 和 CA3 脑区具有神经保护作用。

（2）谷氨酸拮抗剂。

Mg^{2+} 是细胞内重要性仅次于 K^+ 的阳离子，与细胞功能和结构完整性密切相关。尽管动物实验表明使用 Mg^{2+} 治疗 TBI 有效，但临床试验未证实其具有神经保护作用，甚至在严重脑损伤情况下应用 Mg^{2+} 可能会加重脑损伤。金刚烷胺是一种用于治疗帕金森的多巴胺激动剂，它作为 NMDA 受体拮抗剂可在 TBI 急性期保护神经元免受谷氨酸兴奋性毒性的损伤。许多研究表明，在 TBI 后 12 周内服用金刚烷胺（100～400 mg/d）可提高患者的唤醒和认知功能。

（3）促红细胞生成素（EPO）。

EPO及其受体在大脑中广泛存在。有研究表明，EPO在TBI中具有抗炎、抗氧化、抗水肿和抗兴奋毒性作用。TBI导致EPO受体表达上调。缺乏EPO受体的小鼠神经前体细胞数量减少，细胞凋亡增加。EPO可能通过与其受体结合，激活JAK2/NF-κB和PI3K信号通路，起到神经保护作用。

（4）S100B蛋白。

是由胶质细胞产生的钙结合蛋白。TBI后血-脑屏障受损，血清中可检测到S100B蛋白。S100B在神经元中表现出剂量依赖的双重效应，小剂量S100B作为一种神经营养因子保护神经；高剂量S100B会增加神经炎症反应，不利于神经元的存活。

（5）环孢素。

环孢素的神经保护作用是通过抑制钙化素和亲环素D，减轻亲环素D诱导形成的线粒体通透性转化孔而造成的线粒体损伤。TBI动物模型显示，应用环孢素治疗可显著改善学习、记忆等脑功能。

（6）氙气。

临床和基础研究显示，氙气作为NMDA拮抗剂对TBI具有神经保护作用。从TBI到氙气治疗的时间间隔越短，其保护效果越好。

2. 非药物脑保护策略

（1）去骨瓣减压。

是常用的降低颅内压的手术方式。研究人员在TBI动物模型中观察到，早期颅骨切除术可防止继发性脑损伤，并显著减少脑水肿的形成。最近的研究表明，去骨瓣减压可通过调节AQP4减轻脑水肿。

（2）高渗透疗法。

甘露醇可显著降低TBI患者的颅内压，并且效果呈剂量依赖性。甘露醇治疗也可改善TBI后的脑灌注，减少炎症反应。临床上，常给予TBI患者0.5 g/kg的20%甘露醇15～45 min内静脉缓慢输注，30～45 min后降颅压作用达到高峰。高渗盐水对颅高压患者也有效。

（3）低温治疗。

许多研究表明，低温可以降低脑氧耗和葡萄糖代谢率，保存高能磷酸盐化合物以及维持脑组织的pH，从而改善TBI动物的神经功能预后。轻度至中度低温（32～35℃）具有神经保护作用；深低温（低于30℃）没有保护作用，反而会加重脑损伤，因此需要避免过度低温。

（4）CO_2调节。

通过降低$PaCO_2$使脑血管收缩，脑血流量减少，从而降低颅内压。临床上可通过呼吸机实施过度通气，将$PaCO_2$或$P_{ET}CO_2$维持在25～30 mmHg。但是，长时间过度通气可使脑血管持续收缩，脑血流过度减少，降低脑灌注，因此不建议将$PaCO_2$降至25 mmHg以下，且每次过度通气时间不超过1 h。

（5）体位。

采用头高脚低位可降低脑组织的静水压和脑灌注压，从而降低脑血流，部分缓解脑水肿。

9

综上所述，围术期缺血性脑损伤是众多复杂病理生理过程相互作用的结果，目前最有效的治疗方法仍是尽早静脉溶栓恢复脑灌注。药物治疗联合低温治疗、远程缺血预处理等非药物手段，可改善单药效应或延长治疗时间窗。对于术后认知功能损伤（如 POD 和 POCD），预防是关键，应尽早识别和处理围术期潜在的危险因素。非甾体抗炎药、右美托咪定、乌司他丁等临床用药有助于治疗 POD 和 POCD。新型的药物和非药物治疗方法（如肠道微生物组干扰）还有待进一步研究和验证。TBI 患者往往原发性和继发性损伤并存。原发性脑损伤常常是不可逆的，因此围术期的主要目标是减轻继发性脑损伤，可以选择药物（如氙气、钙通道受体阻滞剂等）和非药物（如去骨瓣减压术、高渗溶液、短暂过度通气等）联合治疗策略。目前各种靶向药物也是基础和临床研究的热点，随着科研人员的不断探索和改进，未来这些药物或方法也许会给围术期脑保护提供更多、更好的选择。

（王贝贝　余琼）

第二节 麻醉药物对发育脑和老年脑的影响

一、麻醉药物对发育脑的影响

全球每年有数以千万计的婴幼儿接受全身麻醉。根据中华医学会麻醉学分会的调查数据，我国小儿麻醉数量每年为 500～600 万例。麻醉药物是否会影响小儿的神经发育？这一直是患儿家长和麻醉医师关心的热点问题。近 20 年来的基础研究结果提示，麻醉药物，尤其是全麻药，对新生动物的神经发育具有显著影响，包括全麻药诱导的神经细胞凋亡、坏死以及随后的认知功能障碍、神经行为缺陷等。而在临床研究方面，综合国际上针对婴幼儿全身麻醉对神经系统影响的三项大规模临床研究［GAS（General Anaesthesia compared to Spinal anesthesia）、PANDA（Pediatric Anesthesia Neurodevelopment Assessment）、MASK（Mayo Anesthesia Safety in Kids）］以及近 30 项人类流行病学的调查，虽然还未最终得到一致的临床结论，但其中不乏"婴幼儿期暴露于全身麻醉可能引起神经行为缺陷"的研究报道，尤其是接受长时间或多次全麻药的暴露。本节第一部分对近年来有关全麻药对发育期大脑影响的基础及临床研究进行系统解析，试图总结和探讨全麻药对发育期大脑的作用及其潜在机制（图 9-2）。

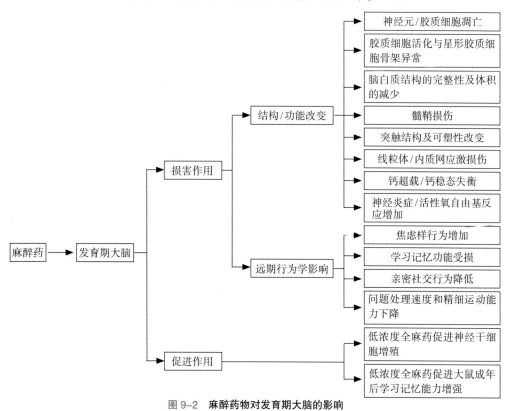

图 9-2 麻醉药物对发育期大脑的影响

（一）麻醉药物对发育脑影响的基础研究

1. 麻醉药物对发育脑的损害作用

麻醉药物对发育脑影响的基础研究最初是利用啮齿类动物模型完成的。目前，比较公认的最早报道源于1999年Ikononmidou等发表于Science上的研究，该结果首次提出7日龄的新生大鼠长时间（至少8h）暴露于氯胺酮麻醉会引起广泛的神经元凋亡。此后，各种有关麻醉药物神经毒性的基础研究开始流行起来。近年来的研究表明，除诱导神经元凋亡外，麻醉药物可诱导发育期大脑各种类型的神经变性，如胶质细胞的凋亡与活化、星形胶质细胞的细胞骨架异常、神经前体细胞的分化不平衡，影响突触结构及突触可塑性等。此外，麻醉药对发育脑损害作用背后的机制也是人们研究的热点。

研究表明，麻醉药对发育脑毒性的机制可能如下：①麻醉药可使肿瘤坏死因子-α（TNF-α）等炎症因子表达增加，导致神经元的炎症反应，进一步诱发神经毒性。②麻醉药可通过激活电压依赖性Ca^{2+}通道以及内质网上的IP_3受体，引起细胞内钙超载，诱发Caspase-3活化及积聚并激活凋亡通路导致细胞凋亡。③通过增加活性氧自由基及介导线粒体损伤诱发神经毒性。④麻醉药引起脑内神经营养因子水平下降，进一步通过激活RAS基因家族同源物（RhoA）、p75^{NTR}受体等抑制神经突触生长，甚至引起神经元凋亡等。在有关麻醉药对发育脑损害作用的基础研究中，麻醉药诱导神经元凋亡以及神经环路发育异常一直是人们研究的热点，笔者接下来对这两方面进行重点论述。

绝大多数的研究报道了全身麻醉药，在许多物种的神经发育高峰期（幼年期）都能诱导超过正常生理水平的、广泛的大脑神经元细胞凋亡，其严重程度随着麻醉时间延长、麻醉药物剂量增大而上升，并伴随长期的认知功能障碍。但低浓度或者短时间的麻醉暴露并不产生明显的影响。针对上述现象，笔者所在的研究团队归纳并提出全麻药诱导发育期大脑神经元凋亡的三个"选择性"。

（1）依赖于动物年龄的脑区选择性：不同脑区对全麻药诱导神经元凋亡的易感时间窗是在相应脑区神经发生高峰后的1~2周。易感性不局限于新生期动物，而是可以延续至成年动物持续神经发生的海马齿状回和嗅球等脑区。

（2）依赖于神经元细胞年龄的选择性：借助C57BL/6J-Tg（POMC-EGFP）1Low/J（特异性绿色荧光标记仅接受GABA兴奋性输入的不成熟神经细胞）转基因小鼠，采用BrdU标记细胞年龄的方法，在海马齿状回，我们发现全麻药主要诱导细胞年龄在13~15天的不成熟颗粒神经元发生凋亡。该结果提示，选择性不仅由接受麻醉时的动物年龄决定，而且更精确地取决于麻醉时神经元细胞的年龄（13~15天）以及其成熟状态。

（3）依赖于药物剂量的选择性：神经细胞凋亡的严重程度随着麻醉时间延长、麻醉药物剂量增大而上升。

显然，研究全麻药诱导凋亡的选择性问题，对揭示全麻药神经毒性的潜在机制具有重要意义。

近年来的研究发现，长时间全麻药的暴露还可导致神经环路的发育异常，表现为神经元突触生长异常、突触棘数量改变、突触数量和结构改变、突触可塑性受到抑制及突触传递障碍等。

Lunardi 等的研究发现，出生后 7 天大鼠（P 7）接受异氟烷 / 咪达唑仑 / N_2O 联合麻醉导致海马神经元突触出现持久的功能和超微结构异常，包括突触体积密度降低、突触棘减少以及突触传递效率下降。Head 等的研究表明，P 7 接受异氟烷或丙泊酚单独麻醉后，内侧额叶皮质锥体细胞树突棘和突触形成明显减少。有研究表明，星形胶质细胞参与调节突触的形成，对正常神经环路的形成至关重要。Zhou 等的研究发现，新生小鼠长时程暴露于七氟烷（4 h）可通过抑制星形胶质细胞钙信号，下调肌动蛋白结合蛋白—— EZRIN 的表达，进而引起星形胶质细胞精细形态的缺失，并导致突触发育异常和社交障碍。通过上调星形胶质细胞 EZRIN 的表达，可挽救七氟烷导致的星形胶质细胞和突触发育异常，并逆转社交障碍。该研究证实了星形胶质细胞是全麻药介导发育期神经毒性的重要靶点，阐明了星形胶质细胞形态的完整性是维持突触发育和神经行为的重要基础。

由于种属差异，在啮齿类动物模型上获得的结论并不能直接推广到临床实践中。非人灵长类动物（nonhuman primate，NHP）在大脑发育的发育时间、持续时间和复杂性方面与人类高度相似，因此，越来越多的研究在 NHP 中进行，以期可以更好地回答"全麻药对人类发育期大脑是否有影响"这一问题。研究人员发现，新生恒河猴暴露于常用的全麻药如七氟烷、异氟烷、丙泊酚、氯胺酮等均可诱导恒河猴神经元以及少突胶质细胞凋亡，并可引起其长期认知功能障碍。值得注意的是，Zhang 等的研究表明，在七氟烷多次麻醉的猕猴模型中，猕猴脑内叶酸代谢通路受到影响。叶酸作为一碳单位供体以提供甲基基团的角色参与了体内多种甲基化过程。接受七氟烷多次麻醉后的猕猴前额叶皮质中髓鞘发育关键基因 ERMN 的启动子区甲基化增高，其 mRNA 表达下降，引起髓鞘发育受损，进而引起远期神经行为学异常。Neudecker 等的研究发现，婴儿期的 NHP 多次接受 5 h 异氟烷麻醉与青少年期亲密社交行为降低有关，接受单次 5 h 异氟烷麻醉与焦虑行为增加有关。由于 NHP 在大脑发育的发育时间、持续时间和复杂性方面与人类高度相似，这些研究表明全麻药可能会影响婴儿大脑发育甚至远期神经行为学功能。

近年来，越来越多的研究人员借助人源诱导多能干细胞（induced pluripotent stem cells，iPSCs）或类脑等科研平台探索麻醉药物对人类中枢神经发育的影响及其机制。笔者研究团队采用人源 iPSCs，通过体外定向分化成功获得纹状体来源的 GABA 能神经元，用以研究麻醉药对人源神经细胞的影响及其潜在机制。研究发现，氯胺酮呈剂量依赖性地抑制 GABA 能神经元的神经发育，包括生长锥塌陷增加、突触数量和长度减少等；此外，HDAC6 下调导致的 α - 微管蛋白（α-tubulin）过度乙酰化可能参与了氯胺酮的神经毒性作用。这些研究都将有助于麻醉药物影响人类发育脑机制的探索。

2. 麻醉药物对发育脑的促进作用

尽管大多数基础研究表明，全麻药对发育脑有一定的损害作用。然而，有一些研究结果截然相反。Li 等人的研究显示，孕鼠吸入 1.3% 浓度的异氟烷能够降低胚胎鼠的神经元凋亡，并且在出生后成年期的空间学习记忆能力显著提高。Sall 等人观察到低浓度丙泊酚对幼年大鼠海马祖细胞分化呈浓度依赖性的促进作用，但在高浓度（临床麻醉浓度以上）时表现出毒性作用。体外研究发现，将神经干细胞暴露在七氟烷临床麻醉浓度中 1 h 可促进其增殖。Zhao 等的研究也发现，低浓度（≤0.6%）短时间（≤6 h）异氟烷促进人类神经干细胞的增殖与分化。笔者所在团队的研究结果显示，给予出生后 4～6 天的新生大鼠吸入 1.8% 的七氟烷 4～6 h 可引起海马脑区齿状回神经元的增殖，并导致其在成年后齿状回依赖的学习能力明显增强。综上所述，对发育期大脑有促进作用的全麻药主要以 $GABA_A$ 受体为靶点，且是在相对较低的药物浓度下发挥作用。

那么，作用于 $GABA_A$ 受体的全麻药对发育期大脑的双重作用其背后的机制又是什么呢？笔者推测，该现象可能与发育期大脑内不成熟神经元的特点有关。在发育脑的不成熟神经元细胞膜上主要表达钠-钾-氯离子协同转运蛋白 NKCC1，使细胞内的氯离子浓度较高。当 $GABA_A$ 通道开放时，氯离子从细胞内流向细胞外，引起细胞膜去极化而表现为兴奋作用。随着神经元的成熟，NKCC1 的优势表达被 NKCC2 所取代，导致细胞内氯离子浓度较低，氯离子顺着浓度/电势能差流向细胞内，引起细胞膜的超极化，从而产生抑制作用。此外，对于生长发育期的 $GABA_A$ 受体，其激动剂可根据浓度不同产生截然相反的作用，即低浓度的 $GABA_A$ 受体激动剂可引起去极化兴奋作用，而高浓度的激动剂反而通过"分流"作用产生抑制效果。分流抑制是由于大量 GABA 受体开放，导致 GABA 通道电导急剧增加，分得大部分跨膜电流，从而抑制其他兴奋性通道的作用。因此，具有 $GABA_A$ 受体激动作用的全麻药可能由于浓度不同，对发育期大脑神经元产生上述双重作用。

（二）麻醉药物对发育脑影响的临床研究

尽管大量动物研究报道了麻醉药物对中枢神经发育的毒性作用，并可能伴随长期的认知功能损害。这些动物实验中的发现是否具有潜在的临床相关性呢？2016 年，美国食品药品监督管理局（FDA）发布了一项药物安全性通告，警告 3 岁以下婴幼儿或妊娠晚期（妊娠第 8～10 月）孕妇接受手术或医疗操作期间重复或长时间使用全身麻醉药或镇静药，可能影响小儿脑发育。随之，包括美国麻醉医师协会在内的 11 家国际权威学术机构联合声明，对 FDA 通告中所涉及的警告内容予以一致的支持。然而，有多项临床研究质疑麻醉药物对发育脑的潜在毒性。目前，这方面的争议尚无定论。关于近年来有关麻醉对婴幼儿影响的多篇重磅研究，笔者在此进行一定的总结和回顾。

2017 年麻醉领域顶尖期刊 *Anesthesiology* 刊登了一篇研究，提出婴儿期接受过麻醉及手术的患儿，后续成长中不伴有其他神经系统疾患和危险因素时，其脑白质结构的完整性及体积的减少可能与早期麻醉和手术有关。2019 年 6 月，*JAMA Oncology* 发表了一篇全身麻醉药物对儿童髓鞘发育影响的临床研究。该研究发现全麻药物暴露剂量越大，麻醉累积时间越长，胼胝体白质完整性越差，与观察到的神经认知功能损害相关，表明全麻药可能影响大脑半球间的白质连接，破坏神经元之间的有效沟通，导致处理速度和注意力受损。这几项研究相互呼应，揭示全麻药可能影响"少突胶质细胞-髓鞘-脑白质"的神经发育过程以及潜在的髓鞘发育毒性机制。

2016 年发表在 *JAMA* 的 PANDA 研究由纽约哥伦比亚大学医学中心发起，是一项多中心双向性队列研究。该研究主要探讨了 3 岁以内健康儿童接受单次全麻暴露是否与后期损伤的神经认知发育行为相关。研究人群为 2009 年 5 月—2015 年 4 月期间接受过单次全麻暴露并行腹股沟疝修补术的同胞兄妹，主要研究终点为 8～15 岁期间儿童的全量表智商测评得分；次要研究终点为 8 ~ 15 岁期间发现特定领域的神经认知功能和行为异常（包括语言、注意力、空间认知、记忆和学习、整体认知功能、运动和处理速度等）。该项研究结果发现，3 岁以前接受单次全麻暴露的儿童与未暴露的同胞兄妹相比，在全量表智商测评中没有显著性差异。在特定领域的神经认知功能和行为异常方面，暴露组与非暴露组之间也没有显著性差异。此外，没有证据显示麻醉暴露时间在 120 min 或以上与更大的智商测评得分差异相关；也没有证据显示在不同年龄（1、2、3 岁）接受麻醉暴露会影响智商测评得分。该研究表明，健康儿童在 3 岁以前接受单次全麻暴露，与未接受麻醉的同胞兄妹相比，在后期发育中没有体现出显著的智商评分差别；全麻药对于反复多次暴露、长时间暴露以及脆弱亚组儿童群体神经发育影响的评估，尚需更多研究进行证实。

2016 年发表在 *The Lancet* 上的 GAS 研究由澳大利亚默多克儿童研究所开展，主要探讨了在婴儿期接受全身麻醉是否影响儿童认知功能发育。该研究总共纳入 2007—2013 年期间共 532 例接受清醒局麻或七氟烷全麻的婴儿。主要研究终点为随访第 5 年时患儿的韦氏学龄前儿童智力测验量表（第三版）智商得分；次要研究终点为 2 岁时接受贝利婴幼儿发展量表（第三版）测评得分，同时观察基于父母反馈的 MacArthur-Bates 量表得分。研究结果表明，与接受清醒区域麻醉的患儿相比，婴儿早期接受不超过 1 h 的七氟烷全身麻醉不会改变 2 岁时的神经发育结局。2019 年该团队在 *The Lancet* 上发表了最新数据，该研究中的儿童在 5 岁时接受了一系列测试，包括智商分数、记忆力、注意力、执行能力以及他们的行为表现。结果显示，全麻组和局麻组儿童的平均智商为 98.87 和 99.08 分。两组儿童在智商测试得分和其他一系列神经认知功能测试的结果都没有显著差异。GAS 研究的终点结果表明，在研究对象主要为男性患儿的研究中，与清醒区域麻醉相比，婴儿早期接受时间低于 1 h 的全身麻醉不会影响 2 ~ 5 岁时的神经发育。

2018 年发表在 *Anesthesiology* 上的 MASK 研究也探讨了健康儿童（3 岁前）接受多次全身麻醉下的手术操作是否与日后神经发育的不良结局有关。纳入对象为 1994—2007 年间在明尼苏达州奥姆斯特德县出生的儿童，按照未接受、单次和多次接受全身麻醉分组，在 8 ~ 12 岁和 15 ~ 20 岁时分别进行神经心理学测试。采取全量程智力测验评分和韦氏简明智力量表（Wechsler Abbreviated Scale of Intelligence，WASI）评分作为主要终点，单个领域神经精神测评和父母报告作为次要终点，最终共计 997 例儿童完成研究。研究结果显示：①患儿 3 岁前暴露于全身麻醉与之后较低的智力评分之间没有相关性；②单次麻醉暴露与其他神经精神方面的缺陷之间亦无相关性；③与其他组别相比，多次接受全身麻醉的患儿的问题处理速度和精细运动能力下降，其他领域的问题在组间没有差异。多次接受全身麻醉患儿的父母的报告显示，这类患儿在执行功能、行为和阅读相关的问题增多。

2020 年 11 月发表在 *Anesthesiology* 上的一项亲子出生队列纵向研究探讨了在 4 岁之前接受一次或多次麻醉是否与 7 ~ 16 岁时不良的神经系统发育结果相关。这项队列研究共纳入 13 433 例儿童，根据 4 岁前未接受、单次或多次接受全麻和手术的情况进行分组。在 7 ~ 16 岁时，使用学校考试结果、有效的家长 / 教师问卷或临床评估来评估这些儿童的运动、认知、语言、教育、社交和行为发育结果。该研究结果提示，儿童早期接受全身麻醉和手术与神经系统退行性改变无显著相关性，但与患儿运动和社会语言能力的下降存在一定相关性。

综上所述，尽管大量动物（包括啮齿类、非人灵长类等）实验显示，全麻药可引起发育期大脑各种神经结构和（或）功能的改变及随后的神经认知功能异常，但该结论在众多临床研究中并未得以证实。三大国际临床研究（PANDA、GAS 和 MASK）的结果提示，小于 3 岁的婴幼儿接受单次或短时间全身麻醉不影响儿童期和青少年期的神经发育；接受多次全身麻醉（>3 次）可能降低患儿的问题处理速度和精细运动能力。对于上述基础和临床研究结果的不一致性，需要我们考虑到以下因素，审慎解读和分析。

（1）动物和人类存在显著的种属差异。在神经发育的行为学研究方面，全麻药可引起啮齿类动物持续的认知功能损伤，但对注意力、运动或行为测试的结果影响较小。然而，在灵长类动物的研究中发现，麻醉药物的暴露对焦虑相关行为和运动反射缺陷皆有影响，并同时伴有依赖于运动技能和处理速度的操作性测试任务的响应率下降。采用非人灵长类动物，或借助人源多能干细胞和类脑等平台，将有助于麻醉药物对人类中枢神经发育的影响及其机制的探索。

（2）目前的临床研究设计存在较多的局限性。较多研究受限于回顾性观察性研究；传统的智力、认知测量方法（如韦氏学龄前和小学智力量表等）无法全面反映患儿的神经发育情况；通过患儿父母反馈获得的执行功能行为评定量表（Behavior Rating Inventory of Executive Function，BRIEF）存在不可避免的回忆偏倚。同时，研究人员还需要充分考虑麻醉对象的基本情况（年龄、病史等），手术情况（手术类型、手术时间、手术次数等），麻醉方式（药物种类、药物浓度）以及其他药物使用情况。这也符合当下所倡导的精确麻醉、安全麻醉的方针。

综上，笔者希望通过本部分内容能够解答一些关于麻醉药对发育期大脑影响的疑惑，以期为今后的基础和临床科研提供线索和思路。

（魏恺　王英伟）

二、麻醉药物对老年脑的影响

由于预期寿命的延长以及慢性病治疗方法的改进，全球老年人口正在逐年增加。老年患者接受手术的可能性是年轻患者的 4 倍，但由于老年脑对麻醉药物的脆弱性增加，老年患者术后更易出现神经系统并发症。因此，本节第二部分将详细综述麻醉药物对老年脑影响的临床和基础研究（图 9-3），帮助麻醉医生全面、清楚地了解麻醉状态下老年脑的变化，以期减少老年患者围术期神经系统并发症的发生。

（一）老年脑的解剖与生理特性

随着年龄的增长，人类脑容量、脑血流量和血-脑屏障通透性逐年下降，灰质和白质亦会显著减少。研究发现，40 岁以后，大脑的体积和重量每 10 年下降近 5%；70 岁以后，脑萎缩加剧。与年轻人相比，80 岁时大脑质量减少近 30%。同时，脊髓也发生相应的改变，表现为背侧和腹侧神经根的髓鞘数量减少，硬膜外间隙缩小，脑脊液量减少，硬膜通透性增加等。老年脑的解剖特性降低了老年患者对达到预期临床效果所需要的麻醉药物（包括静脉麻醉药、吸入麻醉药

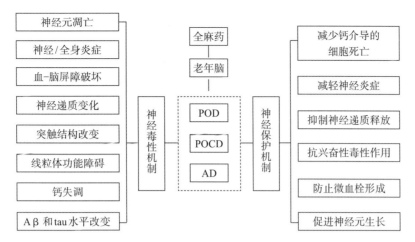

图 9-3　麻醉药物对老年脑的影响

和局部麻醉药）的浓度和剂量。

在老年脑中，神经递质和受体数量也发生了显著的变化。皮质中乙酰胆碱受体、血清素受体和多巴胺受体的数量和功能随着年龄的增长而下降。神经细胞内 Ca^{2+} 水平和 Ca^{2+} 通道活性的改变导致神经元突触功能的降低。神经突触前膜 γ-氨基丁酸（GABA）释放的减少可能导致老年人对苯二氮䓬类药物的反应增加。随着年龄的增长，参与记忆、学习和伤害感受的 N-甲基-D-天冬氨酸（NMDA）受体功能减退，导致老年人患有阿尔茨海默病和神经变性疾病的风险增加；而 NMDA 受体拮抗剂（如氯胺酮和右美沙芬）可能对上述疾病具有潜在的逆转作用。

（二）麻醉药物对老年脑功能的影响

近年来，麻醉药物是否导致老年人术后暂时或长期的认知功能下降已成为研究热点。越来越多的临床和基础研究显示，极端年龄（婴幼儿和老年）的个体接受麻醉药物后，可诱发神经细胞凋亡和坏死，抑制轴突生长，干扰突触形成和突触可塑性。上述神经细胞形态和功能的改变能显著影响个体的学习、记忆和认知功能。笔者在此对麻醉药物对老年患者常见术后神经系统并发症（如术后谵妄、术后认知功能障碍、阿尔茨海默病等）的影响进行详细的解析，以便临床医生在围术期更好地保护老年脑，减少神经系统并发症的发生。

1. 麻醉药物与术后谵妄

术后谵妄（POD）是一种发生在术后早期（数天至数周）的急性、短暂性的脑功能障碍。根据《精神疾病诊断与统计手册（第 5 版）》（*Diagnostic and Statistical Manual of Mental Disorders 5*，DSM-5）的定义，POD 具有以下 5 个特点，包括认知障碍、注意力和意识障碍，具有波动性的急性发作、无预先存在的神经认知障碍，以及症状变化与持续的医疗状况相关。据报道，老年患者骨科和心脏手术后 POD 的发生率分别为 12% ~ 51% 和 11% ~ 52%。POD 的发生发展是一个多因素过程，其机制包括神经炎症、氧化应激、内皮功能障碍、血-脑屏障（BBB）破坏、神经递质失衡和大脑结构完整性的改变等。关于麻醉药物是否影响 POD 的发生及其可能机制，笔者将相关的临床和基础研究总结如下。

1）临床研究

（1）麻醉方式与 POD 的研究。

根据目前荟萃分析的结果，全身麻醉与区域麻醉对 POD 发生的影响无统计学差异。目前相关研究主要集中在全身麻醉对 POD 的影响，包括麻醉深度和麻醉药物的选择等。

（2）麻醉深度与 POD 相关性的研究。

在过去 10 年中，越来越多的证据表明麻醉深度可能是导致 POD 的原因。2010—2014 年，一系列的随机对照试验探讨了麻醉深度与 POD 发生的相关性。研究结果提示，术中脑电双频指数（BIS）或听觉诱发电位（AEP）指导可能降低 POD 的发生率。暴发抑制是在麻醉期间脑电图（EEG）活动明显抑制的标志，提示镇静程度过深。研究表明，术中 EEG 发生暴发抑制的患者与未发生者相比，POD 发生率增加，提示暴发抑制可能是 POD 的独立危险因素，以 EEG 抑制为特征的深度麻醉可能会导致 POD。然而，这一结论很快受到了质疑。2018 年发表的 STRIDE 研究纳入腰麻复合丙泊酚镇静下行髋部骨折修复术的老年患者（≥65 岁），比较不同镇静水平（浅或深镇静）对 POD 发生率的影响。该研究结果显示，镇静程度不影响此类患者 POD 的发生率，但深度镇静可使术前合并症较多的老年患者的 POD 发生风险增加一倍。2019 年发表的 ENGAGEs 研究评估了脑电图指导的麻醉深度是否降低老年患者（≥60 岁）接受大手术后 1～5 天 POD 的发生率。该研究结果显示，EEG 指导下的麻醉管理没有降低 POD 的风险。2020 年发表的 ADAPT-2 研究与 STRIDE、ENGAGES 研究相似，主要研究目标是评估 EEG 指导的麻醉深度能否减少术中 EEG 暴发抑制；次要研究目标是评估其对术后 1～3 天 POD 发生率的影响。该研究显示，EEG 指导的麻醉管理能显著减少术中 EEG 暴发抑制，但没有改善 POD 的发生率。因此，尚无证据支持麻醉深度与 POD 的发生具有相关性。

（3）麻醉药物与 POD 相关性的研究。

大量研究发现，麻醉药和镇痛药对 POD 的发生存在不同的影响。研究表明，丙泊酚维持麻醉较七氟烷维持麻醉可减少 POD 的发生。也有研究比较了不同吸入麻醉药对 POD 发生率的影响，结果提示，地氟烷组患者 POD 的发生率显著高于异氟烷组。然而，2018 年 Cochrane 发表的荟萃分析表明，基于丙泊酚的全凭静脉麻醉（TIVA）与吸入维持麻醉在 POD 发生率上不存在差异。因此，吸入麻醉药的选择是否影响 POD 的发生尚无定论。作用于 γ-氨基丁酸（GABA）受体的苯二氮䓬类药物（如咪达唑仑、劳拉西泮等）可增加 POD 发生的风险。术中或术后对 POD 高危人群使用阿片类镇痛药可使 POD 发生率增加 2～3 倍。氯胺酮是 NMDA 受体拮抗剂，具有麻醉和术后镇痛作用。一项针对心脏麻醉的小型临床研究提示，氯胺酮可减少术后 5 天内谵妄的发生率。然而，2017 年发表的 PODCAST 研究评估了麻醉诱导期使用亚麻醉剂量的氯胺酮能否预防 POD 和手术治疗相关并发症，结果显示氯胺酮并未减少 POD 或阿片类药物的使用量，反而增加了幻觉和噩梦的发生率。

镇静药右美托咪定是一种新型 α_2 肾上腺素受体激动剂。一项纳入 700 例非心脏手术后进入外科 ICU 老年患者的随机对照研究结果表明，术后当晚给予小剂量右美托咪定持续静脉输注，可以明显降低 POD 的发生率，减轻疼痛，改善主观睡眠质量。然而 2017 年发表的一项研究表明，术中持续输注右美托咪定并没有减少 POD 的发生。右美托咪定能否减少 POD 还需要更多更大样本的研究加以验证。

2）基础研究

神经炎症可能在 POD 发生的过程中发挥重要作用。麻醉手术可削弱神经元的可塑性，具体表现为海马神经细胞和脑源性神经营养因子的急性变化。有研究采用神经影像学评估围手术期神经炎症与 POD 的相关性，结果显示一部分 POD 患者在术后 3 个月检测时发现了小胶质细胞的激活，提示外周和中枢炎症之间存在一定的相互作用。

手术和麻醉可能影响血-脑屏障（BBB）的通透性。老年大鼠麻醉手术后第 1 天，显微镜下可以观察到 BBB 血管及其周围间隙的扩大和肿胀、星形胶质细胞终足脱落。BBB 对麻醉敏感性随着年龄的增长而显著增加。与异氟烷相比，七氟烷能显著增加老年大鼠 BBB 通透性。七氟烷麻醉 3 h 后，电子显微镜观察老年大鼠脑膜动脉横切面可发现缝隙连接皱褶和微绒毛丢失，脑血管内皮细胞管腔表面变平。

麻醉药物引起的 POD 机制可能与 AD 存在相关性。研究表明，七氟烷和异氟烷可以增加 Aβ 聚集，并通过半胱天冬酶激活凋亡途径。麻醉药物可破坏胆碱能系统和胆碱能神经递质的传递，并增强 TAU 蛋白的过度磷酸化。

2. 麻醉药物与术后认知功能障碍

术后认知功能障碍（POCD）是指经神经心理学测试确定的，以术后认知能力下降为特点的综合征，包括记忆力、注意力和处理信息能力的下降。Mulle 等人观察了数千名在全麻下接受骨科手术、胸部手术或腹部手术后出现的认知功能障碍情况，发现这些患者手术 1 周后 POCD 的发生率为 25% 左右，而术后 3 个月后的 POCD 发生率不足 10%。导致 POCD 发生、发展的机制是多因素的。有些研究认为，麻醉药是 POCD 的主要诱因，包括直接毒性、钙离子动态变化、全身炎症效应、年龄依赖性的神经干细胞功能抑制、内源性神经变性过程的加速及半胱天冬酶的活化等。然而，将 POCD 归因于手术和麻醉暴露的临床证据尚不充足。

1）临床研究

（1）麻醉方式与 POCD 的研究。

麻醉方式与 POCD 的相关性已有研究。许多研究选择将全身麻醉（GA）与非 GA 技术（如椎管内麻醉、区域麻醉、局部麻醉和镇静等）进行比较。来自 ISPOCD 的最早研究确定了麻醉持续时间与 POCD 之间的关联。然而，进一步的研究表明，GA 与椎管内麻醉（无镇静）相比，POCD 的发生率没有差异。事实上，2018 年发布的《围手术期脑健康实践指南》指出，根据目前的可用数据，没有足够的证据推荐使用区域麻醉代替全身麻醉。

（2）麻醉深度与 POCD 相关性的研究。

麻醉深度也被认为是 POCD 的潜在危险因素。CODA 试验对 921 名接受非心脏大手术的老年患者进行的调查发现，相比 BIS 中位数保持在 36 的患者，BIS 中位数为 53 的患者谵妄较少，术后 3 个月发生 POCD 也较少；在另一项研究中，采用 BIS 指导的麻醉深度可减少术后 3 个月的认知功能障碍。然而，最近的一项荟萃分析比较了不同麻醉深度对患者术后认知功能的影响，结果表明麻醉深度对 POCD 的风险没有显著影响。因此，还需进一步的临床研究来验证麻醉深度是否是影响老年人群术后认知障碍的风险因素。

（3）麻醉药物与 POCD 相关性的研究。

许多研究评估了复合吸入麻醉药的全麻与 TIVA 全麻是否影响 POCD 发生的风险。最近的一项荟萃分析纳入 7 项相关研究的数据，认为 TIVA 可以降低 POCD 的风险；然而，由于所用诊断工具的异质性、评估时间的可变性和数据报告的不一致，该结论的确定性较低。因此，断定哪种麻醉药更具优越性还为时过早。

围术期右美托咪定的使用已被用作降低 POCD 风险的潜在干预措施。一项 2016 年的荟萃分析表明，右美托咪定可以降低延迟神经认知障碍的发生率，提高术后第 1 天简易精神状态检查（mini mental status examination，MMSE）评分。更多高质量的研究有待开展，来评估右美托咪定给药是否能够降低围手术期神经认知障碍的风险。

2）基础研究

动物研究表明，与单独使用麻醉相比，手术和麻醉会增加认知障碍的风险。然而，目前针对麻醉暴露对老年动物认知功能影响的研究结果是相互矛盾的。这可能与研究动物模型的选择、动物的年龄、麻醉剂的选择、药物剂量、暴露持续时间以及认知评估方法和评估时间的选择等多种因素有关。

POCD 的另一种发病机制可能是：接受手术和（或）麻醉会导致 Aβ 和 TAU 水平的变化。几项研究发现，脑脊液（CSF）中的总 TAU 和磷酸化 Tau 水平增加，而 $A\beta_{1-42}$ 水平下降。该现象在动物实验中也得到了验证。另一项研究发现，麻醉期间维持正常体温可抑制老年鼠麻醉后 TAU 蛋白的过度磷酸化，并减轻动物的认知障碍。该结果提示易感的老年脑在麻醉/手术相关暴露（如低体温）后更易发生神经病理变化。

神经炎症可能也参与了 POCD 的发生。研究发现，多种细胞因子（如 IL-6、TNF-α、IL-8 和 IL-10）的增加与 POCD 相关。关于单纯吸入麻醉药是否会增加促炎因子和（或）小胶质细胞活化的证据在动物研究中尚未明确。麻醉暴露后相关神经炎症的机制仍在积极研究中，潜在因素可能包括 P_2X_7 受体、NF-κB 和血-脑屏障通透性的增加。

麻醉药物还可影响钙稳态、突触结构和功能。已有研究证实，吸入麻醉药会改变突触后致密蛋白 95（PSD95）的表达，也会影响突触外 NMDA 受体 GluN2B 亚基的表达、AMPA 受体 GLUA1 亚基的运输，以及 α_5-γ-氨基丁酸 A 型（α_5GABA_A）受体的表达。基础研究揭示了麻醉药物介导的钙失调机制，发现 L 型钙通道拮抗剂尼莫地平可防止七氟烷或异氟烷引起的认知缺陷、神经炎症和细胞凋亡。基础研究还发现线粒体功能障碍和氧化应激可能是 POCD 的潜在致病因素。亲环素 D（cyclophilin D，CYPD）是一种有助于打开线粒体通透性转换孔的蛋白质。研究发现，与野生型小鼠相比，敲除 CYPD 的阿尔茨海默病（AD）转基因小鼠在七氟烷暴露和腹部手术后的认知功能得到了改善。

3. 麻醉药物与阿尔茨海默病

阿尔茨海默病（AD）是一种常见的以进行性认知障碍为特征的神经退行性疾病，伴有基底前脑、内嗅皮质、海马等脑区的神经元变性。由于 AD 患者的大脑结构和功能发生了改变，可能更易受到麻醉药物的潜在影响。研究人员就全麻药对 AD 大脑潜在毒性的作用机制进行了大量的研究，发现淀粉样蛋白通路缺陷、tau 蛋白过度磷酸化和神经炎症等可能参与了 AD 的发生和发展。

1）临床研究

麻醉是否会诱发或加重痴呆已经越来越受到人们的关注。现有文献尚无法明确长期认知缺陷与麻醉药物暴露的相关性。2011 年的一项荟萃分析共纳入 15 项相关病例对照研究，结果显示全身麻醉与随后的 AD 之间关联证据不足。另一项针对维也纳 600 多名老年患者的横断面研究也未能显示接受的麻醉剂数量与认知功能障碍之间存在剂量依赖相关性。中国台湾的学者对 135 000 条手术记录进行的大型病例对照研究显示，与麻醉相关的痴呆症的危险比为 1.99，具有统计学意义。然而，另一项大型前瞻性队列研究的结果则与之相反。在 ACT 研究队列中，接受过麻醉和高风险手术组的患者痴呆症的风险没有增加。2016 年牛津大学发表的 OPTIMA 研究共纳入 394 例接受中等或大型手术的老年患者。结果显示，手术没有导致术前认知正常的患者术后认知功能下降，但对于术前存在认知问题的患者，术后认知功能会出现下降。丹麦一项针对中老年同胞兄妹的大型研究发现，成年后接受外科手术的同胞兄妹术后认知能力下降的风险没有增加。

2）基础研究

动物实验发现，反复吸入氟烷或异氟烷 5 天可导致 12 月龄野生型小鼠的认知功能损伤，氟烷暴露还会显著增加 Tg 2576 转基因 AD 小鼠脑内淀粉样蛋白的沉积，这可能是由于 AD 转基因小鼠已经表现出较低的认知水平。反复吸入异氟烷 3 个月可显著影响 AD 转基因小鼠的 Y 迷宫行走行为，并使 AD 转基因小鼠脑内 Aβ_{1-42} 淀粉样蛋白沉积比野生型小鼠更明显。上述研究结果提示，在相同的遗传背景下，吸入麻醉药所导致的认知功能退化与暴露次数、暴露时间、认知测试方法和分子改变阈值有关。APP 695 转基因 AD 小鼠暴露于 1 MAC 异氟烷 4 h 能显著损害其空间记忆能力，小鼠海马脑区中出现明显的淀粉样变性。在其他 AD 小鼠模型中，吸入麻醉药物对认知功能的影响尚无定论。总的来说，不同 AD 模型之间的差异发现尚不支持全麻暴露会加速 AD 进展的结论。

研究证实，麻醉药物还能促进 TAU 蛋白的过度磷酸化。七氟烷和丙泊酚可剂量依赖性地诱导野生型小鼠大脑中 TAU 蛋白的过度磷酸化，反复接触麻醉剂还可导致严重的空间记忆损害。同样，异氟烷也可导致 APP 695 转基因 AD 模型小鼠海马脑区的 TAU 蛋白过度磷酸化，伴随有空间记忆能力的下降。

（三）小结

全球老龄化加速是对麻醉医生的巨大挑战，老化的大脑可能更容易受到麻醉药物的神经毒性作用。大量的基础研究为探索麻醉药物对老年脑结构和功能的改变提供了生物学基础。围术期常见的认知功能损伤（如 POD、POCD 和 AD 等）具有复杂的发病机制和众多的危险因素，可能包括但不限于麻醉因素，因此仍需要更多高质量临床研究来加以验证。围术期个体化的麻醉方案，如术中脑氧饱和度、麻醉深度监测和术后镇痛等，在一定程度上减少了患者的麻醉暴露和镇痛需求，或许能改善患者的术后认知功能。

（王业琳　王英伟）

参考文献

[1] DOYLE K P, SIMON R P, STENZEL-POORE M P. Mechanisms of ischemic brain damage [J]. Neuropharmacology, 2008, 55(3):310-318.

[2] BESANCON E, GUO S, LOK J, et al. Beyond NMDA and AMPA glutamate receptors: emerging mechanisms for ionic imbalance and cell death in stroke [J]. Trends Pharmacol Sci, 2008, 29(5): 268-275.

[3] BROUNS R, DE DEYN P P. The complexity of neurobiological processes in acute ischemic stroke [J]. Clin Neurol Neurosurg, 2009, 111(6): 483-495.

[4] OUYANG Y B, VOLOBOUEVA L A, XU L J, et al. Selective dysfunction of hippocampal CA1 astrocytes contributes to delayed neuronal damage after transient forebrain ischemia [J]. J Neurosci, 2007, 27(16): 4253-4260.

[5] BARRETO A D, ALEXANDROV A V. Adjunctive and alternative approaches to current reperfusion therapy [J]. Stroke, 2012, 43(2): 591-598.

[6] JAUCH E C, SAVER J L, ADAMS H P, et al. Guidelines for the early management of patients with acute ischemic stroke: a guideline for healthcare professionals from the American Heart Association/American Stroke Association [J]. Stroke, 2013, 44(3):870-947.

[7] LEE M, HONG K S, SAVER J L. Efficacy of intra-arterial fibrinolysis for acute ischemic stroke: meta-analysis of randomized controlled trials [J]. Stroke, 2010, 41(5): 932-937.

[8] The International Stroke Trial (IST): a randomised trial of aspirin, subcutaneous heparin, both, or neither among 19435 patients with acute ischaemic stroke. International Stroke Trial Collaborative Group [J]. Lancet, 1997, 349(9065): 1569-1581.

[9] CAST: randomised placebo-controlled trial of early aspirin use in 20,000 patients with acute ischaemic stroke. CAST (Chinese Acute Stroke Trial) Collaborative Group [J]. Lancet, 1997, 349(9066): 1641-1649.

[10] HUNG C C, CHIOU S H. Isolation of multiple isoforms of alpha-fibrinogenase from the Western diamondback rattlesnake, Crotalus atrox: N-terminal sequence homology with ancrod, an antithrombotic agent from Malayan viper [J]. Biochem Biophys Res Commun, 1994, 201(3): 1414-1423.

[11] SHERMAN D G, ATKINSON R P, CHIPPENDALE T, et al. Intravenous ancrod for treatment of acute ischemic stroke: the STAT study: a randomized controlled trial. Stroke Treatment with Ancrod Trial [J]. JAMA, 2000, 283(18): 2395-2403.

[12] PANCIOLI A M, BRODERICK J, BROTT T, et al. The combined approach to lysis utilizing eptifibatide and rt-PA in acute ischemic stroke: the CLEAR stroke trial [J]. Stroke, 2008, 39(12):3268-3276.

[13] SUGG R M, PARY J K, UCHINO K, et al. Argatroban tPA stroke study: study design and results in the first treated cohort [J]. Arch Neurol, 2006, 63(8): 1057-1062.

[14] BEAN B P. Nitrendipine block of cardiac calcium channels: high-affinity binding to the inactivated state [J]. Proc Natl Acad Sci U S A, 1984, 81(20):6388-6392.

[15] GROTTA J C. Clinical aspects of the use of calcium antagonists in cerebrovascular disease [J]. Clin Neuropharmacol, 1991, 14(5): 373-390.

[16] KOH J Y, COTMAN C W. Programmed cell death: its possible contribution to neurotoxicity mediated by

神经外科精确麻醉

calcium channel antagonists[J]. Brain Res, 1992, 587(2): 233-240.

[17] HSU C Y. Ischemic stroke: from basic mechanisms to new drug development[M]. Basel: Karger Medical and Scientific Publishers, 1998.

[18] GROTTA J C, PICONE C M, OSTROW P T, et al. CGS-19755, a competitive NMDA receptor antagonist, reduces calcium-calmodulin binding and improves outcome after global cerebral ischemia[J]. Ann Neurol, 1990, 27(6): 612-619.

[19] SIMON R, SHIRAISHI K. N-methyl-D-aspartate antagonist reduces stroke size and regional glucose metabolism[J]. Ann Neurol, 1990, 27(6): 606-611.

[20] ALBERS G W, ATKINSON R P, KELLEY R E, et al. Safety, tolerability, and pharmacokinetics of the N-methyl-D-aspartate antagonist dextrorphan in patients with acute stroke. Dextrorphan Study Group[J]. Stroke, 1995, 26(2): 254-258.

[21] VAN DEN BERGH W M, ALGRA A, VAN KOOTEN F, et al. Magnesium sulfate in aneurysmal subarachnoid hemorrhage: a randomized controlled trial[J]. Stroke, 2005, 36(5): 1011-1015.

[22] STIPPLER M, CRAGO E, LEVY E I, et al. Magnesium infusion for vasospasm prophylaxis after subarachnoid hemorrhage[J]. J Neurosurg, 2006, 105(5): 723-729.

[23] BHARDWAJ A, CASTRO I A, ALKAYED N J, et al. Anesthetic choice of halothane versus propofol: impact on experimental perioperative stroke[J]. Stroke, 2001, 32(8):1920-1925.

[24] KAPINYA K J, PRASS K, DIRNAGL U. Isoflurane induced prolonged protection against cerebral ischemia in mice: a redox sensitive mechanism?[J]. Neuroreport, 2002, 13(11): 1431-1435.

[25] LIU Y, XIONG L, CHEN S, et al. Isoflurane tolerance against focal cerebral ischemia is attenuated by adenosine A1 receptor antagonists[J]. Can J Anesth, 2006, 53(2): 194-201.

[26] XIONG L, ZHENG Y, WU M, et al. Preconditioning with isoflurane produces dose-dependent neuroprotection via activation of adenosine triphosphate-regulated potassium channels after focal cerebral ischemia in rats[J]. Anesth Analg, 2003, 96(1): 233-237, table of contents.

[27] KITANO H, YOUNG J M, CHENG J, et al. Gender-specific response to isoflurane preconditioning in focal cerebral ischemia[J]. J Cereb Blood Flow Metab, 2007, 27(7): 1377-1386.

[28] PAYNE R S, AKCA O, ROEWER N, et al. Sevoflurane-induced preconditioning protects against cerebral ischemic neuronal damage in rats[J]. Brain Res, 2005, 1034(1-2): 147-152.

[29] MA D, HOSSAIN M, PETTET G K, et al. Xenon preconditioning reduces brain damage from neonatal asphyxia in rats[J]. J Cereb Blood Flow Metab, 2006, 26(2): 199-208.

[30] YU Q, WANG H, CHEN J, et al. Neuroprotections and mechanisms of inhalational anesthetics against brain ischemia[J]. Front Biosci (Elite Ed), 2010, 2(4): 1275-1298.

[31] LI L, SAIYIN H, XIE J, et al. Sevoflurane preconditioning induced endogenous neurogenesis against ischemic brain injury by promoting microglial activation[J]. Oncotarget, 2017, 8(17): 28544-28557.

[32] DANG D D, SAIYIN H, YU Q, et al. Effects of sevoflurane preconditioning on microglia/macrophage dynamics and phagocytosis profile against cerebral ischemia in rats[J]. CNS Neurosci Ther, 2018, 24(6): 564-571.

[33] YU Q, LI L, LIANG W M. Effect of sevoflurane preconditioning on astrocytic dynamics and neural network formation after cerebral ischemia and reperfusion in rats[J]. Neural Regen Res, 2019, 14(2): 265-271.

[34] WARNER D S, ZHOU J G, RAMANI R, et al. Reversible focal ischemia in the rat: effects of halothane,

9

isoflurane, and methohexital anesthesia[J]. J Cereb Blood Flow Metab, 1991, 11(5): 794-802.

[35] NUSSMEIER N A, ARLUND C, SLOGOFF S. Neuropsychiatric complications after cardiopulmonary bypass: cerebral protection by a barbiturate[J]. Anesthesiology, 1986, 64(2): 165-170.

[36] Brain Resuscitation Clinical Trial I Study Group. Randomized clinical study of thiopental loading in comatose survivors of cardiac arrest[J]. N Engl J Med, 1986, 314(7): 397-403.

[37] MUIZELAAR J P. The use of electroencephalography and brain protection during operation for basilar aneurysms[J]. Neurosurgery, 1989, 25(6): 899-903.

[38] ROSENWASSER R H, JIMENEZ D F, WENDING W W, et al. Routine use of etomidate and temporary vessel occlusion during aneurysm surgery[J]. Neurol Res, 1991, 13(4): 224-228.

[39] HALL E D, PAZARA K E, BRAUGHLER J M. 21-Aminosteroid lipid peroxidation inhibitor U74006F protects against cerebral ischemia in gerbils[J]. Stroke, 1988, 19(8): 997-1002.

[40] ZUCCARELLO M, MARSCH J T, SCHMITT G, et al. Effect of the 21-aminosteroid U-74006F on cerebral vasospasm following subarachnoid hemorrhage[J]. J Neurosurg, 1989, 71(1): 98-104.

[41] HALL E D, ANDRUS P K, SMITH S L, et al. Neuroprotective efficacy of microvascularly-localized versus brain-penetrating antioxidants[J]. Acta Neurochir Suppl, 1996, 66:107-113.

[42] MARSHALL J W, DUFFIN K J, GREEN A R, et al. NXY-059, a free radical--trapping agent, substantially lessens the functional disability resulting from cerebral ischemia in a primate species[J]. Stroke, 2001, 32(1):190-198.

[43] OKADA Y, COPELAND B R, MORI E, et al. P-selectin and intercellular adhesion molecule-1 expression after focal brain ischemia and reperfusion[J]. Stroke, 1994, 25(1): 202-211.

[44] Zhang R L, Chopp M, Zaloga C, et al. The temporal profiles of ICAM-1 protein and mRNA expression after transient MCA occlusion in the rat[J]. Brain Res, 1995, 682(1-2): 182-188.

[45] SORIANO S G, COXON A, WANG Y F, et al. Mice deficient in Mac-1 (CD11b/CD18) are less susceptible to cerebral ischemia/reperfusion injury[J]. Stroke, 1999, 30(1): 134-139.

[46] ZHANG R L, ZHANG Z G, CHOPP M, et al. Thrombolysis with tissue plasminogen activator alters adhesion molecule expression in the ischemic rat brain[J]. Stroke, 1999, 30(3): 624-629.

[47] WANG C X, YANG T, NOOR R, et al. Delayed minocycline but not delayed mild hypothermia protects against embolic stroke[J]. BMC Neurol, 2002, 2:2.

[48] ASAI A, QIU JH, NARITA Y, et al. High level calcineurin activity predisposes neuronal cells to apoptosis[J]. J Bio Chem, 1999, 274(48): 34450-34458.

[49] RAO A M, HATCHER J F, DEMPSEY R J. CDP-choline: neuroprotection in transient forebrain ischemia of gerbils[J]. J Neurosci Res, 1999, 58(5): 697-705.

[50] ADIBHATLA R M, HATCHER J F, DEMPSEY R J. Citicoline: neuroprotective mechanisms in cerebral ischemia[J]. J Neurochem, 2002, 80(1): 12-23.

[51] LENZI G L, GRIGOLETTO F, GENT M, et al. Early treatment of stroke with monosialoganglioside GM-1. Efficacy and safety results of the Early Stroke Trial[J]. Stroke, 1994, 25(8): 1552-1558.

[52] SIRÉN A L, EHRENREICH H. Erythropoietin--a novel concept for neuroprotection[J]. Eur Arch Psychiatry Clin Neurosci, 2001, 251(4):179-184.

[53] SIRÉN A L, FRATELLI M, BRINES M, et al. Erythropoietin prevents neuronal apoptosis after cerebral ischemia and metabolic stress[J]. Proc Natl Acad Sci U S A, 2001, 98(7): 4044-4049.

［54］ KAWAMATA T, DIETRICH W D, SCHALLERT T, et al. Intracisternal basic fibroblast growth factor enhances functional recovery and up-regulates the expression of a molecular marker of neuronal sprouting following focal cerebral infarction［J］. Proc Natl Acad Sci U S A, 1997, 94(15): 8179-8184.

［55］ LI Q, STEPHENSON D. Postischemic administration of basic fibroblast growth factor improves sensorimotor function and reduces infarct size following permanent focal cerebral ischemia in the rat［J］. Exp Neurol, 2002, 177(2): 531-537.

［56］ Schäbitz W R, Li F, Irie K, et al. Synergistic effects of a combination of low-dose basic fibroblast growth factor and citicoline after temporary experimental focal ischemia［J］. Stroke, 1999, 30(2): 427-431; discussion 431-432.

［57］ MA J, QIU J, HIRT L, et al. Synergistic protective effect of caspase inhibitors and bFGF against brain injury induced by transient focal ischaemia［J］. Br J Pharmacol, 2001, 133(3): 345-350.

［58］ BOGOUSSLAVSKY J, VICTOR S J, SALINAS E O, et al. Fiblast (trafermin) in acute stroke: results of the European-Australian phase II/III safety and efficacy trial［J］. Cerebrovasc Dis, 2002, 14(3-4): 239-251.

［59］ KRUPINSKI J, ISSA R, BUJNY T, et al. A putative role for platelet-derived growth factor in angiogenesis and neuroprotection after ischemic stroke in humans［J］. Stroke, 1997, 28(3): 564-573.

［60］ SEMKOVA I, KRIEGLSTEIN J. Neuroprotection mediated via neurotrophic factors and induction of neurotrophic factors［J］. Brain res Brain res rev, 1999, 30(2): 176-188.

［61］ WANG Y, CHANG C F, MORALES M, et al. Protective effects of glial cell line-derived neurotrophic factor in ischemic brain injury［J］. Ann N Y Acad Sci, 2002, 962:423-437.

［62］ STRONG R, GROTTA J C, ARONOWSKI J. Combination of low dose ethanol and caffeine protects brain from damage produced by focal ischemia in rats［J］. Neuropharmacology, 2000, 39(3): 515-522.

［63］ ARONOWSKI J, STRONG R, SHIRZADI A, et al. Ethanol plus caffeine (caffeinol) for treatment of ischemic stroke: preclinical experience［J］. Stroke, 2003, 34(5): 1246-1251.

［64］ BERNARD S A, GRAY T W, BUIST M D, et al. Treatment of comatose survivors of out-of-hospital cardiac arrest with induced hypothermia［J］. N Engl J Med, 2002, 346(8): 557-563.

［65］ Hypothermia after Cardiac Arrest Study Group. Mild therapeutic hypothermia to improve the neurologic outcome after cardiac arrest［J］. N Engl J Med, 2002, 346(8): 549-556.

［66］ Barone F C, Feuerstein G Z, White R F. Brain cooling during transient focal ischemia provides complete neuroprotection［J］. Neurosci Biobehav Rev, 1997, 21(1): 31-44.

［67］ MAIER C M, AHERN K, CHENG M L, et al. Optimal depth and duration of mild hypothermia in a focal model of transient cerebral ischemia: effects on neurologic outcome, infarct size, apoptosis, and inflammation ［J］. Stroke, 1998, 29(10): 2171-2180.

［68］ CORBETT D, HAMILTON M, COLBOURNE F. Persistent neuroprotection with prolonged postischemic hypothermia in adult rats subjected to transient middle cerebral artery occlusion［J］. Exp Neurol, 2000, 163(1):200-206.

［69］ NIELSEN N, WETTERSLEV J, CRONBERG T, et al. Targeted temperature management at 33 degrees C versus 36 degrees C after cardiac arrest［J］. N Engl J Med, 2013, 369:2197-2206.

［70］ JACOBS S E, BERG M, HUNT R, et al. Cooling for newborns with hypoxic ischaemic encephalopathy［J］. Cochrane Database Syst Rev, 2013, 2013(1): CD003311.

［71］ Choi K E, Hall C L, Sun J M, et al. A novel stroke therapy of pharmacologically induced hypothermia after focal cerebral ischemia in mice［J］. FASEB J, 2012, 26(7): 2799-2810.

［72］ KATZ L M, YOUNG A S, FRANK J E, et al. Regulated hypothermia reduces brain oxidative stress after hypoxic-ischemia［J］. Brain Res, 2004, 1017(1-2): 85-91.

［73］ TRUETTNER J S, SUZUKI T, DIETRICH W D. The effect of therapeutic hypothermia on the expression of inflammatory response genes following moderate traumatic brain injury in the rat［J］. Brain Res Mol Brain Res, 2005, 138(2): 124-134.

［74］ ZAUSINGER S, SCHÖLLER K, PLESNILA N, et al. Combination drug therapy and mild hypothermia after transient focal cerebral ischemia in rats［J］. Stroke, 2003, 34(9): 2246-2251.

［75］ KOLLMAR R, HENNINGER N, BARDUTZKY J, et al. Combination therapy of moderate hypothermia and thrombolysis in experimental thromboembolic stroke--an MRI study［J］. Exp Neurol, 2004, 190(1): 204-212.

［76］ ZHAO H, SHIMOHATA T, WANG J Q, et al. Akt contributes to neuroprotection by hypothermia against cerebral ischemia in rats［J］. Journal Neurosci, 2005, 25(42): 9794-9806.

［77］ ZHAO H, YENARI M A, SAPOLSKY R M, et al. Mild postischemic hypothermia prolongs the time window for gene therapy by inhibiting cytochrome C release［J］. Stroke, 2004, 35(2): 572-577.

［78］ HOUGAARD K D, HJORT N, ZEIDLER D, et al. Remote ischemic perconditioning as an adjunct therapy to thrombolysis in patients with acute ischemic stroke: a randomized trial［J］. Stroke, 2014, 45(1): 159-167.

［79］ MENG R, ASMARO K, MENG L, et al. Upper limb ischemic preconditioning prevents recurrent stroke in intracranial arterial stenosis［J］. Neurology, 2012, 79(18): 1853-1861.

［80］ LINGAPPAN K, KAISER J R, SRINIVASAN C, et al. Relationship between PCO2 and unfavorable outcome in infants with moderate-to-severe hypoxic ischemic encephalopathy［J］. Pediatr Res, 2016, 80(2): 204-208.

［81］ Vaahersalo J, Bendel S, Reinikainen M, et al. Arterial blood gas tensions after resuscitation from out-of-hospital cardiac arrest: associations with long-term neurologic outcome［J］. Crit Care Med, 2014, 42(6):1463-1470.

［82］ SCHNEIDER A G, EASTWOOD G M, BELLOMO R, et al. Arterial carbon dioxide tension and outcome in patients admitted to the intensive care unit after cardiac arrest［J］. Resuscitation, 2013, 84(7): 927-934.

［83］ AL-SAIF S, ALVARO R, MANFREDA J, et al. A randomized controlled trial of theophylline versus CO2 inhalation for treating apnea of prematurity［J］. J Pediatr, 2008, 153(4): 513-518.

［84］ ALVARO R E, KHALIL M, QURASHI M, et al. CO(2) inhalation as a treatment for apnea of prematurity: a randomized double-blind controlled trial［J］. J Pediatr, 2012, 160(2): 252-257.e1.

［85］ HELMY M M, RUUSUVUORI E, WATKINS P V, et al. Acid Extrusion via Blood-Brain Barrier Causes Brain Alkalosis and Seizures After Neonatal Asphyxia［J］. Brain, 2012, 135(Pt 11): 3311-3319.

［86］ POSPELOV A S, PUSKARJOV M, KAILA K, et al. Endogenous brain-sparing responses in brain pH and PO2 in a rodent model of birth asphyxia［J］. Acta Physiol, 2020, 229(3):e13467.

［87］ PLASCHKE K, MÜLLER A K, KOPITZ J. Surgery-induced changes in rat IL-1 β and acetylcholine metabolism: role of physostigmine［J］. Clin Exp Pharmacol Physiol, 2014, 41(9): 663-670.

［88］ PLASCHKE K, WEIGAND M A, FRICKE F, et al. Neuroinflammation: effect of surgical stress compared to anaesthesia and effect of physostigmine［J］. Neurol Res, 2016, 38(5): 397-405.

［89］ VAN GOOL W A, VAN DE BEEK D, EIKELENBOOM P. Systemic infection and delirium: when cytokines and acetylcholine collide [J]. Lancet, 2010, 375(9716): 773-775.

[90] SAPORITO A, STURINI E. Incidence of postoperative delirium is high even in a population without known risk factors [J]. J Anesth, 2014, 28(2): 198-201.

[91] FUTIER E, CONSTANTIN J M, PAUGAM-BURTZ C, et al. A trial of intraoperative low-tidal-volume ventilation in abdominal surgery [J]. N Engl J Med, 2013, 369(5): 428-437.

[92] KOTEKAR N, SHENKAR A, NAGARAJ R. Postoperative cognitive dysfunction - current preventive strategies [J]. Clin Interv Aging, 2018, 13:2267-2273.

[93] PENG M, WANG Y L, WANG F F, et al. The cyclooxygenase-2 inhibitor parecoxib inhibits surgery-induced proinflammatory cytokine expression in the hippocampus in aged rats [J]. J Surg Res, 2012, 178(1):e1-e8.

[94] ZHAO W X, ZHANG J H, CAO J B, et al. Acetaminophen attenuates lipopolysaccharide-induced cognitive impairment through antioxidant activity [J]. J Neuroinflammation, 2017, 14(1): 17.

[95] HUANG C, IRWIN M G, WONG G T C, et al. Evidence of the impact of systemic inflammation on neuroinflammation from a non-bacterial endotoxin animal model [J]. J Neuroinflammation, 2018, 15(1): 147.

[96] LE V, KURNUTALA L, SCHIANODICOLA J, et al. Premedication with Intravenous Ibuprofen Improves Recovery Characteristics and Stress Response in Adults Undergoing Laparoscopic Cholecystectomy: A Randomized Controlled Trial [J]. Pain Med, 2016, 17(6): 1163-1173.

[97] YAMANAKA D, KAWANO T, NISHIGAKI A, et al. Preventive effects of dexmedetomidine on the development of cognitive dysfunction following systemic inflammation in aged rats [J]. J Anesth, 2017, 31(1): 25-35.

[98] PAESCHKE N, VON HAEFEN C, ENDESFELDER S, et al. Dexmedetomidine Prevents Lipopolysaccharide-Induced MicroRNA Expression in the Adult Rat Brain [J]. Int J Mol Sci, 2017, 18(9): 1830.

[99] HUYAN T, HU X, PENG H, et al. Perioperative Dexmedetomidine Reduces Delirium in Elderly Patients after Lung Cancer Surgery [J]. Psychiatr Danub, 2019, 31(1): 95-101.

[100] LIU Y, MA L, GAO M, et al. Dexmedetomidine reduces postoperative delirium after joint replacement in elderly patients with mild cognitive impairment [J]. Aging Clin Exp Res, 2016, 28(4): 729-736.

[101] WATFA G, ROSSIGNOL P, KEARNEY-SCHWARTZ A, et al. Use of calcium channel blockers is associated with better cognitive performance in older hypertensive patients with subjective memory complaints [J]. J Hypertens, 2010, 28(12): 2485-2493.

[102] HANON O, PEQUIGNOT R, SEUX M L, et al. Relationship between antihypertensive drug therapy and cognitive function in elderly hypertensive patients with memory complaints [J]. J Hypertens, 2006, 24(10): 2101-2107.

[103] MITCHELL S J, PELLETT O, GORMAN D F. Cerebral protection by lidocaine during cardiac operations [J]. Ann Thorac Surg, 1999, 67(4): 1117-1124.

[104] WANG D, WU X, LI J, et al. The effect of lidocaine on early postoperative cognitive dysfunction after coronary artery bypass surgery [J]. Anesth Analg, 2002, 95(5): 1134-1141, table of contents.

[105] LI Y, ZHAO L, FU H, et al. Ulinastatin suppresses lipopolysaccharide induced neuro-inflammation through the downregulation of nuclear factor-κB in SD rat hippocampal astrocyte [J]. Biochem Biophys Res Commun, 2015, 458(4): 763-770.

9

［106］TERRANDO N, YANG T, RYU J K, et al. Stimulation of the α7 nicotinic acetylcholine receptor protects against neuroinflammation after tibia fracture and endotoxemia in mice［J］. Mol Med, 2015, 20(1): 667-675.

［107］VACAS S, DEGOS V, TRACEY K J, et al. High-mobility group box 1 protein initiates postoperative cognitive decline by engaging bone marrow-derived macrophages［J］. Anesthesiology, 2014, 120(5): 1160-1167.

［108］TU F P, LI J X, LI Q, et al. Effects of hydrogen sulfide on cognitive dysfunction and NR2B in rats［J］. J Surg Res, 2016, 205(2):426-431.

［109］CHEON S Y, KIM J M, KAM E H, et al. Cell-penetrating interactomic inhibition of nuclear factor-kappa B in a mouse model of postoperative cognitive dysfunction［J］. Sci Rep, 2017, 7(1): 13482.

［110］LIU Z J, CHEN C, LI X R, et al. Remote Ischemic Preconditioning-Mediated Neuroprotection against Stroke is Associated with Significant Alterations in Peripheral Immune Responses［J］. CNS Neurosci Ther, 2016, 22(1): 43-52.

［111］HESS D C, HODA M N, KHAN M B. Humoral Mediators of Remote Ischemic Conditioning: Important Role of eNOS/NO/Nitrite［J］. Acta Neurochir Suppl, 2016, 121:45-48.

［112］SALES A H A, BARZ M, BETTE S, et al. Impact of ischemic preconditioning on surgical treatment of brain tumors: a single-center, randomized, double-blind, controlled trial［J］. BMC Med, 2017, 15(1): 137.

［113］MEYBOHM P, KOHLHAAS M, STOPPE C, et al. RIPHeart (Remote Ischemic Preconditioning for Heart Surgery) Study: Myocardial Dysfunction, Postoperative Neurocognitive Dysfunction, and 1 Year Follow-Up［J］. J Am Heart Assoc, 2018, 7(7): e008077.

［114］ROGERS G B, KEATING D J, YOUNG R L, et al. From gut dysbiosis to altered brain function and mental illness: mechanisms and pathways［J］. Mol Psychiatry, 2016, 21(6): 738-748.

［115］KIM S, KIM H, YIM Y S, et al. Maternal gut bacteria promote neurodevelopmental abnormalities in mouse offspring［J］. Nature, 2017, 549(7673): 528-532.

［116］LIANG P, SHAN W, ZUO Z. Perioperative use of cefazolin ameliorates postoperative cognitive dysfunction but induces gut inflammation in mice［J］. J neuroinflammation, 2018, 15(1): 235.

［117］MCKEE A C, DANESHVAR D H. The neuropathology of traumatic brain injury［J］. Handb Clin neurol, 2015, 127: 45-66.

［118］LANGHAM J, GOLDFRAD C, TEASDALE G, et al. Calcium channel blockers for acute traumatic brain injury［J］. Cochrane Database Syst Rev, 2003(4): CD000565.

［119］VERGOUWEN M D, VERMEULEN M, ROOS Y B. Effect of nimodipine on outcome in patients with traumatic subarachnoid haemorrhage: a systematic review［J］. Lancet Neurol, 2006, 5(12): 1029-1032.

［120］XIONG Y, MAHMOOD A, CHOPP M. Emerging treatments for traumatic brain injury［J］. Expert Opin Emerg Drugs, 2009, 14(1): 67-84.

［121］MUIR K W, LEES K R, FORD I, et al. Magnesium for acute stroke (Intravenous Magnesium Efficacy in Stroke trial): randomised controlled trial［J］. Lancet, 2004, 363(9407): 439-445.

［122］TEMKIN N R, ANDERSON G D, WINN H R, et al. Magnesium sulfate for neuroprotection after traumatic brain injury: a randomised controlled trial［J］. Lancet Neurol, 2007, 6(1):29-38.

［123］STURGESS J, MATTA B. Brain protection: current and future options［J］. Best Pract Res Clin Anaesthesiol, 2008, 22(1): 167-176.

［124］MARKLUND N, HILLERED L. Animal modelling of traumatic brain injury in preclinical drug development: where do we go from here?［J］. Br JPharmacol, 2011, 164(4): 1207-1229.

［125］SAWYER E, MAURO L S, OHLINGER M J. Amantadine enhancement of arousal and cognition after traumatic brain injury［J］. Ann Pharmacother, 2008, 42(2): 247-252.

［126］OTT C, MARTENS H, HASSOUNA I, et al. Widespread Expression of Erythropoietin Receptor in Brain and Its Induction by Injury［J］. Mol Med, 2015, 21(1):803-815.

［127］CERAMI A, BRINES M L, GHEZZI P, et al. Effects of epoetin alfa on the central nervous system［J］. Semin Oncol, 2001, 28(2 Suppl 8): 66-70.

［128］BRAMLETT H M, DIETRICH W D, DIXON C E, et al. Erythropoietin Treatment in Traumatic Brain Injury: Operation Brain Trauma Therapy［J］. J Neurotrauma, 2016, 33(6): 538-552.

［129］YU X, SHACKA J J, EELLS J B, et al. Erythropoietin receptor signalling is required for normal brain development［J］. Development, 2002, 129(2): 505-516.

［130］JIA Y, MO S J, FENG Q Q, et al. EPO-dependent activation of PI3K/Akt/FoxO3a signalling mediates neuroprotection in in vitro and in vivo models of Parkinson's disease［J］. J Mol Neurosci, 2014, 53(1): 117-124.

［131］SÄTTLER M B, MERKLER D, MAIER K, et al. Neuroprotective effects and intracellular signaling pathways of erythropoietin in a rat model of multiple sclerosis［J］. Cell Death Differ, 2004, 11 Suppl 2:S181-S192.

［132］JAIN K K. Neuroprotection in traumatic brain injury［J］. Drug Discov Today, 2008, 13(23-24): 1082-1089.

［133］ISHIKAWA Y, UCHINO H, MOROTA S, et al. Search for novel gene markers of traumatic brain injury by time differential microarray analysis［J］. Acta Neurochir Suppl, 2006, 96:163-167.

［134］BOUMA G J, MUIZELAAR J P, STRINGER W A, et al. Ultra-early evaluation of regional cerebral blood flow in severely head-injured patients using xenon-enhanced computerized tomography［J］. J Neurosurg, 1992, 77(3): 360-368.

［135］COBURN M, MAZE M, FRANKS N P. The neuroprotective effects of xenon and helium in an in vitro model of traumatic brain injury［J］. Crit Care Med, 2008, 36(2): 588-595.

［136］ZWECKBERGER K, ERÖS C, ZIMMERMANN R, et al. Effect of early and delayed decompressive craniectomy on secondary brain damage after controlled cortical impact in mice［J］. J Neurotrauma, 2006, 23(7): 1083-1093.

［137］TOMURA S, NAWASHIRO H, OTANI N, et al. Effect of decompressive craniectomy on aquaporin-4 expression after lateral fluid percussion injury in rats［J］. J Neurotrauma, 2011, 28(2): 237-243.

［138］BARRY K G, BERMAN A R. Mannitol infusion. III. The acute effect of the intravenous infusion of mannitol on blood and plasma volumes［J］. New Engl JMed, 1961, 264:1085-1088.

［139］DOYLE J A, DAVIS D P, HOYT D B. The use of hypertonic saline in the treatment of traumatic brain injury［J］. J Trauma, 2001, 50(2): 367-383.

［140］LEE J H, WEI L, GU X, et al. Therapeutic effects of pharmacologically induced hypothermia against traumatic brain injury in mice［J］. J Neurotrauma, 2014, 31(16): 1417-1430.

［141］GU X, WEI Z Z, ESPINERA A, et al. Pharmacologically induced hypothermia attenuates traumatic brain injury in neonatal rats［J］. Exp Neurol, 2015, 267:135-142.

［142］POLDERMAN K H. Induced hypothermia and fever control for prevention and treatment of neurological injuries［J］. Lancet, 2008, 371(9628): 1955-1969.

［143］BADJATIA N. Hypothermia in neurocritical care［J］. Neurosurg Clin N Am, 2013, 24(3): 457-467.

［144］GRUBB R L JR, RAICHLE M E, EICHLING J O, et al. The effects of changes in PaCO2 on cerebral blood volume, blood flow, and vascular mean transit time［J］. Stroke, 1974, 5(5):630-639.

［145］DAVIDSON A J. Anesthesia and neurotoxicity to the developing brain: the clinical relevance［J］. Paediatr Anaesth, 2011, 21(7): 716-721.

［146］RAPPAPORT B A, SURESH S, HERTZ S, et al. Anesthetic neurotoxicity--clinical implications of animal models［J］. New Engl JMed, 2015, 372(9): 796-797.

［147］王英伟. 全麻药对婴幼儿神经系统发育究竟有无损害？［J］. 中华麻醉学杂志，2016，36(9)：1039-1042.

［148］LIU X, JI J, ZHAO G Q. General anesthesia affecting on developing brain: evidence from animal to clinical research［J］. J Anesth, 2020, 34(5): 765-772.

［149］JEVTOVIC-TODOROVIC V. Exposure of Developing Brain to General Anesthesia: What Is the Animal Evidence?［J］. Anesthesiology, 2018, 128(4): 832-839.

［150］LIN E P, LEE J R, LEE C S, et al. Do anesthetics harm the developing human brain? An integrative analysis of animal and human studies［J］. Neurotoxicol Teratol, 2017, 60:117-128.

［151］WARNER D O, ZACCARIELLO M J, KATUSIC S K, et al. Neuropsychological and Behavioral Outcomes after Exposure of Young Children to Procedures Requiring General Anesthesia: The Mayo Anesthesia Safety in Kids (MASK) Study［J］. Anesthesiology, 2018, 129(1): 89-105.

［152］MCCANN M E, DE GRAAFF J C, DORRIS L, et al. Neurodevelopmental outcome at 5 years of age after general anaesthesia or awake-regional anaesthesia in infancy (GAS): an international, multicentre, randomised, controlled equivalence trial［J］. Lancet, 2019, 393(10172): 664-677.

［153］SUN L S, LI G, MILLER T L, et al. Association Between a Single General Anesthesia Exposure Before Age 36 Months and Neurocognitive Outcomes in Later Childhood［J］. JAMA, 2016, 315(21): 2312-2320.

［154］ING C H, DIMAGGIO C J, MALACOVA E, et al. Comparative analysis of outcome measures used in examining neurodevelopmental effects of early childhood anesthesia exposure［J］. Anesthesiology, 2014, 120(6): 1319-1332.

［155］BONG C L, ALLEN J C, KIM J T. The effects of exposure to general anesthesia in infancy on academic performance at age 12 ［J］. Anesth Analg, 2013, 117(6): 1419-1428.

［156］DIMAGGIO C, SUN L S, LI G. Early childhood exposure to anesthesia and risk of developmental and behavioral disorders in a sibling birth cohort［J］. Anesth Analg, 2011, 113(5): 1143-1151.

［157］IKONOMIDOU C, BOSCH F, MIKSA M, et al. Blockade of NMDA receptors and apoptotic neurodegeneration in the developing brain［J］. Science, 1999, 283(5398): 70-74.

［158］COLON E, BITTNER E A, KUSSMAN B, et al. Anesthesia, brain changes, and behavior: Insights from neural systems biology［J］. Prog Neurobiol, 2017, 153:121-160.

［159］VUTSKITS L, XIE Z. Lasting impact of general anaesthesia on the brain: mechanisms and relevance［J］. Nature Rev Neurosci, 2016, 17(11): 705-717.

［160］JI C, NI Q, CHEN W, et al. General anesthetic neurotoxicity in the young: Mechanism and prevention［J］. Neurosci Biobehav Rev, 2019, 107:883-896.

［161］HUANG C H, WANG Y P, WU P Y, et al. Propofol infusion shortens and attenuates oxidative stress during one lung ventilation［J］. Acta Anaesthesiol Taiwan, 2008, 46(4): 160-165.

［162］PEARN M L, HU Y, NIESMAN I R, et al. Propofol neurotoxicity is mediated by p75 neurotrophin receptor activation［J］. Anesthesiology, 2012, 116(2): 352-361.

［163］LI X, WEI K, HU R, et al. Upregulation of Cdh1 Attenuates Isoflurane-Induced Neuronal Apoptosis and Long-Term Cognitive Impairments in Developing Rats［J］. Front Cell Neurosci, 2017, 11:368.

［164］JEVTOVIC-TODOROVIC V, HARTMAN R E, IZUMI Y, et al. Early exposure to common anesthetic agents causes widespread neurodegeneration in the developing rat brain and persistent learning deficits［J］. J Neurosci, 2003, 23(3): 876-882.

［165］ZHANG L, CHENG Y, XUE Z, et al. Sevoflurane impairs m6A-mediated mRNA translation and leads to fine motor and cognitive deficits［J］. Cell Bio Toxicol, 2022, 38(2): 347-369.

［166］CHEN C, SHEN F Y, ZHAO X, et al. Low-dose sevoflurane promotes hippocampal neurogenesis and facilitates the development of dentate gyrus-dependent learning in neonatal rats［J］. ASN Neuro, 2015, 7(2): 1759091415575845.

［167］DENG M, HOFACER R D, JIANG C, et al. Brain regional vulnerability to anaesthesia-induced neuroapoptosis shifts with age at exposure and extends into adulthood for some regions［J］. Br J Anaesth, 2014, 113(3): 443-451.

［168］HOFACER R D, DENG M, WARD C G, et al. Cell age-specific vulnerability of neurons to anesthetic toxicity［J］. Ann Neurol, 2013, 73(6): 695-704.

［169］WEI K, CHEN P, SHEN F Y, et al. Defining the Vulnerability Window of Anesthesia-Induced Neuroapoptosis in Developing Dentate Gyrus Granule Cells - A Transgenic Approach Utilizing POMC-EGFP Mice［J］. Neuroscience, 2019, 415:59-69.

［170］LUNARDI N, ORI C, ERISIR A, et al. General anesthesia causes long-lasting disturbances in the ultrastructural properties of developing synapses in young rats［J］. Neurotox Res, 2010, 17(2): 179-188.

［171］JEVTOVIC-TODOROVIC V. Anesthesia and the developing brain: are we getting closer to understanding the truth?［J］. Curr Opin Anaesthesiol, 2011, 24(4): 395-399.

［172］ALLEN N J, EROGLU C. Cell Biology of Astrocyte-Synapse Interactions［J］. Neuron, 2017, 96(3): 697-708.

［173］ZHOU B, CHEN L, LIAO P, et al. Astroglial dysfunctions drive aberrant synaptogenesis and social behavioral deficits in mice with neonatal exposure to lengthy general anesthesia［J］. PLoS Biol, 2019, 17(8): e3000086.

［174］ZIMIN P I, WOODS C B, KAYSER E B, et al. Isoflurane disrupts excitatory neurotransmitter dynamics via inhibition of mitochondrial complex I［J］. Br J Anaesth, 2018, 120(5): 1019-1032.

［175］BRAMBRINK A M, EVERS A S, AVIDAN M S, et al. Isoflurane-induced neuroapoptosis in the neonatal rhesus macaque brain［J］. Anesthesiology, 2010, 112(4): 834-841.

［176］CREELEY C, DIKRANIAN K, DISSEN G, et al. Propofol-induced apoptosis of neurones and oligodendrocytes in fetal and neonatal rhesus macaque brain［J］. Br J Anaesth, 2013, 110 Suppl 1(Suppl 1): i29-i38.

［177］NOGUCHI K K, JOHNSON S A, DISSEN G A, et al. Isoflurane exposure for three hours triggers apoptotic cell death in neonatal macaque brain［J］. Br J Anaesth, 2017, 119(3): 524-531.

［178］ZOU X, LIU F, ZHANG X, et al. Inhalation anesthetic-induced neuronal damage in the developing rhesus

9

monkey[J]. Neurotox Teratol, 2011, 33(5): 592-597.

[179] RAPER J, DE BIASIO J C, MURPHY K L, et al. Persistent alteration in behavioural reactivity to a mild social stressor in rhesus monkeys repeatedly exposed to sevoflurane in infancy[J]. Br J Anaesth, 2018, 120(4): 761-767.

[180] ZHANG L, XUE Z, LIU Q, et al. Disrupted folate metabolism with anesthesia leads to myelination deficits mediated by epigenetic regulation of ERMN[J]. EBioMedicine, 2019, 43:473-486.

[181] NEUDECKER V, PEREZ-ZOGHBI J F, COLEMAN K, et al. Infant isoflurane exposure affects social behaviours, but does not impair specific cognitive domains in juvenile non-human primates[J]. Br J Anaesth, 2021, 126(2): 486-499.

[182] LI X, SAIYIN H, ZHOU J H, et al. HDAC6 is critical for ketamine-induced impairment of dendritic and spine growth in GABAergic projection neurons[J]. Acta Pharmacol Sin, 2021, 42(6): 861-870.

[183] LI Y, LIANG G, WANG S, et al. Effects of fetal exposure to isoflurane on postnatal memory and learning in rats[J]. Neuropharmacology, 2007, 53(8): 942-950.

[184] SALL J W, STRATMANN G, LEONG J, et al. Propofol at clinically relevant concentrations increases neuronal differentiation but is not toxic to hippocampal neural precursor cells in vitro[J]. Anesthesiology, 2012, 117(5): 1080-1090.

[185] NIE H, PENG Z, LAO N, et al. Effects of sevoflurane on self-renewal capacity and differentiation of cultured neural stem cells[J]. Neurochem Res, 2013, 38(8): 1758-1767.

[186] ZHAO X, YANG Z, LIANG G, et al. Dual effects of isoflurane on proliferation, differentiation, and survival in human neuroprogenitor cells[J]. Anesthesiology, 2013, 118(3): 537-549.

[187] KAILA K, PRICE T J, PAYNE J A, et al. Cation-chloride cotransporters in neuronal development, plasticity and disease[J]. Nature Rev Neurosci, 2014, 15(10): 637-654.

[188] KHIRUG S, YAMADA J, AFZALOV R, et al. GABAergic depolarization of the axon initial segment in cortical principal neurons is caused by the Na-K-2Cl cotransporter NKCC1[J]. J Neurosci, 2008, 28(18): 4635-4639.

[189] PFEFFER C K, STEIN V, KEATING D J, et al. NKCC1-dependent GABAergic excitation drives synaptic network maturation during early hippocampal development[J]. J Neurosci, 2009, 29(11): 3419-3430.

[190] GE S, GOH E L, SAILOR K A, et al. GABA regulates synaptic integration of newly generated neurons in the adult brain[J]. Nature, 2006, 439(7076): 589-593.

[191] SONG I, SAVTCHENKO L, SEMYANOV A. Tonic excitation or inhibition is set by GABA(A) conductance in hippocampal interneurons[J]. Nat Commun, 2011, 2:376.

[192] BLOCK R I, MAGNOTTA V A, BAYMAN E O, et al. Are Anesthesia and Surgery during Infancy Associated with Decreased White Matter Integrity and Volume during Childhood?[J]. Anesthesiology, 2017, 127(5): 788-799.

[193] BANERJEE P, ROSSI M G, ANGHELESCU D L, et al. Association Between Anesthesia Exposure and Neurocognitive and Neuroimaging Outcomes in Long-term Survivors of Childhood Acute Lymphoblastic Leukemia[J]. JAMA Oncol, 2019, 5(10): 1456-1463.

[194] DAVIDSON A J, DISMA N, DE GRAAFF J C, et al. Neurodevelopmental outcome at 2 years of age after general anaesthesia and awake-regional anaesthesia in infancy (GAS): an international multicentre, randomised controlled trial[J]. Lancet, 2016, 387(10015): 239-250.

神经外科精确麻醉

［195］WALKDEN G J, GILL H, DAVIES N M, et al. Early Childhood General Anesthesia and Neurodevelopmental Outcomes in the Avon Longitudinal Study of Parents and Children Birth Cohort［J］. Anesthesiology, 2020, 133(5):1007-1020.

［196］MCISAAC D I, MOLOO H, BRYSON G L, et al. The Association of Frailty With Outcomes and Resource Use After Emergency General Surgery: A Population-Based Cohort Study［J］. Anesth Analg, 2017, 124(5): 1653-1661.

［197］PETERS R. Ageing and the brain［J］. Postgrad Med J, 2006, 82(964): 84-88.

［198］PANDIN P, ESTRUC I, VAN HECKE D, et al. Brain Aging and Anesthesia［J］. J Cardiothorac Vasc Anesth, 2019, 33 Suppl 1:S58-S66.

［199］KRUIJT S M, BAKKER N A, ABSALOM A R. Pharmacology in the elderly and newer anaesthesia drugs［J］. Best Pract Res Clin Anaesthesiol, 2011, 25:355-365.

［200］NEWCOMER J W, FARBER N B, OLNEY J W. NMDA receptor function, memory, and brain aging［J］. Dialogues Clin Neurosci, 2000, 2(3): 219-232.

［201］VUTSKITS L, XIE Z. Lasting impact of general anaesthesia on the brain: mechanisms and relevance［J］. Nat Rev Neurosci, 2016, 17(11): 705-717.

［202］FIRST M B. Diagnostic and statistical manual of mental disorders, 5th edition, and clinical utility［J］. J Nerv Ment Dis, 2013, 201(9): 727-729.

［203］INOUYE S K, WESTENDORP R G, SACZYNSKI J S. Delirium in elderly people［J］. Lancet, 2014, 383(9920): 911-922.

［204］HUGHES C G, PATEL M B, PANDHARIPANDE P P. Pathophysiology of acute brain dysfunction: what's the cause of all this confusion?［J］. Curr Opin Crit Care, 2012, 18:518-526.

［205］MASON S E, NOEL-STORR A, RITCHIE C W. The impact of general and regional anesthesia on the incidence of post-operative cognitive dysfunction and post-operative delirium: a systematic review with meta-analysis［J］. J Alzheimers Dis, 2010, 22 Suppl 3:67-79.

［206］VLISIDES P, AVIDAN M. Recent Advances in Preventing and Managing Postoperative Delirium［J］. F1000Res, 2019, 8:F1000 Faculty Rev-607.

［207］BROWN C H 4TH, LAFLAM A, MAX L, et al. The Impact of Delirium After Cardiac Surgical Procedures on Postoperative Resource Use［J］. Ann Thorac Surg, 2016, 101(5): 1663-1669.

［208］LINGEHALL H C, SMULTER N S, LINDAHL E, et al. Preoperative Cognitive Performance and Postoperative Delirium Are Independently Associated With Future Dementia in Older People Who Have Undergone Cardiac Surgery: A Longitudinal Cohort Study［J］. Crit Care Med, 2017, 45:1295-1303.

［209］FRITZ B A, KALARICKAL P L, MAYBRIER H R, et al. Intraoperative Electroencephalogram Suppression Predicts Postoperative Delirium［J］. Anesth Analg, 2016, 122(1):234-242.

［210］SIEBER F E, NEUFELD K J, GOTTSCHALK A, et al. Effect of Depth of Sedation in Older Patients Undergoing Hip Fracture Repair on Postoperative Delirium: The STRIDE Randomized Clinical Trial［J］. JAMA Surg, 2018, 153(11): 987-995.

［211］WILDES T S, MICKLE A M, BEN ABDALLAH A, et al. Effect of Electroencephalography-Guided Anesthetic Administration on Postoperative Delirium Among Older Adults Undergoing Major Surgery: The ENGAGES Randomized Clinical Trial［J］. JAMA, 2019, 321(5): 473-483.

［212］TANG C J, JIN Z, SANDS L P, et al. ADAPT-2: A Randomized Clinical Trial to Reduce Intraoperative EEG

9

Suppression in Older Surgical Patients Undergoing Major Noncardiac Surgery [J]. Anesth Analg, 2020, 131(4): 1228-1236.

[213]ISHII K, AKIYAMA D, HARA K, et al. Influence of general anesthetics on the incidence of postoperative delirium in the elderly [J]. Masui, 2011, 60: 856-858.

[214]KINJO S, LIM E, MAGSAYSAY M V, et al. Volatile anaesthetics and postoperative delirium in older surgical patients-A secondary analysis of prospective cohort studies [J]. Acta Anaesthesiol Scand, 2019, 63(1): 18-26.

[215]MILLER D, LEWIS S R, PRITCHARD M W, et al. Intravenous versus inhalational maintenance of anaesthesia for postoperative cognitive outcomes in elderly people undergoing non-cardiac surgery [J]. Cochrane Database Syst Rev, 2018, 8(8): CD012317.

[216]PANDHARIPANDE P, SHINTANI A, PETERSON J, et al. Lorazepam is an independent risk factor for transitioning to delirium in intensive care unit patients [J]. Anesthesiology, 2006, 104(1): 21-26.

[217]ALLDRED D P. Avoid benzodiazepines and opioids in people at risk of delirium. Evid Based Nurs, 2011, 14: 75-76.

[218]HUDETZ J A, PATTERSON K M, IQBAL Z, et al. Ketamine attenuates delirium after cardiac surgery with cardiopulmonary bypass [J]. J Cardiothorac Vasc Anesth, 2009, 23:651-657.

[219]AVIDAN M S, MAYBRIER H R, ABDALLAH A B, et al. Intraoperative ketamine for prevention of postoperative delirium or pain after major surgery in older adults: an international, multicentre, double-blind, randomised clinical trial [J]. Lancet, 2017, 390(10091): 267-275.

[220]SU X, MENG Z T, WU X H, et al. Dexmedetomidine for prevention of delirium in elderly patients after non-cardiac surgery: a randomised, double-blind, placebo-controlled trial [J]. Lancet, 2016, 388(10054): 1893-1902.

[221]DEINER S, LUO X, LIN H M, et al. Intraoperative Infusion of Dexmedetomidine for Prevention of Postoperative Delirium and Cognitive Dysfunction in Elderly Patients Undergoing Major Elective Noncardiac Surgery: A Randomized Clinical Trial [J]. JAMA Surg, 2017, 152(8): e171505.

[222]HOVENS I B, VAN LEEUWEN B L, MARIANI M A, et al. Postoperative cognitive dysfunction and neuroinflammation; Cardiac surgery and abdominal surgery are not the same [J]. Brain Behav Immun, 2016, 54: 178-193.

[223]FORSBERG A, CERVENKA S, JONSSON F M, et al. The immune response of the human brain to abdominal surgery [J]. Ann Neurol, 2017, 81: 572-582.

[224]HE H J, WANG Y, LE Y, et al. Surgery upregulates high mobility group box-1 and disrupts the blood-brain barrier causing cognitive dysfunction in aged rats. CNS Neurosci Ther, 2012, 18(12): 994-1002.

[225]ACHARYA N K, GOLDWASER E L, FORSBERG M M, et al. Sevoflurane and Isoflurane induce structural changes in brain vascular endothelial cells and increase blood-brain barrier permeability: Possible link to postoperative delirium and cognitive decline [J]. Brain Res, 2015, 1620: 29-41.

[226]XIE Z, DONG Y, MAEDA U, et al. The common inhalation anesthetic isoflurane induces apoptosis and increases amyloid beta protein levels [J]. Anesthesiology, 2006, 104: 988-994.

[227]BERGER M, NADLER J W, FRIEDMAN A, et al. The Effect of Propofol Versus Isoflurane Anesthesia on Human Cerebrospinal Fluid Markers of Alzheimer's Disease: Results of a Randomized Trial [J]. J Alzheimers Dis, 2016, 52:1299-1310.

［228］MURKIN J M, NEWMAN S P, STUMP D A, et al. Statement of consensus on assessment of neurobehavioral outcomes after cardiac surgery［J］. Ann Thorac Surg, 1995, 59(5): 1289-1295.

［229］BILOTTA F, QEVA E, MATOT I. Anesthesia and cognitive disorders: a systematic review of the clinical evidence［J］. Expert Rev Neurother, 2016, 16:1311-1320.

［230］MOLLER J T, CLUITMANS P, RASMUSSEN L S, et al. Long-term postoperative cognitive dysfunction in the elderly ISPOCD1 study. ISPOCD investigators. International Study of Post-Operative Cognitive Dysfunction［J］. Lancet, 1998, 351(9106): 857-861.

［231］SILBERT B S, EVERED L A, SCOTT D A. Incidence of postoperative cognitive dysfunction after general or spinal anaesthesia for extracorporeal shock wave lithotripsy［J］. Br J Anaesth, 2014, 113(5): 784-791.

［232］BERGER M, SCHENNING KJ, BROWN CH 4TH, et al. Best Practices for Postoperative Brain Health: Recommendations From the Fifth International Perioperative Neurotoxicity Working Group［J］. Anesth Analg, 2018, 127(6): 1406-1413.

［233］CHAN M T, CHENG B C, LEE T M, et al. BIS-guided anesthesia decreases postoperative delirium and cognitive decline［J］. J Neurosurg Anesthesiol, 2013, 25(1): 33-42.

［234］RADTKE F M, FRANCK M, LENDNER J, et al. Monitoring depth of anaesthesia in a randomized trial decreases the rate of postoperative delirium but not postoperative cognitive dysfunction［J］. Br J Anaesth, 2013, 110Suppl 1: i98-i105.

［235］LU X, JIN X, YANG S, et al. The correlation of the depth of anesthesia and postoperative cognitive impairment: A meta-analysis based on randomized controlled trials［J］. J Clin Anesth, 2018, 45:55-59.

［236］MILLER D, LEWIS S R, PRITCHARD M W, et al. Intravenous versus inhalational maintenance of anaesthesia for postoperative cognitive outcomes in elderly people undergoing non-cardiac surgery［J］. Cochrane Database Syst Rev, 2018, 8(8): CD012317.

［237］ZHOU C, ZHU Y, LIU Z, et al. Effect of dexmedetomidine on postoperative cognitive dysfunction in elderly patients after general anaesthesia: A meta-analysis［J］. J Int Med Res, 2016, 44(6): 1182-1190.

［238］KAWANO T, YAMANAKA D, AOYAMA B, et al. Involvement of acute neuroinflammation in postoperative delirium-like cognitive deficits in rats［J］. J Anesth, 2018, 32(4): 506-517.

［239］CALLAWAY J K, WOOD C, JENKINS T A, et al. Isoflurane in the presence or absence of surgery increases hippocampal cytokines associated with memory deficits and responses to brain injury in rats［J］. Behav Brain Res, 2016, 303: 44-52.

［240］OLSSON B, LAUTNER R, ANDREASSON U, et al. CSF and blood biomarkers for the diagnosis of Alzheimer's disease: a systematic review and meta-analysis［J］. Lancet Neurol, 2016, 15(7): 673-684.

［241］XIAO H, RUN X, CAO X, et al. Temperature control can abolish anesthesia-induced tau hyperphosphorylation and partly reverse anesthesia-induced cognitive impairment in old mice［J］. Psychiatry Clin Neurosci, 2013, 67(7): 493-500.

［242］KLINE R, WONG E, HAILE M, et al. Peri-Operative Inflammatory Cytokines in Plasma of the Elderly Correlate in Prospective Study with Postoperative Changes in Cognitive Test Scores［J］. Int J Anesthesiol Res, 2016, 4:313-321.

［243］ACHARYA N K, GOLDWASER E L, FORSBERG M M, et al. Sevoflurane and Isoflurane induce structural changes in brain vascular endothelial cells and increase blood-brain barrier permeability: Possible link to postoperative delirium and cognitive decline［J］. Brain Res, 2015, 1620:29-41.

9

[244]ZHENG B, LAI R, LI J, et al. Critical role of P2X7 receptors in the neuroinflammation and cognitive dysfunction after surgery[J]. Brain Behav Immun, 2017, 61:365-374.

[245]UCHIMOTO K, MIYAZAKI T, KAMIYA Y, et al. Isoflurane impairs learning and hippocampal long-term potentiation via the saturation of synaptic plasticity[J]. Anesthesiology, 2014, 121(2): 302-310.

[246]LI L, LI Z, CAO Y, et al. Increased extrasynaptic GluN2B expression is involved in cognitive impairment after isoflurane anesthesia[J]. Exp Ther Med, 2016, 12(1): 161-168.

[247]ZHANG Q, LI Y, BAO Y, et al. Pretreatment with nimodipine reduces incidence of POCD by decreasing calcineurin mediated hippocampal neuroapoptosis in aged rats[J]. BMC Anesthesiol, 2018, 18(1): 42.

[248]ZHANG C, ZHANG Y, SHEN Y, et al. Anesthesia/Surgery Induces Cognitive Impairment in Female Alzheimer's Disease Transgenic Mice[J]. J Alzheimers Dis, 2017, 57(2): 505-518.

[249]GÓMEZ-ISLA T, PRICE J L, MCKEEL D J, et al. Profound loss of layer II entorhinal cortex neurons occurs in very mild Alzheimer's disease[J]. J Neurosci, 1996, 16(14): 4491-4500.

[250]SEITZ D P, SHAH P S, HERRMANN N, et al. Exposure to general anesthesia and risk of Alzheimer's disease: a systematic review and meta-analysis[J]. BMC Geriatr, 2011, 11:83.

[251]FISCHER P, WALLNER H, JUNGWIRTH S, et al. Cumulative Exposure to General anesthesias and cognitive dysfunction at age 75 in the Vienna Transdanube Aging "VITA" study[J]. J Neuropsychiatry Clin Neurosci, 2007, 19(1): 21-26.

[252]CHEN P L, YANG C W, TSENG Y K, et al. Risk of dementia after anaesthesia and surgery[J]. Br J Psychiatry, 2014, 204(3): 188-193.

[253]AIELLO BOWLES E J, LARSON E B, PONG R P, et al. Anesthesia Exposure and Risk of Dementia and Alzheimer's Disease: A Prospective Study[J]. J Am Geriatr Soc, 2016, 64(3): 602-607.

[254]PATEL D, LUNN A D, SMITH A D, et al. Cognitive decline in the elderly after surgery and anaesthesia: results from the Oxford Project to Investigate Memory and Ageing (OPTIMA) cohort[J]. Anaesthesia, 2016, 71(10): 1144-1152.

[255]DOKKEDAL U, HANSEN T G, RASMUSSEN L S, et al. Cognitive Functioning after Surgery in Middle-aged and Elderly Danish Twins[J]. Anesthesiology, 2016, 124(2): 312-321.

[256]BIANCHI S L, TRAN T, LIU C, et al. Brain and behavior changes in 12-month-old Tg2576 and nontransgenic mice exposed to anesthetics[J]. Neurobiol Aging, 2008, 29(7): 1002-1010.

[257]PERUCHO J, RUBIO I, CASAREJOS M J, et al. Anesthesia with isoflurane increases amyloid pathology in mice models of Alzheimer's disease[J]. J Alzheimers Dis, 2010, 19(4): 1245-1257.

[258]LI C, LIU S, XING Y, et al. The role of hippocampal tau protein phosphorylation in isoflurane-induced cognitive dysfunction in transgenic APP695 mice[J]. Anesth Analg, 2014, 119(2): 413-419.

[259]LE FRECHE H, BROUILLETTE J, FERNANDEZ-GOMEZ F J, et al. Tau phosphorylation and sevoflurane anesthesia: an association to postoperative cognitive impairment[J]. Anesthesiology, 2012, 116(4): 779-787.

名词索引

E

F

G

Z

字母及其他